前　言

党的二十大报告指出“人民健康是民族昌盛和国家强盛的重要标志。把保障人民健康放在优先发展的战略位置，完善人民健康促进政策”。贯彻落实党的二十大决策部署，积极推动健康事业发展，离不开人才队伍建设。“培养造就大批德才兼备的高素质人才，是国家和民族长远发展大计”。教材是教学内容的重要载体，是教学的重要依据、培养人才的重要保障。本次教材修订旨在贯彻党的二十大精神，坚持为党育人、为国育才。

为适应新形势下全国高等职业教育教学改革和发展的需要，在科学出版社的组织下，依据高等职业教育数字化创新教材编写要求，编者对《天然药物化学》（第三版）进行了修订。

《天然药物化学》在课程体系中以天然药物学、有机化学等课程为基础，是一门研究天然药物有效成分的学科。该课程通过教学，使学生掌握天然药物化学的基本理论，熟练掌握天然药物有效成分提取、分离、纯化、鉴定等实验基本操作方法，培养学生的逻辑思维能力、初步的分析能力、动手能力、观察能力及熟练的操作能力等，满足学生在天然药物生产、检验、经营等岗位工作的需要。

本教材在第三版的基础上，参考相关教材编写内容，广泛吸取了多个院校的意见，对内容作了一定调整。在教材设计中，适时融入案例教学，落实立德树人根本任务。

围绕教学目标，我们在部分章节中穿插了以下内容：章节前设计了案例，通过理论联系实际对案例进行分析，激发学生的学习兴趣，提高学生解决问题的能力；章节中设计了链接以拓展学生知识，拓宽学生视野，同时将课程思政贯穿始终，实现育人目标；章末设计了目标检测，引导学生做好课后复习，检测学生是否达成教学目标。

感谢各位编委的辛勤劳动，感谢科学出版社的大力支持和帮助。本教材参考了国内外有关学者的著作、教材、论文等，在此深表感谢。

由于编者水平有限，本教材可能存在不足之处，恳请广大读者提出宝贵意见，以便修正。

编　者

2024年10月

配 套 资 源

欢迎登录“中科云教育”平台，**免费** 数字化课程等你来！

本系列教材配有图片、视频、音频、动画、题库、PPT 课件等数字化资源，持续更新，欢迎选用！

“中科云教育”平台数字化课程登录路径

电脑端

- 第一步：打开网址 http://www.coursegate.cn/short/3589P.action
- 第二步：注册、登录
- 第三步：点击上方导航栏“课程”，在右侧搜索栏搜索对应课程，开始学习

手机端

- 第一步：打开微信“扫一扫”，扫描下方二维码
- 第二步：注册、登录
- 第三步：用微信扫描上方二维码，进入课程，开始学习

PPT 课件，请在数字化课程中各章节里下载！

目　录

第1章 绪 论

学习目标

1. **知识目标**：掌握天然药物化学有关概念及研究内容，有效成分、无效成分、有效部位的概念，熟悉天然药物化学的作用，了解天然药物化学的发展简史。

2. **能力目标**：能够准确地分辨有效成分及无效成分。

3. **素质目标**：培养学生的全局思维。

第1节 天然药物化学的概念及内容

一、天然药物化学的有关概念

天然药物化学是应用现代科学理论和方法研究天然药物中化学成分（主要是活性成分，又称有效成分）的一门学科。

（一）天然药物

天然药物来自植物、动物、矿物、海洋生物和微生物等，以植物来源为主，种类繁多，是药物的重要组成部分。在中国，天然药物主要是中草药，早在《本草纲目》（明·李时珍）中就记载有1892种，《本草纲目拾遗》（清·赵学敏）又净增了716种，中草药与中医形成了具有一定特色的体系，是人类的宝贵财富。

中国的天然药源极为丰富，根据全国第四次中药资源普查结果显示，我国中药资源达1.8万余种。我国海域辽阔，生物物种丰富，近年来，在海洋生物中发现了大量的多肽类、大环内酯类、萜类、聚醚类等具有生物活性的化合物，从中发现一批重要的抗癌、抗病毒活性物质，显示出海洋药物利用的广阔前景。近年来的研究发现，许多苔藓植物中具有大量的抗霉菌、抑制肿瘤生长等活性的化合物。随着生命科学的进步，许多内源性生物活性物质也被不断揭示出来。

（二）有效成分和无效成分

天然药物中防病治病的基础物质是其中的活性成分，又称有效成分。有效成分是指从天然药物中提取分离出的能用分子式和结构式表示、具有一定的理化常数、生物活性的单体化合物。含有生物活性的混合物称为有效部位，如总黄酮、总生物碱。

一种天然药物中往往含有一至多种有效成分，故可有多种临床用途。例如，天然药物罂粟中含有的吗啡（morphine）具有镇痛作用，罂粟碱（papaverine）具有解痉作用，而可待因（codeine）具有止咳作用，罂粟中的这3种有效成分具有不同的临床用途。中药麻黄中含有的麻黄碱（*L*-ephedrine）具有平喘、解痉作用，伪麻黄碱（*D*-pseudoephedrine）则有升压、利尿作用，是麻黄中具有不同药理作用的有效成分。

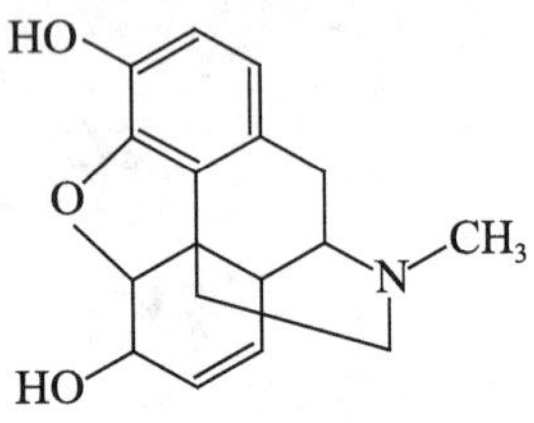

吗啡

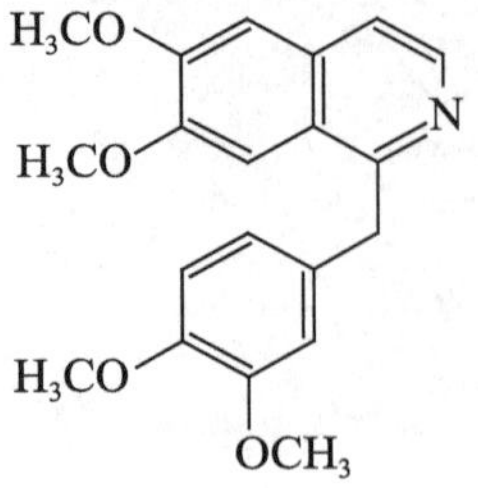

罂粟碱

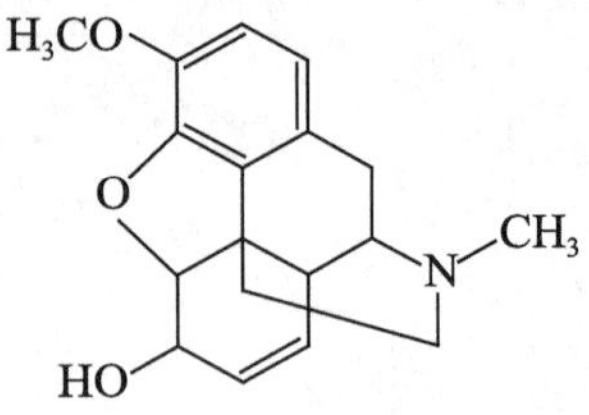

可待因

天然药物中还有一些与有效成分共存的、无生物活性的成分，称为无效成分或杂质。一般认为天然药物中的鞣质、氨基酸、蛋白质、多糖、树脂、色素、油脂等成分是无效成分。

（三）有效成分与无效成分的关系

所谓有效成分与无效成分不是绝对的，而是相对的、发展的。以鞣质为例，鞣质几乎存在于每一种中草药中，一般情况下，由于其含量低、生物活性不显著，所以被视为无效成分。随着研究的深入及研究范围的扩大，中药五倍子中的鞣质已被实验证明是五倍子中主要的有效成分，《中国药典》规定五倍子中鞣质的含量不得低于50.0%。再例如，中药中多糖以前被视为无效成分，现已发现，在猪苓和茯苓等中药中含量高的多糖成分是抗肿瘤的有效成分。

（四）现代科学理论

天然药物中化学成分的研究需要运用现代科学理论、方法和技术，如基础化学（无机化学、有机化学、分析化学）、天然药物学、生物化学、分子生物学、药物化学、药物分析、药理学等学科的理论、方法和技术。

二、天然药物化学研究的主要内容

研究的主要内容包括天然药物中各类型化学成分的结构特点、理化性质、提取分离方法与技术及化学成分的鉴定等。此外，还涉及天然药物活性成分研究的一般途径和中药标准提取物研究等内容。

以黄酮醇类化合物为例，说明如下。

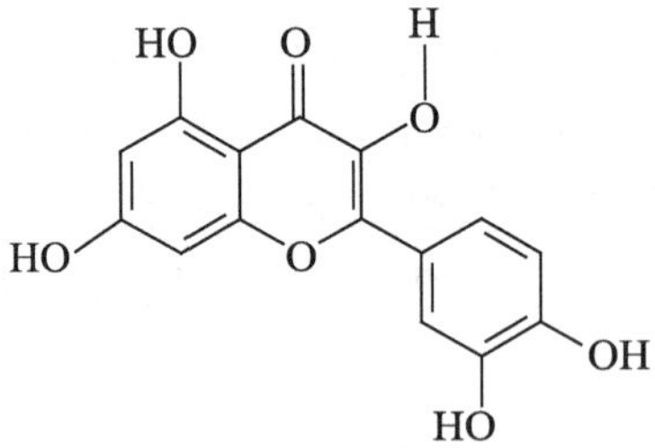

槲皮素（黄酮醇类化合物）

研究的主要内容：

成分类型 → 结构 → 性质 → 提取分离 → 鉴定 → 新药研究

黄酮醇类→结构中含有酚羟基等→酚羟基具有酸性和一定的极性等→可以利用碱溶酸沉法等进行提取和分离→运用化学鉴别法和四大光谱法等对结构进行鉴定→最后以其为先导化合物对结构进行改造来创制新药。

第 2 节　天然药物化学在天然药物发展中的作用

天然药物的使用有着悠久的历史，但是随着现代医学和化学制药的发展，天然药物逐渐淡出人们的视野。近几十年，随着天然药物化学的发展和进步，天然药物（中药）再次走进大众视野，天然药物化学研究在促进天然药物的发展、促进中药现代化、提高中药国际竞争力等方面发挥了巨大作用，主要表现如下。

一、开辟扩大药源、促进新药开发

（一）扩大药源

天然药物有效性的基础在于它的有效成分。当某一种天然药物资源匮乏时，如果弄清楚其中的有效成分，即可根据有效成分的化学结构和理化性质，研究其他植物中是否含有此类化学成分，从而寻找其代用品。例如，毛茛科植物黄连中的小檗碱因具有抗菌消炎作用而被广泛应用，但由于黄连生长缓慢，因此，药源缺乏，供不应求。科学家们对黄连中的小檗碱进行了提取、分离和结构鉴定，发现小檗属的三颗针、防己科的古山龙、芸香科的黄柏等植物中也含有此成分，因此，三颗针、古山龙和黄柏等成为制药工业上提取小檗碱的主要原料。

（二）将有效成分作为先导化合物，改造其结构研制新药

开发利用天然药物有效成分的另一途径，是以天然药物有效成分作为先导化合物，进行结构修饰或改造，并最终开发成为高效低毒的现代合成新药。例如，具有抗疟作用的青蒿素，由于在水中和油中溶解度均较小，因此不能制成注射剂。为提高其溶解度，研究人员对其结构进行改造，合成了速效、低毒的双氢青蒿素，又进一步对双氢青蒿素甲基化，合成油溶性的蒿甲醚，制成蒿甲醚胶囊；对双氢青蒿素进行酯化反应，合成了水溶性的青蒿琥珀酸单酯，加专用溶剂碳酸氢钠的灭菌水溶液后，形成青蒿琥珀酸单酯钠盐而溶解，制成注射剂，疗效提高了数倍。再例如，镇痛药吗啡，有较强的依赖性（成瘾性），而哌替啶为吗啡镇痛作用的合成代用品，它既保留了吗啡镇痛的有效结构部分，又比吗啡的药物依赖性小得多。

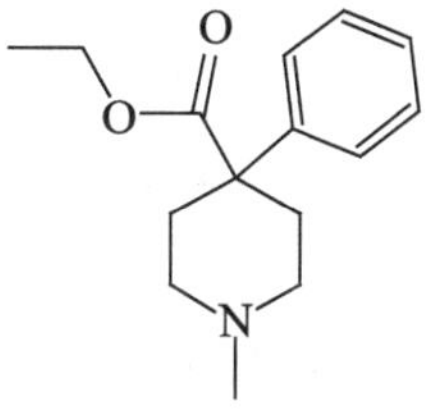

哌替啶

二、探索天然药物防治疾病原理

用现代科学方法探索中药治病的原理，使中药被世界医学所接受，是当今天然药物化学和中药药理研究工作者的一项重大任务。

（一）研究思路

目前的研究思路是在明确了中药有效成分的基础上，利用天然药物化学技术将有效成分提取出来，进一步探讨其作用原理、结构、疗效、毒性之间的关系，以及其在生物体内的吸收、分布、代谢等情况，从而以现代药理学和毒理学理论来表述天然药物的功效。

（二）天然药物化学与现代药理学和分子生物学结合

人参被认为具有抗肿瘤作用。但近代药理学和药物动力学研究发现人参的有效成分人参皂苷Rb_1（ginsenoside-Rb_1）的生物利用度极低，口服给药后，在血液中检测不出人参皂苷Rb_1等，故研究人员对人参的作用产生怀疑。近年来，研究人员将人参皂苷Rb_1与人体肠内细菌在体外共同温孵，得到命名为M1或化合物K（C-K）的代谢产物，并发现无论是给大鼠胃内灌入人参皂苷Rb_1（200mg/kg）还是

C-K（56.2mg/kg），在血浆中均可检出C-K的存在。因此，研究人员得出人参皂苷Rb_1与人体肠内细菌的代谢产物C-K是人参中发挥抗肿瘤作用的主要成分。分子生物学研究证明，C-K可以通过促使细胞色素c释放进入胞质、激活半胱天冬酶-3（caspase-3）、调节细胞周期相关分子（如细胞周期因子D或细胞周期蛋白依赖性激酶抑制剂）使肿瘤细胞的生长停止在G_1期，从而诱导肿瘤细胞凋亡。

（三）现代毒理学的运用

传统医学中使用有毒药物治病的例子很多，但由于药物中夹杂的毒性成分的含量和毒性反应不明确，因此毒性成分问题一直影响中药现代化进程。现代毒理学和药理学对极低剂量有毒物质生物效应（如毒物兴奋效应现象）的研究表明，只要毒性物质使用得当，就能够表现出特殊的药效。20世纪90年代，我国科学家报告砒霜、雄黄和雌黄可诱导白细胞凋亡，由于此次实验经过了科学设计、实验条件进行了严格控制、实验结果进行了科学统计，因以，砷化合物（砒霜、雄黄和雌黄）对治疗早幼粒细胞白血病的有效性得到了认证。

三、控制天然药物及其制剂的质量，促进中药的现代化进程

（一）天然药物有效成分的含量控制

天然药物中发挥药效的基础物质是其中的有效成分，而有效成分的含量受天然药物的品种、产地、采收季节、加工方法、储存条件等因素的影响而有所变化，故临床疗效往往也随之不同。例如，麻黄中有效成分为麻黄碱（ephedrine），山西产的麻黄中麻黄碱的含量最高，其他地区产的麻黄，麻黄碱的含量几乎减少一半。麻黄碱主要存在于麻黄的茎部，春季含量较低，八、九月份含量最高，随后含量又逐渐降低。吴茱萸样品中所含吴茱萸碱（evodiamine）的含量高低与品种无关，而与产地有关。如果从天然药物中分离出有效成分作为对照品，对药材进行定性测定和定量测定，则可有效地控制中药材的质量，确保临床疗效。例如，《中国药典》规定人参含人参皂苷Rg1和人参皂苷Re的总量不得少于0.30%，人参皂苷Rb1不得少于0.20%，这比以形态为主的质量标准更为科学和客观。

（二）中药标准提取物

中草药由于产地、种植条件和炮制方法不同会导致有效成分含量有差异，这个特点严重制约着我国中药现代化进程。

中药产业的原料药生产规范化和质量标准化是解决上述问题的关键所在。多国科学家在探索中药材品种标准化、种植科学化和生产流通过程无公害化等生产质量管理规范（GAP）过程中发现，由于自然因素的不可控性，GAP并不能完全解决中药材质量均一性问题。中药标准提取物可以在一定程度上实现产品质量的有效控制并保证疗效，因此，成为当前国际植物药市场上的主要商品形态。

四、改进药物剂型，提高临床疗效

制剂的安全性、有效性、合理性，是衡量药物质量的重要指标。中药传统剂型丸、散、膏、丹、汤剂，由于起效慢、应用不方便等问题，已不能完全适应现代医学防治疾病的需要。要提高疗效，方便用药，降低毒副作用，与国际接轨，就必须在研究有效成分的基础上，研究中药新剂型。通过提取、分离中药中有效成分，然后制成不同药物剂型，如片剂和注射剂，通过研究药物在体内的吸收、分布、代谢、排泄规律，最终研制出遵循中医用药特点、生物利用度高、起效快、使用方便的新剂型。

五、为中药炮制提供现代科学依据

（一）中药炮制的目的

中药炮制是中医药学中传统的制药技术。通过炮制，不仅可以达到便于储存和易于制备等目的，

而且可以使中药中的化学成分发生变化，增强疗效，降低毒副作用。同一味中药运用不同的炮制方法，可发挥不同的疗效，如酒制大黄使泻下作用减弱，增强了清热、消炎、活血化瘀的作用；蜜制大黄适用于老年体弱者的便秘；石灰制大黄适用于外伤出血；大黄炭适用于体内出血；醋制大黄活血化瘀的作用特别突出等。

（二）中药炮制的科学依据

传统炮制法往往没有客观统一的标准，只有清楚中药炮制前后化学成分的变化，用现代实验技术和方法对其进行定性定量分析，阐明炮制原理，才能研制出科学的炮制方法。

例如，传统黄芩炮制有冷浸和蒸煮两种方法，现代药理学实验和对有效成分黄芩苷的研究分析显示：黄芩冷浸炮制时，存在于黄芩植物中的酶会催化水解黄芩苷为苷元和黄芩素，黄芩素的邻位酚羟基易被氧化为醌式结构而显绿色，抗菌作用下降；黄芩经蒸煮炮制时，植物中共存酶的活性因加热而被破坏，防止了黄芩苷被酶催化水解，因此抗菌作用保持不变，药材保持黄色，为传统的炮制"应以黄为佳"提供了科学的理论依据。

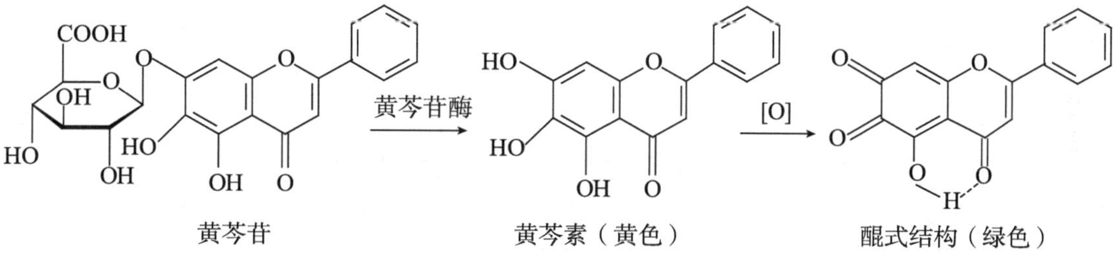

第3节　天然药物化学发展简史

天然药物化学作为药学及其相关专业的必修课，始于20世纪后半叶，先后更名为植物化学、中草药成分化学、中草药化学、中药化学、天然药物化学。天然药物化学历史悠久，主要经历了以下几个阶段。

一、古代本草化学的经验阶段

《太平圣惠方》（公元992年）记载，用菘蓝、蓼蓝、马蓝、木蓝植物，经过酶、酸、碱水解制备青黛。明代李梴的《医学入门》（1575年）中就记载了用发酵法从五倍子中得到没食子酸的过程，这是世界上最早制得的有机酸结晶，较瑞典化学家舍勒早200多年。

李时珍著《本草纲目》（1578年）、宋应星著《天工开物》（1637年）中记载了用炼丹术和冶金术制备药物。《本草纲目》中还记载了用升华法提取精制樟脑，而欧洲18世纪下半叶才通过提取得到樟脑纯品。

《本草纲目拾遗》（1765年）引用《白猿经》（17世纪初）中记载的从新鲜草乌汁中提取白色结晶（乌头碱）制作箭毒的技术，而欧洲1860年才制得其结晶。

二、天然药物化学的建立与形成阶段

18世纪末，各种有机酸和脲等被相继发现。瑞典化学家舍勒于1770年将酒石（酒石酸氢钾）转化为钙盐，再用硫酸分解得到了酒石酸，后来又相继得到了苯甲酸、乳酸、苹果酸、没食子酸等有机酸类。卢勒（Rouelle）得到了尿素（1773年）。柏格曼（Bargmann）得到了尿酸（1776年）。

19世纪，各种生物碱和其他活性成分被相继发现。1804～1806年，德国药师塞尔特纳（Sertürner）从鸦片中分离出吗啡，开辟了生物碱治疗疾病的新纪元。此后数十年间，科学家们从天然药物中发现

了大量的活性成分，如吐根碱、奎宁、马钱子碱、咖啡因、阿托品、洋地黄毒苷、毒毛旋花苷等，以生物碱居多，都具有显著的生物活性，多数至今仍用作药物。

20世纪初至20世纪40年代，科学家们完成了对麻黄碱、四氢帕马丁（延胡索乙素）等有效成分的研究；完成了对中药洋金花、延胡索、防己、除虫菊、雷公藤、三七、广地龙、贝母、陈皮、细辛、钩吻、柴胡、远志、前胡、丹参、射干、使君子等有效成分的分离；完成了对常山生物碱的母核和分子式的确定。

三、天然药物化学的衰败和迅速发展阶段

随着合成药磺胺药、维生素的问世，以及20世纪40年代青霉素的应用，合成新药上市出现了黄金时代。由于这些合成药物的疗效显著、作用迅速，当时在很大程度上延缓了对天然药物的进一步开发。

20世纪50年代科学家们先后从印度萝芙木中获得了具有降压作用的成分利血平，从长春花中获得了具有抗癌作用的活性成分长春碱和长春新碱，这些发现重新引起了国际科学界对植物药和植物成分研究的重视。由于各种色谱技术及光谱学技术的发展及广泛应用，天然药物化学的发展取得了显著的进步。以生物碱为例，1952～1962年间发现的新生物碱的数目就已超过了在此之前100年中发现的生物碱的总数，而1963～1972年发现的新生物碱数又超过了前10年发现总数的2倍，20世纪80年代发现生物碱成分总数达2万余种，目前已分离鉴定生物碱类成分的总数已超13万种。

与此同时，研究人员还对300余种中药进行较为系统的化学成分、药理作用的研究，发现了600余种有生物活性的单体化合物，其中近100种已开发成新药并广泛应用于临床。例如，①抗疟疾药：20世纪70年代从黄花蒿中提取分离的青蒿素，成为世界上最有效的抗疟药物之一；②作用于免疫系统的药物：灵芝多糖、雷公藤甲素；③作用于心脑血管药物：丹参酚酸A、丹参酚酸B、丹参酚酸C、芹菜甲素、蝙蝠葛碱；④作用于肝脏的药物：五味子丙素；⑤作用于中枢神经的药物：山莨菪碱、樟柳碱；⑥抗癌药：高三尖杉酯碱，20世纪90年代从红豆杉中发现紫杉醇、羟喜树碱；⑦抗生育药：天花粉蛋白、棉酚；⑧抗老年痴呆药：人参皂苷Rg1和Rb1等。

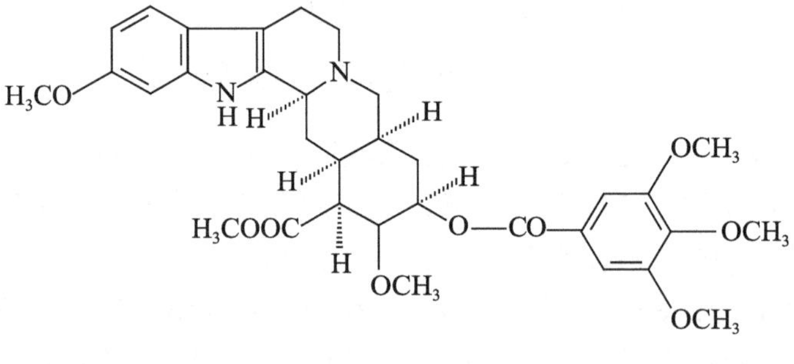

利血平（reserpine）

随着科学技术的不断发展，研究人员对机体内源性生理活性物质，微量、水溶性、不稳定的成分及大分子物质，已进行了广泛的研究。生物活性跟踪分离方法已成为研究天然活性成分的主流，研究工作者可选用多指标活性筛选体系，以得到真正的活性成分。此外，天然药物在生物体内的分布和代谢的过程，以及生物体内源性环境对天然药物化学成分的影响等均得到了深入的研究。

质谱与磁共振技术的应用，特别是近年来发展起来的磁共振二维和三维技术，以及质谱中的快原子轰击（fast atom bombardment，FAB）技术、二次离子质谱（secondary ion mass spectroscopy，SIMS）技术、场解析质谱（field desorption-MS，FD-MS）技术等，结合紫外与红外光谱往往能很快地确定分子量在1000以下的化合物的结构。如果配合一些必要的化学转化或降解反应则准确度更高，能测定的化合物分子量更大。这些现代化技术加快了天然活性成分的研究进程。

天然药物化学与药物分析、药物化学、生药学、分子生物学、生物工程、微生物学、药理学、毒理学等多学科紧密结合，充分利用相关学科的理论、方法和技术，可促进天然药物的进一步开发。

目标检测

选择题

A型题

1.《本草纲目》记载了世界上最早用升华法制取的有效成分是（ ）

A. 大黄素 B. 苯甲酸
C. 咖啡因 D. 樟脑
E. 麻黄碱

2. 关于有效成分最确切的叙述是（ ）

A. 天然药物中具有生物活性的混合成分
B. 天然药物中具有生物活性、能用分子式或结构式表示的单体化合物
C. 从天然药物中提取后未经分离纯化的成分
D. 天然药物中含量高的成分
E. 天然药物中具有生物活性的成分含量高

3. 水溶性的成分是（ ）

A. 挥发油 B. 苷类
C. 苷元 D. 游离生物碱
E. 甾体类

4. 既溶于亲脂性溶剂又溶于醇的成分是（ ）

A. 挥发油 B. 苷类
C. 生物碱盐 D. 甾体类
E. 游离生物碱

5. 脂溶性成分是（ ）

A. 糖类 B. 苷类
C. 鞣质 D. 挥发油
E. 生物碱盐

6. 1804～1806年德国药师Sertürner从鸦片中分离出的成分是（ ）

A. 吗啡 B. 利血平
C. 黄酮类 D. 甾体类
E. 香豆素类

7. 20世纪50年代从印度萝芙木中获得的降压成分是（ ）

A. 吗啡 B. 黄酮类
C. 利血平 D. 甾体类
E. 香豆素类

X型题

8. 天然药物化学研究的主要内容包括（ ）

A. 有效成分结构特点 B. 理化性质
C. 提取分离的方法 D. 结构鉴定
E. 新药研究

9. 天然药物包括（ ）

A. 植物药 B. 动物药
C. 矿物药 D. 海洋生物药
E. 微生物药

10. 下列属于水溶性成分的是（ ）

A. 鞣质 B. 苷类
C. 苷元 D. 生物碱盐
E. 糖

11. 下列属于脂溶性成分的是（ ）

A. 挥发油 B. 苷类
C. 苷元 D. 游离生物碱
E. 甾体类

12. 一般有效成分包括（ ）

A. 生物碱及其盐类
B. 苯丙素、黄酮、蒽醌及其苷类
C. 皂苷元、强心苷元及其苷类
D. 萜类及挥发油类
E. 树脂

13. 一般无效成分包括（ ）

A. 鞣质 B. 氨基酸、蛋白质
C. 多糖 D. 萜类及挥发油类
E. 油脂、色素

（祝燕平 刘 毅）

第2章
天然药物化学成分提取方法

学习目标

1. 知识目标： 掌握常用提取方法的原理、操作步骤、适用范围及注意事项；了解常用提取方法的特点。

2. 能力目标： 能够选用合适的提取方法对不同的天然药物进行提取操作。

3. 素质目标： 培养文化自信；培养孜孜不倦、持之以恒的科研精神。

天然药物化学成分研究的环节主要包括有效成分或生物活性化合物的提取、分离、结构鉴定及构效关系研究等，提取是第一个环节，关系到后续研究的成败。天然药物化学成分种类繁多，极性差别较大，因此，选择合适的提取溶剂、提取方法与技术，是提取天然药物中化学成分的重要步骤。

天然药物提取方法分为两大类：溶剂提取法和其他提取方法。

第1节　溶剂提取法

一、基本原理和影响因素

（一）基本原理

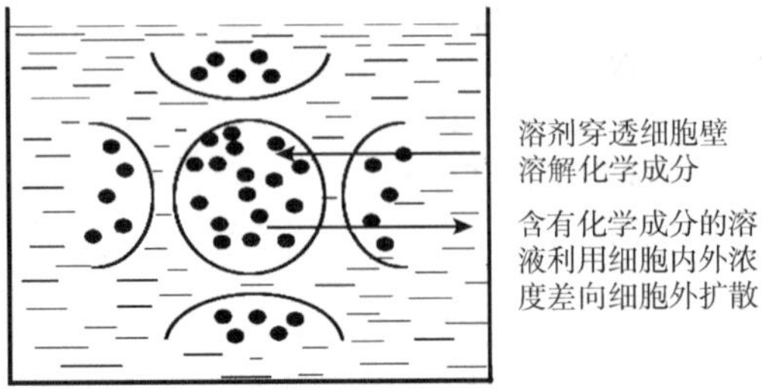

图2-1　溶剂提取法的过程

溶剂提取法是根据天然药物中各类化学成分在溶剂中的溶解性不同，选择对有效成分溶解度大而对其他成分溶解度小的溶剂，将有效成分从药材组织中尽可能完全溶解出来的一种方法。其基本原理为“相似相溶”，即亲脂性的化学成分易溶于亲脂性溶剂；亲水性的化学成分易溶于亲水性溶剂。提取的过程，是溶剂不断渗透到植物组织细胞中溶解化学成分，之后靠细胞内外的浓度差，使化学成分从植物组织细胞内扩散到细胞外的动态循环过程（图2-1）。

（二）影响因素

1. 溶剂选择　选择合适的溶剂是溶剂提取法的关键，应遵循“相似相溶”的规律。溶剂对有效成分的溶解度越大，提取效率越高。

2. 细胞内外浓度差　浓度差是扩散的主要动力，故在提取过程中要保持较高的浓度差，以利于提高提取效率。当浓度差变小时，要及时更换新溶剂，增大浓度差。

3. 温度　温度增高，化学成分分子运动速度加快，渗透、溶解、扩散速度也加快，可提高提取效率。

4. 粉碎度　药材应适当粉碎，以增加其表面积，易于溶剂的渗透、溶解和扩散，有利于提高提取效率。

5. 提取时间　适当延长提取时间可使有效成分提取量增大。

二、溶剂的性质与选择

溶剂提取法的关键是选择适当的溶剂，溶剂极性的大小与介电常数ε有关，介电常数越大，极性越大（表2-1）。常用溶剂的极性大小顺序排列如下：

石油醚＜苯（C_6H_6）＜乙醚（无水，Et_2O）＜氯仿（$CHCl_3$）＜乙酸乙酯（EtOAc）＜正丁醇（*n*-BuOH）＜丙酮（Me_2CO）＜乙醇（EtOH）＜甲醇（MeOH）＜水（H_2O）

表2-1 常用溶剂的介电常数

溶剂名称	介电常数（ε）	溶剂名称	介电常数（ε）
石油醚	1.8	正丁醇（*n*-BuOH）	17.5
苯（C_6H_6）	2.3	丙酮（Me_2CO）	21.5
乙醚（无水，Et_2O）	4.3	乙醇（EtOH）	26.0
氯仿（$CHCl_3$）	5.2	甲醇（MeOH）	31.2
乙酸乙酯（EtOAc）	6.1	水（H_2O）	80.0

依据极性的大小，常用的溶剂分为以下三类。

1. 水 为提取中最常用的强极性溶剂。它对植物细胞有较强的穿透能力，能够将植物组织中的水溶性成分溶出，如盐类（包括无机盐、有机酸盐、生物碱盐）、糖类、蛋白质、氨基酸、黏液质、果胶等。在实际医药工业中，可利用水与乙醇的极性差异特点，进行“水提醇沉”或“醇提水沉”操作，以便去除杂质的同时，保留有效天然化学成分。用水提取价廉、安全、易得，但杂质较多，溶剂回收较困难且水提取液易发生霉变，难以保存。

2. 亲水性有机溶剂 此类溶剂有较大的极性，能与水以任意比例混溶。常用的有甲醇、乙醇、丙酮等，其中以乙醇最常用。乙醇对植物细胞不仅有较强的穿透能力，而且由于植物内多种成分间的相互助溶作用，所以乙醇对大多数化学成分都有较好的溶解性能，故用乙醇提取的有效成分极性范围广。乙醇具有毒性低、价格便宜、回收方便的特点，因此用不同比例的乙醇提取是国内较常用的方法。通常，70%～80%的乙醇可作为广谱的提取溶剂，极性较强的亲水性成分、极性适中与极性较弱的脂溶性成分均可同时提取出来；提取脂溶性成分时选择90%～95%的乙醇；而提取水溶性成分时则选择较低浓度的乙醇。但用乙醇提取时杂质较多，会给后续的分离工作带来一定困难，故在安全防护较好的实验条件下，选择甲醇提取则有提取完全、杂质少的优点。

3. 亲脂性有机溶剂 此类溶剂的极性较小，与水之间有较小的溶解性，较大比例混溶时往往会分层，大多数比水密度小（氯仿除外），故在上层，水在下层。常用的溶剂有石油醚、苯、乙醚、氯仿、乙酸乙酯、正丁醇等，这些溶剂虽然均为亲脂性有机溶剂，但极性差别较大，可以把不同极性的化学成分从植物细胞中提取出来，如极性小的石油醚可以把极性小的脂肪油、蜡、脂溶性色素、挥发油、甾醇类、皂苷元类成分溶出；极性较大的乙酸乙酯或正丁醇则可将极性较大的苷类成分溶出。这类溶剂一般沸点低，浓缩回收方便，但易燃、毒性大、价格贵、对设备要求较高，且穿透植物细胞的能力较差，因此，大量提取天然药物时，直接应用这类溶剂有一定的局限性，但在粗分时应用比较广泛。

三、提取方法分类

溶剂提取法根据溶剂和被提取成分的理化性质不同，可采用不同的提取技术或方法。常用的溶剂提取法主要包括6种：煎煮法、浸渍法、渗漉法、回流提取法、连续回流提取法（索氏提取法）、超声提取法。

（一）煎煮法

此法适用于有效成分能溶解于水，且对水、热稳定的天然药物化学成分的提取。提取溶剂为水。

1. 操作技术 将药材切片、切段或研成粗粉，置适当容器（勿使用铁器）中，加水浸没药材，通常浸泡30分钟后，先武火（大火）加热煮沸后，再文火（小火）保持微沸，第一次煎煮1～2小时，分离煎煮液，药渣同法煎煮2～3次，第2、3次煎煮时间可酌减，合并煎煮液，浓缩即得。

特殊天然药物的煎煮方法如下。①先煎：含毒性成分的天然药物（如生川乌、生草乌等）为了降低其毒性；介壳类天然药物质地坚硬，有效成分不容易在短时间内溶出，如矿物、动物骨甲、金石等，需要采用"先煎"的方法；②后下：一些含有芳香气味或挥发性成分，久煎易失效的药物必须后下，如薄荷、钩藤等；③包煎：即把某些天然药物装在纱布袋中，扎紧袋口后，再与群药共同煎煮，如蒲黄、海金沙等；④另煎：需要另煎的多是一些比较贵重的天然药物，如人参。

2. 煎煮器具 煎药器具以砂锅为好，也可选用搪瓷锅、不锈钢锅或玻璃器皿等。不可使用铜、铁、铝、锡等材质器具。选择煎药器具时，一方面应考虑选择材质稳定、不会与药物成分发生化学反应、兼顾导热均匀的器具；另一方面器具还须具有抗酸耐碱的性能。

3. 特点 该法操作简便，大部分成分可被提取出来，提取效率高于冷浸法，但此法对挥发性、加热易破坏的成分及多糖类成分含量较高的不宜使用。水提液易霉变，应及时处理。

（二）浸渍法

本法适用于有效成分遇热易被破坏的水溶性成分的提取，以及含淀粉、果胶、黏液质、树胶等多糖类成分较多的药材的提取，提取溶剂为水或稀醇等。

1. 操作技术 根据温度条件的不同，可分为冷浸法与温浸法两种。

（1）冷浸法 取药材粗粉，置适宜容器中，加入一定量的溶剂，如水、酸水、碱水或稀醇等，密闭，不停搅拌或振摇，在室温条件下浸渍1～2天或规定时间，使有效成分浸出，过滤，用力压榨残渣，合并滤液，静置过滤即得。

（2）温浸法 操作方法与冷浸法基本相同，但温度一般在40～60℃，浸渍时间较短，能浸出较多的有效成分。由于温度较高，浸出液冷却后放置至室温时常析出沉淀，应滤出沉淀，沉淀若为无机盐则常弃去，若为有机物则保留以备进一步研究。

上述两种方法，可重复提取2～3次，第2、3次浸渍的时间可以适当缩短，合并浸出液，浓缩即得。

2. 提取器具 烧杯、玻璃漏斗、玻璃棒、铁架台、纱布等。浸渍容器可采用加盖密闭容器，以陶瓷、玻璃等器具为宜，不宜使用铅、铁器具。

3. 特点 本法操作方便，简单易行，但耗时，提取效率低，水浸提液易霉变，应及时处理，必要时加入适当防腐剂。

（三）渗漉法

本法的适用范围同浸渍法。提取溶剂为水或稀醇等，在常温下进行，一般采用单一溶剂，也可使用几种溶剂依次进行渗漉。

本法的原理同浸渍法，但需要使用渗漉装置（图2-2）。

1. 操作技术

（1）粉碎及浸润 先将药材打成粗粉，称取一定量置于烧杯中，根据药粉性质，用一定量的溶剂润湿（至捏之成团，搓之即散），密闭放置15分钟至6小时，使药粉充分溶胀。浸润用溶剂与后续操作步骤中所用溶剂保持一致。

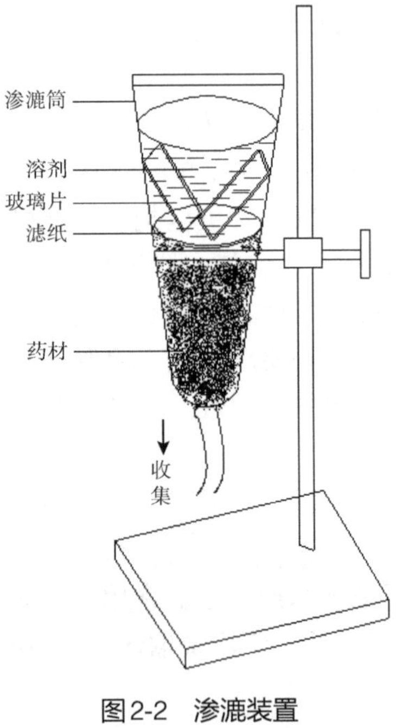

图2-2 渗漉装置

（2）装筒　取适量脱脂棉（用相同溶剂湿润）垫在渗漉筒底部，严格控制脱脂棉用量，保证厚薄均匀，呈“圆饼状”，与渗漉筒内径大小相当，注意不要堵塞出口；分次装入已润湿的药粉，每次装粉后用木槌均匀压平，力求松紧适宜，药粉装量一般以不超过渗漉筒体积的2/3为宜；药面上盖滤纸或纱布，再均匀覆盖一层清洁的细石块或玻璃球。

（3）排气　装筒完成后，打开渗漉筒下部的出口，缓缓加入适量溶剂，使药粉间隙中的空气受压由下口排出。

（4）浸渍　待气体排尽后，关闭出口。继续加溶剂使液面保持高出药面，浸渍一定时间（常为24～48小时）。

（5）渗漉　浸渍完成后，打开出口，调流速，上口注意添加溶剂，控制流速，一般以1000g药材每分钟流出1～3ml为慢漉，3～5ml为快漉，实验室控制在每分钟2～5ml为宜。流速调好后开始渗漉，同时补充提取溶剂。

（6）收集渗漉液　通常，收集渗漉液为药材量的8～10倍或以有效成分的鉴别试验决定是否渗漉完全，收集于烧杯或其他容器中即可。

2. 特点　此法由于随时保持浓度差，故提取效率高于浸渍法，但较耗时。

3. 注意事项

（1）采用渗漉法进行提取时，药材外形应呈锯末样的粗粉，而非粉末样的细粉，因此对粉碎设备的筛网具有一定的要求。

（2）由于渗漉筒底部脱脂棉起过滤的效果，因此本法得到的提取液不需要过滤操作。

（四）回流提取法

此法适合大多数对热稳定成分的提取，所用溶剂为亲脂性有机溶剂和亲水性有机溶剂，加热提取。回流提取装置包括圆底烧瓶和冷凝管（图2-3）。

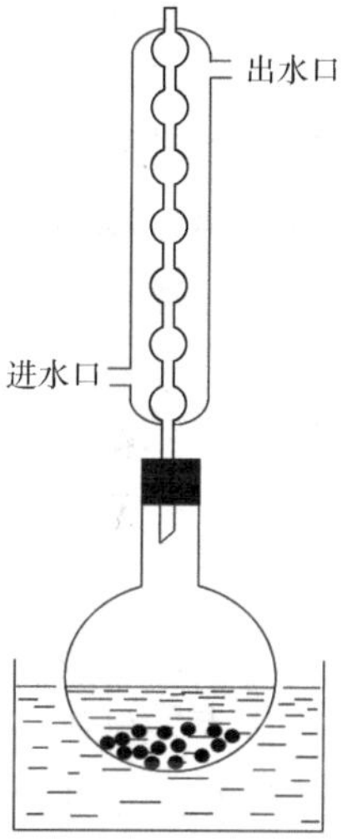

图2-3　回流提取装置

1. 操作技术　将适当粉碎后的药材加入圆底烧瓶中，添加适当提取溶剂浸没过药材；安装冷凝管（蛇形或球形冷凝管），并用铁架台固定，同时，按照“下进上出”（即下口进水，上口出水）连接冷凝水，并调节适宜流速；实验室中一般采用水浴加热，加热至冷凝管内壁水珠连续滴下时，记录时间，加热回流一定时间后，过滤提取液，药渣同法操作2～3次，合并滤液，回收有机溶剂后即得浓缩提取液。

2. 特点　本法提取效率高，杂质较水提取法少；有机溶剂大多易燃，不能用明火加热。

（五）连续回流提取法

连续回流提取法又称为索氏提取法，该方法通常用于脂溶性化学成分的提取，是在回流提取法的基础上改进而来，能用少量溶剂进行连续循环回流提取，将有效成分溶出完全。

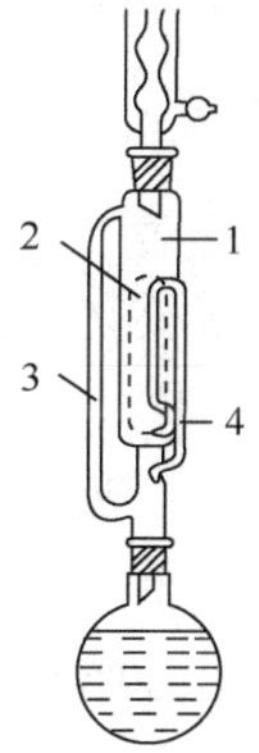

图2-4　索氏提取器

1. 提取器；2. 滤纸筒（盛放药物）；3. 蒸气上升管；4. 虹吸管

1. 操作技术　实验室中常用索氏提取器（图2-4）提取，操作时先在圆底或平底烧瓶内加入提取溶剂（一般至烧瓶容积1/2～2/3处），同时放入几粒沸石，以防暴沸，然后将装好药材粉末的滤纸袋或筒放入提取器中，滤纸袋或筒中药粉高度应略低于虹吸管顶部，然后进行水浴加热。溶剂受热蒸发，遇冷后变为液体回滴入提取器中，接触药材开始进行浸提，待溶剂液面高于虹吸管上端时，出现虹吸现象，浸出液流入烧瓶，溶剂在烧瓶内因热继续气化蒸发，如此不断反复循环4～10小时，至有效成分充分溶出，提取液回收有机溶剂即得浓缩液或提取粗品。为了防止长时间受热破坏成分，也可在提取1～2小时后更换新溶剂继续提取。

2. 适用范围 适用于对热稳定的脂溶性化学成分，常用溶剂为丙酮、氯仿、甲醇、乙酸乙酯等有机溶剂。

3. 特点 本法提取效率高，溶剂用量少；但操作较麻烦，浸出液受热时间较长，故对热不稳定的成分不宜采用。

4. 注意事项 该方法提取时，加入的提取药材量比较少，目前主要应用于实验室，不适合工业生产中大范围推广使用。

（六）超声提取法

超声提取法是一种利用超声波辅助溶剂提取天然药物化学成分的提取方法。其基本原理是利用超声波的空化作用，破坏植物药材的细胞，使溶剂易于渗入细胞内，同时，超声波的强烈振动能传递巨大能量给浸提的药材和溶剂，使其做高速运动，加强了细胞内物质的释放、扩散和溶解，加速了有效成分的浸出，极大提高了提取效率。

1. 操作技术 将药材粉末置适宜容器内（通常用玻璃具塞锥形瓶），加入适量溶剂，置超声提取器内，选择适当超声频率（一般为低频大功率超声）提取一定时间（一般为10～30分钟）即得。

2. 适用范围 大多数成分均适用，尤其适用于遇热不稳定成分的提取。

3. 特点 超声提取法与传统提取法相比，具有提取时间短、提取效率高、无须加热、可避免高温高压对有效成分破坏的优点。目前，超声提取法在实验室小量样品制备中的效果很好，并已经广泛应用，特别是在药品质量控制的处理中，其快速、高效的特点已被广泛认同。但此法对容器壁的厚薄要求较高，过去仅限实验室小规模使用，近年来，大规模生产所需的设备问题已基本得到解决。

4. 注意事项 采用本法时，要注意超声波提取器内蒸馏水或自来水的加入量，避免出现因水量大导致操作过程中锥形瓶或其他盛药设备跌倒灌水的情况，同时，采用本法时，可辅以加热功能来考察提取工艺或提高提取效率。

四、提取液的浓缩

天然药物经提取后得到的提取液通常体积大、浓度较低，需要对提取液进行浓缩，经过浓缩，既可以有效地减少提取液体积，便于后续的分离纯化操作，又可以回收溶剂，以便于再利用。

（一）常压蒸发和蒸馏浓缩

常压蒸发和蒸馏浓缩是在常规大气压下的蒸发浓缩，耗时较长，易导致某些成分破坏，适用于对热较稳定的天然药物提取液的浓缩。

1. 水提取液的浓缩 常用的设备为敞口倾倒式夹层蒸汽锅，浓缩过程中应加强搅拌，避免表面结膜。

2. 乙醇或其他有机溶剂提取液的浓缩 可采用常压蒸馏装置回收溶剂。

（二）减压蒸馏浓缩

减压蒸馏浓缩适用于对热不稳定成分的浓缩。当蒸发器内的压力降低（减压）时，被浓缩液的沸点也降低，在较低温度下使药液得到浓缩，并且蒸馏速度加快，可有效地避免对热不稳定的成分的破坏。常用的减压浓缩方法如下。

1. 实验室中减压蒸馏 实验室中采用的减压蒸馏装置见图2-5。

2. 工业生产减压蒸馏

（1）乙醇精馏塔 可提高回收乙醇的浓度，此设备回收乙醇的浓度一般在80%～85%，用水流喷射泵抽气减压，也适用于水提液的浓缩。

（2）真空浓缩罐 用水流喷射泵抽气减压，适用于水提液的浓缩。

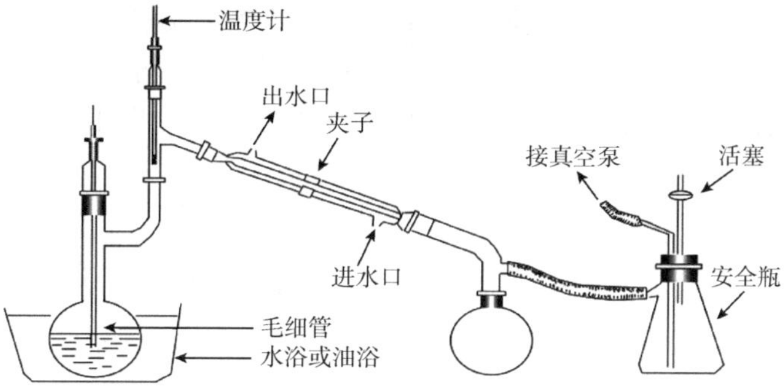

图2-5 减压蒸馏装置

（3）管式蒸发器　蒸发器的加热室由管件构成，药液通过由蒸汽加热的管壁而被蒸发浓缩。有蛇管式、外加热式、中央循环管式及泵强制循环式。

（4）多效浓缩器　将前效所产生的二次蒸汽作为加热蒸汽引入另一串联的后效蒸发器组成的蒸发装置，由于二次蒸汽的反复利用，可组成多效蒸发器，节省能源，提高蒸发效率。

现在药厂多采用外加热式三效浓缩罐，因加料方式的不同，三效浓缩可分为4种流程：①顺流加料法；②逆流加料法；③平流加料法；④错流加料法。适用于易起泡、易跑料、易结垢天然药物提取液的浓缩。三效浓缩器有多种规格，各效真空度和蒸发温度一般为：一效，–0.07MPa，75℃；二效，–0.08MPa，65℃；三效，–0.09MPa，50℃。不同天然药物提取液浓缩时，一效至三效的负压与温度视实际情况而定。药液可浓缩至相对密度1.20～1.35。

（三）薄膜浓缩

薄膜浓缩系指药液在快速流经加热面时，形成薄膜并且因剧烈沸腾产生大量的泡沫，达到增加蒸发面积，显著提高蒸发效率的浓缩方法。其特点是：①浸提液的浓缩速度快，受热时间短；②不受液体静压和过热影响，成分不易被破坏；③可在常压或减压下进行连续操作；④溶剂可回收重复使用。各种薄膜浓缩器均适用于热敏性药液的浓缩和溶剂的回收，但由于结构不同而具有不同的特点与适用性。薄膜浓缩装置见图2-6。

（四）旋转蒸发浓缩

本法主要是采用旋转蒸发浓缩装置（图2-7），提取液在负压条件下不断被旋转、加热而蒸发，应用于化学、化工、生物医药等领域。

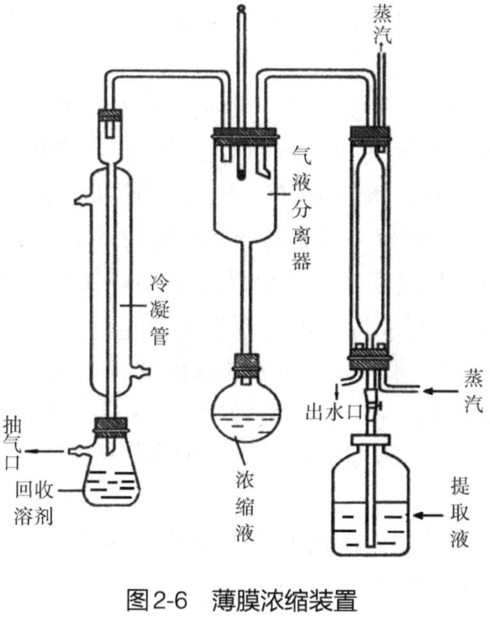

图2-6 薄膜浓缩装置

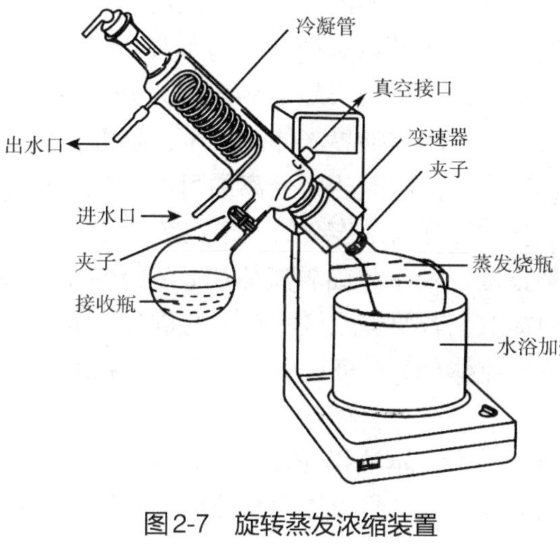

图2-7 旋转蒸发浓缩装置

旋转蒸发浓缩装置通过电子控制，使蒸发烧瓶在一定速度下旋转以增大蒸发面积。通过真空泵使蒸发烧瓶内处于负压状态，旋转蒸发浓缩装置运行中系统可以减压至400～600mmHg。蒸发烧瓶在旋转的同时置于水浴锅中恒温加热，加热温度可接近该溶剂的沸点。此外，在高效冷却器作用下，可将热蒸汽迅速液化，加快蒸发速率。

第2节　其他提取方法

一、超临界流体萃取法

超临界流体萃取（supercritical fluid extraction，SFE）是近年来发展起来的一种新的提取分离技术，是利用某种物质在超临界区域形成的流体（如CO_2）具有特殊溶解能力的特点，对天然药物中有效成分进行萃取分离的新型技术。

某些物质处于其临界温度（T_c）和临界压力（P_c）以上时，形成一种既非液体又非气体的特殊相态，称为超临界流体（SF）。将此状态下流体的密度、黏度、扩散系数与常温常压下的气体、液体比较表明（表2-2）：超临界流体的密度接近液体，黏度和扩散力却接近气体，所以具有气液双重性。溶剂的溶解性能与其密度、扩散能力成正比，与黏度成反比，所以超临界流体对成分的溶解性比一般溶剂高几倍至几十倍。

表2-2　超临界流体与常温常压下的气体、液体比较

项目	密度（kg/m^3）	黏度（Pa·s）	扩散系数（m^2/s）
气体（15～30℃）	0.6～2.0	$(1\sim3)\times10^{-5}$	$(0.1\sim0.4)\times10^{-4}$
超临界流体	$(0.4\sim0.9)\times10^{3}$	$(3\sim9)\times10^{-5}$	0.2×10^{-7}
有机溶剂（液态）	$(0.6\sim1.6)\times10^{3}$	$(0.2\sim3.0)\times10^{-3}$	$(0.2\sim2.0)\times10^{-13}$

常用作超临界流体的物质有二氧化碳、氧化亚氮、乙烷、乙烯和甲苯等，由于二氧化碳具有无毒、无臭、不易燃易爆、价廉、临界点低（P_c=7.37MPa，T_c=31.4℃）、对大多数化合物不反应、可循环使用等优点，故最常用于天然产物的提取。

超临界萃取技术的原理就是控制超临界流体（如CO_2）在高于临界温度和临界压力的条件下，从天然药物中萃取有效成分，当恢复到常压和常温时，之前溶解在超临界流体中的成分立即与气态物质（如CO_2）分开，从而达到分离目的。

1. 操作技术　超临界流体萃取工艺流程由萃取和分离两大部分组成。原料经除杂、粉碎或轧片等一系列预处理后装入萃取釜中，以超临界流体CO_2为例，系统中的气体CO_2经过加压、升温变为超临界流体进入物料筒，药材与超临界流体充分接触，可溶成分进入超临界流体，即为萃取过程；萃取完成后，流出萃取釜的超临界流体经减压、降温，CO_2气化，溶解在超临界流体CO_2中的成分成为液体，并与气态CO_2分开，从而达到分离的目的。气态CO_2再经升温和加压回到萃取釜循环使用，不污染环境。整个工艺过程可以是连续的、半连续的或间歇的。超临界流体萃取过程见图2-8。

2. 适用范围　由于超临界流体CO_2的极性小，故本法特别适用于非极性或极性较小物质（如精油类成分）的提取，若要提取极性较大的成分，需要加入合适的调节剂（夹带剂）与CO_2混合提高极性，以增强超临界流体CO_2对极性成分的选择性和溶解性，从而改善萃取效果。目前常用的夹带剂有甲醇、乙醇和水等。

3. 特点与应用　本法操作简便、选择性高且溶解性能优、无溶剂残留，绿色无污染，提取物纯度较高，提取速度较快，是集提取与分离于一体的高效提取操作技术。

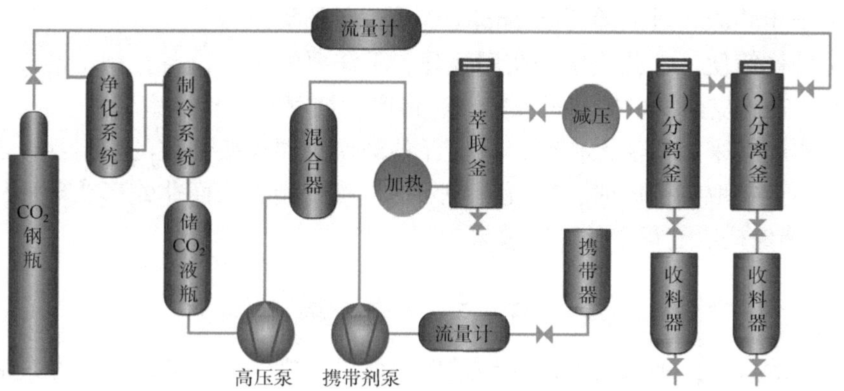

图2-8　超临界流体萃取过程

本法目前已成功用于挥发油、生物碱、内酯类、萜类、黄酮类、醌类、皂苷类、糖类等中草药有效成分的萃取分离。

除了医药工业之外，超临界流体萃取技术还广泛应用于食品、香料等领域。但由于所用设备为高压设备，投资较大，运行成本高，给工业化带来一定的难度和限制。尽管如此，随着超临界流体CO_2萃取技术的不断发展和进一步的完善，基础理论和应用研究的不断深入，其优越性必将进一步体现，在推动天然药物萃取技术的现代化中将发挥更大的作用。

二、水蒸气蒸馏法

水蒸气蒸馏法是将水蒸气通入含有挥发性成分的天然药物中，使天然药物中挥发性成分随水蒸气一起蒸馏出来的提取方法。

1. 操作技术　水蒸气蒸馏装置（图2-9）由水蒸气导入管、蒸馏瓶、冷凝管和接收瓶四部分组成。将药材粗粉装入蒸馏瓶内，加入水使药材充分浸润，体积不超过蒸馏瓶容积的1/3，然后加热水蒸气发生器使水沸腾，产生的水蒸气通入蒸馏瓶，药材中挥发性成分随水蒸气蒸馏被带出，经冷凝后，收集于接收瓶中。蒸馏过程中需对蒸馏瓶采取保温措施，以免进入蒸馏瓶的水蒸气冷凝增加蒸馏瓶内体积。蒸馏完成或中断时，应先打开三通管，使之与大气压相通后，再关热源，以防液体倒吸。对于某些在水中溶解度较大的挥发性成分，馏出液可再蒸馏一次，以提高纯度。

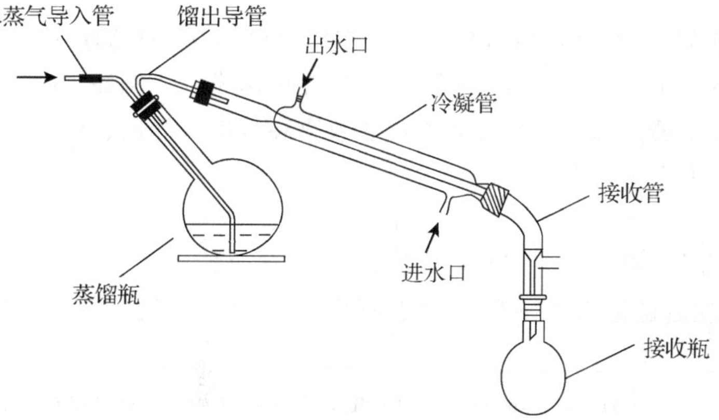

图2-9　水蒸气蒸馏装置

2. 适用范围　水蒸气蒸馏法适用于具有挥发性，能随水蒸气馏出而不被破坏，不溶或难溶于水，与水不发生化学反应的天然药物化学成分。这些成分大多数分子量较小、与水不相混溶或仅微溶，且在约100℃时有一定的蒸气压，如挥发性的萜类成分，麻黄碱（ephedrine）、烟碱（nicotine）、槟榔碱

（arecoline）等小分子生物碱，丹皮酚（paeonol）等小分子酚类成分。

3. 特点 本法操作简便、工艺简单、实用性强，不需要复杂的设备且易于推广，在医药工业得到了一定的应用，如从牡丹皮药材中提取丹皮酚，所得产物纯度高且提取率较高。

4. 注意事项 实验室采用本法操作时，应确保各玻璃仪器连接部位的密封性，避免因未连接严密导致提取率低或得不到提取物。同时，冷凝管应采用直形冷凝管，而非蛇形或球形冷凝管，且冷凝水采用“下进上出”，确保提取过程中的冷凝效果。

三、升 华 法

某些天然药物中的成分，加热时不需要经过熔融就可直接气化，放冷时不经过液态直接凝结为固体，这种性质称为升华性。例如，樟脑、小分子生物碱、香豆素、丹皮酚等即具有升华性。具有升华性的成分可以用升华法提取和分离。

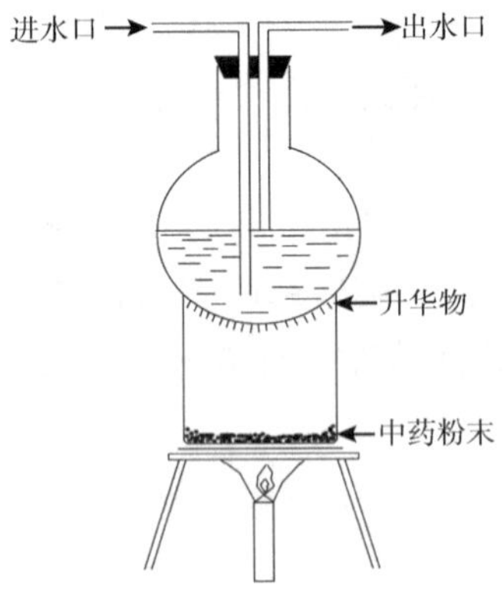

图2-10 升华装置

1. 操作技术 天然药物经粉碎等预处理后，放置于升华器皿中，平铺均匀，上面放置冷凝器（如特种夹套式冷凝器、列管式表面冷凝器或金属片等），加热升华器皿，天然药物中易于升华的成分开始升华，在冷凝器表面遇冷直接凝结为结晶。简单的升华装置见图2-10。

2. 适用范围 本法适用于具有升华性的某些生物碱类、香豆素类、有机酸类化学成分的提取。

3. 特点 本法操作简单易行，但操作时间长，制得率低，药材炭化后产生的焦油状物黏附在升华物上不易精制。

4. 注意事项 本法由于升华不完全，效率低，有时还伴随成分的分解现象等缺点，故较少采用。同时，采用本法时，应尽可能避免炭化情况的发生。

四、微波提取法

1. 操作技术 微波提取又称微波辅助提取（microwave-assisted extraction，MAE），是指使用适当的溶剂在微波反应器中从天然药物中提取各种化学成分的技术和方法。微波是指频率在300MHz至300GHz的电磁波，利用电磁场的作用使固体或半固体物质中的某些有机物成分与基体有效分离，并能保持分析对象的原本化合物状态。

2. 适用范围 本法只适用于对热稳定的有效成分，且微波处理具有一定的选择性。具体主要用于多糖成分、皂苷类成分及黄酮、生物碱、多酚、萜类等化学成分。例如，微波提取法提取青钱柳多糖。

3. 特点 本法具有穿透力强、选择性高、加热效率高且操作简便、溶剂消耗少、节能、加热均匀、有效成分损失少、制得率高等特点。

4. 注意事项

（1）选择萃取溶剂时，通常以“相似相溶”方式进行选择。

（2）操作时严格控制微波萃取时间。微波萃取过程中，一般加热1～2分钟即可达到所要求的温度。

（3）由于溶液的pH影响微波萃取效率，因此，针对不同天然药物样品，应严格控制萃取的酸碱度。

（4）萃取温度通常不高于溶剂沸点。

（5）其他操作应当注意的问题，如天然药物样品的含水量或湿度影响提取效率，对于不含水分的样品，可采取增湿的方法，保证其具有适当的水分。

目标检测

一、选择题

A型题

1. 下列各组溶剂，按极性大小排列，正确的是（　　）
   A. 水＞丙酮＞甲醇
   B. 乙醇＞乙酸乙酯＞乙醚
   C. 乙醇＞甲醇＞乙酸乙酯
   D. 丙酮＞乙醇＞甲醇
   E. 苯＞乙醚＞甲醇
2. 从天然药物中提取对热不稳定性成分宜选用（　　）
   A. 回流提取法　B. 煎煮法
   C. 渗漉法　D. 连续回流法
   E. 蒸馏法
3. 连续回流提取法所用的仪器名称为（　　）
   A. 旋转蒸发仪　B. 超声提取器
   C. 渗漉装置　D. 索氏提取器
   E. 分液漏斗
4. 通常，可将天然药物水提液中的亲水性成分萃取出来的溶剂是（　　）
   A. 乙醚　B. 乙酸乙酯
   C. 丙酮　D. 正丁醇
   E. 乙醇
5. 在水液中不能被乙醇沉淀的是（　　）
   A. 蛋白质　B. 多肽
   C. 多糖　D. 酶
   E. 鞣质
6. 不属于亲脂性有机溶剂的是（　　）
   A. 氯仿　B. 苯
   C. 正丁醇　D. 丙酮
   E. 乙醚
7. 下列能够与水互溶的有机溶剂是（　　）
   A. 正己烷　B. 氯仿
   C. 丙酮　D. 乙酸乙酯
   E. 石油醚
8. 影响提取效率最主要的因素是（　　）
   A. 药材粉碎度　B. 温度
   C. 时间　D. 细胞内外浓度差
   E. 药材干湿度
9. 下列溶剂极性最小的是（　　）
   A. 乙酸乙酯　B. 氯仿
   C. 石油醚　D. 甲醇
   E. 丙酮
10. 下列对溶剂极性大小描述错误的是（　　）
   A. 甲醇＞乙醇　B. 甲醇＞正丁醇
   C. 氯仿＞苯　D. 水＞甲醇
   E. 石油醚＞正丁醇

X型题

11. 下列能与水分层的有机溶剂是（　　）
   A. 甲醇　B. 乙酸乙酯
   C. 丙酮　D. 石油醚
   E. 正丁醇
12. 下列溶剂极性比正丁醇极性小的有（　　）
   A. 水　B. 乙酸乙酯
   C. 氯仿　D. 苯
   E. 无水乙醚
13. 天然药物提取液的浓缩可以采用的方法有（　　）
   A. 常压蒸发　B. 旋转蒸发
   C. 薄膜浓缩　D. 减压蒸馏浓缩
   E. 蒸馏浓缩
14. 下列不属于溶剂提取法的有（　　）
   A. 渗漉法　B. 超临界流体萃取法
   C. 索氏提取法　D. 回流提取法
   E. 微波提取法
15. 下列溶剂极性由强到弱顺序正确的是（　　）
   A. 乙醚＞水＞甲醇
   B. 水＞乙醇＞乙酸乙酯
   C. 水＞石油醚＞丙酮
   D. 甲醇＞氯仿＞石油醚
   E. 水＞正丁醇＞氯仿

二、问答题

1. 溶剂提取的方法有哪些？它们都适合哪些溶剂的提取？
2. 常用溶剂的亲水性或亲脂性的强弱顺序如何排列？哪些与水混溶？哪些与水不混溶？
3. 简述超临界流体萃取法的原理及在天然药物化学成分提取中的应用。

（张　芳）

第3章 分离与精制的一般方法

学习目标

1. 知识目标：掌握两相溶剂萃取法、沉淀法、结晶法、透析法、盐析法和分馏法的基本原理、适用范围、操作方法；了解各种分离与精制方法的优缺点。

2. 能力目标：能够选用合适的分离与精制方法对不同的天然药物进行分离和精制操作。

3. 素质目标：培养严谨的科研态度；培养开拓进取的科研精神。

天然药物经提取后得到的提取液多为各种物质的混合物，必须要经过反复的分离、纯化处理，才有可能得到单体化合物。分离的方法有两相溶剂萃取法、沉淀法、结晶法、透析法、盐析法、分馏法等。

第1节　两相溶剂萃取法

两相溶剂萃取法是分离天然药物化学成分最常用的方法之一。在提取液中加入一种与其不相混溶的溶剂，充分振摇增加两相溶剂相互接触的机会，使原提取液中的某种成分逐渐转溶到新加入的溶剂中，而其他成分仍留在原提取液中，待两相溶剂完全分层后，分离两相溶剂，即得所需的成分。

一、基本原理

利用混合物中各种成分在两种互不相溶的溶剂中分配系数的差异而获得分离。某物质在一定的温度和压力下，溶解在两种互不相溶的溶剂中，当达到动态平衡时，根据分配定律，该物质在两相溶剂中的浓度之比为一常数，称为分配系数（K），可用下式表示。

$$K=C_U/C_L \tag{3-1}$$

式中，K表示分配系数；C_U表示溶质在上层溶剂中的浓度；C_L表示溶质在下层溶剂中的浓度。萃取时各成分在两相溶剂中分配系数相差越大，则分离效率越高。

二、萃取溶剂选择原则

1. 与提取液互不相溶　萃取剂与提取液（被萃取溶液）应不相混溶（一般是指亲脂性有机溶剂与水提取液），且充分振摇静置后，能较好地分层。

2. 分配系数相差大　有效成分（或其他成分）在萃取剂中应具有较大的溶解度，而其他成分（或有效成分）在萃取剂中的溶解度要小，即两者的分配系数相差越大越好。

根据“相似相溶”原理，萃取水提取液中的强亲脂性成分时，应选用强亲脂性有机溶剂作为萃取剂，如苯、氯仿或乙醚等；萃取水提取液中的弱亲脂性成分时，应选用弱亲脂性有机溶剂作为萃取剂，如正丁醇、异戊醇和乙酸乙酯；萃取亲脂性溶剂提取液中的水溶性成分时，选用水作为萃取剂。

一般有机溶剂亲水性越强，萃取水提取液中有效成分的效果就越不好，因为较多的亲水性杂质会伴随而出，对进一步精制影响很大。

三、操作技术

萃取法根据操作方式的不同分为简单萃取法、逆流连续萃取法、逆流分溶法和液滴逆流分配法等，本节只介绍简单萃取法和逆流连续萃取法。

（一）简单萃取法

简单萃取法是一种常用的萃取技术，小量萃取一般在分液漏斗中进行，中量萃取在较大的下口瓶中进行，工业生产的大量萃取在密封罐（萃取罐）中进行。

1. 操作方法

（1）检漏　选择大小合适的分液漏斗，在活塞上涂适量凡士林，之后旋转数圈至透明，注意凡士林不能堵塞气孔。关好活塞，倒入少许水，观察活塞口是否有漏水或渗水，然后180°旋转活塞，再观察活塞口是否有漏水或渗水。最后将分液漏斗倒置，观察上口是否有漏水或渗水。

（2）装样与萃取　装入待萃取液和溶剂，装入量约占分液漏斗体积的1/3，盖好塞子，倒转，开启活塞，排气后关紧，开始轻轻振摇，振摇几次后，注意打开活塞放出因振摇产生的气体，如此重复数次，最后再剧烈振摇2～3分钟。

（3）静置　将分液漏斗放在铁架台上静置，待分层后，调节下口活塞使下层液缓缓流出，而上层液则从上口倒出，即完成了一次萃取。没有特殊规定，一般反复萃取3次即可完成分离。

2. 注意事项

（1）萃取剂的加入量　采用“少量多次”原则，如总量60ml萃取剂，分3次加入，第一次加入1/2量，第二次加入1/3量，第三次加入1/6量。

（2）振摇方式　对于振摇后容易发生乳化的溶液（如碱性水溶液与三氯甲烷两相溶液萃取），可采用“旋转式”振摇，减轻乳化现象的发生；对于振摇后不易发生乳化的溶液则可采用“倒转式”振摇，以提高萃取效率。

（3）水提液的浓度　控制水提液的浓度，使其相对密度在1.1～1.2。

（4）破乳化的方法　操作中应尽量避免乳化现象的发生。若乳化现象已形成，破乳化的方法有：①机械破乳（玻璃棒或细铁丝搅动乳化层）；②加入饱和食盐水；③滴加数滴醇类（如戊醇）改变表面张力，破坏乳化层；④热敷法（热毛巾热敷乳化层）；⑤分出乳化层，添加新溶剂萃取。

（二）逆流连续萃取法

逆流连续萃取法是一种连续的两相溶剂萃取法，利用被分离物质在两种相对密度不同且互不相溶的溶剂中分配系数不同而达到分离目的。该法使相对密度小的溶剂作为移动相（或分散相），而使相对密度大的溶剂作为固定相（或连续相），根据分离效率可选用一根或数根萃取管制成连续萃取装置（图3-1）。管内填充小瓷圈等填充物，以增加移动相液滴上升的路程和在固定相中停留的时间，同时，上升的液滴因撞击填充物而被分散，扩大了萃取接触面积，从而使萃取更完全。此法避免了振摇操作，因此可有效地防止乳化现象的发生。

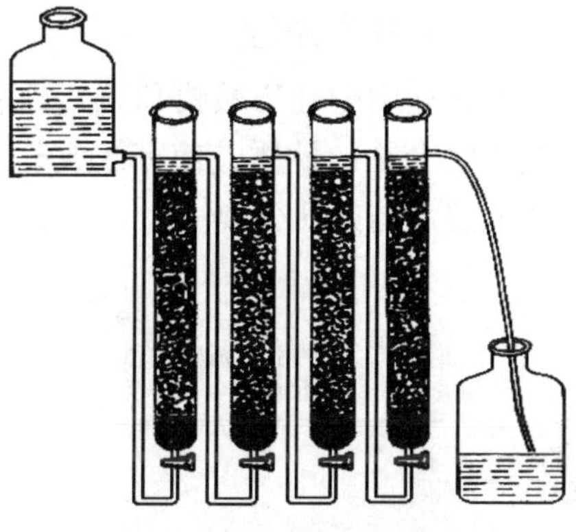

图3-1　逆流连续萃取装置

操作时，将相对密度小的溶剂相作为移动相置高位贮存器中，而相对密度大的作为固定相置萃取管内，开启活塞，则高位贮存器中溶剂相在高位压力下流入萃取管，液滴因遇瓷圈撞击而分散成细滴，增大了两相溶剂萃取的接触面积，两相溶剂在萃取管内可自然分层。最后，判断萃取是否完全，可取试样用薄层色谱、显色反应或沉淀反应等进行检查。

第2节 沉 淀 法

沉淀法是在天然药物的提取液中，加入某些试剂以产生沉淀或降低溶解度使其析出，从而获得有效成分或除去杂质的方法。常用的沉淀法包括酸碱沉淀法、水提醇沉法、醇提水沉法、铅盐沉淀法和其他试剂沉淀法。

一、酸碱沉淀法

（一）基本原理

酸碱沉淀法是最经典、最常用的分离方法之一。利用某些成分在酸或碱中溶解，又在碱或酸中沉淀的性质实现分离。

（二）适用范围

本法主要应用于生物碱类、具有羧基或酚羟基的酸性成分、具有内酯或内酰胺结构的成分。

天然药物中游离的酸性（或碱性）成分可与碱性（或酸性）试剂反应生成可溶于水的盐，再加酸性（或碱性）试剂，重新生成原来的游离酸性（或碱性）成分而从溶液中沉淀。酸性、碱性和内酯类有机化合物，如黄酮、蒽醌类、酚酸性成分、香豆素、部分生物碱等都可以用酸碱沉淀法分离或纯化。

二、水提醇沉法和醇提水沉法

（一）水提醇沉法

水提醇沉法又称为“水/醇法”，天然药物加水煎煮，提取出有效成分的同时也将蛋白质和多糖类（树胶、果胶、黏液质、淀粉等）等水溶性杂质提取出来。向水煎液中加入乙醇，浓度达80%以上时，可将蛋白质和多糖类等水溶性杂质沉淀除去，保留苷类等既溶于水又溶于醇的有效成分。

（二）醇提水沉法

醇提水沉法又称为“醇/水法”，天然药物中加入一定浓度的乙醇，用渗漉法、回流法提取，提取出有效成分的同时树脂、叶绿素等杂质也被提取出来。醇提取液经回收乙醇后，再加水处理，并冷藏一定的时间，可除去树脂、叶绿素等水不溶性杂质，保留生物碱盐、苷类、有机酸类等有效成分。

三、铅盐沉淀法

（一）基本原理

本法利用中性乙酸铅和碱式乙酸铅在水和稀醇溶液中能与许多天然药物化学成分生成难溶性的铅盐或铅络合物的性质，使有效成分和杂质分离。此法可使杂质生成铅盐沉淀除去，或使有效成分生成铅盐沉淀而与杂质分离。

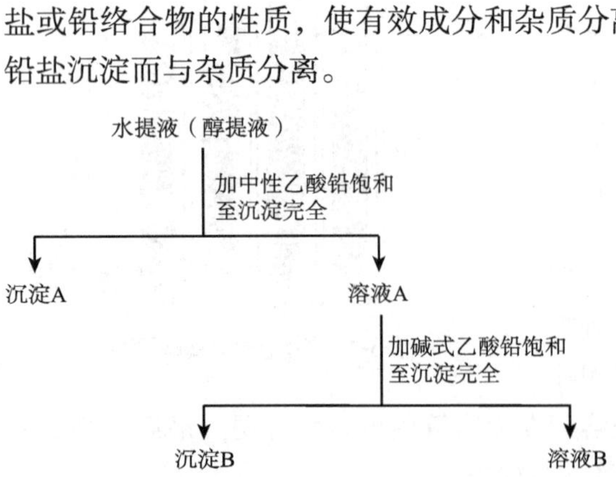

图3-2 铅盐沉淀法工艺流程

（二）适用范围

1. 中性乙酸铅 可用于沉淀天然药物成分中的有机酸、蛋白质、氨基酸、黏液质、鞣质、树脂、酸性皂苷、部分黄酮苷、蒽醌苷、香豆素苷和某些色素等具有羧基、邻二酚羟基的酸性或酚性物质，如图3-2中沉淀A。

2. 碱式乙酸铅 沉淀范围相对较广，除上述物质外，还能沉淀某些大分子中性成分如中性皂苷、糖类，某些异黄酮及其苷，某些碱性较弱的生物碱等，如

图3-2中沉淀B，具体操作工艺流程见图3-2。

生成的铅盐沉淀通常使用硫化氢法作脱铅处理，该法脱铅彻底，但脱铅液需通入空气或二氧化碳驱除剩余的硫化氢，也可加入中性硫酸盐脱铅，但生成的硫酸铅在水中有一定的溶解度，故脱铅不彻底。

四、其他试剂沉淀法

本法是利用提取液中化学成分可与某些试剂产生沉淀的特性，通过加入特定试剂，使生成沉淀，与其他成分分离的方法。

例如，含氮杂环类生物碱与生物碱沉淀试剂反应生成沉淀、季铵类生物碱与雷氏铵盐试剂反应生成沉淀、甾体皂苷类与胆甾醇试剂反应生成沉淀等，从而实现与其他成分之间的分离和纯化。

第3节 结 晶 法

大多数天然药物化学成分在常温下为固体，具有结晶性。结晶法是分离纯化固体成分的重要方法之一，可获得较纯的单体，有利于对天然药物化学成分进行结构鉴定研究，对于需要通过X射线衍射方法确定分子结构的化合物来说，制备好的单晶更加重要。物质形成结晶需要有较高的纯度，能利用结晶法分离的成分一般在天然药物中含量较高，且大多为已知化合物，对于微量成分，结晶法往往难以奏效。尽管如此，结晶法仍然是化学研究中必备的基本技能。

一、结晶法的原理

结晶法是利用混合物中各成分在某种溶剂（或混合溶剂）中溶解度的差异，使某一成分以结晶状态析出，从而与其他成分分离的方法。当溶液温度或极性改变时，某些成分溶解度变小，析出结晶。将物质从非结晶状通过处理得到结晶状物的过程称为结晶。第一次形成的晶体往往由于杂质较多，一般为粗晶，此时可选用适当的溶剂进一步处理以获得纯度更高的结晶状物质，此过程称为重结晶。

二、操作技术

（一）结晶溶剂的选择

常用的溶剂有水、甲醇、乙醇、丙酮、乙酸乙酯、氯仿、冰醋酸等。

1. 单一溶剂的选择 根据欲结晶成分的性质及在溶剂中溶解度大小来选择。理想的溶剂必须具备以下条件。

（1）不与结晶物质发生化学反应。

（2）对结晶物质的溶解度随温度不同有显著性差异，即热时溶解度很大，冷时溶解度很小。

（3）对杂质的溶解度非常大或非常小。若非常大，则在冷却后结晶物质形成结晶时杂质也不会形成晶体，滤过后杂质即留在母液中；若非常小，则在加热时，结晶物质能完全溶解，而杂质不溶，此时可趁热滤过除去杂质。

（4）溶剂沸点适中，不宜过高或过低。过低则易挥发过快造成挥尽溶剂而导致操作失败；过高则不易去除溶剂，难以形成过饱和溶液。

（5）能形成良好结晶。

2. 混合溶剂的选择 若无适宜的单一溶剂，可选用两种或两种以上溶剂组成混合溶剂来获得较好的结晶。选用混合溶剂须注意以下两点。

（1）混合溶剂必须互溶，不能分层。

（2）溶剂的使用顺序，一般先加入一种使混合物中所有成分易溶的较低沸点的溶剂，再添加另一种使有效成分难溶的较高沸点的溶剂，当两种溶剂比例恰当时，有效成分就能析出结晶。

混合溶剂结晶法，是利用溶剂极性的变化，使有效成分溶解度变小析出结晶，而其他成分溶解度不变，仍留在母液中，从而得以分离。例如，游离生物碱的结晶纯化，先加入丙酮使其溶解，再加入纯化水，调节极性，由于游离生物碱在水中难溶，随着水分的加入，极性变大，游离生物碱析出结晶。

（二）制备饱和的结晶溶液

溶液浓度越高，越易形成结晶。将已经过适当分离得到的混合物置锥形瓶或圆底烧瓶中，加入比需要量略少的溶剂，接上冷凝管，水浴加热至微沸，观察欲结晶物的溶解情况。若未完全溶解（注意判断是否存在不溶性杂质，以免误加过多溶剂），可分次逐渐自冷凝管上端加入溶剂，直至欲结晶物质刚好完全溶解，制成近饱和溶液。为了避免在加热溶解过程中出现欲结晶物质形成油珠状及液化的现象，常选择沸点低于欲结晶物质熔点的溶剂，并适当增加溶剂的用量；若欲结晶物质的熔点较所选溶剂沸点低，则应制成在熔点温度以下的饱和溶液。

当使用水作为溶剂进行结晶时，可以在烧杯内将样品溶解，置于陶土网上直火间断加热，同时估计并补加因蒸发而损失的水，其他操作同前。

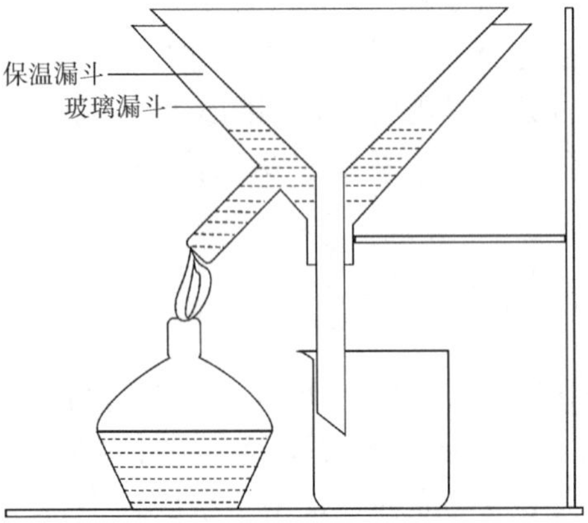

图3-3 保温常压过滤装置

（三）趁热滤过

物质形成结晶需要有较高的纯度。将制备好的饱和热溶液趁热滤过，除去不溶性杂质。操作应当迅速，注意避免在滤过过程中析出结晶。若热溶液中含有色杂质，可加活性炭煮沸脱色后趁热滤过。过滤方法有常压滤过法（图3-3）和减压滤过法。

（四）静置冷却，析出结晶

若想获得的结晶纯度较高，宜逐渐降低温度，最后可放入冰箱冷藏，使结晶缓慢析出。放置过程中，先塞紧瓶塞，若久置后尚无结晶析出，可打开瓶塞，使溶剂自然挥发后析出结晶；也可用玻璃棒摩擦容器内壁或投入晶种以诱导结晶析出；某些化合物含量高且纯却不易结晶时，可将其制备成易于结晶的衍生物。

（五）减压滤过，得到结晶

用减压滤过的方法使结晶与溶液分离后，滤纸上的结晶表面通常还吸附有母液，需用少量溶剂洗涤，洗涤时，抽气应暂时停止，用玻璃棒或刮刀小心拨动挑松，使晶体润湿，静置片刻后再抽气把溶剂滤去。母液适当浓缩，放置一段时间后又可析出一部分结晶。

上述操作所得的结晶为粗结晶，仍含有杂质，需反复进行重结晶后才可得到较纯晶体。

第4节 其他方法简介

一、透 析 法

透析法是利用小分子物质在溶液中可通过半透膜，而大分子物质（多糖、蛋白质、鞣质、树脂等）不能通过半透膜的性质，达到分离目的的方法。本法用于分离和纯化皂苷、蛋白质、多肽、多糖等大分子成分时，可除去无机盐、单糖、双糖等小分子杂质。反之，也可将大分子杂质留在半透膜内，而将小分子物质通过半透膜进入膜外溶液中，实现分离精制。

透析是否成功与透析膜的规格关系很大。透析膜的膜孔有大有小，要根据欲分离成分的具体情况而选择。透析膜有动物性膜、火棉胶膜、羊皮纸膜（硫酸纸膜）、蛋白质胶膜、玻璃纸膜等。

透析时先将半透膜扎成袋状，外面用尼龙网袋加以保护，小心加入欲透析的样品溶液，悬挂在清水容器中。经常更换清水使透析膜内外溶液的浓度差加大，必要时适当加热，并加以搅拌，以加快透析速度。

二、盐 析 法

盐析法是在天然药物的水提液中，加入无机盐使之达到一定的浓度或饱和状态，使提取液中的某些成分在水中溶解度降低而析出沉淀，与水溶性杂质分离的方法。常用于盐析的无机盐包括氯化钠、硫酸钠、硫酸镁、硫酸铵等。其中硫酸铵具有盐析能力强、饱和溶液浓度大、溶解度受温度影响小、不引起蛋白质变性等优点，多用于蛋白质等高分子物质的盐析分离。例如，从黄藤中提取掌叶防己碱、从三颗针中提取小檗碱，生产上都是使用氯化钠或硫酸铵通过盐析法进行。有些成分如原白头翁素、麻黄碱、苦参碱等水溶性较大，在提取时，往往先在水提取液中加入一定量的氯化钠，再用有机溶剂萃取。盐析后，滤液和沉淀物中易混入无机离子，可用透析法或离子交换法进行脱盐处理。

三、分 馏 法

分馏法是利用各成分沸点不同而达到分离的一种方法。例如，在分离毒芹总碱中的毒芹碱（coniine）和羟基毒芹碱（conhydrine），或分离石榴皮中的伪石榴皮碱（pseudopelletierine）、异石榴皮碱（isopelletierine）和甲基异石榴皮碱（methylisopelletierine）时，均可利用它们沸点不同进行常压或减压分馏，然后再精制纯化即可得到单体化合物。

目标检测

一、选择题

A型题

1. 两相溶剂萃取法的分离原理是利用混合物中各组分在两种互不相溶的溶剂中（　　）
   A. 结构类型的差异
   B. 分配系数的差异
   C. 化学性质的差异
   D. 酸碱性的差异
   E. 存在状态的差异
2. 从不纯的结晶经过进一步精制处理得到较纯的结晶的过程称为（　　）
   A. 分馏　　B. 重结晶
   C. 结晶　　D. 纯化
   E. 浸渍
3. 采用乙醇沉淀法除去水中多糖和蛋白质等，应使乙醇浓度达到（　　）
   A. 50%以上　　B. 60%以上
   C. 70%以上　　D. 80%以上
   E. 90%以上
4. 下列成分中可被醇提水沉法沉淀的是（　　）
   A. 淀粉　　B. 蛋白质
   C. 多糖　　D. 树脂
   E. 鞣质
5. 被提纯的有效成分要求在结晶溶剂中溶解度（　　）
   A. 热时大，冷时小　　B. 冷热均大
   C. 冷热均小　　D. 冷时大，热时小
   E. 没有规律

X型题

6. 结晶法精制固体成分时，要求（　　）
   A. 溶剂对欲纯化的成分应热时溶解度大，冷时溶解度小
   B. 溶剂对欲纯化的成分应热时溶解度小，冷时溶解度大
   C. 溶剂对杂质应冷热都不溶
   D. 溶剂对杂质应冷热都易溶
   E. 固体成分加溶剂加热溶解，趁热过滤后的母液要迅速降温
7. 可被水提醇沉法沉淀的是（　　）
   A. 淀粉　　B. 蛋白质
   C. 多糖　　D. 树脂
   E. 黏液质

二、问答题

1. 两相溶剂萃取法的原理是什么？萃取时如何选择溶剂？
2. 影响结晶的主要因素有哪些？当结晶不易析出时，可用什么方法处理？

（张　芳）

第4章 色谱分离法与结构鉴定

学习目标

1. 知识目标： 理解色谱分离法的基本原理；掌握色谱分离法的操作技术；了解结构鉴定的基本原理与方法。

2. 能力目标： 能够独立完成色谱分离实验，包括样品处理、仪器操作、数据记录和分析。

3. 素质目标： 了解色谱分离和结构鉴定在科研、生产等领域的应用，增强职业认同感；培养良好的职业道德和社会责任感。

色谱法（chromatography）又称层析法，是利用样品各组分与固定相和移动相相互作用的大小不同，使各组分通过固定相的速率不同而得以分离的方法。色谱法具有样品用量少、分离效率高的特点，是目前被广泛应用的分离纯化和鉴定化合物的有效方法。用一般分离方法无法分离的化合物，如天然药物中结构相似、性质相近的成分，使用色谱法往往能获得很好的分离效果。

色谱法可按照不同方法分类，若按分离原理可分为吸附色谱、分配色谱、离子交换色谱、凝胶色谱和大孔吸附树脂等；若按操作方式可分为柱色谱、纸色谱和薄层色谱等；若按固定相种类可分为氧化铝色谱、硅胶色谱、聚酰胺色谱和凝胶色谱等；若按移动相种类来分，移动相为气体的称为气相色谱，移动相为液体的称为液相色谱。具体应用时，可根据被分离化合物的性质和色谱法的特点进行选择。

第1节　吸附色谱法

一、方法原理

吸附色谱法（adsorption chromatography）是利用吸附剂对混合物中各种成分吸附能力差异来实现分离的色谱方法，是使用最广泛的一种色谱方法。

（一）基本原理

吸附剂与被分离化合物之间的吸附作用主要是物理吸附、化学吸附和半化学吸附。物理吸附也称表面吸附，是由吸附剂表面分子与被分离化合物之间的范德瓦耳斯力（范德华力）作用产生的，吸附作用的强弱基本遵循“相似者易于吸附”的规律。以硅胶、氧化铝和活性炭为吸附剂进行的吸附色谱即属于这一类型。化学吸附是由吸附剂与被分离成分发生化学反应而产生，吸附力强，难以逆转，应用较少。半化学吸附如聚酰胺与黄酮化合物之间的氢键吸附，介于化学吸附与物理吸附之间，有一定的选择性，过程可逆。

应用吸附色谱法时，各成分在吸附剂和移动相之间连续地发生“吸附、解吸附、再吸附、再解吸附”的过程。对极性吸附剂而言（如氧化铝和硅胶），化合物的极性越大，被吸附得越牢固，解吸附的速度就慢，反之解吸附速度快，因此可将被分离成分中极性不同的化合物分离。对于非极性吸附剂而言（如活性炭），化合物的极性越小，被吸附得越牢固，解吸附的速度就越慢，反之解吸附速度越快，因此可将被分离成分中极性不同的化合物分离。对于移动相来说，解吸附能力遵循“相似相溶”原理，即移动相的极性与被分离成分极性越接近，解吸附能力就越大。

（二）基本要素

吸附色谱有3个基本构成要素：吸附剂（固定相）、移动相（展开剂、洗脱剂、流动相）及被分离成分。

1. 吸附剂　一般来说，吸附剂的材料需要有较大的表面积和足够的吸附能力，颗粒均匀，不与展开剂、溶剂及被分离物中各成分发生化学反应。常用的吸附剂有以下几种。

（1）硅胶　为常用的极性吸附剂，是一种坚硬无定型立体网状结构的硅酸聚合物颗粒，常用$SiO_2 \cdot xH_2O$表示。硅胶的内部具有很多的小孔，这种孔的存在使得硅胶具有较大的表面积，与被分离化合物之间形成范德瓦耳斯力；结构骨架表面具有很多硅羟基（图4-1），呈弱酸性，适用于中性或酸性成分的分离（包括非极性化合物和极性较小的化合物），如挥发油、黄酮、蒽醌、强心苷、皂苷、有机酸及酚性化合物和氨基酸等。分离碱性成分（如生物碱）时，需要对硅胶表面进行碱化处理。

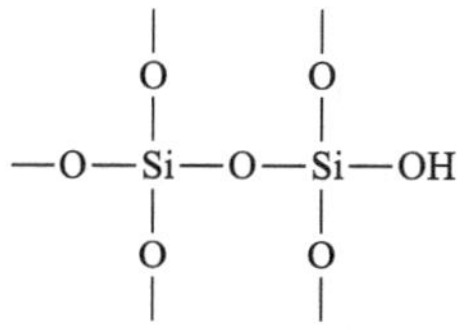

图4-1　硅胶表面结构

硅羟基容易通过氢键与水结合，随着含水量的增加，硅羟基较多地与水形成氢键，硅胶表面的游离硅羟基数量减少，硅胶的吸附能力随之减弱。硅胶的吸附能力大小可根据含水量，用不同的活度级别来表示。含水量越高，活性越低，吸附能力越弱。若含水量高达17%以上，硅胶几乎没有吸附能力，不能用作吸附色谱的吸附剂使用，此时，应将硅胶在100～110℃温度下加热半小时，除去大部分硅羟基吸附的水，使硅胶恢复吸附能力至Ⅱ～Ⅲ级活性，此过程称为硅胶的活化。应特别注意控制活化的温度和时间，当温度升至500℃时，硅胶将永久失去吸附能力，即使再用水处理亦不能恢复其吸附活性。

此外，硅胶的吸附能力还与硅胶的颗粒大小有关，颗粒直径越小，与被分离化合物直接接触的表面积越大，吸附力越强，分离效果越好，但如果硅胶的颗粒直径太小，则会严重影响层析的速率，使移动相溶剂流速太慢，甚至不能流出色谱柱，因而达不到分离的目的。

常用硅胶有硅胶H（不含黏合剂）、硅胶G（含有黏合剂煅石膏）、硅胶GF_{254}（含煅石膏，另含有一种无机荧光剂）、硅胶HF_{254}（含荧光物质，不含有黏合剂）。GF_{254}在254nm紫外线下呈强烈黄绿色荧光背景，在荧光背景下通过紫外线照射，不易显色的化合物的斑点会呈现出暗斑，常作为一般显色手段用于不易显色的化合物分离。

（2）氧化铝　为极性亲水性吸附剂，有酸性、中性、碱性3种规格。酸性氧化铝（pH4～5）适用于有机酸和氨基酸等酸性成分及对酸稳定的中性成分的分离；中性氧化铝（pH6.5～7.5）适用于醛、酮、萜、生物碱和皂苷等中性或对酸碱不稳定成分的分离；碱性氧化铝（pH9～10）适用于生物碱和甾醇类等碱性或中性成分的分离，但部分酚性和酸性化合物因能与氧化铝发生化学结合而不宜使用。

氧化铝的吸附力与含水量及颗粒大小相关。与硅胶类似，国产氧化铝有粗颗粒（100目）和细颗粒（200～300目）之分，粗氧化铝与被分离成分的接触面积小，吸附作用相对较弱，分离效果较差，但移动相流动快，耗时少；反之，细氧化铝与被分离成分的接触面积大，吸附作用相对较强，分离效果较好，但移动相流动慢，耗时多。

（3）活性炭　属于非极性吸附剂，其吸附能力与颗粒大小及所用溶剂有关。常见的活性炭有两种，即粉末状活性炭与颗粒状活性炭。颗粒状活性炭在色谱过程中流速易于控制，无须加压或减压操作，为首选。活性炭在水溶液中的吸附力最强，在有机溶剂中吸附力较弱。

2. 移动相　是一种或一种以上的溶剂组成的溶剂系统。所选溶剂应具备纯度高、与试样和吸附剂不起化学反应、对被分离成分有适当的溶解度、黏度小和易挥发等特点。常用的溶剂分为亲脂性有机溶剂（如石油醚、环己烷、四氯化碳、苯、甲苯、乙醚、三氯甲烷、乙酸乙酯和正丁醇等）、亲水性有机溶剂（丙酮、乙醇和甲醇等）和水。对于极性吸附剂，若选择的移动相溶剂极性越大，则其展开或洗脱能力越强；而对于非极性吸附剂，则刚好相反，选择的移动相溶剂极性越小，其展开或洗脱能力越强。

3. 被分离成分 被分离成分的结构和极性大小决定了其与吸附剂和展开剂之间的相互作用力的大小。例如，对于极性吸附剂，被分离成分的极性越大，被吸附强度越大，移动相进行展开或洗脱就越困难。化合物的极性与其官能团的种类、数目及位置有关，一些官能团常见的极性大小顺序如下：

烷基（$—CH_3$）＜烯基（—CH═CH—）＜醚键（R—O—R′）＜硝基（$—NO_2$）＜二甲氨基[$—N(CH_3)_2$]＜酯基（—COO—）＜酮基（—CO—）＜醛基（—CHO）＜巯基（—SH）＜氨基（$—NH_2$）＜酰氨基（—NH—CO—）＜羟基（—OH）＜酚羟基（Ar—OH）＜羧基（—COOH）

被分离成分、吸附剂、展开剂三者关系密不可分，一般而言，若被分离物质的极性较大，可选用活度较低的吸附剂，而移动相的极性较大；若被分离物质的极性较小，可选用活度较高的吸附剂，而移动相的极性较小。

二、吸附薄层色谱法

薄层色谱法是一种微量、快速、简便、灵敏的分离检识方法，其中以吸附薄层色谱法应用最广，在天然药物的分离鉴定、定量分析、微量制备等方面已成为必不可少的技术。

（一）操作技术

用于吸附薄层色谱的吸附剂常用的有硅胶、氧化铝和聚酰胺，薄层色谱的具体操作步骤包括制板、点样、展开、显色和计算比移值五部分。

1. 制板 用于制备薄层的载板可以选择玻璃板、塑料膜或铝箔。吸附薄层板分为硬板和软板，软板由吸附剂直接涂铺于载板上制成，硬板则将吸附剂加黏合剂调成糊状后涂铺载板制成，现使用较为普遍。

湿法铺制硬板时，将吸附剂、黏合剂和水等溶剂按一定比例混合，均匀铺在一块玻璃板上形成薄层板。例如，硅胶G-CMC-Na板是按硅胶G重量（*W*）：CMC-Na水溶液体积（*V*）1∶3制备，如用1g硅胶G加3ml浓度为0.5%～0.8%的CMC-Na水溶液调成糊状涂铺载板制成，铺好的薄层板要求无气泡，厚度均匀（一般为0.25～0.50mm），放至水平台面自然干燥后，通常在100～110℃活化30～60分钟，置于干燥器中保存备用。

2. 点样 将试样溶于少量溶剂中，用毛细管把试样溶液点在薄层板上。溶解试样的溶剂最好与展开剂极性相近，易挥发，尽量避免用水。样品液所点之处称为原点，原点所在的水平线称为起始线，点样位置在距薄层板底1.0～1.5cm处，斑点直径不超过3mm，若在同一板上点几个试样，每个斑点间距应保持在0.5～1.0cm为宜。点样量要适度。若点样量过少，显色后的斑点模糊不清；过多易出现拖尾现象。若发现点样量不够，可适当增加点样量，增加点样量的方法是于原点处重复点加样品液，但必须待上次所点的样品液挥干后方可进行重复点样操作。

3. 展开 展开的方式有上行、下行、近水平、环形、单向二次展开、双向或多次展开等，常用上行法。具体操作时，预先用展开剂将密闭的展开缸饱和片刻，然后将点样后的薄层板置缸内支架上，预饱和一定时间，使与缸内饱和的展开剂气体达到平衡。饱和后，将薄层板点有试样的一端浸入展开剂中约0.5cm深处（注意勿使展开剂浸泡点样斑点），开始展开。随着展开剂的上行，试样中不同成分因迁移速度不同而得到分离。展开剂移行的最前端位置称为溶剂前沿，待溶剂前沿走至薄层板的3/4高度时即可取出，标记溶剂前沿，放至通风处使展开剂自然挥干或用吹风机冷风吹干，若试样对热稳定也可用热风、红外线干燥箱快速烘干。

4. 显色 薄层板可在日光、紫外线灯（254nm或365nm波长）或荧光灯下观察斑点位置并作好标记，必要时可选择显色剂显色观察。

5. 计算比移值 试样经色谱分离并显色后，分离所得物质在薄层色谱上的斑点位置可用比移值R_f来表示。

$$R_f = \frac{\text{原点至斑点中心的距离}}{\text{原点至溶剂前沿的距离}}$$

（二）应用

薄层色谱既可用于分离又可用于鉴定，也可为柱色谱等提供色谱分离参考条件。主要用于混合物中各成分的鉴定，如利用对照品法对中药制剂中有效成分进行分离和鉴别（图4-2）。

近年来，随着薄层色谱技术的不断发展，出现了烧结薄层色谱法、高效薄层色谱法、有浓缩区的薄层色谱法、双波长薄层色谱扫描定量法等新技术，大大提高了分离的效能。

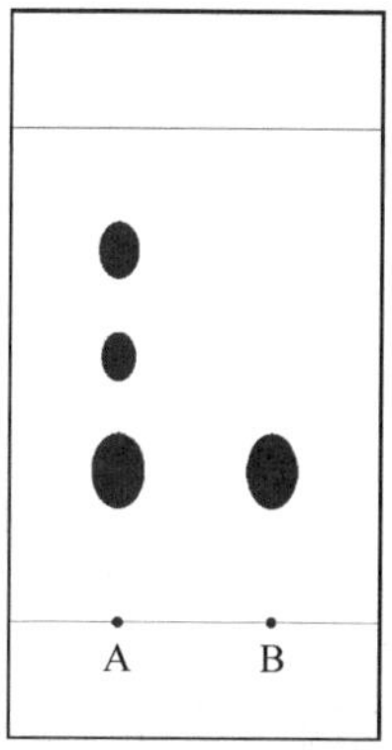

图4-2 对照品法鉴别中药提取液中有效成分
A. 中药提取液；B. 标准品

三、吸附柱色谱法

吸附柱色谱是指将吸附剂装入色谱柱中，以适当的洗脱剂进行洗脱而使不同成分得到分离的色谱分离方法。

（一）操作技术

常规的柱色谱使用的色谱柱一般为玻璃柱，柱内径与柱长的比例一般在1∶（15～20），分离样品与吸附剂的用量比为1∶（30～60）。

吸附柱色谱的操作步骤包括装柱、上样和洗脱三部分。装柱的方法一般分为干法和湿法两种。硅胶和氧化铝可用干法装柱，也可用湿法装柱，聚酰胺和活性炭一般用湿法装柱。

1. 装柱 装柱前先将空色谱柱清洗干净，干燥后，在色谱柱管底部铺一层脱脂棉，再加一层厚约0.5cm的石英砂（有筛板的色谱柱可直接铺石英砂）。干法装柱时用小漏斗将吸附剂均匀装入柱内，橡皮槌轻轻敲打色谱柱，使吸附剂装填连续均匀、紧密。湿法装柱时先往柱内加入少量的洗脱剂，打开色谱柱下方的活塞，让柱内溶剂以较慢的速度向下移动，将吸附剂的混悬液沿上口漏斗在不断搅拌下缓慢、均匀、连续地倒入色谱柱中。当柱中溶剂层距离吸附剂层3～4cm时，剪一张与柱直径大小相当的滤纸置于吸附剂层表面，然后均匀地铺一层细砂，关闭色谱柱活塞，柱的填装即完成，色谱柱中应无气泡且填充均匀。

2. 上样 将试样溶于洗脱剂中制成体积小、浓度高的溶液。上样时，打开色谱柱活塞，让柱内溶剂以较慢的速度向下移动，当柱内溶剂即将全部没入砂面时，用吸管小心地将试样液沿着柱内壁均匀地加至吸附剂上端表面，待试样液全部没入砂面后，再用吸管吸取少量洗脱剂添加至上端表面。

3. 洗脱 洗脱剂可通过薄层色谱筛选，一般薄层展开时R_f值为0.2～0.3的溶剂系统较为适宜，采用梯度洗脱法，逐渐提高洗脱能力，使试样中各成分得以分离（图4-3）。洗脱时将色谱柱下口打开，从上口注入洗脱剂，从下口收集洗脱液，可通过下口的活塞控制流速，一般2～4ml/min较合适，若流速太慢，可在上口加压。等份收集洗脱液（如用20g吸附剂时，则每20ml收集1份）。洗脱后所得的各份洗脱液分别进行浓缩，经薄层色谱检测后，合并相同流分，回收溶剂，获得单体。若为混合物，可进一步分离纯化。

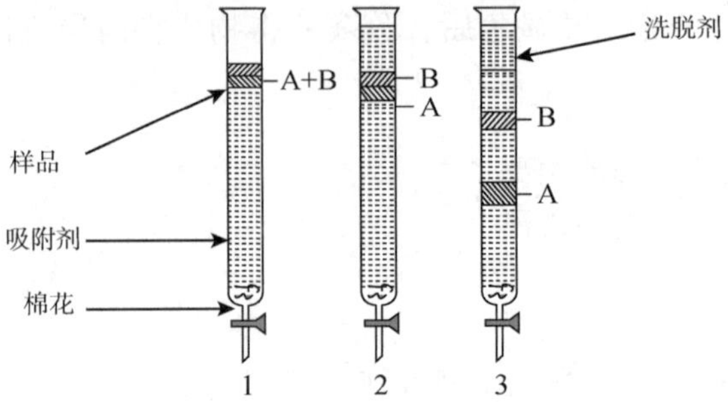

图4-3 柱色谱示意图

1. 上样；2. 刚洗脱；3. 洗脱后。A+B表示样品中有两种成分，A、B演示分离示意图

（二）应用

吸附柱色谱法具有分离试样量大的特点，故常用于制备性分离，如用吸附柱色谱分离长春花中长春碱（vinblastine）和长春新碱（vincristine），可采用氧化铝吸附色谱柱，苯-三氯甲烷（1∶2）为洗脱剂洗脱。

四、聚酰胺色谱法

（一）原理

聚酰胺色谱是以聚酰胺作为固定相的色谱。色谱用的聚酰胺常为聚己内酰胺（锦纶6），难溶于水及其他有机溶剂，可溶于浓盐酸和甲酸，对碱较稳定。其结构如下。

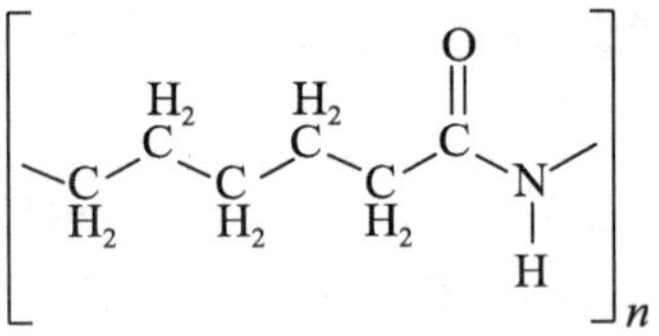

聚酰胺分子中存在很多的酰胺键，它们可与酚类、酸类、醌类、硝基化合物等形成氢键，因而对含有这些结构的化合物产生不同的吸附作用而达到分离目的。移动相溶剂通过氢键竞争来洗脱吸附在聚酰胺上的被分离成分。

（二）影响氢键形成的因素

聚酰胺对化合物吸附力的强弱取决于形成氢键的能力，形成氢键的能力受以下因素影响。

1. 溶剂的种类 聚酰胺形成氢键的能力在水中最强，在有机溶剂中较弱，在碱性溶剂中最弱。各种溶剂在聚酰胺柱色谱中洗脱能力由弱到强的顺序如下：

水＜甲醇/乙醇＜丙酮＜稀氢氧化钠溶液/稀氨溶液＜甲酰胺＜二甲基甲酰胺＜尿素水溶液

使用聚酰胺柱进行色谱分离时一般先用水装柱，然后用浓度由低至高的乙醇或甲醇洗脱，分离结束后，可用10%乙酸、3%氨水或5%氢氧化钠水溶液进行再生处理。薄层色谱也常用含水、甲醇、乙醇或丙酮的混合溶剂展开。

2. 化合物分子结构 在含水溶剂中，化合物分子结构对氢键缔合的影响有以下几点规律。

（1）形成氢键的基团数目越多，吸附力越强。

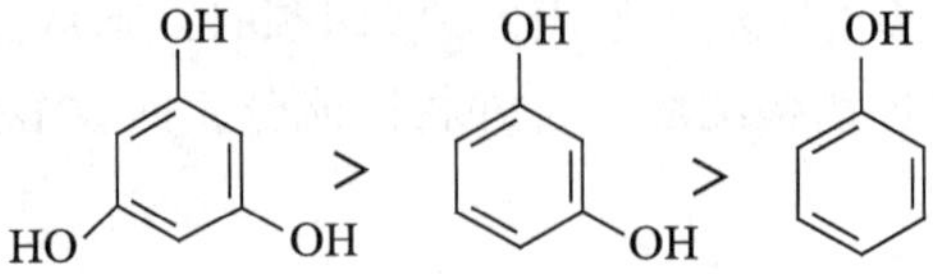

（2）成键基团所处的位置不同，被吸附的强度也不同。

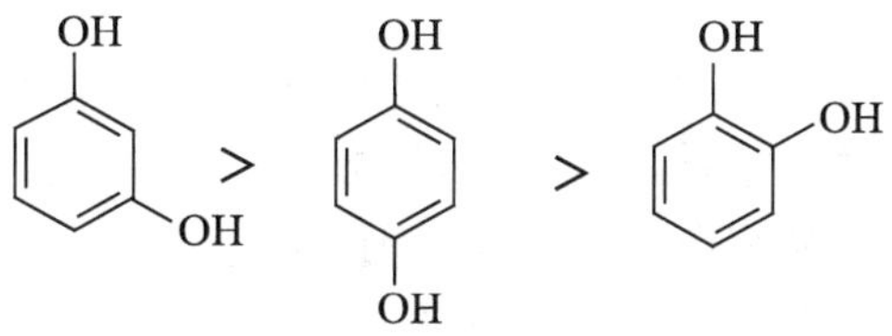

（3）能形成分子内氢键者，吸附力减弱。

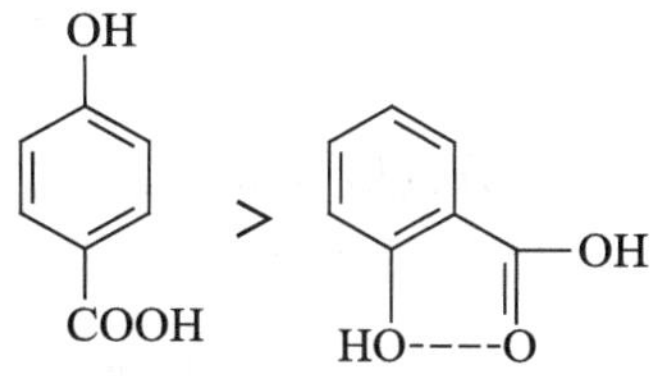

（4）分子中芳香核、共轭双键多者吸附性增强，反之则减弱。

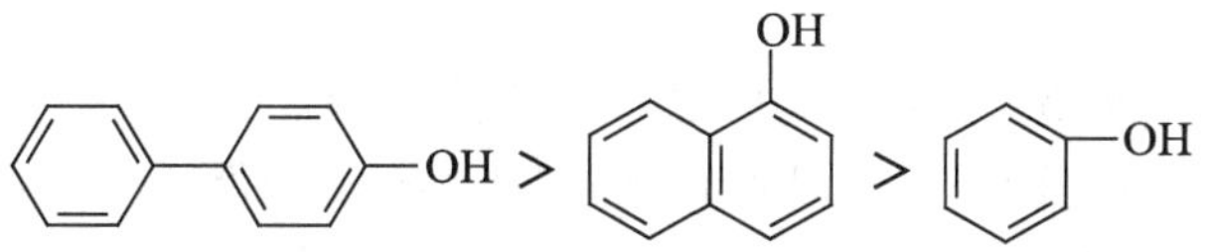

（三）应用

聚酰胺吸附容量大，特别适用于化合物的制备性分离。常用于分离黄酮类、蒽醌类及其他酚类化合物。此外，对生物碱、萜类、甾体、糖类、氨基酸等其他极性与非极性化合物的分离也有着广泛的应用。由于鞣质分子中有大量的酚羟基和羧基，可在聚酰胺上形成不可逆吸附，可利用聚酰胺将植物粗提取物中的鞣质除去。

第 2 节　分配色谱法

分配色谱法（partition chromatography）是一种利用混合物中各成分在互不相溶的两相溶剂中的分配系数不同而实现分离的色谱方法。

一、原　　理

（一）基本原理

分配色谱法通常是以一种多孔的物质为支持剂，表面吸附具有一定黏度的溶剂，该溶剂固定在支持剂表面，构成了色谱分离过程中的固定相，而另一与固定相互不相溶的溶剂作为移动相进行展开或洗脱。分离物质的难易程度主要取决于待分离化合物在两相溶剂中的分配系数差异，分离原理实质上与两相溶剂萃取相同。

根据固定相与移动相的极性不同，分配色谱又分为正相分配色谱和反相分配色谱。当固定相的极性大于移动相的极性时，称为正相分配色谱或正相色谱；当固定相的极性小于移动相的极性时，称为反相分配色谱或反相色谱。反相色谱法是应用最广的色谱技术，主要归功于其键合相表面的官能团不会流失，且流动相的极性可以在很大范围进行调整，再加之基于它派生的反相离子对色谱法和离子抑制色谱法，可以有效分离有机酸、碱、盐等离子型化合物。

（二）基本要素

1. 支持剂　又称载体，在分配色谱中仅作为载负固定相的介质。作为支持剂的固体物质要求为中性多孔的粉末，无吸附作用，可吸收一定量的固定相，且不影响移动相的通过。常用的有硅胶、硅藻土、纤维素粉和滤纸等。

2. 固定相 常用作固定相的极性溶剂和亲水性溶剂如水、各种水溶液（酸、碱、盐与缓冲液）、甲醇、甲酰胺等，亲脂性溶剂如硅油、液体石蜡和石油醚等。分离亲水性成分时，选用极性和亲水性溶剂为固定相；分离亲脂性成分时，选用亲脂性溶剂为固定相。

3. 移动相 移动相通常是由两种或两种以上溶剂按一定比例组成的复合两相溶剂系统。常用的亲脂性溶剂如石油醚、苯、卤代烃类、脂类、酮类等或其混合物，极性和亲水性溶剂如水、各种水溶液及与水相混溶的有机溶剂等。分离亲水性成分时，选用亲脂性溶剂为移动相；分离亲脂性成分时，选用极性和亲水性溶剂为移动相。

4. 被分离成分 一般情况下，被分离成分的极性大，选用极性大的固定相和极性小的流动相（正相分配色谱）；被分离成分的极性小，选用极性小的固定相和极性大的流动相（反相分配色谱）。

二、分类与应用

（一）纸色谱

纸色谱（paper chromatography，PC）是以滤纸作为支持体，以滤纸上吸附的水作为固定相，以用水饱和的有机溶剂作为移动相进行展开，从而使混合物中各成分得以分离的一种分配色谱方法。分离过程中，被分离化合物的极性越小，随移动相迁移的速度就越快。

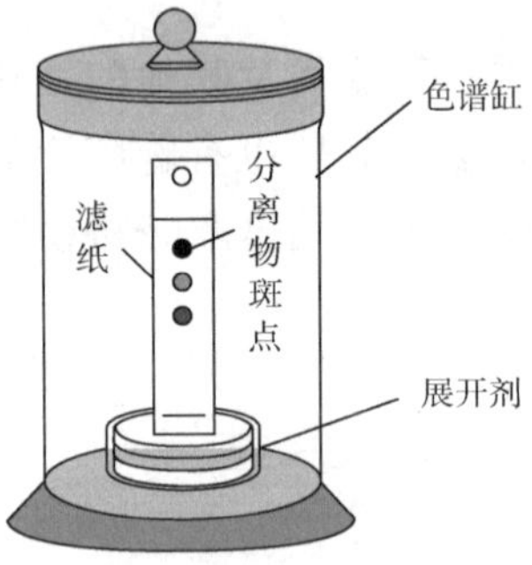

图4-4 纸色谱示意图

应用时需根据实际情况，选用合适的色谱纸及移动相溶剂系统。具体操作步骤如下。

1. 点样 点样方法与薄层色谱基本相似。点样量一般是几毫克至几十毫克。

2. 展开 一般纸色谱展开的器具有纸色谱管、市售的色谱缸或具盖的标本瓶等。常用上行法展开（图4-4）。

3. 显色 展开结束后，先在日光或紫外线下观察有无有色或荧光斑点，标记其位置，然后再根据所需检查成分喷洒相应的显色剂，显色后再定位，注意不能用腐蚀性的显色剂。

纸色谱广泛应用于定性、定量分析，也可用于微量成分的制备性分离，主要用于分离糖类和氨基酸等极性较大的化合物，对亲水性和弱亲脂性成分的分离效果比薄层色谱更好。

（二）分配薄层色谱

分配薄层色谱的装置及操作与吸附薄层色谱相同，包括制板、点样、展开和显色等步骤，由于分配薄层色谱所用固定相为液体而非固体，故制板方法不同。

对于正相薄层色谱，若固定相为水，制板时可用纤维素或硅藻土为支持剂，以水按一定比例混合后均匀涂布于薄板上，自然晾干。使用前将薄层板用沸水浴的蒸汽熏至水分饱和，放置空气中蒸发掉多余的水分，即可使用。若固定相为水以外的其他溶剂，可用浸渍法、展开法或喷雾法将固定相涂布于铺有支持剂的薄层板上。

对于反相薄层色谱，固定相常选用脂肪族碳氢化合物，如5%～10%的正十一烷的石油醚液或1%液体石蜡的乙醚溶液及5%硅酮油的乙醚溶液进行涂布制板，有机溶剂挥发后即得。

（三）分配柱色谱

分配柱色谱装置与吸附柱色谱相同，具体操作如下。

1. 装柱 将所选的固定相与支持剂以0.5：1～1：1的比例充分混匀，使支持剂吸着固定相，再与移动相混合装柱。装柱时先将用固定相饱和后的移动相溶剂加入色谱柱内，再按湿法装柱操作装入吸着固定相的支持剂。

2. 加样　在分配柱色谱中，一般支持剂的用量为试样量的100～1000倍，其载样量较吸附柱色谱少。根据试样溶解性能的不同，有3种加样方法可供选择。

（1）易溶于固定相者，将试样溶于少量固定相后，加入少量支持剂拌匀，装入柱顶。

（2）可溶于移动相者，直接溶于移动相溶剂后加入柱顶。

（3）对于在两相中均难溶者，以使用的低沸点溶剂溶解后，加入干燥的支持剂拌匀，挥去溶剂，再用一定量的固定相拌匀，装入柱顶。

3. 洗脱　洗脱所用的移动相均须先与固定相饱和。洗脱方法与吸附柱色谱相同。

正相柱色谱主要用于分离极性较大的成分，如糖类、皂苷、强心苷、有机酸、生物碱、氨基酸等。反相柱色谱主要用于分离极性较小的脂溶性化合物，如游离甾体、高级脂肪酸、极性小的黄酮类、蒽醌类及其苷类等。

第3节　离子交换色谱法

离子交换色谱（ion exchange chromatography，IEC）是以离子交换树脂作为固定相，使混合成分中离子型与非离子型物质或具有不同解离度的离子化合物得到分离的一种色谱方法。常用于分离具有解离能力的酸性、碱性及两性化合物，如生物碱盐、氨基酸、有机酸、酚类、肽类等天然药物化学成分，工业上常用于去离子水的制备及水溶性各类成分的分离。

一、离子交换树脂的分类与选择

离子交换树脂是一类含有解离性功能基团的特殊高分子化合物，一般呈球状或无定型颗粒状。根据其所含解离性功能基团的不同，可分为阳离子交换树脂和阴离子交换树脂两类。

（一）阳离子交换树脂

阳离子交换树脂分为强酸型、中强酸型和弱酸型3种。以强酸型阳离子交换树脂为例，交换基团是磺酸（$—SO_3H$），又称为磺酸型阳离子交换树脂，交换基团中的氢离子（H^+），能与溶液中的正电荷离子进行可逆交换。若被分离物质带正电荷（如生物碱盐或无机阳离子），应选择阳离子交换树脂。交换后树脂柱用稀盐酸溶液洗脱即可使离子型物质与非离子型物质分离。

（二）阴离子交换树脂

阴离子交换树脂分为强碱型和弱碱型两种。以强碱型阴离子交换树脂为例，交换基团为$—N^+(CH_3)_3 \cdot OH^-$，又称为季铵型阳离子交换树脂，交换基团中的氢氧根离子（OH^-），能与溶液中的负电荷离子进行可逆交换，若被分离物质带负电荷（如酸根离子等），选择阴离子交换树脂。交换后树脂柱用稀氢氧化钠或氨水溶液洗脱，即可使离子型化合物与其他物质分离。

此外，还需注意树脂的交换容量及颗粒的大小。通常均选用交换容量大的树脂。如果用于一般的色谱分离，树脂粒度为200～400目；若用于提取离子性成分，则树脂粒度应在100目左右；若用于制备去离子水，则粒度在16～60目。

二、离子交换原理

离子交换色谱以离子交换树脂为固定相，以水或含水溶剂作为移动相，移动相携带的离子性化合物与树脂上同电荷离子进行交换而被吸附，由于不同的离子在树脂上的交换能力不同，混合离子在色谱上随着移动相移动的速度不同而达到分离目的。下面以NaCl水溶液，通过强酸型阳离子交换树脂后，再通过强碱型阴离子交换树脂为例，说明阴、阳离子在离子交换树脂中的交换原理。

$$R-SO_3^-H^+ + Na^+ \rightleftharpoons R-SO_3^-Na^+ + H^+$$
$$R—N^+(CH_3)_3OH^- + Cl^- \rightleftharpoons R—N^+(CH_3)_3Cl^- + OH^-$$

三、操作技术

离子交换色谱法常用柱色谱进行分离，具体操作方法与柱色谱相似。

1. 树脂的预处理 离子交换树脂由于为合成高分子制备而来，含有较多的杂质，故装柱前均应进行预处理，除去所含的可溶性小分子有机物及铁、钙等杂质。根据分离试样中离子的性质，按酸→碱→酸的步骤用适当试剂处理阳离子交换树脂，按碱→酸→碱的步骤用适当试剂处理阴离子交换树脂，使树脂达到分离的要求。

2. 装柱 先将树脂用蒸馏水充分溶胀，赶尽气泡，清洗至上层液透明，然后将溶胀后的树脂加少量水搅拌，连续倒入色谱柱中，打开活塞，缓缓放出水液，使树脂均匀下沉。

3. 上样 将试样配成浓度较稀的溶液，按柱色谱的上样方法将试样液加入柱内，打开活塞，当试样溶液流经离子交换树脂时，溶液中的离子与树脂上的解离性基团进行交换，被吸附于树脂上，至试样溶液流出后，用蒸馏水冲洗树脂柱，将残液洗净。

4. 洗脱 常用的洗脱剂有酸、碱、盐的水溶液或各种不同离子浓度的缓冲液等。对于不同类型的树脂，宜适当控制所选洗脱剂的pH，并选择一种能解离出比被吸着的成分更活泼的离子或基团的洗脱剂，将吸着成分通过洗脱替换下来。洗脱速度通常为1～2ml/min。

5. 再生 离子交换树脂上的交换是可逆的，对使用过的树脂可用与预处理相同的方法使其再生而恢复原状，再生后的树脂能反复使用。阳离子交换树脂常用的再生剂为HCl和NaCl；阴离子交换树脂的再生剂一般为NaOH。

第4节 凝胶色谱法和大孔吸附树脂法

一、凝胶色谱法

凝胶色谱法（gel chromatography）是一种利用凝胶作为“分子筛”，使混合物中分子量大小不同的化合物得到分离的色谱方法。

（一）原理

凝胶是一类具有三维立体结构的多孔网状物质，其内部小孔穴的存在成为分离分子大小不同化合物的基础。被分离物质的分子大小不同，它们进入到凝胶内部的能力不同，当混合物溶液通过凝胶柱时，小分子化合物能进入凝胶小孔穴，中等大小的分子只能进入到凝胶中等大小的孔穴中。大分子化合物因不能进入小孔穴，最先随洗脱剂流出，反之，小分子在柱内的路径长，最后流出。凝胶色谱法分离原理示意图见图4-5。

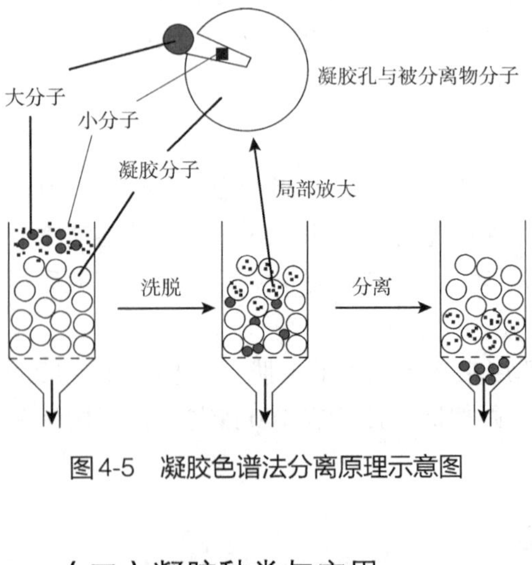

图4-5 凝胶色谱法分离原理示意图

（二）凝胶种类与应用

选择合适的凝胶，是凝胶色谱法成功分离的关键。此处介绍两类常用的凝胶。

1. 葡聚糖凝胶 又称交联葡聚糖凝胶，是由葡聚糖分子与交联剂3-氯-1, 2-环氧丙烷交联而成的多孔网状结构物质。葡聚糖凝胶颗粒的网孔大小取决于制备时所添加的交联剂比例。若交联剂量多，则交联度大，网孔紧密，孔径小，吸水少；反之，交联剂量少，则交联度小，网孔稀疏，孔径大，吸水多。

葡聚糖的商品型号按交联度大小分类，并以每克干凝胶吸水量10倍的数值来表示，如凝胶G-25型表示吸水量为2.5ml/g的葡聚糖凝胶。不同规格的葡聚糖凝胶适用于分离不同分子量的化合物。

葡聚糖凝胶具有亲水性，但不溶于水、稀酸、稀碱或盐溶液，能在水中溶胀成胶粒，在pH3～10时稳定，主要用于分离水溶性成分，如蛋白质、肽类、氨基酸、多糖、苷类及生物碱盐等，在生物化学中应用最为广泛，洗脱剂为水溶液。

2. 葡聚糖凝胶LH-20　葡聚糖凝胶LH-20分子中引入了亲脂性基团，除能在水中溶胀外，还能在许多有机溶剂如醇、甲酰胺、丙酮和氯仿等溶剂中溶胀，并在pH＞2的无氧化剂溶液中呈稳定状态。因此洗脱剂可以用水或有机溶剂，增大了应用范围，不仅可用于分离水溶性化合物，也可用于分离脂溶性化合物，如黄酮、蒽醌和皂苷元等。

（三）操作技术

凝胶色谱法的操作与吸附柱色谱的湿法装柱相似，具体步骤如下。

1. 装柱　装柱前必须溶胀凝胶。可将干燥凝胶加入洗脱剂中充分溶胀1～3天，或在沸水浴中溶胀2～5小时。溶胀平衡后，倾去上层清液，然后再加入洗脱剂适量搅拌，静置使凝胶下沉，再倾去上层清液，至无细颗粒为止。漂洗结束后，用真空水泵抽气排除凝胶中的气泡，即可进行装柱。装好柱之后，上样前必须对色谱柱进行均匀性检查。

2. 加样　配制浓度适宜的试样溶液，用滴管沿柱壁缓缓注入柱中，加完后将活塞打开，使试样完全渗入柱内，再关闭活塞。

3. 洗脱　常选用水、酸、碱、盐和缓冲溶液等作为洗脱剂。对于固定相为葡聚糖凝胶LH-20的凝胶色谱，洗脱剂也可选用各种有机溶剂。

4. 再生　凝胶经多次使用后，应进行再生处理。交联葡聚糖凝胶常用温热的0.5mol/L NaOH和0.5mol/L NaCl的混合液浸泡，用水冲至中性；聚丙烯酰胺和琼脂糖凝胶由于对酸碱不稳定，则常用盐溶液浸泡，然后用水冲至中性。

二、大孔吸附树脂法

大孔吸附树脂（macroporous adsorption resin）是一种具有吸附性和分子筛性双重性能的有机化合物，是一类没有可解离基团，具有多孔结构，不溶于水的固体高分子物质。可以使分子量的大小及吸附力强弱不同的混合物中各成分获得分离。大孔吸附树脂具有很好的吸附性能，能有效地吸附具有不同化学性质的各种类型化合物，如生物碱、黄酮、香豆素、皂苷及其他苷类成分，对色素的吸附能力较强，对糖类的吸附能力很差。目前，广泛用于天然药物的分离、富集，并在抗生素及水溶性天然产物成分提纯等方面发挥独特作用。

（一）原理

大孔吸附树脂是一种化学结构与离子交换树脂类似却不含交换基团，具有大孔结构的有机高聚物吸附剂。大孔吸附树脂的分离原理为吸附作用和“分子筛”作用相结合。它的吸附性来源于分子结构中的范德瓦耳斯力或氢键作用，这种吸附作用力弱、解吸容易。吸附力的大小与树脂的结构有关，一般极性树脂用于吸附极性化合物，非极性树脂用于吸附非极性化合物；吸附力的大小还与树脂颗粒的比表面积相关，比表面积越大，吸附力越大。大孔吸附树脂的“分子筛”作用来源于本身的多孔性网状结构，与凝胶结构类似，它存在孔径不同的小孔穴，可使小分子结构进入孔穴而较难洗脱。

（二）分离条件的确立

1. 树脂类型　大孔吸附树脂多为白色球形颗粒，粒度通常为20～60目，根据聚合材料的不同，可分为非极性、中极性和极性三大类型。在选择树脂时，必须根据被分离化合物的大致结构特征及分子量大小来选择树脂类型。

2. 洗脱溶剂 洗脱剂的种类及其浓度会影响分离的效果，应根据吸附力强弱选用不同的洗脱剂及浓度。对非极性大孔吸附树脂，洗脱剂极性越小，洗脱能力越强；对中极性和极性大孔吸附树脂，则用极性较大的洗脱剂为佳。此外，还应注意溶剂pH的影响，一般酸性化合物在酸性溶液中易被吸附，碱性化合物在碱性溶液中易被吸附。实际工作中常用溶剂如下。

（1）水 可洗脱单糖、鞣质、低聚糖、多糖、极性大的皂苷等极性物质。

（2）70%乙醇 可洗脱皂苷、酚性物质、糖类、少数黄酮等。

（3）30%～50%碱性溶液 可洗脱黄酮、有机酸、酚性物质和氨基酸。

（4）10%酸性溶液 可洗脱生物碱、氨基酸等。

（5）丙酮 可洗脱中性亲脂性成分。

3. 被分离成分 被分离成分的极性及分子体积大小对分离效果也有着直接的影响。一般而言，极性较大的成分适宜在中极性树脂上进行分离，而极性小的成分则适宜在非极性树脂上进行分离；化合物分子体积较大者，宜选用较大孔径的树脂，以利于分离。

（三）操作技术

大孔吸附树脂法常用柱色谱进行分离，具体操作包括预处理、装柱、上样和洗脱等步骤。

1. 大孔吸附树脂的预处理 新购的大孔树脂可能含有致孔剂、引发剂、分散剂和一些未聚合的单体等化学残留，必须经过预处理除去。预处理的一般方法如下。

（1）在色谱柱内加入相当于装填树脂0.5倍的水，将新树脂投入柱中，从树脂底部加水，以反冲水流使树脂床接近完全膨胀、排尽气泡，并将小颗粒树脂冲出。

（2）换用2倍量树脂床体积的乙醇浸泡树脂4小时。

（3）用乙醇洗柱，洗至流出液加水不呈白色浑浊为止。

（4）用蒸馏水通过树脂层，洗净乙醇。

（5）用4%的HCl溶液浸泡树脂3小时，然后用蒸馏水洗至中性。

（6）用5%的NaOH溶液浸泡树脂3小时，然后再用蒸馏水洗至中性，即可。

2. 装柱和上样 选用合适的大孔吸附树脂，湿法装柱。装柱后，选择适宜的溶剂配制一定pH的试样溶液（浓度不宜过高），按湿法上样操作。

3. 洗脱 常用的洗脱剂有水、甲醇、乙醇、丙酮和乙酸乙酯等。流速一般以控制在0.5～5.0ml/min为宜。根据实际情况，也可采用不同极性的洗脱剂进行梯度洗脱。

4. 树脂的再生 使用过的树脂可经处理后再生。若使用了非水溶性的有机溶剂作为洗脱剂，用甲醇反复冲洗树脂柱即可；若使用了水溶性的洗脱剂，则用蒸馏水反复冲洗树脂柱；色谱柱多次使用后，颜色加深，吸附能力下降，可用4%的HCl溶液和5%的NaOH溶液依次浸泡12小时，再用蒸馏水洗至中性即可。

第5节 高效液相色谱法和气相色谱法

一、高效液相色谱法

高效液相色谱法（high performance liquid chromatography，HPLC）是在经典液相柱色谱的基础上发展起来的一种高效、快速的色谱分离方法。高效液相色谱法按固定相不同可分为液-液色谱法和液-固色谱法；按色谱原理不同可分为分配色谱法、吸附色谱法、离子交换色谱法和凝胶色谱法等。

（一）原理

高效液相色谱法采用高压输液系统，将单一溶剂或不同比例的混合溶剂作为流动相泵入装有固定相的色谱柱，在柱内各成分被分离后，进入检测器进行检测，从而实现对试样的分析。其分离原理为利用混合物中不同组分在两相间分配系数、亲和力、吸附力或分子大小不同而引起的排阻作用的差别使之得以分离。色谱柱是以特殊的方法用较小颗粒的填料填充而成，大大提高了柱效，采用高压泵输送流动相，同时在色谱柱后连有各类检测器，可以对流出物进行连续检测（图4-6）。

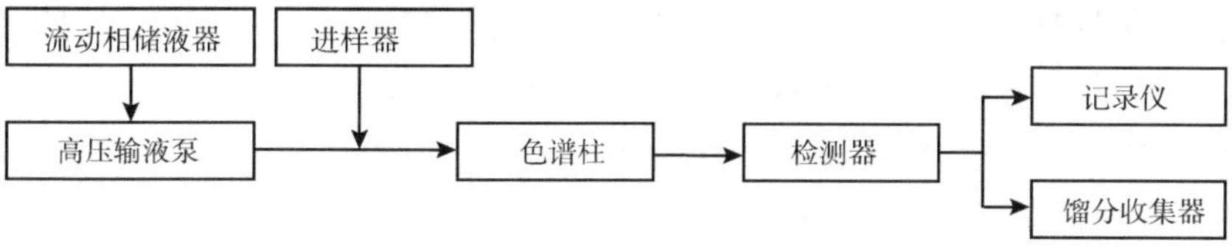

图4-6　高效液相色谱仪基本组成

（二）一般术语及含义

1. 色谱峰　待测组分由色谱柱流出后，通过检测器时产生的信号-时间曲线的突起部分称为色谱峰。峰的最高点至基线的距离称为峰高（h），峰两侧拐点处所作两条切线与基线的两个交点间的距离称为峰宽（W）。

2. 峰面积（A）　色谱曲线与基线之间包围的面积，是色谱法的定量参数。

3. 保留时间（t_R）　从进样开始到组分流出色谱柱的这段时间；或从进样开始到色谱峰顶点之间的时间。其为定性鉴别的指标。

4. 拖尾因子（T）　用于衡量色谱峰的对称性，T在0.95～1.05时为对称峰。拖尾因子计算公式为

$$T = \frac{W_{0.05h}}{2d_1} \tag{4-1}$$

式中，$W_{0.05h}$为5%峰高处的峰宽；d_1为峰顶在5%峰高处横坐标平行线的投影点至峰前沿与此平行线交点的距离（图4-7）。

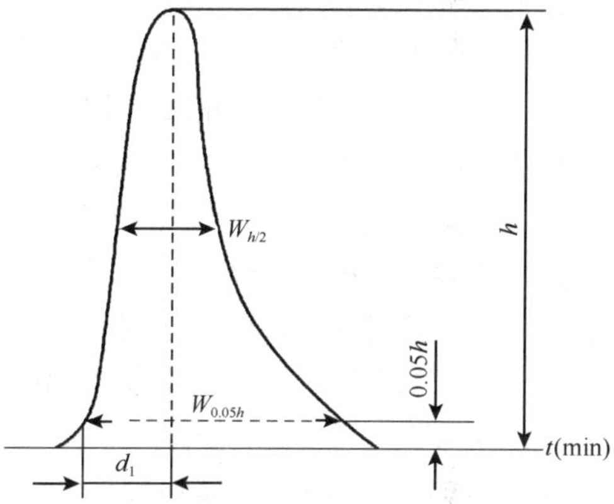

图4-7　拖尾因子

5. 分离度（R）　相邻两峰的保留时间之差与平均峰宽的比值。用于评价待测物质与被分离物质之间的分离程度，是衡量色谱系统分离效能的关键指标。分离度的计算公式如下：

$$R = \frac{2(t_{R_2} - t_{R_1})}{W_1 + W_2} \tag{4-2}$$

$$R = \frac{2(t_{R_2} - t_{R_1})}{1.70(W_{1,h/2} + W_{2,h/2})} \tag{4-3}$$

式中，t_{R_2}为相邻两色谱峰中后一峰的保留时间；t_{R_1}为相邻两色谱峰中前一峰的保留时间；W_1、W_2及$W_{1,h/2}$、$W_{2,h/2}$分别为此相邻两色谱峰的峰宽及半高峰宽（图4-8）。

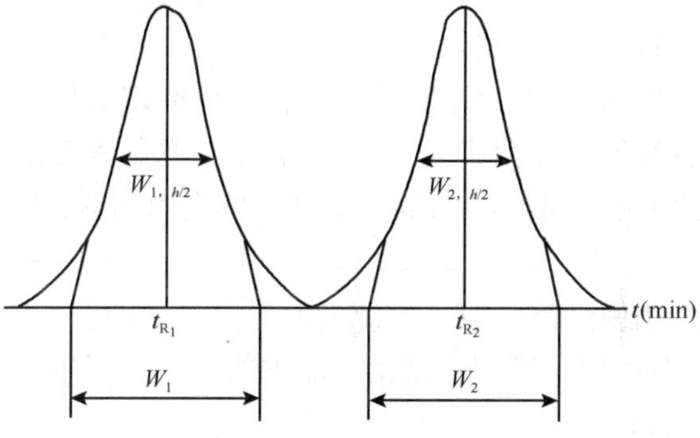

图4-8　分离度

6. 理论板数（n）　用于评价色谱柱的分离效能。一般为待测物质或内标物质的理论板数。

$$n = 16 \times \left(\frac{t_R}{W}\right)^2 \quad 或 \quad n = 5.54 \times \left(\frac{t_R}{W_{h/2}}\right)^2 \tag{4-4}$$

7. 重复性 用于评价色谱系统连续进样时响应值的重复性能。采用外标法时，通常取各品种项下的对照品溶液，连续进样5次，除另有规定外，其峰面积测量值的相对标准偏差应不大于2.0%；采用内标法时，通常配制相当于80%、100%和120%的对照品溶液，加入规定量的内标溶液，配制成3种不同浓度的溶液，分别至少进样2次，计算平均校正因子，其相对标准偏差应不大于2.0%。

8. 灵敏度 用于评价色谱系统检测微量物质的能力，通常以信噪比（S/N）来表示。通过测定一系列不同浓度的供试品或对照品溶液来测定信噪比。定量测定时，信噪比应不小于10∶1；定性测定时，信噪比应不小于3∶1或2∶1。系统适用性试验中可以设置灵敏度实验溶液来评价色谱系统的检测能力。

（三）仪器的一般要求和色谱条件

1. 对仪器的一般要求 高效液相色谱仪由高压输液泵、进样器、色谱柱、检测器、记录仪组成。

（1）色谱柱 正相色谱柱是用硅胶填充剂或键合极性基团的硅胶填充而成的色谱柱，常见的填充剂有硅胶、氨基键合硅胶和氰基键合硅胶等。反相色谱柱是以键合非极性基团的载体为填充剂填充而成的色谱柱，常见的载体有硅胶、聚合物复合硅胶和聚合物等；常用的填充剂有十八烷基硅烷键合硅胶、辛基硅烷键合硅胶和苯基键合硅胶等。此外，常用的还有用离子交换填充剂填充而成的离子交换色谱柱和用手性填充剂填充而成的手性分离色谱柱。

（2）检测器 最常用的检测器为紫外检测器（包括二极管阵列检测器）、荧光检测器、蒸发光散射检测器、示差折光检测器、电化学检测器和质谱检测器等。

（3）流动相 反相色谱系统的流动相常用甲醇-水系统和乙腈-水系统，用紫外末端波长检测时，宜选用乙腈-水系统。流动相中应尽可能不用缓冲盐，如需用时，应尽可能使用低浓度缓冲盐。用十八烷基硅烷键合硅胶色谱柱时，流动相中有机溶剂一般不低于5%，否则易导致柱效下降、色谱系统不稳定。正相色谱系统的流动相常用两种或两种以上的有机溶剂，如二氯甲烷和正己烷等。

2. 系统适应性试验 色谱系统的适应性试验通常包括理论板数、分离度、灵敏度、拖尾因子和重复性5个参数。一般定性鉴别和定量分析要求仪器系统适应性试验参数应符合《中国药典》规定。

（四）应用

由于高效液相色谱法具有分离效能高、选择性好、灵敏度高、分析速度快、适用范围广等特点，已成为中药制剂含量测定最常用的分析方法。在《中国药典》中，高效液相色谱法是应用最广泛的分析检验方法，多种中药饮片及制剂的鉴别、特征图谱、指纹图谱、检查、含量测定中均用到该法。例如，牛黄上清丸中黄芩苷（baicalin）、栀子苷（gardenoside）、连翘酯苷A（forsythiaside A）、芍药苷（paeoniflorin）的鉴别，制川乌中双酯型生物碱的检查，川芎中阿魏酸（ferulic acid）的含量测定。在天然药物化学研究中，高效液相色谱法常用于有效成分的定性、定量分析。

1. 鉴别 每一种化合物在特定的色谱条件（色谱柱、流动相和柱温等相同）下具有特定的保留时间，因此常用保留时间来进行定性分析。如使用标准品对照法鉴别复方丹参片中有效成分丹参酮ⅡA（tanshinone ⅡA）。复方丹参片是由丹参、三七和冰片3种药材制成的复方制剂，鉴别时配制3种溶液。

（1）对照品溶液 精密称取一定量丹参酮ⅡA对照品，用甲醇溶解成一定浓度的对照品溶液。

（2）供试品溶液 精密称取复方丹参片10片，计算平均片重，研细，精密称取细粉适量，以甲醇为溶剂超声振荡溶解，用甲醇定容，用微孔滤膜过滤，取续滤液。

（3）阴性对照液 除去丹参药材，按处方量比例取各组分，制成模拟样品，按供试品溶液配制方法制得阴性对照液。分别取3种溶液进行测定，记录色谱图，供试品溶液如有与对照品溶液主峰保留时间一致的色谱峰，说明供试品中含有丹参酮ⅡA（图4-9）。

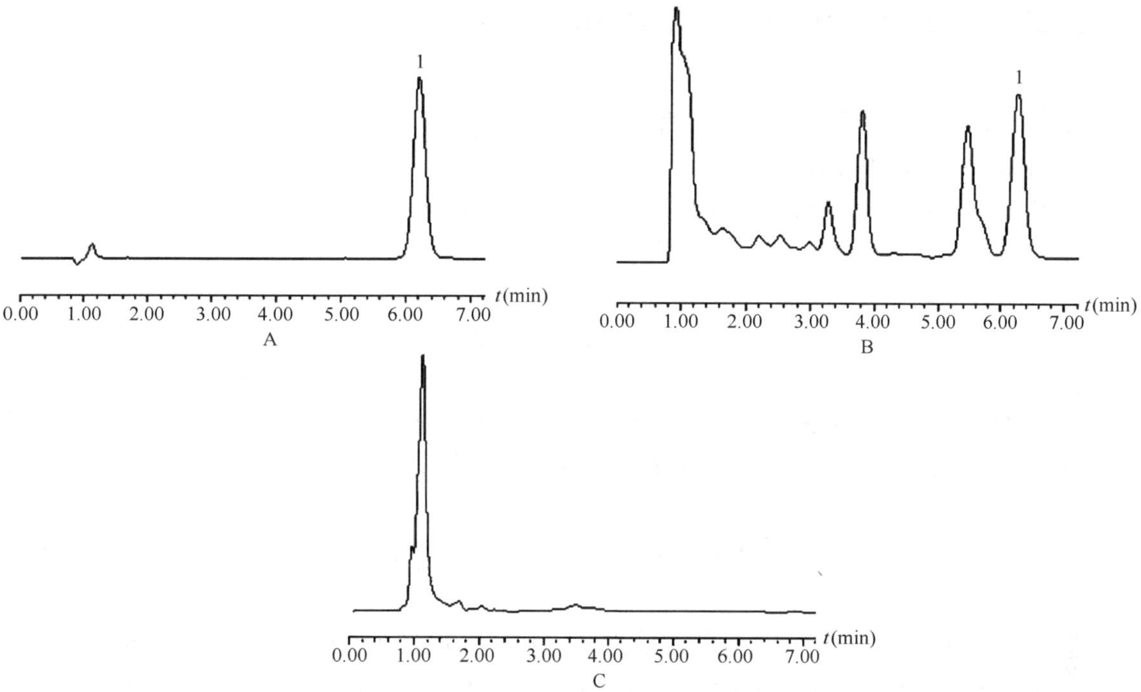

图4-9　高效液相色谱法鉴别丹参酮ⅡA

A. 对照品溶液；B. 供试品溶液；C. 阴性对照液；1. 丹参酮ⅡA

2. 含量测定　混合物中各组分经高效液相色谱分离后，峰面积的大小与该组分的含量成正比，可用于天然药物及制剂中有效成分含量的定量分析。

二、气相色谱法

气相色谱法（gas chromatography，GC）是一种以气体为流动相的柱色谱分离、分析方法，根据所用固定相状态的不同可分为气-固色谱法（GSC）和气-液色谱法（GLC）两类。

（一）原理

气相色谱法采用气体为流动相（载气）流经装有填充剂的色谱柱进行分离测定，物质或其衍生物气化后，被载气带入色谱柱进行分离，各组分先后进入检测器，用数据处理系统记录色谱信号。

（二）操作技术

1. 对仪器的一般要求　气相色谱法所用的仪器为气相色谱仪，由载气源、进样部分、色谱柱、柱温箱、检测器等组成。进样部分、色谱柱和检测器的温度均应根据分析要求适当设定。

（1）载气源　气相色谱法的流动相为气体，称为载气，氦、氮和氢均可用作载气。根据供试品的性质和检测器种类选择载气，除另有规定外，常用载气为氮气。

（2）进样部分　进样方式一般可采用溶液直接进样、自动进样或顶空进样。

（3）色谱柱　为填充柱或毛细管柱。填充柱的材质为不锈钢或玻璃，内径为2～4mm，柱长为2～4m，内装吸附剂、高分子多孔小球或涂渍固定液的载体，粒径为0.18～0.25mm、0.15～0.18mm或0.125～0.150mm。

（4）柱温箱　柱温箱温度的波动会影响色谱分析结果的重现性，柱温箱控温精度应在±1℃，且温度波动小于每小时0.1℃。温度控制系统分为恒温和程序升温两种。

（5）检测器　适合气相色谱法的检测器有火焰离子化检测器（FID）、热导检测器（TCD）、氮磷检测器（NPD）、火焰光度检测器（FPD）、电子捕获检测器（ECD）和质谱检测器（MS）等。

2. 系统适应性试验 除另有规定外，依据高效液相色谱法项下的规定。

（三）应用

气相色谱法是一种具有分析速度快、分离效率高、分析灵敏度高、试样用量少（气体试样可为1ml，液体试样为0.1μl，固体试样为几微克）等优点的色谱方法，已广泛应用于石油化工、食品卫生、环境监测、药物分析等领域。但气相色谱法也存在不足之处，如不适宜分离高沸点、热稳定性差、高极性的化合物，柱的载样量小，无法进行大规模制备性分离等，在一定程度上限制了该法的应用。

在天然药物化学成分的研究方面，特别适用于具有低沸点、易挥发特性的挥发油成分的分离、鉴定与定量分析。对于高沸点、高极性的化合物（如多糖、苷类、单糖等），由于在一定温度下无法气化，故不能直接应用气相色谱法分离，但可事先通过甲醚化、硅醚化、乙酰化等反应减小化合物的极性，使之能在一定温度下气化，即可用气相色谱法进行鉴定与定量分析。

第6节 结构鉴定简介

化合物的结构测定是天然药物化学研究的重要内容。只有明确了化合物的化学结构，才能进一步开展其药效学、毒理学研究，并为人工合成、结构改造和药物设计等工作提供可靠的依据。

一、结构鉴定的一般步骤

（一）确定化合物纯度

只有单体成分（即纯物质）才能确保结构测定的准确性。在进行薄层色谱分析时，一般用3种展开剂系统来展开样品，如果所有样品均显示为单一斑点时，可确认其为单体成分，仅用一种溶剂系统或色谱条件时，可能会出现假阳性或假阴性结果，导致结果不准确。必要时结合HPLC和GC。此外，对于固体物质，也可以通过晶形、熔点、熔距等测定来检测纯度。液体物质可以通过沸点、沸程、折光率和相对密度等来判断其纯度。对于已知化合物，无论是固体还是液体，如其比旋度和文献数据相一致，则说明该物质已是纯品或接近纯品。

（二）确定化合物是否为已知

可用标准品的色谱对照法、物理常数测定法和四大光谱测定法初步判断。

当化合物量较多时，可以测定化合物的理化常数，主要有熔点、沸点、比旋度、折光率和比重等，也可测定其紫外光谱和红外光谱等，若数据结果与文献相对应已知化合物的数据相一致，可说明其可能为该已知化合物。也可采用色谱法，将化合物采用色谱法进行测定，比较其比移值或保留时间，如果与标准品一致，可能是该标准品。

当化合物量较少时，可通过测定其质谱（MS）、核磁共振氢谱（^{1}H-NMR）和核磁共振碳谱（^{13}C-NMR）等，获得化合物的分子量、分子式和分子骨架，与文献数据相比较，如若相同，则为该已知化合物。根据以上方法，如果该化合物为未知化合物，还需要进一步进行结构研究，以得到该化合物的相关信息。

（三）对未知化合物进一步测定

如初步确定是未知化合物，应用二维核磁共振法进一步确认。

1. 分子式的确定与不饱和度的计算

（1）测定分子式 分子式的测定目前主要有以下几种方法。①元素定量分析配合分子量测定：一般在进行元素定量分析前应先进行元素定性分析，一般委托专门的实验室进行。如果化合物只含C、

H、O 3种元素时，通常只对C、H进行定量，O通过扣除法求得。结合分子量的测定结果，可推出化合物的分子式。需要注意的是，供元素分析的样品在测定前必须进行适当处理，以保证样品有足够的纯度。分子量的测定有多种方法，目前最常用的是质谱法（MS）。②高分辨质谱法（HR-MS）：不仅可以给出化合物的精确分子量，还可以给出化合物的分子式，是目前最为常用的方法。

（2）不饱和度的计算　不饱和度又称为缺氢指数或环加双键指数，是有机物分子不饱和程度的量化标志，它对于确定化合物的结构具有重要意义。

当分子式确定后，可按照下面的公式计算化合物的不饱和度（Ω表示）。

$$\Omega = \text{IV} - \text{I}/2 + \text{III}/2 + 1 \tag{4-5}$$

式中，Ⅰ为一价原子（如H、D、X）的数目；Ⅲ表示三价原子（如N、P）的数目；Ⅳ为四价原子（如C、Si）的数目。O、Si等二价原子与不饱和度无关，因此不予考虑。

2. 化合物的官能团和分子骨架的推定　当确定了化合物的分子式后，就需要进行分子结构骨架和官能团的确定。首先根据化合物的不饱和度，推算出结构中可能含有的双键数或环数。然后根据显色反应或沉淀反应等对化合物的类型进行初步判断，在进行显色反应和沉淀反应等化学定性反应时，一般采用两种以上相关实验进行验证，以确保结果的准确性，避免假阳性或假阴性结果的影响。最后将化学定性实验结果与所测得的物理常数、波谱数据相结合，获得化合物含有的功能团、母核等情况，确定它属于哪类化合物。

3. 化合物结构的确定　在对化合物进行结构研究时，由于相同科属的生物一般常含有相同或类似的化合物，因此须对其进行文献调研，并且化合物的相关理化性质常作为判断该化合物的基本骨架或结构类型的重要参考依据。

（四）对新化合物的确定

如果化合物为文献未记载的物质时，应测定该化合物或相关衍生物的各种波谱数据，用高分辨质谱或元素分析仪确定其分子式，再用X射线衍射法等推测确定其结构。确定天然化合物的分子结构是一项复杂又很重要的工作，通常需要用到化学、植物学、仪器分析等多个学科的知识，通过综合分析才能得到结果。

二、四大光谱在结构测定中的作用

（一）紫外光谱

用一定波长（200～400nm）的紫外线照射化合物，化合物分子中的电子可因光线照射从基态跃迁到激发态，从而使透过化合物的光强度减弱，在不同波长下测定化合物的吸收度，即可得到紫外吸收光谱。紫外光谱（ultraviolet spectrum，UVS）主要提供化合物的共轭程度、发色团、助色团的种类、数目及位置等结构信息。

化合物结构中能吸收紫外-可见光引起电子跃迁的基团称为发色团，主要为不饱和键，如C═C、C═O等，在结构鉴定时，可根据产生的吸收峰反推得到相应的共轭信息，常见发色团的最大吸收峰见表4-1。化合物结构中某些带有杂原子的饱和基团，如—OH、—NH_2、—OR能使吸收峰向长波移动，称为助色团。当助色团与发色团相结合时，不仅可以使吸收光谱向长波方向移动，还能增强吸收的强度。

表4-1　常见发色团的最大吸收峰

化合物	λ_{max}（nm）	强度（ε）	化合物	λ_{max}（nm）	强度（ε）
$H_2C{=}CH_2$	193	10 000	CH_3COCH_3	166，276	15
$H_2C{=}CH{-}CH{=}CH_2$	217	21 000	CH_3COOH	204	40

在采集紫外光谱时，应注意溶剂的影响。极性溶剂不仅影响溶质吸收波长的位移，还影响吸收峰吸收强度和形状。在记录紫外光谱时，应注明所用的溶剂。

目前，虽然磁共振技术的发展已使紫外光谱成为结构鉴定的次要手段，但通过研究活性化合物的紫外光谱获得A_{max}，再进行含量测定的方法仍然是制定药物质量标准的常用方法。换而言之，紫外光谱目前主要用于有效成分含量测定，极少用于化合物结构鉴定。紫外光谱可提供化合物的共轭程度、发色团、助色团的种类、数目及位置等结构信息。

（二）红外光谱

红外光谱（infrared spectra，IRS）是记录有机化合物分子吸收红外线产生化学键（即官能团或取代基）振动而形成的吸收光谱。化学键的振动频率用波数v或者σ表示，其测定范围一般为4000～400cm^{-1}、其中，4000～1300cm^{-1}称为基团频率区，主要提供化合物官能团种类信息，是结构鉴定中需要重点关注的信号区域；1300～400cm^{-1}称为指纹区，主要提供C—C、C—N、C—P、C—S、P—O、Si—O等单键伸缩振动和C═S、S═O、P═O等双键伸缩振动的信号，在结构鉴定中不作为重点关注区域。

由于不同化学键吸收红外线后产生的波数不同，在结构鉴定时可根据产生的波数反推得到相应的化学键信息，波数范围与常见官能团的关系见表4-2。最方便的测定方法是将样品与溴化钾混合压片，能处理少至5～10μg的样品。此外，红外光谱也常用于已知化合物的比对，当化合物与已知对照品的红外光谱所有吸收峰完全吻合时，则可确定为同一物质。如无对照品，也可检索有关红外光谱数据图谱文献进行比对。

表4-2 红外光谱波数范围与常见官能团的关系

波数范围（cm^{-1}）	官能团
3650～3200	—OH（醇、酚、酸）
3500～3100	胺、酰胺等，可干扰—OH信号
3000～2200	—CH_3、—CH_2、末端═CH、C≡C、C≡N、C═C═C、C═C═O
1800～1500	C═C、C═O、C═N等双键区
1500～1300	C—C、C—O、C—N等单键区

由于核磁共振与质谱的发展与普及，红外光谱的应用范围已大大缩小。目前主要用于鉴别结构中的羰基、炔基与氰基、未缔合羟基和氨基等基团，也常用来核对化合物，当两个化合物的红外光谱所有吸收峰，特别是灵敏的指纹区的吸收峰完全吻合时，则可确定两个化合物的结构相同。

（三）质谱

质谱法是记录有机化合物在质谱仪中高温（如300℃）气化，在离子源受一定能量冲击产生离子，而后在稳定磁场中按质量和电荷之比（m/z）顺序进行分离并通过检测器表达的图谱。目前使用较普遍的质谱法有低分辨质谱（LR-MS）、高分辨质谱（HR-MS）、液相色谱-质谱联用（LC-MS）、液相色谱-串联质谱联用（LC-MS/MS）、液相色谱-电喷雾电离质谱（LC-ESI）等。

质谱在结构鉴定中的作用如下。

1. LR-MS只能确定分子量。

2. HR-MS由于能测出分子量的精确数字，可同时确定分子量和分子式。

3. 由于化合物在一定条件下的裂解具有一定的规律，分析裂解碎片可获得部分结构信息。分子离子易失去的碎片见表4-3。

表4-3 分子离子易失去的碎片

离子	可能失去的碎片结构	可能存在的结构或裂解类型	离子	可能失去的碎片结构	可能存在的结构或裂解类型
M-1	H	醛、某些醚及胺类	M-43	CH_3CO，C_3H_7	乙酰基、丙基
M-15	CH_3	甲基	M-45	COOH	羧酸类
M-17	OH	醇类	M-60	CH_3COOH	乙酸酯类，羧酸类
M-18	H_2O	醇类（包括糖）	M-91	$C_6H_5CH_2$	苄基
M-28	CO，C_2H_4	从酮结构脱掉的CO和C_2H_4	M-105	C_6H_5CO	苯甲酰基
M-29	CHO，C_2H_5	醌类、乙基	—	—	—

4. 同位素丰度比法确定分子式或特殊元素的存在。例如，某化合物含有一个Cl原子的$[M+2]^+$的丰度是$[M]^+$的1/3；含有一个Br原子的$[M+2]^+$的丰度与$[M]^+$几乎相同；含两个Cl原子的$[M+4]^+$、$[M+2]^+$、$[M]^+$的丰度比为1∶6∶9。

5. 常用于已知化合物的比对，当两个化合物的质谱主要峰吻合时，可确定两个化合物的结构完全一致。

（四）核磁共振谱

核磁共振谱（nuclear magnetic resonance spectrum，NMR spectrum）是利用能量很低的电磁波照射暴露在强磁场中的分子，电磁波能与分子中的磁性核（^1H、^{13}C）相互作用，引起磁性核发生能级跃迁而产生吸收信号，记录吸收信号的强度，对应其吸收频率所得的波谱。

确定化学成分的平面结构必须要根据核磁共振氢谱（^{1}H-NMR）和核磁共振碳谱（^{13}C-NMR）确定化合物中的C、H信号。根据化学成分的平面结构，如果化合物结构中含有手性中心，则需要采用二维核磁共振技术（2D-NMR）确定其空间构型或构象。常见的2D-NMR有同核相关谱（如^{1}H-^{1}H COSY）、碳-氢直接相关谱（HMQC或^{13}C-^{1}H COSY）、碳-氢远程相关谱（HMBC或^{13}C-^{1}H远程COSY）、二维NOE增强谱（NOESY）等。

一般而言，如果是已知化合物，只需测定^{1}H-NMR和^{13}C-NMR，再进行文献数据比对即可。如果是未知化合物，则还需通过2D-NMR确定化合物的空间构型或构象。在实际工作中，采集核磁共振波谱数据需要使用氘代溶剂溶解样品，常用的氘代溶剂主要有氘代甲醇、氘代氯仿、氘代丙酮、氘代二甲基亚砜、重水等。

1. 核磁共振氢谱（^{1}H-NMR） 主要提供氢质子的信号，主要依靠化学位移、峰面积、耦合常数等3个参数进行确定。有机化合物^{1}H-NMR的常见形式如图4-10所示。

（1）化学位移 主要是确定氢质子的种类，用δ表示，单位为ppm（相对值），如图4-11中最下端的横坐标，最上端的数值表示对应信号峰实际的化学位移值。不同种类的氢质子具有不同的化学位移，但还需要注意的是，即使是相同类型的氢质子，其化学位移也可以受周围化学环境的变化而产生波动，从而使同类型氢质子的化学位移呈现出一定的范围，常见各类氢质子的化学位移范围见图4-11。

（2）峰面积 在^{1}H-NMR谱中，峰面积积分总值须与分子中的总氢质子数相同或呈整数倍，即峰面积积分总值或比值指示化合物结构中氢质子所处环境和总的氢质子数量。根据分子式，可推算出每个积分信号所相当的氢质子数。需要注意的是，烯醇、羧酸等可电离形成氢离子的质子信号需用氘代二甲基亚砜作为溶剂才能在^{1}H-NMR谱中出现。

（3）耦合常数 表示信号峰裂分强弱的参数即为耦合常数，用J表示，单位Hz。耦合常数是由于质子与质子之间在一定距离内会产生自旋-自旋耦合，导致采集的核磁信号峰出现裂分，出现不同形态的峰。常见的裂分情况主要有单峰（s）、双峰（d）、三重峰（t）、四重峰（q）、多重峰（m）、双二重峰（dd）。

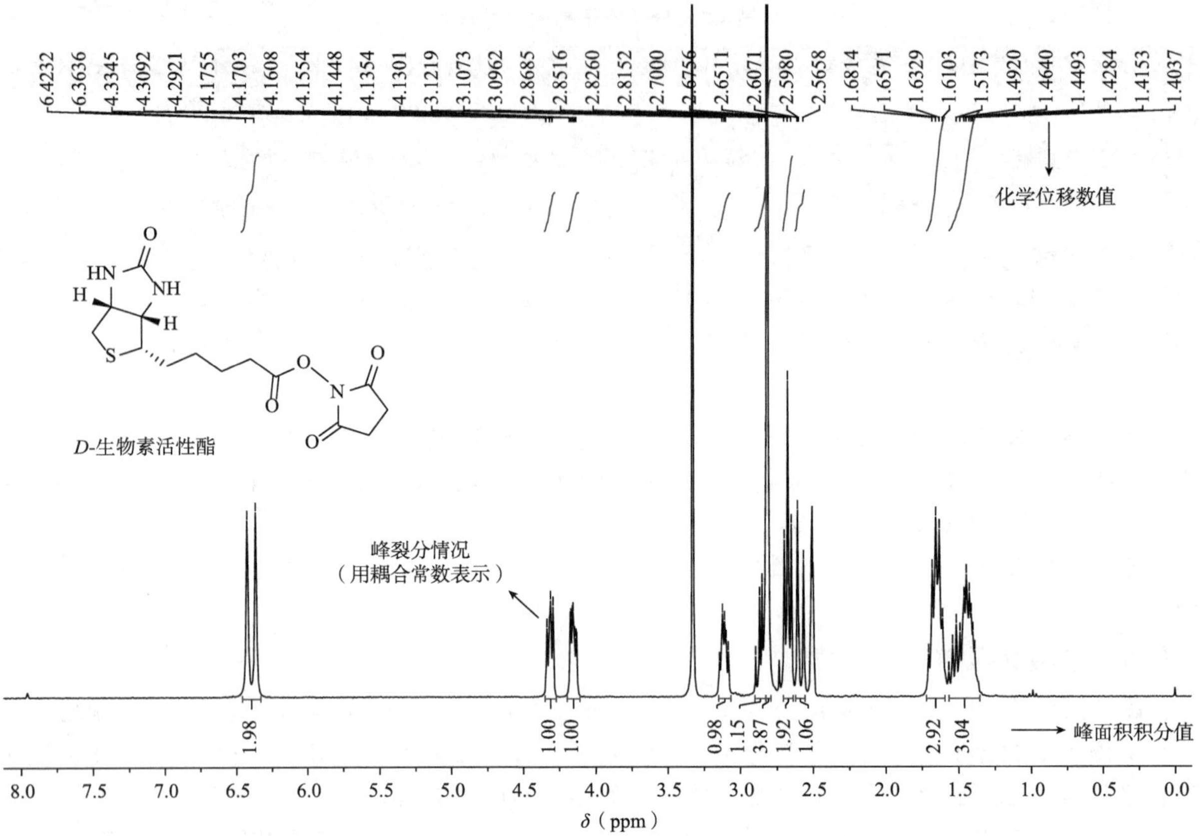

图4-10　*D*-生物素活性酯的 ^{1}H-NMR（氘代二甲基亚砜作为溶剂）

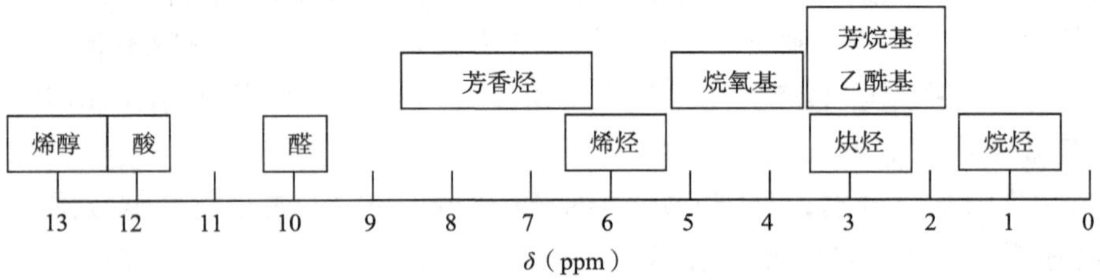

图4-11　常见各类氢质子的化学位移范围

在核磁共振谱中，氢质子之间的耦合对化合物的结构鉴定具有重要意义，其他质子的耦合则在结构鉴定中的意义不大。耦合常数的大小取决于相互作用质子核之间的间隔距离，间隔的键数越少，*J* 值越大，常见氢质子的耦合常数见表4-4。

表4-4　常见氢质子耦合常数

结构类型	*J*（Hz）	结构类型	*J*（Hz）
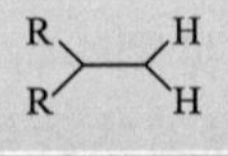	12～15	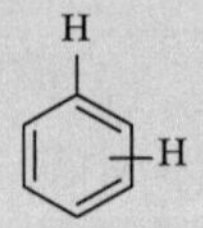	J_o 6～8 J_m 1～3 J_p 0～1
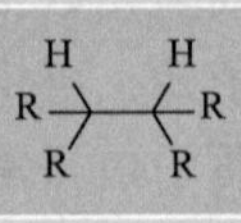	6～8		
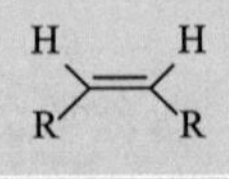	6～12	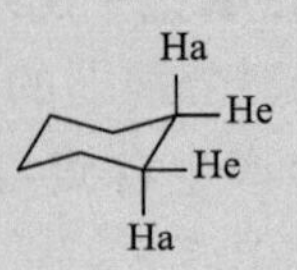	J_{aa} 9～13 J_{ae} 2～4 J_{ee} 2～4
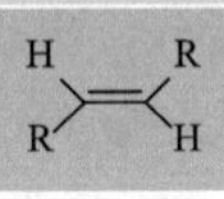	13～18		

注：J_o 是邻位偶合常数，J_m 是间位偶合常数，J_p 是对位偶合常数，J_{aa} 是直立键偶合常数，J_{ee} 是平伏键偶合常数，J_{ae} 是直立平伏键偶合常数。

综上所述，分析 ^{1}H-NMR的一般步骤是：先观察有几组信号峰，根据每组峰的化学位移推断可能的氢质子类型；再观察峰面积，确定每组峰所含的氢质子数；计算耦合常数，找出自旋耦合裂分的吸收峰，考察发生相互耦合的氢质子的数目和结构关系；接着观察峰形，确定基团与基团之间的关系，推测化合物结构。在观察信号峰时，需要排除化学位移为0的内标物信号与溶解样品的氘代溶剂信号，内标物常用四甲基硅烷（TMS），常见氘代溶剂在氢谱中的化学位移见表4-5。

表4-5　常见氘代溶剂在氢谱中的化学位移

溶剂种类	残余溶剂峰	残留水峰	溶剂种类	残余溶剂峰	残留水峰
$CDCl_3$	7.26	1.56	CD_3OD	3.31	4.87
$(CD_3)_2CO$	2.05	2.84	D_2O	4.79	4.79
$(CD_3)_2SO$	2.50	3.33	C_5D_5N	7.20、7.57、8.72	4.96

2. 核磁共振碳谱（^{13}C-NMR）　主要提供化合物分子中碳的信号，其原理与 ^{1}H-NMR基本相同，但由于 ^{13}C 的天然丰度只有1.1%，导致检测灵敏度只有 ^{1}H 的1/6000，检测 ^{13}C-NMR需要的样品量较大、耗时较长，但这一难题随着脉冲傅里叶变换核磁共振装置的出现而得到了解决。目前常用的 ^{13}C-NMR主要包括质子噪声去耦谱（proton noise decoupling spectrum）和DEPT谱（distortionless enhancement by polarization transfer）。

质子噪声去耦谱可以采集化合物结构中所有的 ^{13}C 化学位移值，也称为全碳谱，如图4-12所示。其化学位移值范围一般为0～250ppm，由于化学位移变化范围约为氢谱的20倍，使碳谱的分辨率更高。与 ^{1}H-NMR不同的是，全碳谱的信号不进行峰面积积分处理，即信号峰面积的大小不表示碳原子的数量。由于 ^{13}C 的化学位移与其所处的化学环境及碳核周围的电子云密度有关，因此可通过分析全碳谱或DEPT谱中 ^{13}C 的化学位移推测化合物的结构，常见不同类型碳原子的化学位移范围见表4-6。

表4-6　几种不同类型碳原子的化学位移范围

化合物类型	结构中碳类型	δ（ppm）	化合物类型	结构中碳类型	δ（ppm）
烷烃	R_4C	0～60	芳香烃	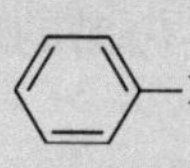R	110～170
烯烃	$R_2C{=}CR_2$	80～165			
炔烃	R—C≡C—R	60～90	羧酸衍生物	R—COX	150～185
醛和酮	$R_2C{=}O$	180～220	氰	R—C≡N	110～125

在根据全碳谱解析化合物碳信号较为困难时，需要引入DEPT谱。DEPT谱主要用于区别碳原子的类型，灵敏度高、信号之间重叠少，目前已成为 ^{13}C-NMR谱的一种常规测定方法而得到广泛应用。在DEPT谱中，向上的信号表示CH、CH_3，向下的信号表示CH_2。把全碳谱与DEPT谱比较，在DEPT谱上不出现信号的就是季碳信号。例如，图4-12为雄甾-4-烯-3, 6, 17-三酮的全碳谱和DEPT谱。通过对比它的全碳谱和DEPT谱可发现，在全碳谱219.3，201.2，199.1，160.2，47.6，39.7的信号在DEPT谱中均未出现信号，表明该化合物中含有6个季碳。全碳谱45.4，35.6，35.5，33.9，30.9，21.6，20.2等7个信号峰在DEPT谱中均向下，表明该化合物含有7个CH_2结构片段。在DEPT谱其余向上的信号则为CH或CH_3结构片段。

在解析核磁共振碳谱中，除了要根据各种碳原子种类具有不同化学位移的特点之外，还需要将化合物的信号与氘代溶剂信号进行区分，氘代溶剂信号峰在核磁共振碳谱中是最高的一组信号。常见氘代溶剂在核磁共振碳谱中的化学位移信号值见表4-7。

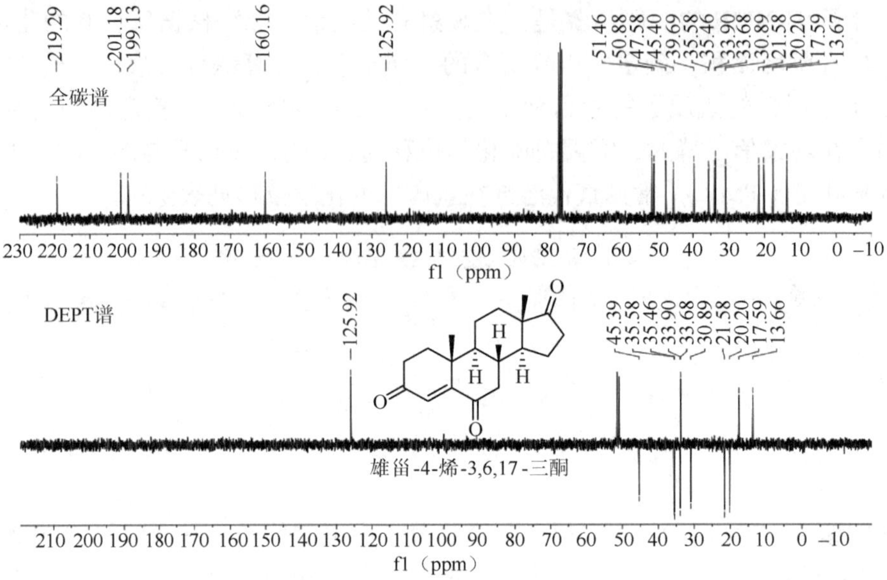

图4-12　化合物雄甾-4-烯-3, 6, 17-三酮的全碳谱和DEPT谱（氘代氯仿作为溶剂）

表4-7　常见氘代溶剂在核磁共振碳谱中的化学位移信号值

溶剂种类	溶剂峰	溶剂种类	溶剂峰
$CDCl_3$	77.16	CD_3OD	49.00
$(CD_3)_2CO$	206.26、29.84	C_5D_5N	123.44、135.43、149.84
$(CD_3)_2SO$	39.52	—	—

在确定化合物所有的碳信号后，如果不能将所有碳信号和化学结构一一对应地进行归属，则需要结合同核相关谱（如^{1}H-^{1H}COSY）、碳-氢直接相关谱（HMQC或^{13}C-^{1H}COSY）、碳-氢远程相关谱（HMBC或^{13}C-^{1H}远程COSY）、二维NOE增强谱（NOESY）等二维核磁共振谱给出的信息进行逐一分析。由此可见，核磁共振谱的应用价值越来越得到体现。

目标检测

一、选择题

A型题

1. 当两种成分的结构和性质非常接近时，一般采用的分离方法是（　　）
   A. 色谱法　　B. 盐析法
   C. 萃取法　　D. 沉淀法
   E. 结晶法
2. 下列官能团极性最大的是（　　）
   A. Ar—OH　　B. R—OH
   C. R—NH_2　　D. R—CHO
   E. $RCONH_2$
3. 硅胶的吸附能力大小与含水量的关系是（　　）
   A. 含水量50%时，活性最低
   B. 含水量50%时，活性最高
   C. 含水量越高，活性越高
   D. 含水量越高，活性越低
   E. 含水量与活性无关
4. 硅胶、氧化铝吸附柱色谱过程中，吸附剂的用量一般为样品量的（　　）
   A. 10～30倍　　B. 20～30倍
   C. 40～60倍　　D. 40～80倍
   E. 30～60倍
5. 碱性氧化铝适合用于分离（　　）
   A. 氨基酸　　B. 有机酸
   C. 黄酮　　D. 生物碱
   E. 挥发油
6. 活性炭在下列哪一种条件下吸附性最强（　　）
   A. 酸性水溶液　　B. 碱性水溶液
   C. 稀乙醇水溶液　　D. 近中性水溶液
   E. 稀丙酮水溶液

7. 利用聚酰胺色谱法可除去植物粗提取物中的（　　）
A. 淀粉　B. 鞣质
C. 纤维　D. 水分
E. 油脂

8. 聚酰胺色谱中，洗脱能力强的是（　　）
A. 丙酮　B. 甲醇
C. 二甲基甲酰胺　D. 水
E. NaOH 水溶液

9. 分配纸色谱的固定相是（　　）
A. 纤维素　B. 纸
C. 滤纸中所含的水　D. 醇羟基
E. 展开剂中极性小的溶剂

10. 凝胶色谱法适用于分离（　　）
A. 极性大的成分　B. 极性小的成分
C. 亲脂性成分　D. 亲水性成分
E. 分子量不同的成分

11. 大孔吸附树脂吸附的化合物用水充分洗脱后，再用丙酮洗脱的通常是（　　）
A. 单糖　B. 鞣质
C. 低聚糖　D. 中性亲脂性成分
E. 氨基酸

12. 高效液相色谱分离效果好的一个主要原因是（　　）
A. 压力高　B. 吸附剂的颗粒小
C. 流动相流速快　D. 有自动记录
E. 检测器种类多

13. 气相色谱法最常用的载气是（　　）
A. 氢气　B. 氮气
C. 氦气　D. 氯气
E. 空气

X 型题

14. 常用作吸附色谱法吸附剂的有（　　）
A. 硅胶　B. 氧化铝
C. 活性炭　D. 聚酰胺
E. 葡聚糖凝胶

15. 大孔吸附树脂的分离原理包括（　　）
A. 氢键吸附　B. 范德瓦耳斯力
C. 化学吸附　D. 分子筛
E. 分配系数差异

16. 高效液相色谱法的系统适应性试验通常包括（　　）
A. 理论板数　B. 分离度
C. 灵敏度　D. 拖尾因子
E. 重复性

二、问答题

1. 高效液相色谱法按分离原理可以分哪几类？分离原理是什么？
2. 天然药物化学成分结构鉴定一般有哪些步骤？

（唐　敏）

第5章 糖和苷类

学习目标

1. 知识目标：掌握糖和苷类化合物的结构分类与特点、理化性质和提取分离方法；熟悉糖和苷类化合物的化学鉴别方法；了解苷的色谱鉴别方法。

2. 能力目标：能够根据天然药物中糖和苷类化合物的性质，设计出合理的提取分离方案。

3. 素质目标：培养学生解决实际问题的思维。

案例5-1

关于枸杞您知道多少？是否所有枸杞品种都可用于保健养生？其实人们日常食用的多为宁夏枸杞的果实枸杞子，它是载入《中国药典》的枸杞品种。《中国药典》记载，枸杞子具有滋补肝肾和益精明目的功效，其物质基础之一则是枸杞多糖。枸杞多糖是一种能调节免疫和抗疲劳的重要活性成分。

问题：1. 什么是多糖？怎么分类？

2. 您还知道哪些多糖及其活性作用？

第1节 糖　　类

糖类（saccharide）又称碳水化合物（carbohydrate），是多羟基的醛（或酮）及其衍生物以及分子间脱水形成的聚合物的总称，是植物光合作用的产物，也是动植物生命活动不可缺少的能量物质。糖及糖的衍生物是天然药物中常见的化学成分，在很多天然药物中都含有糖，如枸杞子、地黄、何首乌、香菇、刺五加等。

一、糖的分类与结构的表示方法

（一）糖的分类

根据糖的基本单元数不同，可分为单糖、低聚糖和多糖。主要结构类型与实例见表5-1。

表5-1　糖的主要结构类型与实例

结构类型	代表成分
单糖 是糖的最小单位，是不能水解为更小分子的糖	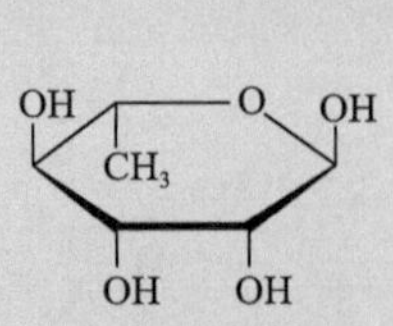 *L*-鼠李糖 (*L*-rhamnose) 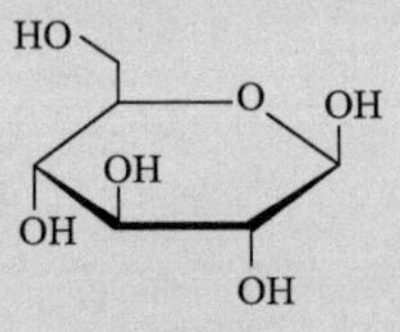 *D*-葡萄糖 (*D*-glucose)

续表

结构类型	代表成分
低聚糖 由2～9个单糖聚合而成，分为还原性低聚糖与非还原性低聚糖	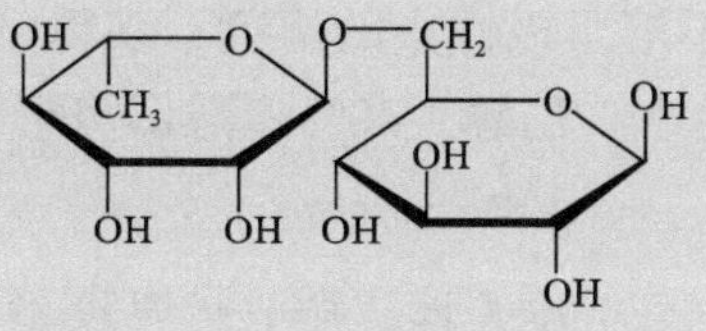 芸香糖 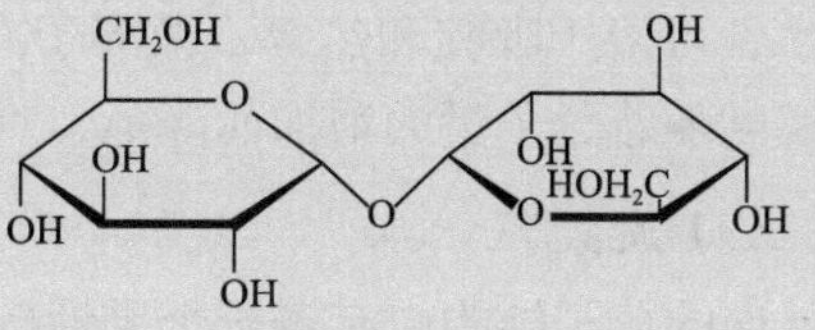 海藻糖
多糖 由10个以上单糖分子聚合而成，分为均多糖和杂多糖	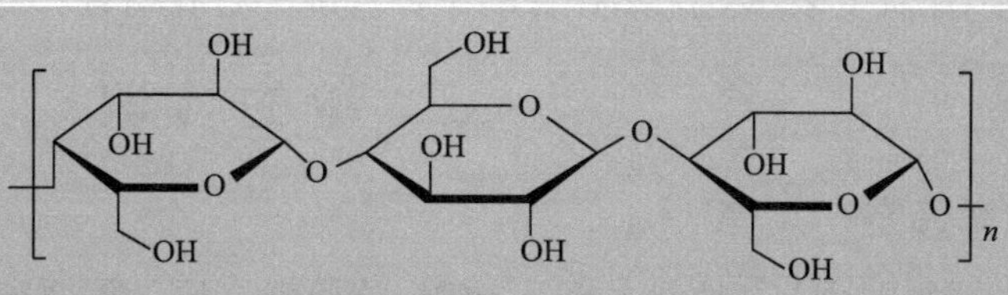 纤维素（cellulose） 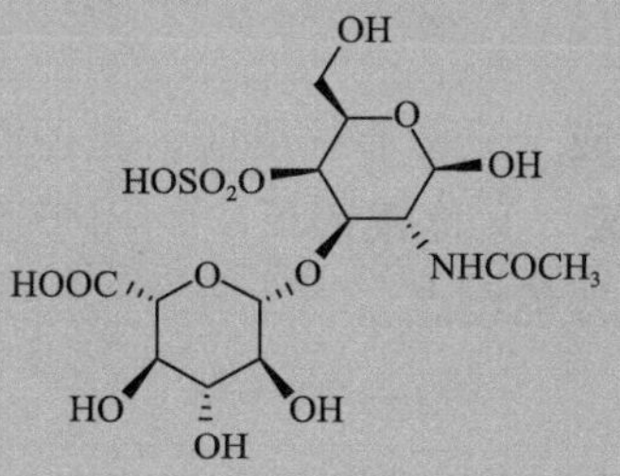 硫酸软骨素A（chondroitin sulfate A）

（二）糖的结构表示方法

单糖结构的表示方法常见以下3种，费歇尔投影式（Fischer投影式）、哈沃斯投影式（Haworth投影式）和优势构象式（椅式构象式），3种表示方法中以哈沃斯投影式最常用，如葡萄糖。

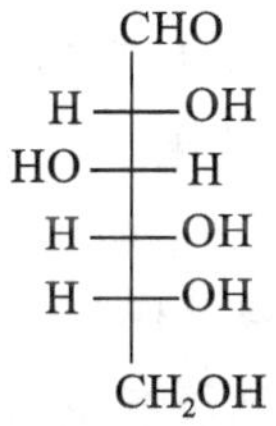
费歇尔投影式

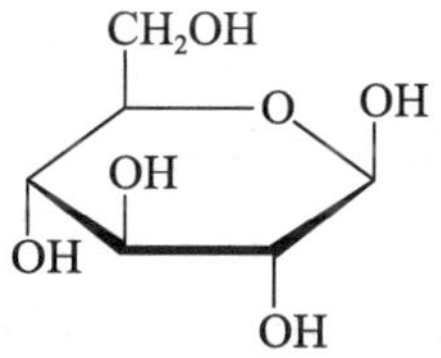
哈沃斯投影式

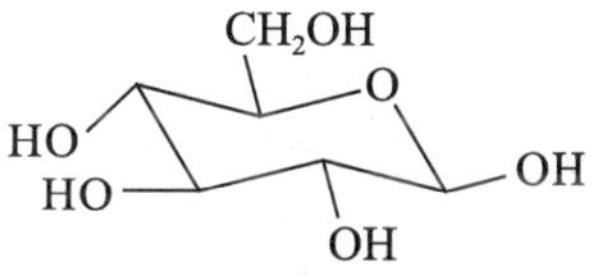
椅式构象式

描述糖的绝对构型：*D*、*L*构型及半缩醛羟基的相对构型——*α*、*β*构型。

1. 糖的相对构型 当C_1、C_5取代基在环面异侧时，糖的相对构型为*α*；当C_1、C_5取代基在环面同侧时，相对构型为*β*。

2. 糖的绝对构型 当C_5取代基在环面上方时，糖的绝对构型为*D*；当C_5取代基在环面下方时，绝对构型为*L*。通常，绝对构型为*D*时往往形成*β*-糖；绝对构型为*L*时一般形成*α*-糖。

二、糖的理化性质

（一）性状

单糖和低聚糖大多数味甜，吸湿性较强，单糖和一些分子量较小的低聚糖普遍为无色或白色结晶，分子量较大的低聚糖较难结晶，常为非结晶性的白色固体，单糖大多有还原性，低聚糖大多失去还原性。多糖绝大多数无甜味，无一定熔点，是无定型粉末，多糖则失去还原性。

（二）溶解性

单糖羟基多，极性大，易溶于水、甲醇、乙醇，难溶于低极性有机溶剂；低聚糖易溶于水，特别是热水，可溶于吡啶和热醇，微溶于冷醇，不溶于极性小的溶剂；多糖溶于热水可成胶体溶液，在水中溶解度随着分子量的增加而降低，难溶于冷水、乙醇（80%乙醇即可形成沉淀）和丙酮等溶剂。

（三）旋光性

单糖的分子结构中有若干个手性碳原子，具有旋光性。旋光性是糖类及其衍生物的重要物理性质。旋光度的大小以比旋度表示。天然存在的单糖左旋、右旋均有。

三、糖的检识

（一）化学鉴定

1. 莫利希（Molisch）反应　又称α-萘酚-浓硫酸反应。溶液中含有糖或苷即可发生此反应。

取供试液，加3% α-萘酚乙醇溶液摇匀，沿管壁滴加浓硫酸，出现两液层，观察两层交界面处，应呈紫红色环。

2. 费林（Fehling）反应　又称菲林反应，是还原性糖的检识反应，产生砖红色氧化亚铜沉淀。

3. 托伦（Tollen）反应　又称银镜反应，用于还原性糖的检识，析出的银在试管壁上则呈光亮银镜，在薄层板或滤纸上为褐色斑点。

（二）色谱鉴定

1. 纸色谱　糖类极性大，适合进行纸色谱鉴定，展开剂一般常用水饱和的有机溶剂展开，如正丁醇-醋酸-水（4：1：5上层，BAW）、水饱和的苯酚。比移值与糖结构中碳原子数、羟基数有关，在单糖中碳原子少的糖比移值比碳原子多糖大，酮糖比醛糖大，去氧糖则更大。比移值还与溶剂的含水量有关，因此在配制展开剂时要特别注意。纸色谱分离后斑点的显示，常用硝酸银试剂，产生棕褐色斑点。

2. 薄层色谱　常用硅胶作为固定相，极性较大的溶剂系统作为展开剂，如正丁醇-醋酸-水（4：5：1上层），三氯乙烷-甲醇-水（65：35：10下层）。糖的极性大，色谱时点样量不宜大于5μg，否则易出现拖尾，使比移值下降，影响分离效果。若将硅胶用0.03mol/L硼酸溶液或一些无机盐的水溶液如0.02mol/L硼酸盐缓冲液、0.1mol/L亚硫酸氢钠水溶液等代替水调制硅胶铺薄层板，有利于斑点的集中，则样品承载量可明显提高，分离效果也有所改善。

薄层色谱的显色剂除用硝酸银外，还可用硫酸的水或乙醇溶液、茴香醛-浓硫酸等试剂。

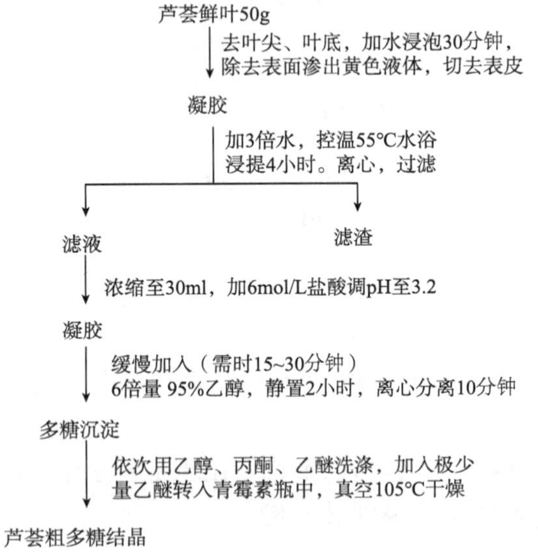

图5-1　芦荟多糖的提取

四、糖的提取

单糖一般以水为溶剂，采用煎煮法、渗漉法或浸渍法提取。低聚糖、多聚糖则多用温水或者热水提取，见图5-1 芦荟多糖的提取。

第2节　苷　　类

案例5-2

医院急诊科常会收治吃杏仁后中毒的患者，其中很多是中老年人，他们吃了自家晒的苦杏仁后，因恶心、呕吐、头晕而到医院就诊。苦杏仁中毒时，轻者表现为出现口苦、流涎、头晕、头痛、恶心、呕吐、心悸、四肢无力等；轻重者则出现胸闷、呼吸困难、呼吸时可嗅到苦杏仁味等；严重者可出现意识不清、呼吸微弱、继之意识丧失、瞳孔散大、对光反射消失等，最后可能因呼吸肌麻痹或心脏停搏而死亡。

问题：为什么食用新鲜苦杏仁引起中毒？

苷类（glycoside）又称为配糖体，广泛存在于自然界，很多天然产物如黄酮类、蒽醌类、苯丙素类等均可与糖形成苷，由于苷元不同，因此苷的结构多样，性质也有很大变化，共性在于糖和苷键部分。

一、苷的结构与分类

苷类是指糖或糖的衍生物端基碳与另一非糖物质通过脱水连接而成的一类化合物的总称，水解后生成糖和非糖两部分。其中非糖部分又可称苷元（genin）。连接苷元与糖之间的化学键称为苷键。组成苷键的原子称为苷键原子，常见的苷键原子有O、S、N、C 4种。

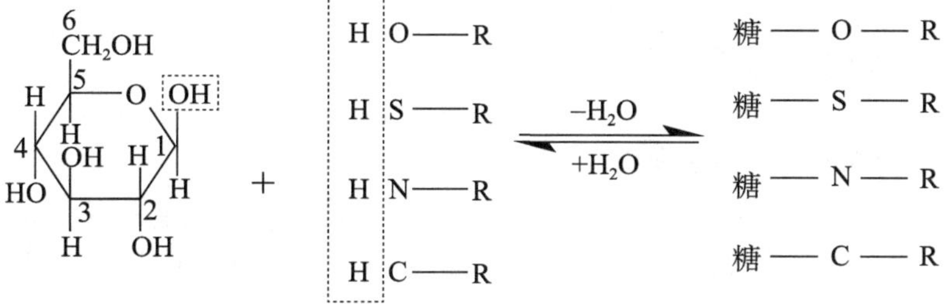

糖　＋　苷元　⇌　苷

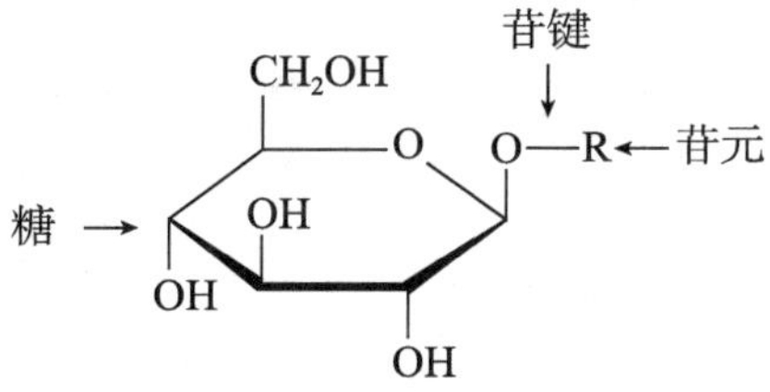

苷的结构

根据苷键的构型不同苷分为α-苷、β-苷两大类，在自然界*D*-糖常形成β-苷，*L*-糖常形成α-苷。组成苷的糖，有单糖、低聚糖。苷的结构类型见表5-2。

表5-2　苷的结构类型

结构类型		活性成分	主要来源	作用
氧苷（*O*-苷）	醇苷	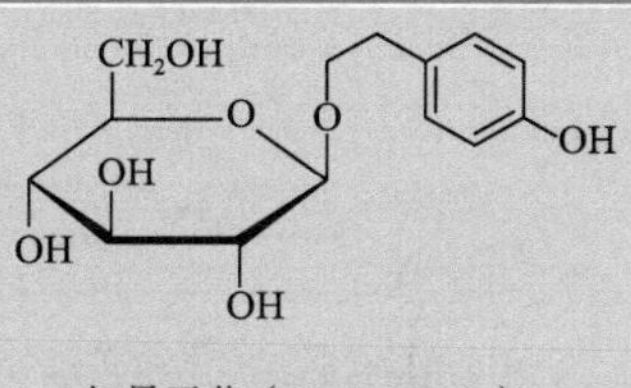 红景天苷（rhodioloside）	来源于景天科植物大花红景天的干燥根及根茎	改善心脏功能。治疗冠心病有良效
	酚苷	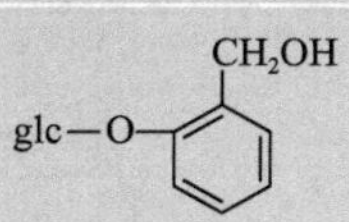 水杨苷	紫柳树皮中	具有解热和镇痛作用

续表

结构类型		活性成分	主要来源	作用
氧苷（*O*-苷）		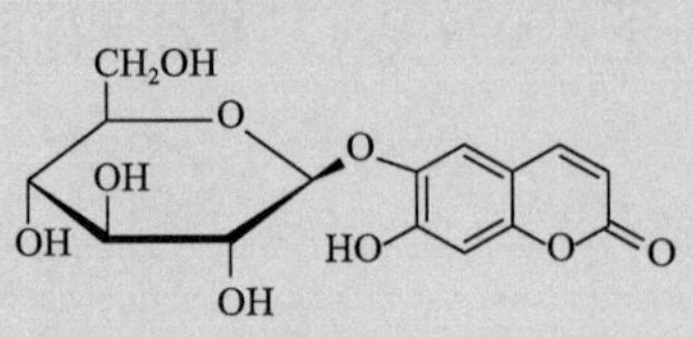 七叶苷	来源于木犀科植物苦枥白蜡树、白蜡树、尖叶白蜡树或宿柱白蜡树的干燥枝皮或干皮	具有抗菌消炎、止咳平喘作用
	氰苷	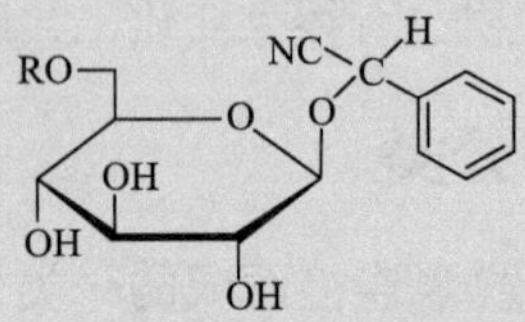 R=*β*-*D*-Glc 苦杏仁苷（amygdalin）	苦杏仁为蔷薇科植物山杏、西伯利亚杏、东北杏或杏的干燥成熟种子	止咳化痰
	酯苷	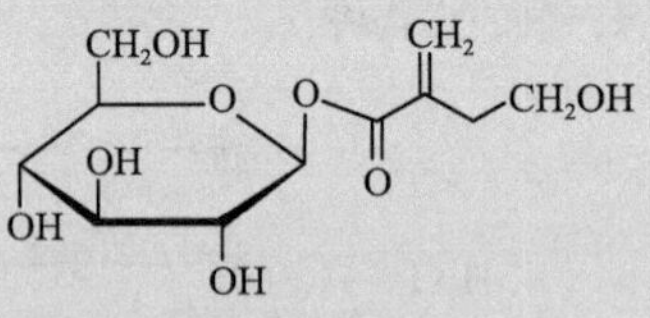 山慈菇苷A（tuliposide A）	来源于兰科植物杜鹃兰、独蒜兰或云南独蒜兰的干燥假鳞茎	抗真菌
	吲哚苷	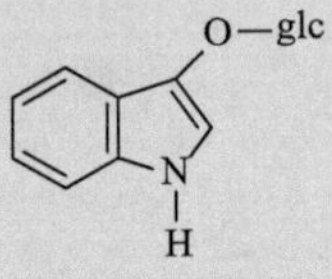 靛苷（indicum）	来源于十字花科植物松蓝、爵床科植物马蓝、蓼科植物蓼蓝、马鞭草科植物大青木的干燥叶	抗病毒
硫苷（*S*-苷）		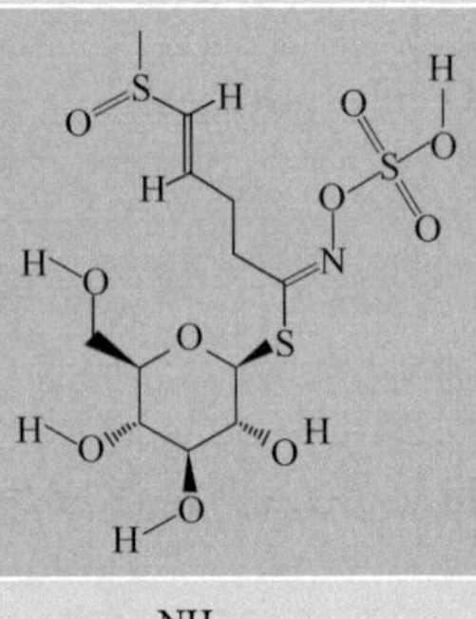	来源于十字花科植物萝卜的根部	消积、化痰止咳、消毒等
氮苷（*N*-苷）		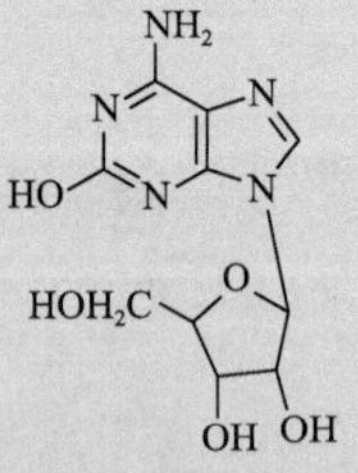 巴豆苷（crotonoside）	来源于大戟科植物巴豆的干燥成熟果实	抗菌作用。对治疗肠梗阻、白喉和小儿腹泻有良效
碳苷（*C*-苷）		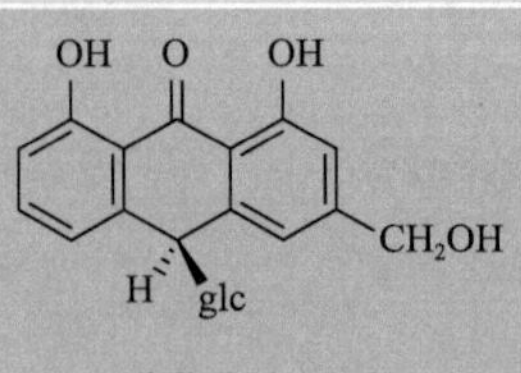 芦荟苷（aloin）	来源于百合科植物库拉索芦荟、好望角芦荟或其他同属近缘植物叶的汁液浓缩干燥物	泻下作用

另外，依据苷在植物体内存在状态的不同，可将苷分为原生苷和次生苷；依据苷结构中单糖数目的不同苷又可分为单糖苷、双糖苷、三糖苷；依据苷元结构不同也可分为黄酮苷、蒽醌苷、香豆素苷；

依据糖链的数目不同分为单糖链苷、双糖链苷；依据苷的生物活性不同分为强心苷、皂苷等。

二、苷的理化性质

苷类化合物是由糖、苷键和苷元三部分组成，由于苷元的结构不同，性质也有很大的差别，其共性主要体现在苷结构中糖和苷键的部分。

1. 苷的性状和溶解性

（1）苷类化合物大多数是固体。其中，含糖基少的苷类易形成结晶，含糖基多的苷类有吸湿性，一般为无定型粉末。多数苷无色，因苷元具有发色团或助色团而呈一定颜色，如黄酮苷、蒽醌苷等。苷类一般无味，少数具苦味、甜味或辛辣味，如龙胆苦苷、甜菊苷、皂苷等。

（2）苷类的溶解性与苷元、糖的结构有关。苷类结构中因含有糖基，具有亲水性，可溶于水、亲水性有机溶剂，不溶或难溶于亲脂性有机溶剂。苷类亲水性的大小与糖基数目、糖基的性质、苷元的性质有关。*C*-苷较为特殊，在所有溶剂中均较小。

（3）苷元部分因不含糖，显亲脂性，不溶或难溶于水，可溶于亲水性有机溶剂如甲醇、乙醇、丙酮，易溶于亲脂性有机溶剂如乙酸乙酯、三氯甲烷、乙醚等。

2. 旋光性 苷类均有旋光性，天然苷类多具左旋光性，水解后生成糖而呈右旋。通过比较水解前后旋光性的变化，可初步判断苷类成分的存在。

3. 苷的检识 采用莫利希（Molisch）反应。

三、苷键的裂解

苷键具有缩醛的性质，在一定条件下，易发生化学和生物裂解成为糖和苷元。通过苷键的裂解反应，可获得苷键的构型、苷元与糖及糖与糖之间连接方式的信息。苷键裂解常用的方法有酸催化水解法、碱催化水解法、酶催化水解法、氧化开裂法等。

（一）酸催化水解法

苷键易被稀酸催化水解，常用的酸为稀盐酸、稀硫酸、8%～10%甲酸、40%～50%醋酸等。酸水解反应比较剧烈，水解产物一般为苷元和糖。

苷键酸水解的机制是：苷键原子在酸性条件下首先质子化，然后苷键断裂生成苷元和糖的阳碳离子中间体，在水中，阳碳离子经溶剂化，再失去质子形成糖分子。以氧苷中葡萄糖苷为例说明其酸水解历程如下。

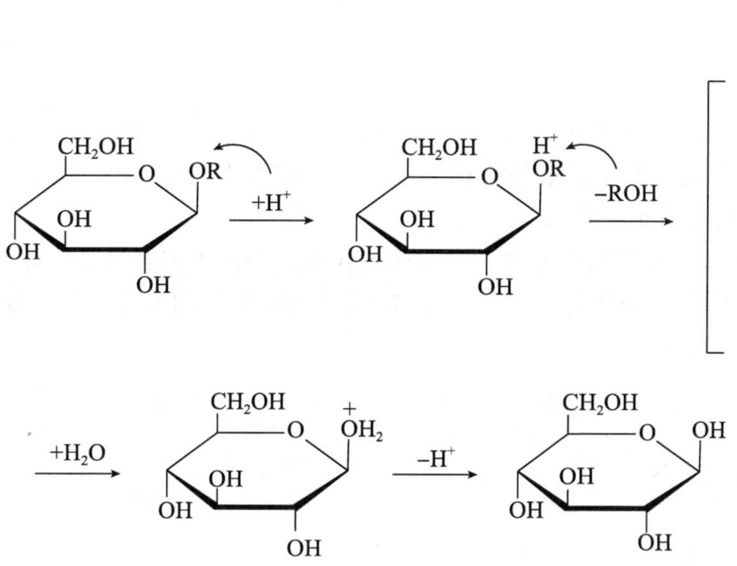

根据酸水解的原理，分析苷类酸催化水解，难易程度有如下规律。

1. 苷键原子不同 水解易难顺序为：*N*-苷＞*O*-苷＞*S*-苷＞*C*-苷。N电子云密度大，易接受质子。而C上无共享电子对，电子云密度小，不能质子化，最难水解。

2. 糖的种类不同 ①呋喃糖苷较吡喃糖苷易水解，因吡喃糖为六元的椅式结构较稳定；②酮糖苷较醛糖苷易水解，因为酮糖多为呋喃糖；③吡喃糖苷中，C_5取代基越大越难水解，水解速率为：五碳糖苷＞甲基五碳糖苷＞六碳糖苷＞七碳糖苷＞糖醛酸苷；④去氧糖最易水解，水解的易难顺序为：2, 6-二去氧糖苷＞2-去氧糖苷＞6-去氧糖苷＞2-羟基糖苷＞2-氨基糖苷。

3. 苷元结构不同 芳香族苷较脂肪族苷易水解。芳香族苷因苷元部分有供电子基，水解比脂肪族苷容易，某些酚苷，如蒽醌苷、香豆素苷不用加酸，只需加热即可水解。

4. 难水解的苷 对难水解的苷常需要在剧烈条件下进行，如增加酸的浓度和水解时间、提高温度等，但剧烈的水解条件会引起苷元结构的改变，因此，最好采用两相酸水解法，即向待水解液中加入与之不相混溶的有机溶剂，使苷元生成后马上转溶于有机溶剂中，减少其与酸的接触时间，从而获得真正的苷元。

（二）碱催化水解法

苷键具有缩醛结构，对碱性试剂比较稳定，不易发生碱水解。但有些特殊的苷如酯苷、酚苷、烯醇苷和β位有吸电子基团的苷类易发生碱水解，如靛苷、藏红花苦苷（picrocrocin）等。

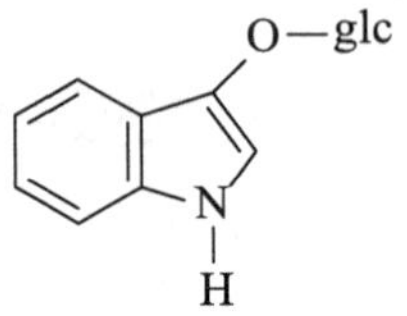

靛苷

（三）酶催化水解法

酶是生物催化剂。酶水解和酸水解不同，水解条件温和（30～40℃），且对水解部位有较高的专属性，即一种酶通常仅能水解一种特定构型的苷键而对其他部位无作用。通过酶水解，可获知苷键的构型、苷元与糖、糖与糖的连接方式等信息。利用酶水解，可获得次生苷和低聚糖，保持苷元的结构。

常用的酶有：转化糖酶，只水解*β*-果糖苷键；麦芽糖酶，只水解*α*-*D*-葡萄糖苷键；苦杏仁酶，只水解*β*-葡萄糖苷键；纤维素酶，只水解*β*-*D*-葡萄糖苷键。苷在植物体内常与自身水解酶共存。若需要获得原生苷，在天然药物的采收、加工、贮藏、提取过程中，要特别注意天然药物中的内存酶对所含苷的影响。

（四）氧化开裂法

常用的氧化开裂法有史密斯（Smith）降解法，它具有选择性高、反应温和、能获得真正的苷元的特点，适用于某些苷元结构不太稳定的苷或难以水解的*C*-苷，与剧烈的酸水解相比，该方法可有效避免苷元结构的破坏，对苷元的结构研究有重要意义。

Smith降解法反应分为三步：①在水或稀醇溶液中，用$NaIO_4$在室温条件下将苷分子中糖上的邻二羟基氧化开裂为二元醛；②将二元醛用$NaBH_4$还原成相应的二元醇；③调节pH至2左右，室温放置，水解生成苷元、多元醇、羟基乙醛。反应式如下：

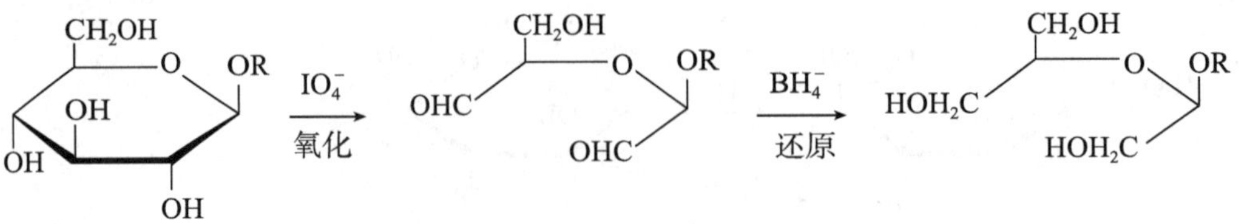

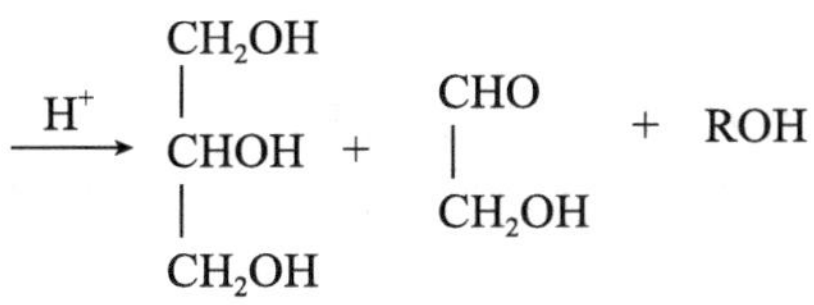

四、苷的提取与分离

（一）提取

苷的提取多用溶剂法，由于天然药物中原生苷、次生苷、苷元的性质不同，提取方法也有些不同。

1. 原生苷的提取 提取原生苷，常用的溶剂为水或乙醇。天然药物中的苷都有水解酶存在，提取原生苷时，要设法破坏或抑制与之共存酶的活性。常用的方法有：直接用沸水提取；用甲醇或60%以上的乙醇作溶剂提取；将药材先用一定量的$CaCO_3$拌匀后再用沸水提取等。若用现代微波技术提取原生苷，可直接灭酶。

2. 次生苷或苷元的提取 提取次生苷或苷元，常用的溶剂为乙醇、乙酸乙酯。提取时要保存酶的活性，充分利用酶的水解作用，获得需要的成分。常用的条件是在原料中加适量温水拌匀，控制温度35℃左右，放置24小时，即可发生酶解，再用适当浓度的乙醇进行提取，获得次生苷或苷元。由于苷的种类很多，苷元结构差异较大，所连接糖的种类和数量不同，彼此间性质也有差异，很难有统一的提取方法。图5-2所示的流程为系统提取苷类的常用方法。

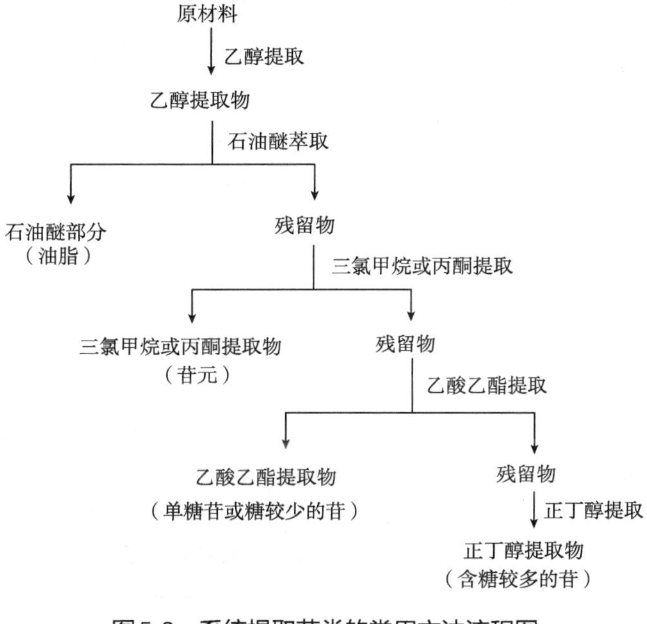

图5-2 系统提取苷类的常用方法流程图

（二）分离

苷类由于极性较大，提取物往往含有其他杂质，需要进一步除去这些混存的杂质才能分离。纯化方法有溶剂法、铅盐沉淀法、凝胶滤过法、大孔树脂法等。

分离苷类常用色谱法，一般极性小的苷类，常采用硅胶吸附色谱进行分离，极性较大的苷类多采用分配色谱进行分离。

1. 溶剂处理法 利用苷类的溶解性不同，可选择不同的溶剂溶解，沉淀不同化合物来实现苷的分离。例如，某些酸性苷难溶于酸性水而能溶于碱性水，故用碱水后，过滤不溶物，再往提取液中加入酸，苷类即可析出沉淀，如蒽醌苷和黄酮苷等，某些碱性苷则利用其能溶于酸水，采用酸水提取后，过滤不溶物，再加入碱，这类苷即可析出沉淀。

2. 铅盐处理法 利用铅盐在水或稀醇中能沉淀出多种类型植物成分的性质，达到除去杂质、提纯苷类的目的，常用的铅盐有中性乙酸铅和碱式乙酸铅：中性乙酸铅可与具有邻二酚羟基、多元酚结构及羧基苷类结合生成沉淀，碱式乙酸铅除与以上成分生成沉淀外，还可以与如中性皂苷、糖类等单元酚及中性大分子物质结合生成沉淀。

3. 大孔树脂纯化法 大孔树脂是一类内部具有三维空间立体孔结构的拥有良好吸附性能的有机高分子聚合物，特别适合从很低浓度的水溶液中分离低极性或非极性的化合物。苷类成分分离选用弱极性大孔树脂，利用其对极性物质吸附力弱的特点，除去提取液中与苷共存的糖类、鞣质类等极性较大的化合物。

4. 柱色谱分离法 根据不同结构的苷在吸附性、分配系数和分子量等方面存在差异的特性，选用吸附柱色谱、分配柱色谱等方法以获得苷的单体，组成复杂的苷类，需反复采用不同的柱层析或多种方法互相配合才能得到单体。

目标检测

选择题

A型题

1. 苷键原子对酸水解的影响，酸水解由易到难顺序为（　　）
   A. *O*-苷＞*N*-苷＞*S*-苷＞*C*-苷
   B. *N*-苷＞*O*-苷＞*C*-苷＞*S*-苷
   C. *N*-苷＞*O*-苷＞*S*-苷＞*C*-苷
   D. *N*-苷＞*S*-苷＞*O*-苷＞*C*-苷
   E. *C*-苷＞*O*-苷＞*S*-苷＞*N*-苷
2. Smith降解法所使用的试剂是（　　）
   A. $NaIO_4$　B. HCl
   C. $NaBH_4$　D. $NaNO_3$
   E. $NaIO_4$、$NaBH_4$、HCl
3. 酶的活性温度通常是（　　）
   A. 20～30℃　B. 25～30℃
   C. 40～50℃　D. 50～60℃
   E. 30～40℃
4. 多聚糖包含的单糖数为（　　）
   A. 2～3　B. 2～5
   C. 2～9　D. 2～10
   E. 10以上
5. 芸香糖的组成除了一分子葡萄糖之外，还有（　　）
   A. 一分子葡萄糖　B. 两分子鼠李糖
   C. 两分子果糖　D. 一分子果糖
   E. 一分子鼠李糖
6. 双糖链苷分子中有（　　）
   A. 一个单糖分子　B. 二糖分子
   C. 一个糖链　D. 两个糖链
   E. 三糖分子
7. 洋地黄毒糖属于（　　）
   A. 六碳糖　B. 糖醛酸
   C. 去氧糖　D. 羟基糖
   E. 氨基糖
8. 硫苷主要存在于哪一科（　　）
   A. 景天科　B. 十字花科
   C. 毛茛科　D. 蔷薇科
   E. 兰科

X型题

9. 下列哪些是植物多糖（　　）
   A. 淀粉　B. 纤维素
   C. 硫酸软骨素　D. 黏液质
   E. 肝素
10. Molisch反应呈现反应的成分有（　　）
    A. 鼠李糖　B. 葡萄糖
    C. 苷元　D. 芸香糖
    E. 苷
11. 酸催化水解的特点是（　　）
    A. 剧烈而彻底　B. 反应选择性高
    C. 得到单糖　D. 得到苷元
    E. 得到次级苷
12. 常见的双糖有（　　）
    A. 芸香糖　B. 淀粉
    C. 纤维素　D. 海藻糖
    E. 菊糖
13. 可以抑制酶的活性，防止酶催化水解的物质有（　　）
    A. 碳酸钙　B. 高浓度的醇类
    C. 高浓度的乙酸乙酯　D. 极低浓度的醇类
    E. 沸水

（祝燕平　刘　毅　许应生）

第6章
黄　酮　类

学习目标

1. 知识目标： 掌握黄酮类化合物的结构与分类、理化性质、提取分离及检识；熟悉黄酮类化合物的鉴定，常用含黄酮类成分中药的质量控制成分；了解黄酮类化合物的生物活性、分布及应用。

2. 能力目标： 具有从中药中提取分离及检识黄酮类化合物的能力。

3. 素质目标： 具备科学严谨的作风；独立思考的能力；树立药品质量安全意识及开拓创新的精神。

第1节　概　　述

黄酮类化合物，是一类多酚类成分，在自然界中分布广泛。它们之所以被称为黄酮，是因为最早被发现的这类化合物含有酮基结构，并且大多数在颜色上呈现黄色或淡黄色。在自然界中，黄酮类化合物多分布于双子叶植物及裸子植物中，在唇形科、玄参科、爵麻科、苦苣苔科、菊科、银杏科等植物中存在较多，常见的天然药物如槐米、黄芩、葛根、银杏、刺梨、大豆等的主要成分都含有黄酮。

黄酮类化合物广泛存在于植物界，并具有多种生物活性。其主要作用表现在：①抗炎作用：芦丁（rutin）及其衍生物曲克芦丁、二氢槲皮素等，均表现出较强的抗炎活性，能有效缓解和治疗炎症性疾病。②对心血管系统作用：芦丁、橙皮苷、*d*-儿茶素等，能降低毛细血管的脆性和异常通透性，作为治疗毛细血管性出血、高血压及动脉硬化等疾病的辅助药物。③抗菌及抗病毒作用：木犀草素（luteolin）、黄芩苷（baicalin）和黄芩素（baicalein）等具有抗菌作用，槲皮素、桑色素等表现出抗病毒活性。④护肝作用：水飞蓟宾、异水飞蓟宾、水飞蓟宁和水飞蓟亭是组成水飞蓟素的主要化学成分，在临床上，水飞蓟素被广泛用于治疗急慢性肝炎、肝硬化及多种中毒性肝损伤，具有显著的肝保护作用。⑤雌激素样作用：部分异黄酮类化合物，如染料木素、金雀花异黄素、大豆素（daidzein）等，具有类似雌激素的生理作用。⑥解痉作用：异甘草素及大豆素等黄酮类化合物能够解除平滑肌痉挛。⑦泻下作用：如中药营实中的营实苷A有致泻作用。

链接　黄酮类化合物的生物合成途径

黄酮类化合物在植物体内的生物合成途径是复合型的，由莽草酸途径和乙酸-丙二酸途径共同作用。通常被认为是由对香豆酰辅酶A和丙二酸辅酶A首先生成查耳酮，然后再衍变为各类黄酮类化合物。

第2节　结构与分类

1952年以前，黄酮类化合物主要指基本母核为2-苯基色原酮的化合物，现泛指两个苯环（A环与

B环）通过中央三碳链相互连接而成的一系列化合物。它们大多具有C_6-C_3-C_6的基本骨架，其中C_6代表一个苯环，C_3代表三个碳原子，C_6代表另一个苯环。在A、B环上常连接有羟基、甲氧基或异戊烯基等取代基。

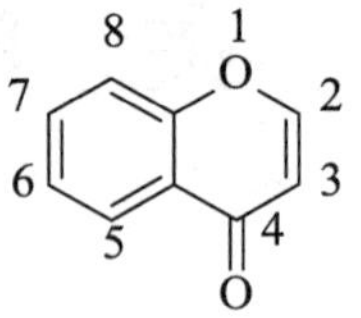

色原酮

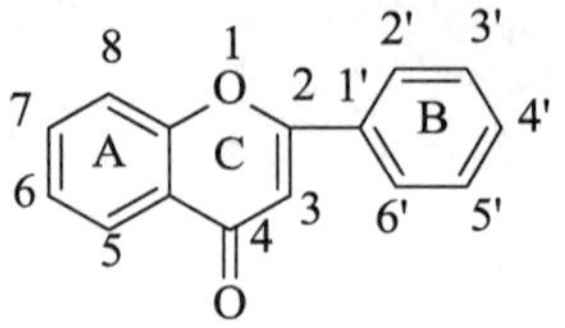

2-苯基色原酮

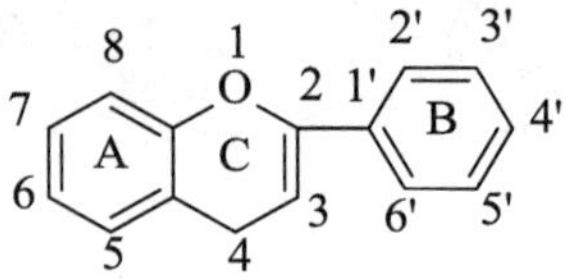

C_6-C_3-C_6

天然黄酮类化合物多以苷类形式存在，由于苷元不同，以及糖的种类、数量、连接位置和连接方式的不同，自然界中形成了数目众多、结构各异的黄酮苷类化合物。组成黄酮苷的糖类主要有单糖（*D*-葡萄糖、*L*-鼠李糖等）、双糖（芸香糖、槐糖等）、三糖（龙胆三糖、槐三糖等）。在黄酮*O*-苷中，糖的连接位置与苷元结构类型有关。如黄酮醇类单糖苷常连接在苷元的3、7、3′、4′位上，双糖链苷连接在3, 7位或3, 4′位及7, 4′位上。除黄酮*O*-苷之外，天然黄酮类化合物中还发现了*C*-苷，如葛根素。

黄酮类化合物主要根据母核中C环的氧化程度、C环是否成环及B环连接位置的不同（2位或3位）等进行分类。本章只从苷元部分对黄酮类化合物进行分类。

一、黄酮类和黄酮醇类

黄酮类和黄酮醇类基本结构：

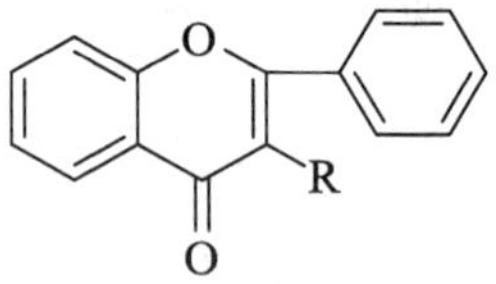

R=H　黄酮类
R=OH　黄酮醇类

这里所指的黄酮类（flavone）是具有2-苯基色原酮母核，且3位上无含氧基团取代的一类化合物。黄酮醇类（flavonol）的结构特点是在黄酮基本母核的3位上连有羟基或其他含氧基团。天然黄酮A环的5、7位几乎同时连有羟基，而B环常在4′位有羟基或甲氧基，3′位有时也有羟基或甲氧基。此类化合物数量最多，尤其是黄酮醇。

常见的黄酮类及其苷类有芫荽、蒲公英中具有降糖、降压活性的芹菜素，黄芩中具有抗菌、抗炎活性的黄芩苷、黄芩素。黄芩苷遇水水解成黄芩素，黄芩素容易被氧化成醌类衍生物，呈现出绿色，这是黄芩发绿的原因。

常见的黄酮醇类及其苷类有红花中的抗肿瘤、抗氧化活性的山柰酚，以及槐米中的抗炎、抗氧化、抗肿瘤活性的槲皮素和芦丁。

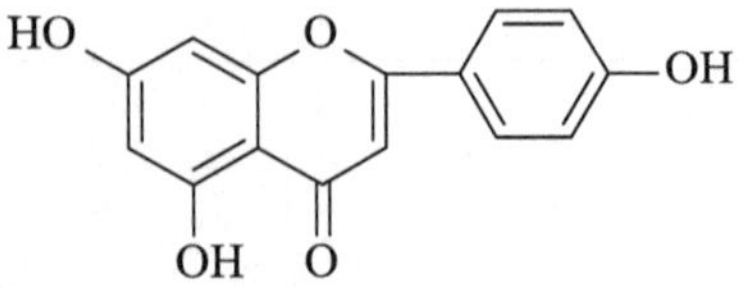

芹菜素

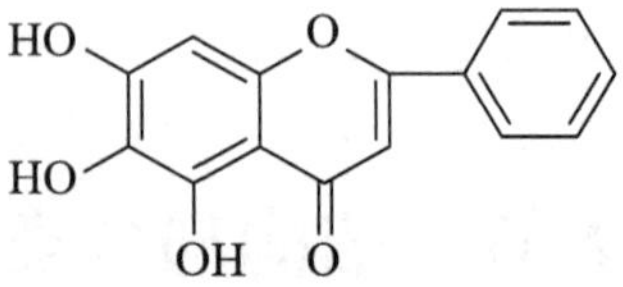

黄芩素

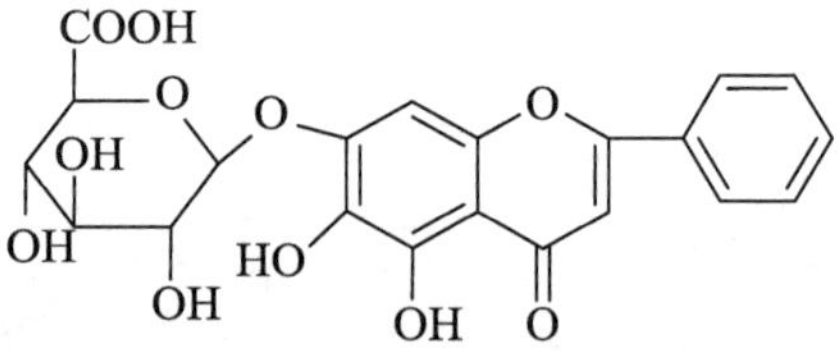

黄芩苷

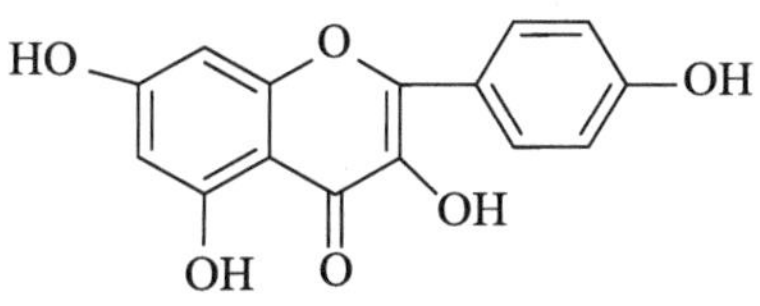

山柰酚

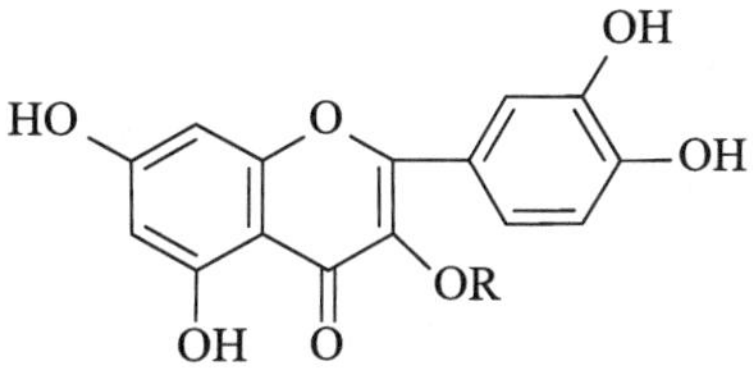

槲皮素

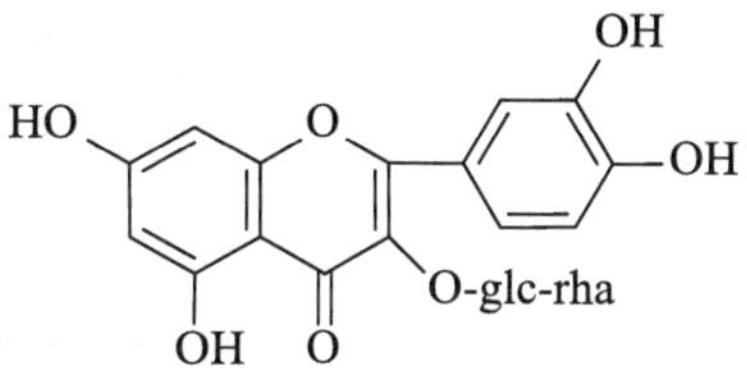

芦丁

二、二氢黄酮类和二氢黄酮醇类

二氢黄酮类和二氢黄酮醇类基本结构：

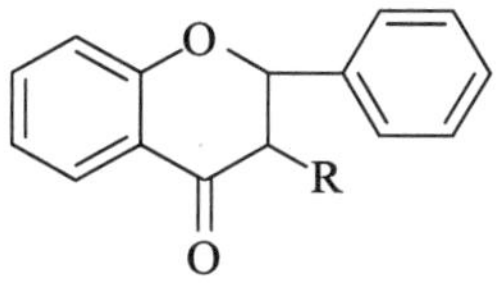

R=H 二氢黄酮类

R=OH 二氢黄酮醇类

二氢黄酮类（dihydroflavone）和二氢黄酮醇类（dihydroflavonol）可看作是黄酮与黄酮醇的基本母核2、3位双键被氢化而成，它们在植物体内常与相应的黄酮和黄酮醇共存。

二氢黄酮类在蔷薇科、芸香科、豆科、杜鹃花科、菊科、姜科等植物中分布较多；二氢黄酮醇类普遍存在于豆科植物中。例如，具有维持血管正常渗透压、降低血管脆性作用的橙皮苷，对消化性溃疡有抑制作用的甘草素（liquiritigenin）和甘草苷（liquiritin）都属于二氢黄酮类；桑枝中的二氢桑色素、黄柏叶中的黄柏素-7-*O*-葡萄糖苷均属于二氢黄酮醇类。

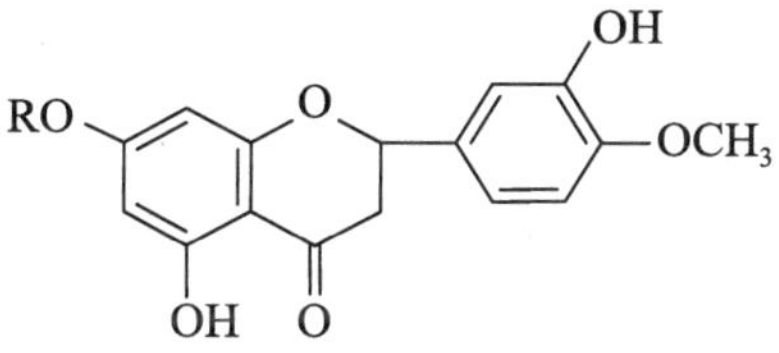

橙皮素 R=H
橙皮苷 R=glc-rha

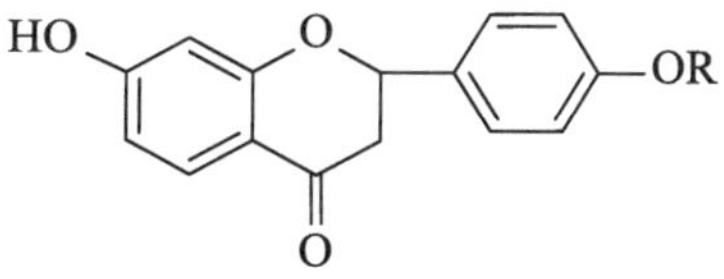

甘草素 R=H
甘草苷 R=glc

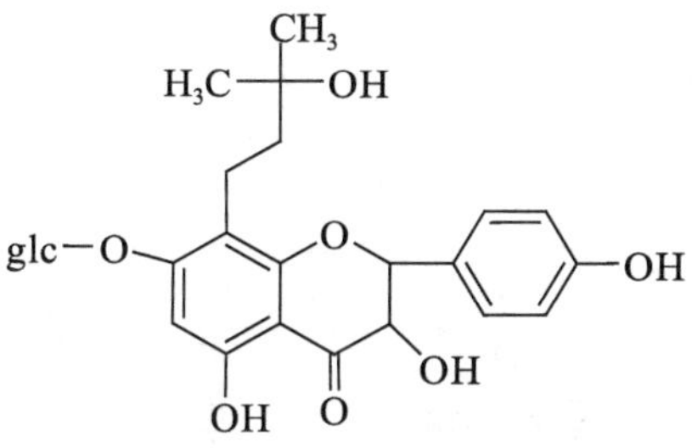

黄柏素-7-*O*-葡萄糖苷

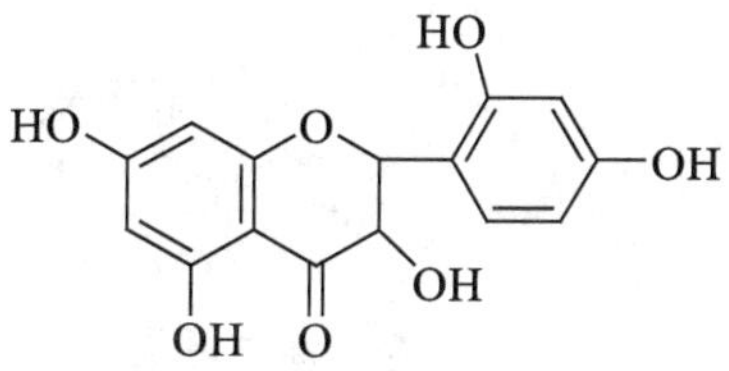

二氢桑色素

三、异黄酮类与二氢异黄酮类

基本结构：

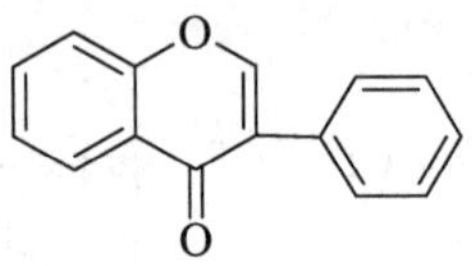

异黄酮类

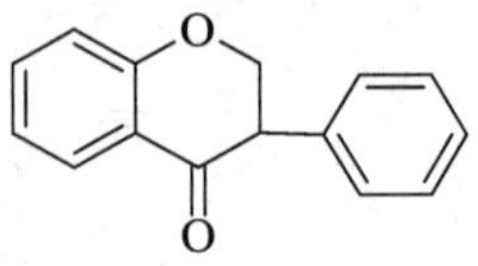

二氢异黄酮类

异黄酮类（isoflavone）基本母核结构是3-苯基色原酮，即B环连接在C环的3位上。异黄酮类在豆科蝶形花亚科和鸢尾科植物中较多见，例如，葛根中所含的大豆素、大豆苷、葛根素（puerarin）和葛根素木糖苷等均属于异黄酮类化合物。

二氢异黄酮类（dihydroisoflavone）具有异黄酮2、3位双键被氢化的基本母核。广豆根中所含具有抗癌活性的紫檀素、三叶豆紫檀苷和高丽槐素，毛鱼藤中所含的具有较强的杀虫和毒鱼作用的鱼藤酮均属二氢异黄酮的衍生物。

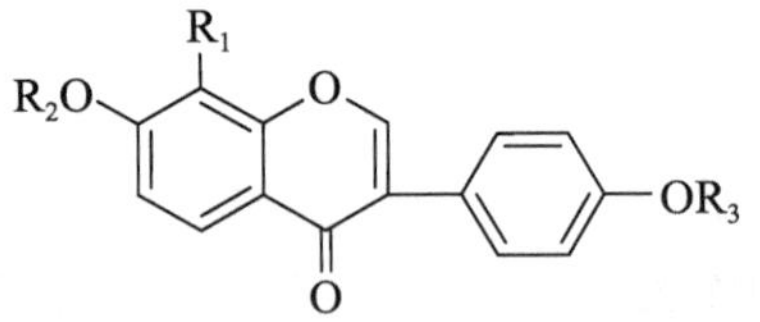

大豆素	$R_1=R_2=R_3=H$
大豆苷	$R_1=R_3=H$ $R_2=glc$
葛根素	$R_2=R_3=H$ $R_1=glc$
葛根素木糖苷	$R_1=R_3=H$ $R_2=xyl$

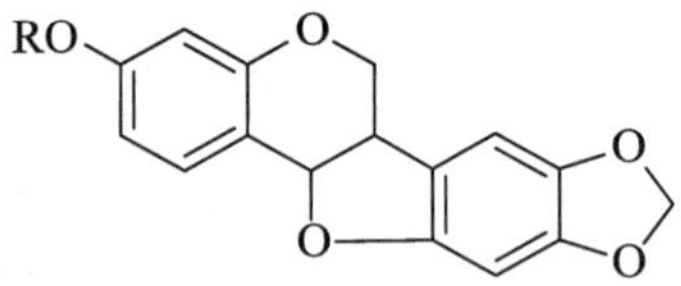

紫檀素	$R=CH_3$
三叶豆紫檀苷	$R=glc$
高丽槐素	$R=H$

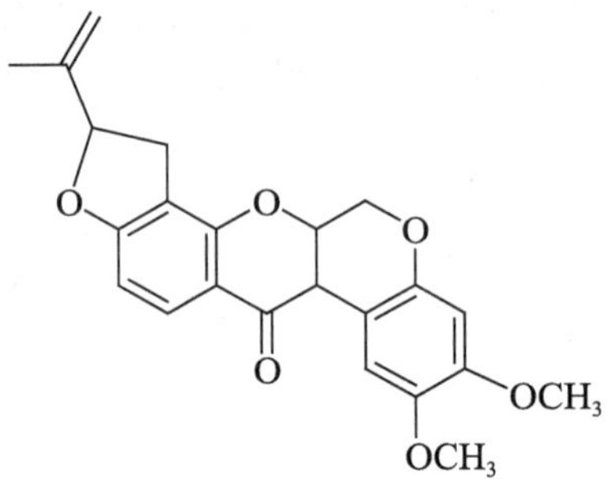

鱼藤酮

四、查耳酮类与二氢查耳酮类

基本结构：

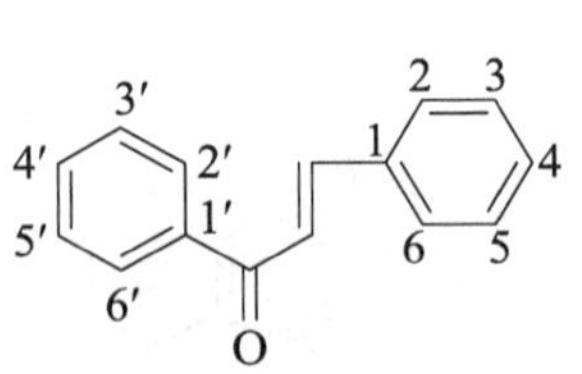

查耳酮类

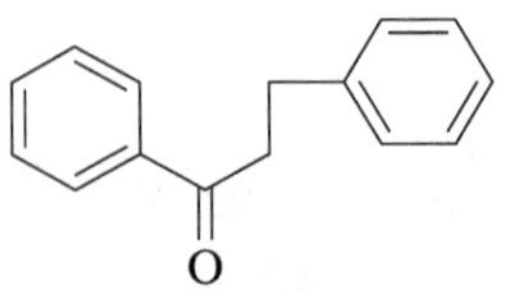

二氢查耳酮类

查耳酮类（chalcone）的结构特点是二氢黄酮C环的1、2位键断裂生成的开环衍生物，即中央三碳链未成环。其母核碳原子的编号也与其他黄酮类化合物不同。其2′-羟基衍生物为二氢黄酮的同分异构体，两者在一定条件下可以相互转化，即在酸性条件下2′-羟基查耳酮可转为无色的二氢黄酮，碱化后又转为深黄色的2′-羟基查耳酮。

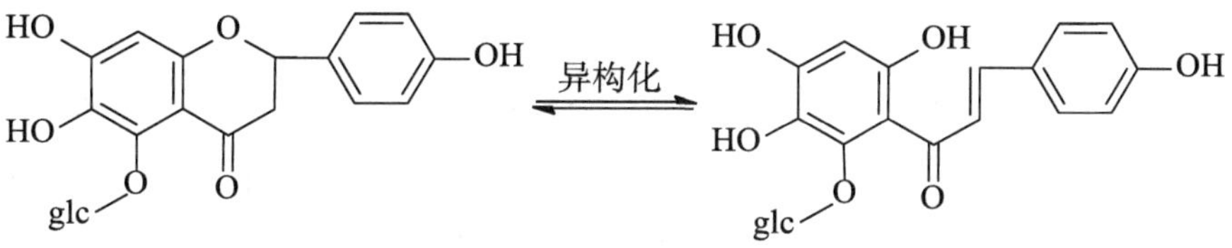

新红花苷（无色） 红花苷(黄色)

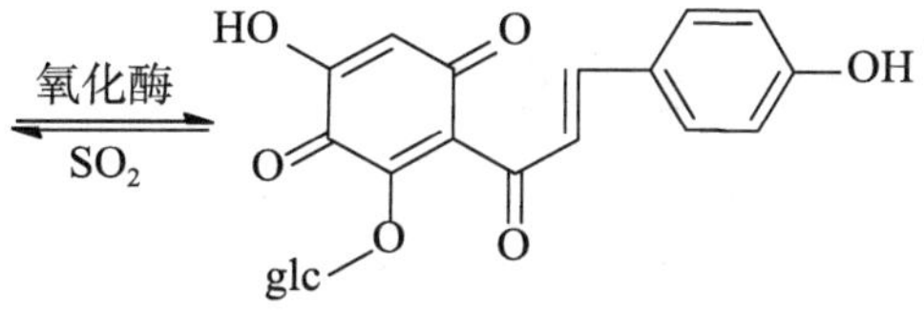

醌式红花苷(红色)

当红花在开花初期时，由于花中主要含无色的二氢黄酮型新红花苷及微量的红花苷，故花冠呈淡黄色；开花中期由于花中主要含的是查耳酮型的红花苷，故花冠为深黄色；开花后期或采收干燥过程中红花苷被氧化变成红色的醌式红花苷，故花冠呈红色。

二氢查耳酮类（dihydrochalcone）为查耳酮α、β位双键被氢化而成。此种类型在植物界分布极少，如蔷薇科梨属植物根皮和苹果种仁中含有的梨根苷。

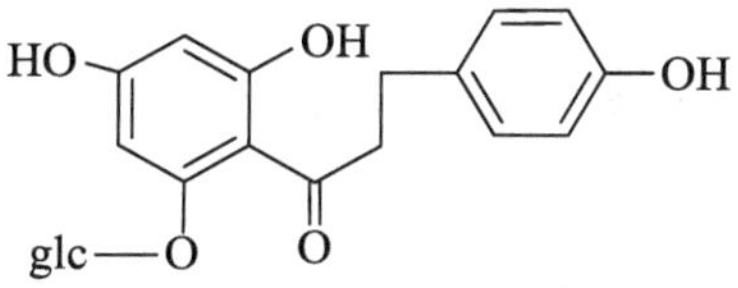

梨根苷

五、橙 酮 类

橙酮类（aurone）又称噢哢类，其结构特点是C环为含氧五元环，它的编号也与其他黄酮类不同。此类化合物较少见，主要存在于玄参科、菊科、苦苣苔科及单子叶植物莎草科中。例如，黄花波斯菊花中的硫磺菊素即属于橙酮类。

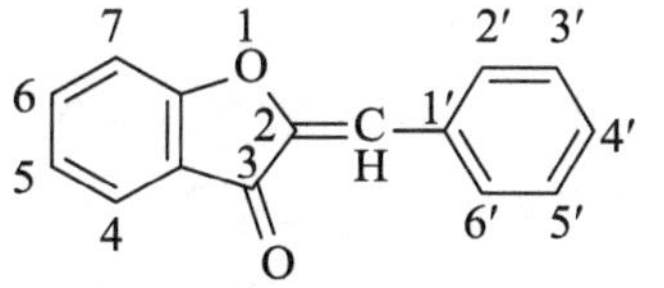

橙酮基本结构

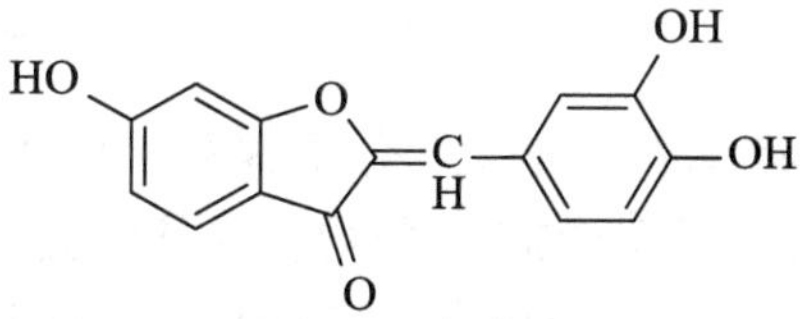

硫磺菊素

六、花色素类

花色素类（anthocyanidin）的结构特点是基本母核的C环无酮基，1位氧原子以盐形式存在。花色素广泛存在于植物的花、果、茎、叶等部位，多以苷的形式存在，是花、果、茎、叶等部位呈现蓝、紫、红等不同颜色的重要原因。例如，矢车菊苷元、飞燕草苷元和天竺葵苷元及它们所组成的苷最为常见。

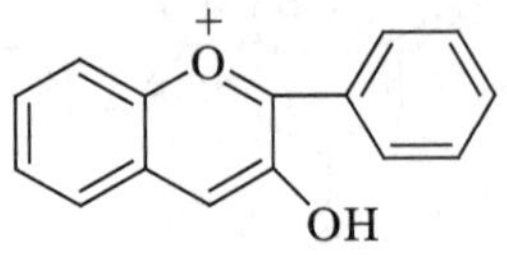

花色素类

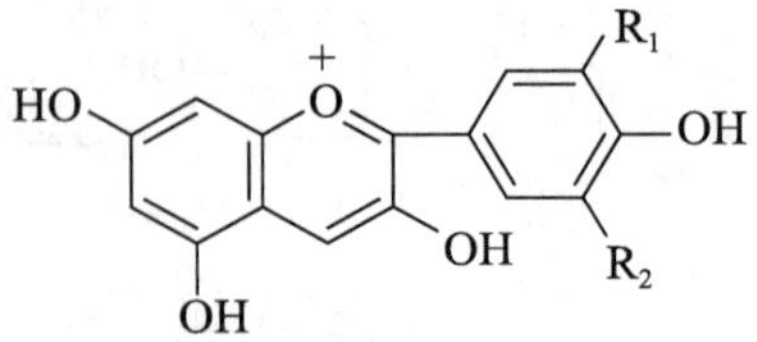

矢车菊苷元	R_1=OH R_2=H
飞燕草苷元	R_1=R_2=OH
天竺葵苷元	R_1=R_2=H

七、黄烷醇类

黄烷醇类（flavanol）可根据其结构中C环的3、4位存在羟基的情况分为黄烷-3-醇类和黄烷-3, 4-二醇类。此类化合物在植物中可作缩合鞣质的前体，常以分子聚合的形式生成鞣质。

黄烷-3-醇类又称为儿茶素类，在植物中分布较广，主要存在于含鞣质的木本植物中。(+)-儿茶素和(–)-表儿茶素即为此类化合物。

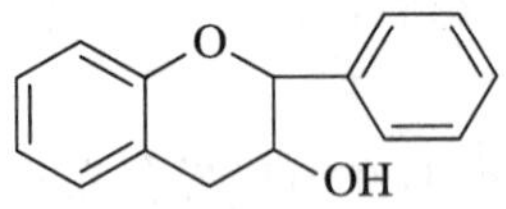

黄烷-3-醇类

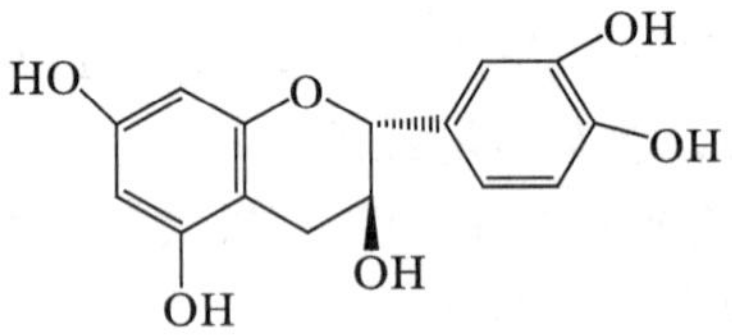

(+)-儿茶素

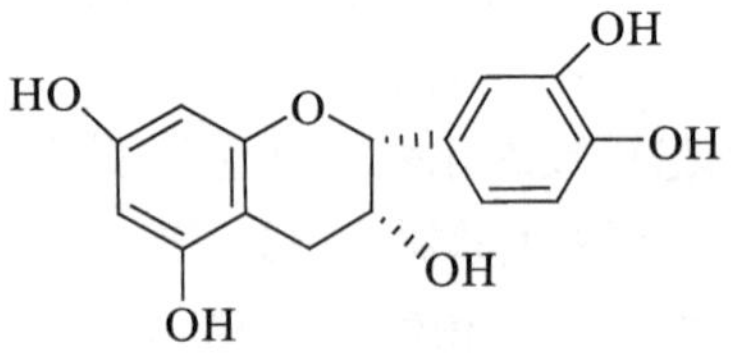

(–)-表儿茶素

黄烷-3, 4-二醇类又称为无色花色素类，如无色矢车菊素、无色飞燕草素和无色天竺葵素等。

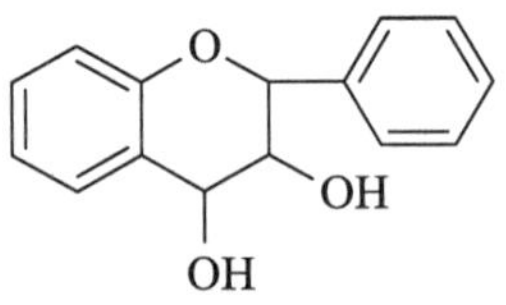

黄烷-3,4-二醇类

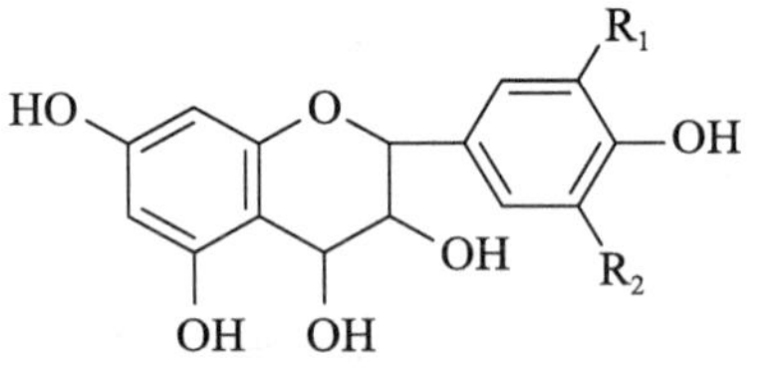

无色矢车菊素	R_1=OH R_2=H
无色飞燕草素	R_1=R_2=OH
无色天竺葵素	R_1=R_2=H

八、其他黄酮类

双黄酮类（biflavone）是由两分子黄酮、两分子二氢黄酮，或一分子黄酮及一分子二氢黄酮通过C—C键或C—O—C键缩合而成的二聚物。双黄酮类大多分布于裸子植物，尤其是松柏纲、银杏纲和凤尾纲等植物中。例如，银杏叶中分离出能够治疗冠心病的银杏素（ginkgetin）、异银杏素和白果素等。

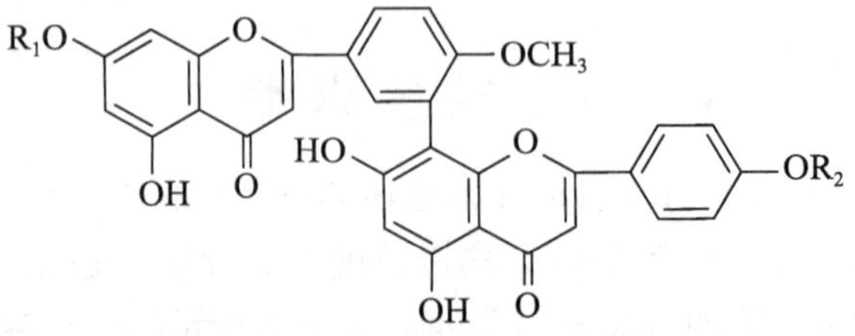

银杏素	R_1=CH_3	R_2=H
异银杏素	R_1=H	R_2= CH_3
白果素	R_1=H	R_2=H

除双黄酮外，还有少数结构复杂且不符合C_6-C_3-C_6基本骨架的化合物，但因其具有苯并-γ-吡喃酮结构，也属于黄酮类化合物，包括叫酮类（如异芒果苷）、高异黄酮类（如麦冬高异黄酮A）等。

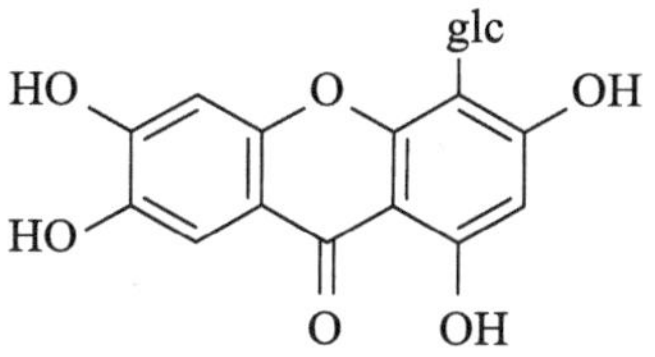

异芒果苷

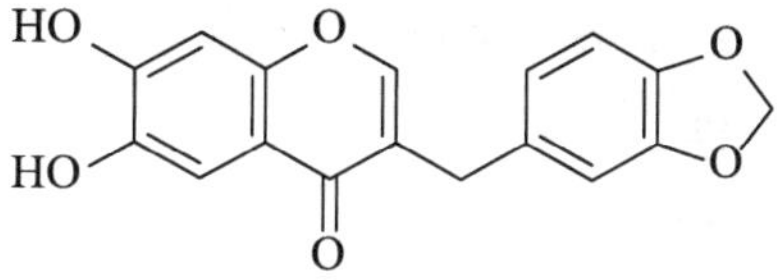

麦冬高异黄酮A

第3节 理化性质

一、性 状

（一）形态

黄酮类化合物多为结晶性固体，少数（如黄酮苷类）为无定型粉末。

（二）颜色

黄酮类化合物大多呈黄色，其颜色的深浅与分子中是否存在交叉共轭体系及助色团（—OH、—OCH_3等）的类型、数目以及取代位置有关。以黄酮为例，其色原酮部分原本无色，但在2位上引入苯基后，即形成交叉共轭体系，具有交叉共轭体系的黄酮类化合物能通过电子转移和重排使共轭键延长而呈现颜色。

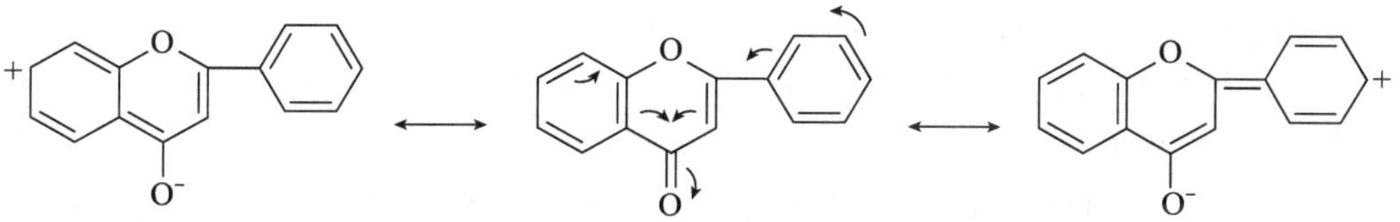

若在7位或4′位引入—OH、—OCH_3等供电子基，因形成p-π共轭，使整个π电子云向羰基方向的位移增加，分子极化增加，助色作用加强，从而使化合物的颜色加深。但在其他位置引入这些助色团，则对颜色的影响较小。

一般黄酮、黄酮醇及其苷类多显灰黄至黄色；查耳酮为黄至橙黄色；异黄酮类共轭链较短显微黄色。二氢黄酮、二氢黄酮醇，因无交叉共轭体系，故不显色。异黄酮由于共轭体系较短，一般显淡黄色或不显色。花色素及其苷类不仅有交叉共轭体系，而且以锌盐的形式存在，故呈现鲜艳的颜色，其颜色随pH的不同而改变，一般pH＜7时显红色，pH为8.5时显紫色，pH＞8.5时显蓝色。

链接 黑豆的真伪鉴别

黑豆红色素是从黑色大豆种皮中提取的花色苷类色素，是一种安全、无毒的天然食用色素，具有抗氧化、延缓衰老、降血脂等生物活性。黑豆含有34%粗蛋白，高于其他的大豆类，含有多种丰富的营养素，素有“豆中之王”的美称。黑豆的营养价值受到越来越多消费者的青睐，因此需求量大增，导致价格普遍上涨，因此出现了大量假冒产品。如，用营养价值较低，售价不高的黑芸豆代替或用黄豆等相对便宜的品种染色冒充。常用的一种快速鉴别方法是利用黑豆中的花色苷可在不同pH中变色的原理进行鉴别：取适量的黑豆放在一个容器里，在里面倒入适量的白醋，然后进行搅拌，搅拌后，白醋变成红色的是真黑豆，白醋不变色的是假冒黑豆，变为黑色的是染色黑豆。

（三）荧光性

在紫外线灯下，黄酮类化合物呈现不同颜色的荧光。黄酮、黄酮醇及其苷3-羟基化呈亮黄色或黄绿色荧光；3-甲基化或与糖成苷呈暗绿棕色荧光；3位无取代基呈绿色荧光。二氢黄酮、二氢黄酮醇、儿茶素为无色。查耳酮、橙酮为深黄绿色、亮黄色荧光。

（四）旋光性

游离的二氢黄酮、二氢黄酮醇、二氢异黄酮及黄烷醇等因分子中含有手性碳原子，故均有旋光性，其他如黄酮、黄酮醇等结构中无手性碳原子则无旋光性。黄酮苷类化合物由于结构中含有糖基，故有旋光性，且多为左旋。

二、溶 解 性

黄酮类化合物的溶解度因结构类型及存在状态不同而有很大差异。

苷元大多具有亲脂性，一般难溶或不溶于水，易溶于甲醇、乙醇、乙酸乙酯、氯仿、乙醚等有机溶剂及稀碱溶液中。不同结构类型的苷元在水中的溶解度不同，主要与分子的平面性有关。黄酮、黄酮醇、查耳酮等分子中因存在交叉共轭体系而为平面性分子，所以分子与分子之间排列紧密，分子间吸引力较大，故难溶于水；二氢黄酮、二氢黄酮醇等无交叉共轭体系的化合物，由于2、3位的双键被氢化饱和，而近似于半椅式结构，平面性差，使分子排列不紧密，分子间吸引力降低，有利于水分子进入，故水中溶解度稍大，异黄酮类B环由于受4位羰基的立体障碍，分子的平面性降低，亲水性也比平面性分子增加；花色素苷元类虽是平面性结构，但以离子形式存在，具有盐的通性，故亲水性较强，水中溶解度大。

在苷元结构中，取代基的引入会使其溶解性发生改变，如羟基能使水溶性增大，脂溶性降低；若羟基被甲基化，如川陈皮素（5, 6, 7, 8, 3′, 4′-六甲氧基黄酮），脂溶性增加，可溶于石油醚。但黄酮类化合物大多为多羟基化合物，一般不溶于石油醚，故可用石油醚进行分离除杂。

黄酮苷多为亲水性化合物，一般易溶于水、甲醇、乙醇等强极性溶剂，难溶或不溶于苯、氯仿、乙醚等有机溶剂中。黄酮苷分子中糖基的数目和结合的位置，对溶解度亦有一定影响。一般水溶性符合下列规律：多糖苷比单糖苷水溶性大，3-羟基苷比7-羟基苷水溶性大。例如，槲皮素-3-*O*-葡萄糖苷的水溶性比槲皮素-7-*O*-葡萄糖苷大，主要原因可能是3-*O*-糖基与4-羰基的立体障碍使分子平面性较差。

三、酸 碱 性

（一）酸性

黄酮类化合物因分子中多具有酚羟基，故显酸性，可溶于碱性水溶液、吡啶、甲酰胺及二甲基甲酰胺等溶液中。黄酮类化合物的酸性强弱与酚羟基数目和位置有关。黄酮类化合物7-酚羟基或4′-酚羟基受p-π共轭效应和4-羰基吸电子诱导效应的影响，7-酚羟基与4′-酚羟基解离度大，故酸性较强；一般酚羟基（包括6-羟基、8-羟基、2′-羟基、3′-羟基、5′-羟基、6′-羟基）不能通过共轭效应使负电荷离域到羰基的氧上，仅有吸电子诱导效应产生影响，故酸性较弱；5-羟基在4-羰基的邻位，虽也受p-π共轭和吸电子诱导效应的影响，但因与4-羰基形成分子内氢键，故酸性最弱。利用黄酮类化合物的酸性，以及酸性差异所造成的与碱成盐能力的不同，可进行该类成分的提取、分离和鉴定。

以黄酮为例，酸性由强至弱的顺序是：

7, 4′-二羟基＞7-羟基或4′-羟基＞一般酚羟基＞5-羟基

（二）碱性

黄酮类化合物分子中γ-吡喃酮环上的1-位氧原子有未共用电子对，故表现出微弱的碱性，可与无

机强酸，如浓硫酸、浓盐酸等生成锌盐，但锌盐性质极不稳定，加水后即分解。

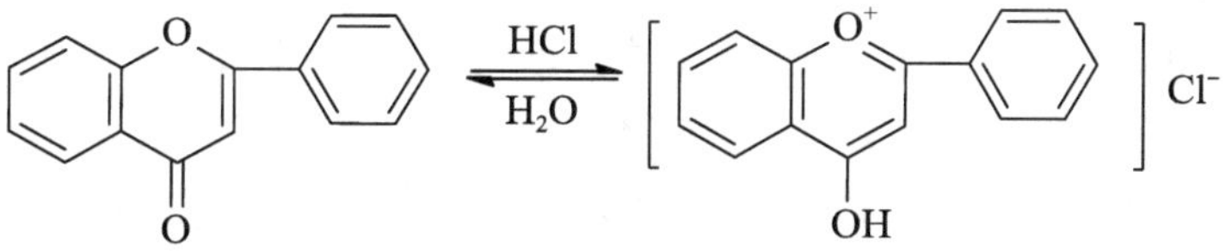

黄酮类化合物溶于浓硫酸中生成锌盐，常常表现出特殊的颜色。黄酮、黄酮醇类显黄色至橙色，并有荧光；二氢黄酮类显橙色（冷时）至紫红色（加热时）；查耳酮类显橙红色至洋红色；异黄酮、二氢异黄酮类显黄色；橙酮类显红色至洋红色。

四、显色反应

黄酮类化合物的显色反应主要利用分子中的酚羟基及γ-吡喃酮环的性质。

（一）还原反应

1. 盐酸-镁粉（或锌粉）反应 该反应为检验天然药物中是否含有黄酮类化合物最常用的显色反应之一。机制是黄酮类化合物被还原成阳碳离子而显色。取样品少许于试管中，用乙醇或甲醇溶解，加入少许镁粉（或锌粉）振摇，再滴加几滴浓盐酸，1～2分钟内（必要时微热）即可显色。多数黄酮、黄酮醇、二氢黄酮及二氢黄酮醇类化合物显红色至紫红色，少数显蓝色或绿色。除少数例外，查耳酮、橙酮、儿茶素类及大部分异黄酮类无该显色反应。因花色素类及部分橙酮、查耳酮类等在只有浓盐酸酸性条件下也会发生变色，出现假阳性，在进行鉴别时需预先做对照试验排除，即在供试液中不加镁粉（或锌粉），仅加入浓盐酸进行观察，若产生红色，则表明供试液中含有花色素类、部分橙酮类或查耳酮类化合物。

2. 钠汞齐还原反应 取样品的乙醇溶液，加入钠汞齐，放置数分钟至数小时或加热，过滤，滤液用盐酸酸化后显色。黄酮、二氢黄酮、异黄酮、二氢异黄酮显红色，黄酮醇显黄色至淡红色，二氢黄酮醇显棕黄色。

3. 四氢硼钠（钾）还原反应 二氢黄酮、二氢黄酮醇类可被四氢硼钠（钾）（$NaBH_4$或KBH_4）还原生成红色至紫红色的物质。故可看成二氢黄酮（醇）类化合物的专属反应，可以区别二氢黄酮、二氢黄酮醇与其他黄酮类化合物。取样品1～2mg溶于甲醇中，加$NaBH_4$ 10mg，1分钟后滴加数滴1%盐酸，显红色至紫红色。而其他黄酮类化合物均为阴性。若A环与B环有一个以上羟基或甲氧基取代则颜色加深。

（二）金属盐类试剂的配位反应

黄酮类化合物分子中若具有3-羟基、4-羰基或5-羟基、4-羰基或邻二酚羟基，则可以与许多金属盐类试剂如铝盐、锆盐、锶盐等反应，生成有色的配位化合物或有色沉淀，有的还产生荧光。根据有色配位化合物的最大吸收波长，可进行定量测定。

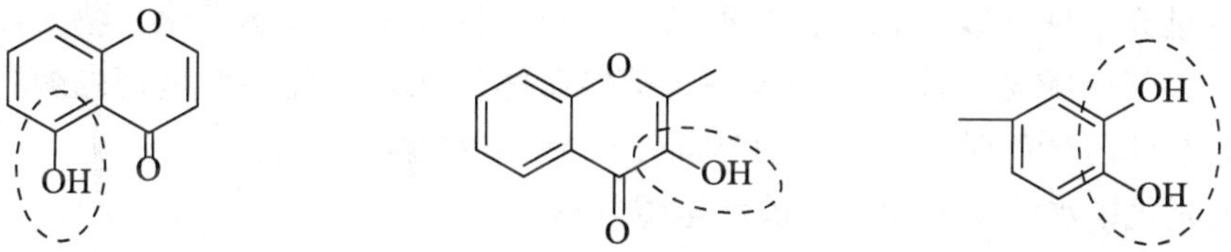

5-羟基　　3-羟基　　邻二酚羟基

1. 三氯化铝反应 取样品的乙醇或甲醇溶液和1%三氯化铝乙醇溶液反应，生成的配位化合物多呈黄色（λ_{max}=415nm），置于紫外线灯下显荧光。此反应可在试管、滤纸和薄层色谱上进行，常用于黄酮类化合物的薄层色谱和纸色谱的定性分析。

2. 锆盐-枸橼酸反应 黄酮类化合物分子中有游离的3-羟基和5-羟基时，均可与2%二氯氧化锆（$ZrOCl_2$）甲醇溶液反应生成黄色的锆盐配位化合物。取样品0.5～1.0mg，用甲醇1ml溶解，加1ml 2%二氯氧化锆甲醇溶液，具有3-羟基或5-羟基黄酮类化合物均可生成黄色的锆盐配位化合物，但3-羟基和5-羟基与锆盐生成的配位化合物的稳定性不同，再加入2%枸橼酸甲醇溶液后，5-羟基黄酮的黄色溶液显著褪色，而3-羟基黄酮的黄色溶液仍然呈现鲜黄色。可用此区别3-羟基和5-羟基黄酮类化合物。

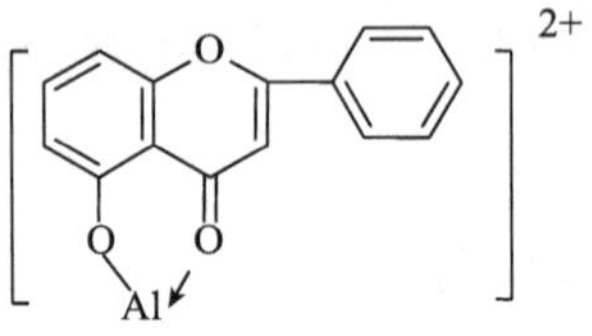

5-羟基黄酮锆盐配位化合物

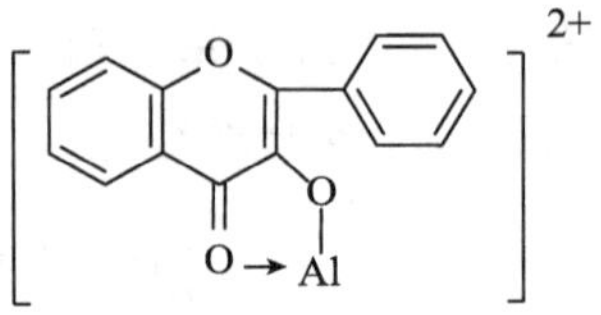

3-羟基黄酮醇锆盐配位化合物

3. 氨性氯化锶反应 具有邻二酚羟基的黄酮类化合物可与氨性氯化锶试剂反应。取0.5～1.0mg样品置试管中，加入甲醇1ml溶解（必要时可在水浴上加热）后，再加0.01mol/L氯化锶（$SrCl_2$）的甲醇溶液3滴和被氨气饱和的甲醇溶液3滴，如产生绿色至棕色乃至黑色沉淀，则表示有邻二酚羟基。

4. 乙酸镁反应 样品甲醇溶液滴于滤纸上，喷以乙酸镁的甲醇溶液，加热干燥后，置于紫外线灯下观察斑点荧光。二氢黄酮、二氢黄酮醇类呈天蓝色荧光，黄酮、黄酮醇与异黄酮类显黄、橙黄至褐色。该反应可将二氢黄酮、二氢黄酮醇类化合物与其他黄酮类化合物加以区别，适用于纸色谱显色。

5. 三氯化铁反应 主要用于检识酚羟基。因多数黄酮类化合物分子中含有酚羟基，故可与三氯化铁水溶液或醇溶液发生显色反应，并且随酚羟基数目及位置的不同，而呈现紫、绿、蓝等不同颜色。

（三）硼酸显色反应

当黄酮类化合物分子中有5-羟基黄酮或6′-羟基查耳酮时，在无机酸或有机酸存在条件下，可与硼酸反应，产生亮黄色。一般在草酸存在下显黄色并具有绿色荧光，但在枸橼酸丙酮存在的条件下，则只显黄色而无荧光。借此反应可将5-羟基黄酮、6′-羟基查耳酮类化合物与其他类型的黄酮类化合物区分开。

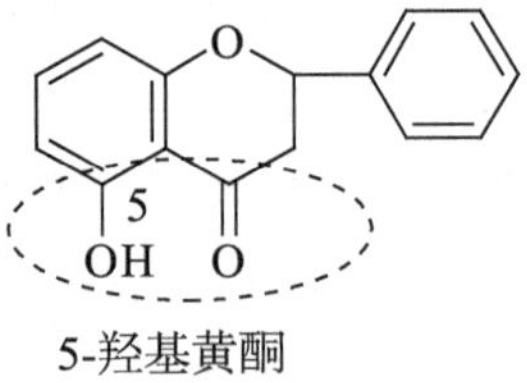

5-羟基黄酮

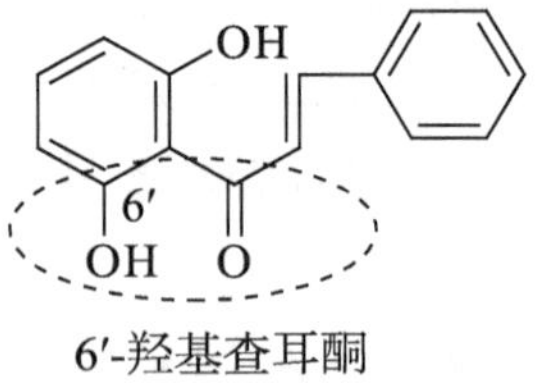

6′-羟基查耳酮

（四）碱性试剂反应

黄酮类化合物与碱性溶液反应可以呈现黄色、橙色或红色等，观察黄酮类化合物在碱性试剂作用下的颜色变化，对于鉴别黄酮类化合物具有一定的意义。如将黄酮类化合物与碱性试剂通过在滤纸上点滴法反应，在可见光或紫外线下观察，根据颜色变化情况来鉴别黄酮类化合物。注意用氨熏处理后呈现的颜色变化置空气中随氨气挥发随即褪去，但经碳酸钠水溶液处理而呈现的颜色置空气中却不褪色。此外，利用碱性试剂显色反应还可帮助鉴别分子中某些结构特征。

1. 黄酮类在氢氧化钠水溶液中能产生黄色至橙红色。

2. 二氢黄酮类在冷碱中呈黄至橙色，放置一段时间或加热则呈深红至紫红色，此为二氢黄酮类在碱性条件下开环后生成查耳酮之故。

3. 黄酮醇类在碱液中先呈黄色，当溶液中通入空气后，因3-羟基易被氧化，溶液即转变为棕色。

4. 查耳酮类或橙酮类在碱液中很快产生红色或紫红色。

5. 具有邻二酚羟基结构在碱液中不稳定，易氧化产生黄色至深红色至绿棕色絮状沉淀；具有邻三酚羟基时，在稀氢氧化钠溶液中能产生暗绿色或蓝绿色纤维状沉淀。

第4节 提取与分离

一、黄酮类化合物的提取

在黄酮类化合物的提取流程中，为了确保最大化地提取目标成分，需依据被提取物的特定属性选择适宜的提取溶剂。具体而言，多数苷元极性较小，常用的提取溶剂包括氯仿、乙醚及乙酸乙酯等。多甲氧基黄酮苷元甚至可采用苯进行提取。对于黄酮苷类及少数极性较大的苷元，如羟基黄酮、双黄酮、橙酮及查耳酮等，则采用乙醇、甲醇、丙酮、乙酸乙酯或混合极性较大溶剂体系，如甲醇（乙醇）-水（1∶1）进行提取。此外，多糖苷类化合物则可用沸水提取法进行提取。在提取花色苷类时可加少量0.1%盐酸。但提取一般黄酮苷类时则应慎重，否则有可能发生水解反应。为了避免在提取过程中黄酮苷类发生酶水解，可按一般提取苷的方法预先破坏酶的活性。黄酮类物质常用的提取方法有溶剂提取法、碱溶酸沉法、炭粉吸附法等。

（一）溶剂提取法

根据黄酮类化合物与杂质极性不同的特点，选用不同溶剂进行提取。

1. 醇提取法 乙醇或甲醇是提取黄酮类化合物最常用的溶剂。一般用60%左右的醇提取黄酮苷类，90%～95%的高浓度醇提取游离黄酮。例如，橙皮苷的提取可采用50%～60%的乙醇提取；银杏叶总黄酮采用60%乙醇回流提取，收率大大高于水煎煮法；葛根总黄酮可用甲醇进行渗漉提取。由于黄酮类化合物在植物体内存在的部位不同，所含杂质亦不一样，对提取得到的粗提物可用溶剂萃取法进行精制处理。如植物叶或种子的醇提取液，可用石油醚处理除去叶绿素等脂溶性色素及油脂等。

2. 热水提取法 由于黄酮苷类易溶于水，提取时常将原料投入沸水中以破坏酶的活性，即热水提取法。此方法成本低、安全、设备简单，适用于工业化生产。水或稀醇提取液常常伴有较多的多糖、蛋白质等水溶性大的杂质，可将溶液浓缩后加入多倍量的浓醇，即水提醇沉法将其沉淀除去。如槐米中芸香苷可用此法提取。在提取花色素类化合物时，可利用其离子型，以酸水溶液进行提取，如0.1%的盐酸溶液。

3. 系统溶剂萃取法 是用极性由小到大的溶剂依次提取，将黄酮类化合物按同样的极性顺序分别提取出来。例如，可先用石油醚或正己烷脱脂，然后用苯提取含多个甲氧基的黄酮苷元，用氯仿、乙醚、乙酸乙酯等可以提取出大多数的黄酮苷元，再用丙酮、乙醇、甲醇等提取多羟基黄酮苷元，最后用稀醇、沸水提取黄酮苷类。

（二）碱溶酸沉法

黄酮类化合物多具有酚羟基，可用碱水或碱性乙醇进行提取，提取液加酸酸化后，黄酮类化合物即游离，再经沉淀析出或用有机溶剂萃取。该法因具有经济、安全、使用方便等优点而被广泛应用。常用的碱水有饱和石灰水溶液、5%碳酸钠水溶液或稀氢氧化钠溶液等。若药材为花类或果实类时，宜用石灰水提取，可使药材中的酸性多糖如果胶、黏液质等水溶性杂质生成钙盐而沉淀，不被溶出，有利于黄酮类化合物的纯化。当有邻二酚羟基存在时，可加硼酸进行保护，防止其在提取过程中被破坏。

用碱溶酸沉法提取时，应注意所用碱液的浓度不宜过高，以免在强碱性条件下，尤其加热时破坏黄酮母核；加酸酸化时，酸性也不宜过强，否则生成锌盐，会使析出的黄酮类化合物又重新溶解，使产率降低。

（三）炭粉吸附法

炭粉吸附法通常适用于黄酮苷的精制。将药材的醇提取液分次与活性炭混合，进行搅拌与静置处理，直至定性检查确认上清液中不再显示黄酮反应；对混合物进行过滤，丢弃滤液，保留吸附了黄酮苷的炭粉；依次采用沸水、沸甲醇、7%的酚-水溶液及15%的酚-醇混合溶液对炭粉进行洗脱处理；对每一步洗脱得到的溶液进行定性分析或纸色谱检测，以确保提纯效果。

二、黄酮类化合物的分离

黄酮类化合物的分离方法主要有pH梯度萃取法、柱色谱法及高效液相色谱法等。主要依靠色谱法完成单体的分离。

（一）pH 梯度萃取法

黄酮类化合物因多含有酚羟基而呈现酸性，其酸性的大小与酚羟基数目、位置有关。pH梯度萃取法适用于酸性强弱不同的黄酮苷元的分离，其具体方法是将混合物溶于有机溶剂（如乙醚）中，依次加入的碱液由弱至强，先用5%$NaHCO_3$可萃取出7, 4′-二羟基黄酮，5%Na_2CO_3可萃取出7-或4′-羟基黄酮，0.2%NaOH可萃取出具有一般酚羟基的黄酮，最后用4%NaOH可萃取出5-羟基黄酮，从而达到分离的目的。

具体流程如下：

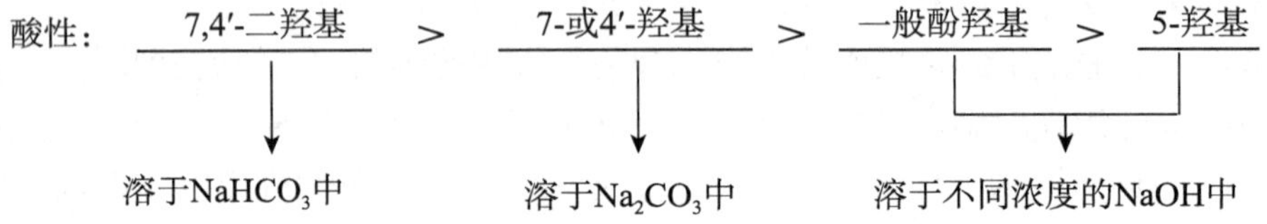

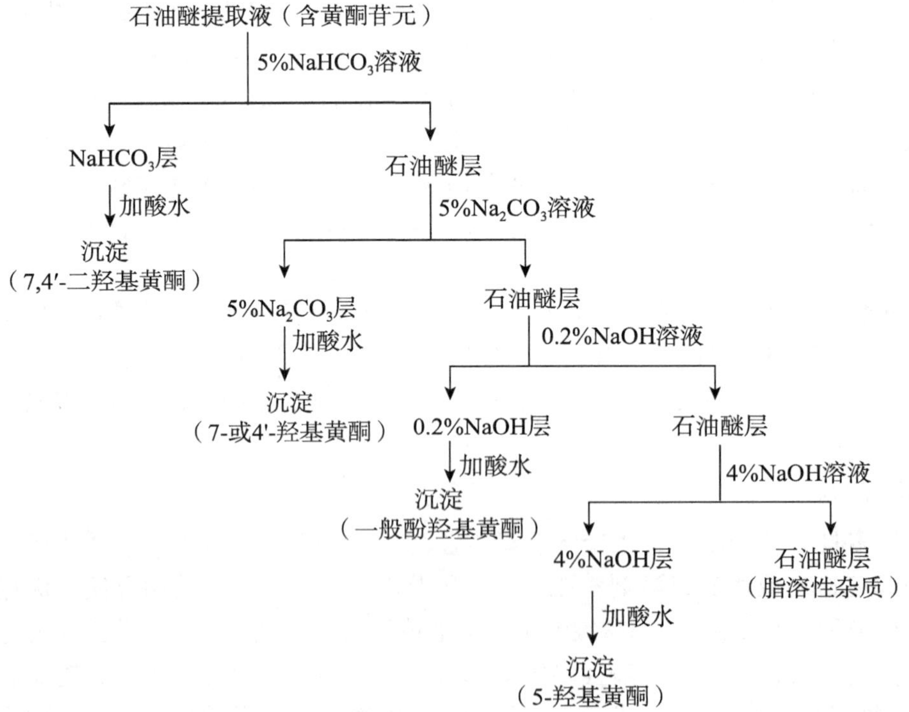

（二）柱色谱法

采用柱色谱法分离黄酮类化合物时，常用的填充剂有硅胶、聚酰胺、葡聚糖凝胶、氧化铝、氧化镁、硅藻土和纤维素粉等，其中以硅胶、聚酰胺、葡聚糖凝胶最为常用。

1. 硅胶柱色谱此法 主要适宜分离二氢黄酮、二氢黄酮醇、异黄酮及高度甲基化（或乙酰化）的黄酮及黄酮醇类苷元。若将硅胶加水降低活性，也可用于分离极性较大的化合物，如多羟基黄酮醇及黄酮苷类等。分离游离黄酮苷元时，一般选择有机溶剂为洗脱剂，如不同比例的氯仿-甲醇混合溶剂等；分离黄酮苷时常用含水的溶剂系统洗脱，如氯仿-甲醇-水、乙酸乙酯-丙酮-水等。

此法是目前分离黄酮类化合物常用的方法，应用范围较广。

2. 聚酰胺柱色谱法 聚酰胺对黄酮类化合物（包括苷和苷元）均有较好的分离效果，聚酰胺的吸附作用是通过其酰胺羰基与黄酮类化合物分子上的酚羟基形成氢键缔合而产生的。聚酰胺对黄酮类化合物的吸附作用强弱，取决于黄酮类化合物分子中酚羟基的数目与位置，也与溶剂与聚酰胺或与黄酮类化合物之间形成氢键缔合能力的大小有关。溶剂分子与聚酰胺或黄酮类化合物形成氢键缔合的能力越强，则聚酰胺对黄酮类化合物的吸附作用则越弱。

黄酮苷元在聚酰胺柱上有如下规律。

（1）酚羟基数目 黄酮类化合物的母核相同，分子中游离酚羟基数目越多，则与聚酰胺间的吸附力越强，在色谱柱上越难以被洗脱。例如，聚酰胺对桑色素的吸附力强于山柰酚。

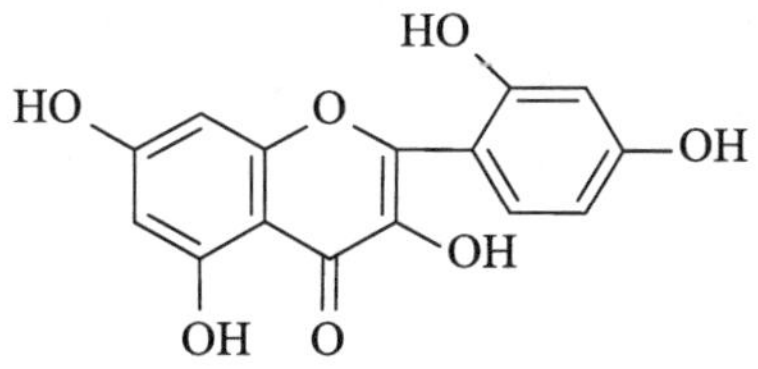

桑色素

>

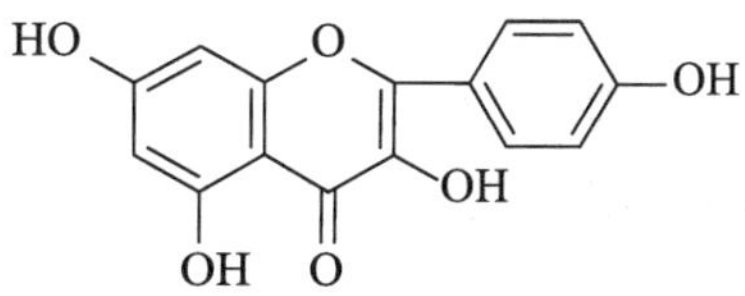

山柰酚

（2）酚羟基位置 分子中酚羟基数目相同时，酚羟基的位置对吸附也有影响，若羟基与其邻位基团易于形成分子内氢键，则其与聚酰胺的吸附力减小，易被洗脱下来。故聚酰胺对处于4-羰基邻位的羟基（即3-或5-位）的吸附力小于处于其他位置的羟基；邻二酚羟基的黄酮的吸附力小于具有间二酚羟基或对二酚羟基的黄酮。此外，羟基与上述以外的其他基团形成分子内氢键时，则聚酰胺对它的吸附力也会降低。例如，7, 4′-二羟基黄酮的吸附力强于白杨素。

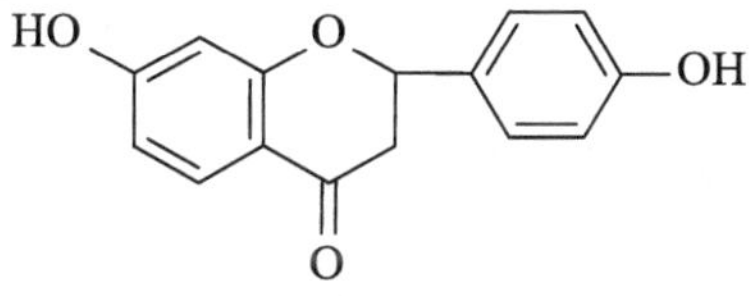

7, 4′-二羟基黄酮

>

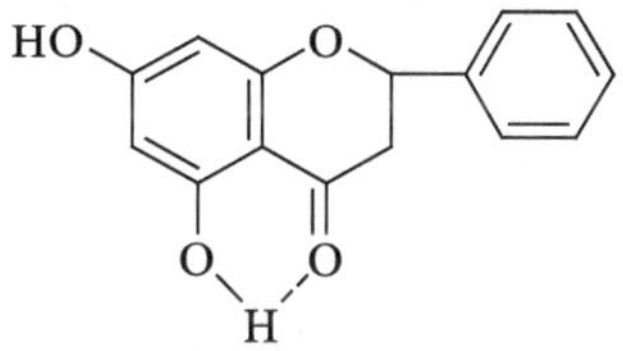

（3）共轭双键 分子内芳香化程度越高，共轭双键越多，则吸附力越强，故查耳酮比相应的二氢黄酮吸附力强，后被洗脱。例如，聚酰胺对橙皮查耳酮的吸附力强于橙皮素。

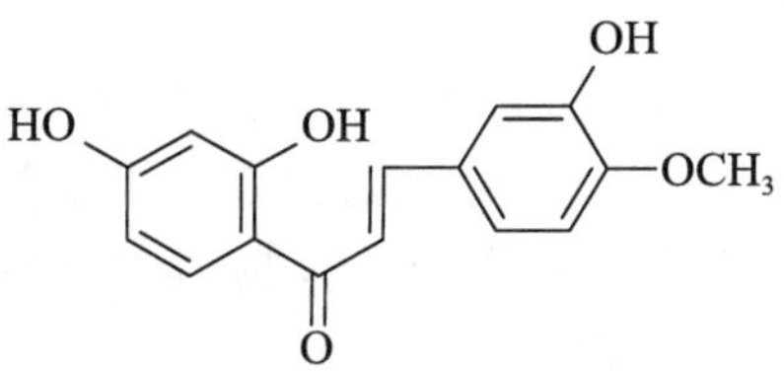

橙皮查耳酮

>

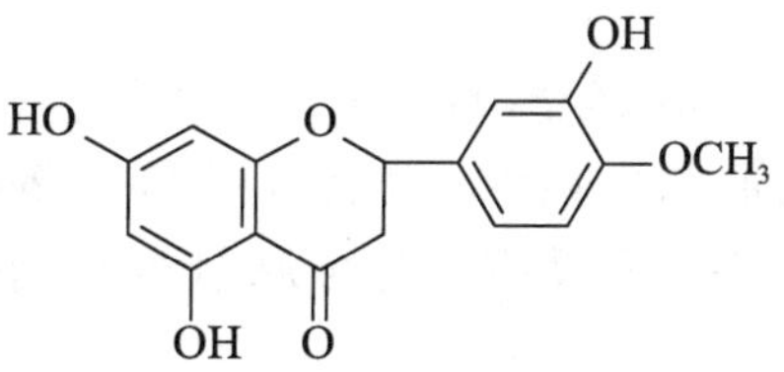

橙皮素

（4）苷元不同 不同类型黄酮类，其吸附能力也不同。被吸附强弱的顺序为黄酮醇＞黄酮＞二氢黄酮醇＞异黄酮。

（5）苷元相同 黄酮苷因糖基数目不同，吸附能力不同。糖基数目越多，糖基上的羟基与洗脱剂形成氢键的能力越强，与聚酰胺的吸附能力越弱，越先被洗脱。洗脱先后顺序一般是三糖苷、双糖苷、单糖苷、苷元。

上述规律也适用于黄酮类化合物在聚酰胺薄层色谱上的行为。

（6）洗脱溶剂的影响　各种溶剂在聚酰胺柱上的洗脱能力由弱至强的顺序为：水＜甲醇或乙醇（浓度由低到高）＜丙酮＜稀氢氧化钠水溶液或氨水＜甲酰胺＜二甲基甲酰胺（DMF）＜尿素水溶液。

用聚酰胺柱分离游离黄酮苷元与黄酮苷时，若以含水移动相（如甲醇-水）作洗脱剂，黄酮苷比游离黄酮苷元先洗脱下来，且洗脱的先后顺序一般是三糖苷＞双糖苷＞单糖苷＞游离黄酮苷元；若以有机溶剂（如氯仿-甲醇）作洗脱剂，结果则相反，游离黄酮苷元比苷先洗脱下来。后者是不符合“氢键吸附”规律的。这可能是由于聚酰胺具有“双重色谱”性能，即其分子用极性移动相（如含水溶剂系统）洗脱时，其色谱行为类似反相分配色谱；用有机溶剂（如氯仿-甲醇）洗脱时，其色谱行为类似正相分配色谱。分离时常用的洗脱剂是不同浓度的甲醇或者乙醇，在分离苷元时还可用氯仿-甲醇-丁酮-丙酮（40∶20∶5∶1）或苯-石油醚-丁酮-甲醇（60∶26∶3.5∶3.5）等混合溶剂洗脱。

3. 葡聚糖凝胶柱色谱　常用于分离黄酮类化合物的凝胶有交联葡聚糖凝胶（Sephadex）G型和Sephadex LH-20型。其分离原理是分离黄酮苷类时，分子筛作用起主导作用，黄酮苷类按分子量由大到小顺序依次被洗脱。分离黄酮苷元时，主要以吸附作用分离，吸附程度取决于游离黄酮类化合物的酚羟基数目，酚羟基数目越多，与凝胶吸附力越强，越难洗脱。分离黄酮苷和苷元混合物时，先主要依靠分子筛作用，依次洗脱下不同体积的苷类，再依据吸附作用，按照极性的不同由小到大洗脱下黄酮苷元。

葡聚糖凝胶柱色谱中常用的洗脱剂有：①碱性水溶液（如0.1mol/L $NH_3 \cdot H_2O$）、含盐水溶液（0.5mol/L NaCl等）；②醇及含水醇，如甲醇、甲醇-水（不同比例）、叔丁醇-甲醇（3∶1）、乙醇等；③其他溶剂，如甲醇-三氯甲烷、含水丙酮等。

（三）高效液相色谱法

高效液相色谱法也用于黄酮类化合物的分离。反相柱色谱常用的洗脱剂通常选择含有一定比例的甲酸或乙酸的水-甲醇混合液或水-乙腈混合液，这些体系均能有效地分离出黄酮类化合物、黄酮苷以及花色素等多种成分。而正相色谱法则常采用苯-乙腈或苯-丙酮等溶剂体系作为洗脱剂，多用于分离多甲氧基黄酮或黄酮类化合物的乙酰物。

在实际工作中，常将各种经典的方法与上述的色谱方法相配合应用，以达到更好的分离效果。

第5节　鉴别与结构测定

一、理化鉴别

从天然药物中提取分离的黄酮类单体化合物，需要通过物理和化学方法进行检识。物理方法主要依据化合物的形态、颜色、熔点、比旋度等物理性质进行检识。化学方法可通过显色反应，利用黄酮类化合物的还原反应、与金属盐类试剂的配位反应、硼酸显色反应及与碱性试剂反应等进行检识。

二、色谱鉴别

黄酮类化合物的色谱鉴别法主要有薄层色谱法和纸色谱法。

（一）薄层色谱法

薄层色谱法是分离和鉴别黄酮类化合物的重要方法之一，应用相当广泛。一般采用吸附色谱，吸附剂大多用硅胶和聚酰胺，此外还有少量使用纤维素薄层色谱。

1. 硅胶薄层色谱 多用于极性较小的黄酮类化合物的分离和检识，也可用于分离和鉴别黄酮苷类化合物。

（1）黄酮苷元的分离鉴别 常选用亲脂性溶剂系统进行展开，如苯-甲醇（95∶5）、氯仿-甲醇（85∶15）等，如果苷元结构中酚羟基较多，酸性较强时，则常需要在展开剂中加入一定量的酸，如甲苯-甲酸甲酯-甲酸（5∶4∶1）、苯-甲醇-乙酸（35∶5∶5），实际工作中常根据待检识成分极性大小适当调整溶剂种类及比例。苯-乙酸（45∶4）或二氯甲烷-乙酸-水（2∶1∶1）对分离检识游离二氢黄酮较好。分离游离苷元的衍生物等（如甲醚或乙酸酯）中性成分，可用苯-丙酮（9∶1）为展开剂。

（2）黄酮苷类的分离鉴别 采用极性较大的溶剂系统展开，如分离黄酮*O*-苷、黄酮*C*-苷和黄酮醇*O*-苷类的溶剂系统有正丁醇-乙酸-水（3∶1∶1）、甲酸-乙酸乙酯-水（9∶1∶1）和氯仿-甲醇-水（65∶45∶12）等。分离二氢黄酮*O*-苷类的溶剂系统有氯仿-乙酸（100∶4）、苯-乙酸（100∶4）或氯仿-乙酸-甲醇（90∶5∶5）等。

2. 聚酰胺薄层色谱 适宜分离与鉴别具有游离酚羟基的游离黄酮苷元和苷，其色谱行为可参考在聚酰胺柱色谱上的规律。

由于聚酰胺对黄酮类化合物吸附能力较强，因此，需要可以破坏氢键缔合的展开剂，即以极性较强的溶剂为展开剂，在展开剂中大多含有醇、酸或水。分离鉴别苷元常用展开剂包括氯仿-甲醇（94∶6，96∶4）、氯仿-甲醇-丁酮（12∶2∶1）、苯-甲醇-丁酮（60∶20∶20）等。分离鉴别黄酮苷常用含水的有机溶剂为展开剂，如甲醇-乙酸-水（90∶5∶5）、甲醇-水（1∶1）、丙酮-水（1∶1）、异丙醇-水（3∶2）、水-乙醇-丁酮-乙酰丙酮（65∶15∶15∶5）和水-正丁醇-丙酮-乙酸（16∶2∶2∶1）等。

3. 纤维素薄层色谱 纤维素的颗粒细小，表面积大，具有展开速度快和分辨能力好的特点。分离黄酮苷元的溶剂系统有苯-乙酸-水（125∶72∶3）、氯仿-乙酸-水（10∶9∶1）。正丁醇-乙酸-水（4∶1∶5上层，BAW）、5%～40%乙酸-水溶液等经典的溶剂系统也可用于各种黄酮类化合物的鉴别。

（二）纸色谱法

纸色谱法适用于分离各种类型的黄酮类化合物，包括游离黄酮和黄酮苷类。

1. 展开剂的选择 鉴别苷元时，宜选用极性相对较小的“醇性”展开剂，如正丁醇-乙酸-水（4∶1∶5上层，BAW）、叔丁醇-乙酸-水（3∶1∶1，TBA）等。

鉴别黄酮苷时，宜选用极性相对较大的“水性”展开剂，如水、2%～6%乙酸、3%氯化钠及乙酸-浓盐酸-水（30∶3∶10）等。

分离鉴别苷元和苷混合物时，常采用双向纸色谱，一般第一向采用“醇性”展开剂，如BAW系统、TBA系统或水饱和的正丁醇等，第二向采用“水性”展开剂，如含盐或乙酸的水溶液等。花色素及花色苷的鉴别则可用含盐酸或乙酸的水溶液作展开剂。

不同类型黄酮类化合物在双向纸色谱展开时常常出现在特定的区域，据此可推测它们的结构类型及判定是否成苷，以及含糖数量。

2. 比移值与结构的关系

（1）在醇性展开剂中展开：可视为正相分配色谱。极性小的化合物比极性大的化合物比移值大。同一类型的苷元，分子中羟基数目越多，极性越大，则比移值越小；相反，羟基数目越少，则比移值越大。但羟基被甲基化则极性降低，比移值增大。同一母核结构的黄酮类化合物，比移值依次为苷元＞单糖苷＞双糖苷。针对具有相同苷元类型的化合物而言，羟基数量的多少直接决定了其极性的大小。①羟基数目越多，化合物的极性就越强，其在色谱展开中的比移值就越小；②羟基数目较少的化合物，其极性相对较弱，比移值则越大；③当苷元中的羟基被甲基化后，化合物的极性会显著降低，进而引起比移值的增大。

（2）在水性展开剂中展开：可视为反相分配色谱。极性越大，比移值越大。不同类型的苷元，在3%～5%乙酸中展开时，①平面性分子如黄酮、黄酮醇、查耳酮等比移值＜0.02，几乎停留在原点不动；②非平面性分子，如二氢黄酮、二氢黄酮醇、二氢查耳酮等，因亲水性稍强，故比移值较大（0.10～0.30）。③同一母核结构的黄酮类化合物，比移值由小到大依次为苷元＜单糖苷＜双糖苷，与在醇性展开剂中相反。苷类的比移值可在0.5以上，而苷元几乎停留在原点不动。糖链越长，则比移值越大。另外，比移值还与糖的结合位置有重要关系。

大多数黄酮类化合物可在365nm紫外线灯下看到荧光斑点。以氨蒸汽处理后常产生明显的颜色变化。此外，还可喷以2%$AlCl_3$甲醇溶液后在紫外线灯下观察颜色。

三、结构测定

紫外光谱在黄酮类化合物结构研究中具有重要的应用价值，不同结构类型的黄酮类化合物，由于分子中共轭体系以及羟基的数目、位置和存在形式不同，其紫外光谱有明显的差异并有一定的变化规律，且测定需要样品量少；此外，通过与加入诊断试剂所获得的紫外光谱比较还可以鉴定黄酮母核上官能团。

一般程序如下。

1. 测定样品在甲醇溶液中的紫外光谱以确定母核结构类型 大多数黄酮类化合物在200～400nm范围内有两个主要吸收带。第一个吸收带吸收峰出现在300～400nm，主要由B环桂皮酰基系统的电子跃迁引起的吸收，简称带Ⅰ；第二个吸收带吸收峰出现在240～280nm，主要由A环苯甲酰基系统的电子跃迁引起的吸收，简称带Ⅱ。如下式所示。

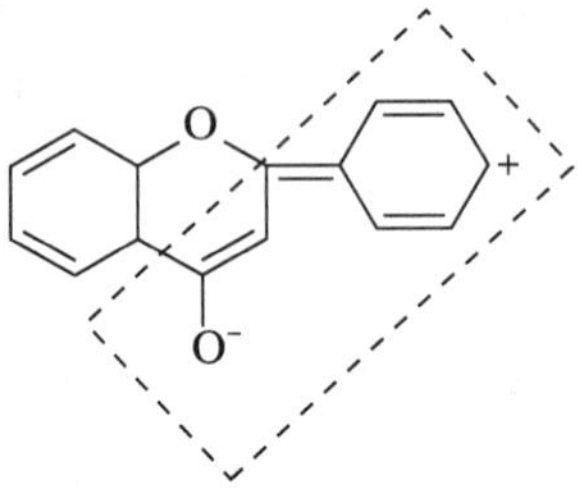

桂皮酰基（带Ⅰ）

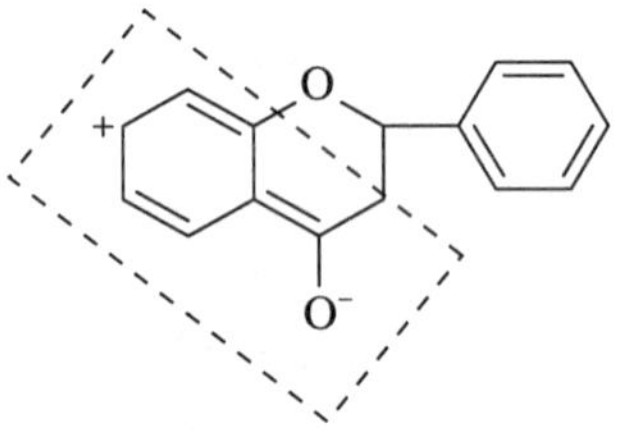

苯甲酰基（带Ⅱ）

不同类型的黄酮化合物的带Ⅰ或带Ⅱ的峰位、峰形和吸收强度均不同，因此，根据紫外光谱特征可以大致推测黄酮类化合物的结构类型，如表6-1所示。

表6-1 黄酮类化合物紫外光谱吸收范围

结构类型	峰位（nm）		组内区别（峰位）	组间区别（峰强）
	带Ⅰ（300～400）	带Ⅱ（240～280）		
黄酮	304～350	240～280	带Ⅰ不同	Ⅰ、Ⅱ皆强
黄酮醇	358～385	250～280	—	—
异黄酮	310～330（肩峰）	245～270	带Ⅱ不同	Ⅰ弱Ⅱ强
二氢黄酮（醇）	300～330（肩峰）	270～295	—	—
查耳酮	340～390	230～270（低强度）	带Ⅰ不同	Ⅰ强Ⅱ弱
橙酮	370～430	230～270（低强度）	—	—

黄酮与黄酮醇的紫外光谱图相似，均出现两个主要吸收峰，且两峰形状相似，强度也相近。异黄酮、二氢黄酮以及二氢黄酮醇类化合物的分子结构中均含有苯甲酰基团，而不含桂皮酰基团，因此它们的紫外光谱特征表现为带Ⅱ的吸收强，而带Ⅰ则以肩峰或较弱的吸收峰出现。查耳酮与橙酮的紫外光谱特征则表现为带Ⅰ作为主要吸收峰，且其强度较高，而带Ⅱ的吸收较弱，表现为次强峰。

黄酮及黄酮醇类A环、B环上的羟基、甲氧基等含氧官能团的引入可导致相应的吸收带发生红移现象，且随着官能团数量的增加，红移值亦相应增加（详见表6-2、表6-3）。二氢黄酮、二氢黄酮醇、异黄酮无桂皮酰基结构，因此仅当A环存在含氧官能团时才会出现红移现象。查耳酮、橙酮则仅在B环含有含氧官能团时发生红移，因为它们不具备苯甲酰基结构。黄酮醇的3-、5-或4′-位羟基若被甲基化或苷化，将导致带Ⅰ发生紫移。如5-羟基的甲基化会使带Ⅰ和带Ⅱ向紫端位移5～15nm，而4′-羟基的甲基化或苷化则会使带Ⅰ向紫端位移3～10nm。其他位置的羟基取代对甲醇溶液中的紫外光谱影响甚微。当黄酮或黄酮醇的酚羟基被乙酰化后，原来酚羟基对紫外光谱的影响几乎完全消失。

表6-2 B环上引入羟基对黄酮类化合物紫外光谱中带Ⅰ的影响

化合物	羟基位置		带Ⅰ（λ_{max}，nm）
	A环或C环	B环	
3, 5, 7-三羟基黄酮（高良姜素）	3, 5, 7	—	359
3, 5, 7, 4′-四羟基黄酮（山柰酚）	3, 5, 7	4′	367
3, 5, 7, 3′, 4′-五羟基黄酮（槲皮素）	3, 5, 7	3′，4′	370
3, 5, 7, 3′, 4′, 5′-六羟基黄酮（杨梅素）	3, 5, 7	3′，4′，5′	374

表6-3 A环上引入羟基对黄酮类化合物紫外光谱中带Ⅱ的影响

化合物	A环上羟基位置	带Ⅱ（λ_{max}，nm）	化合物	A环上羟基位置	带Ⅱ（λ_{max}，nm）
黄酮	—	250	5, 7-二羟基黄酮	5，7	268
5-羟基黄酮	5	268	5, 6, 7-三羟基黄酮（黄芩素）	5，6，7	274
7-羟基黄酮	7	252	5, 7, 8-三羟基黄酮（去甲汉黄芩素）	5，7，8	281

2. 测定在甲醇溶液中分别加入各种诊断试剂后的紫外光谱以了解有无羟基及邻二酚羟基 向其甲醇溶液中加入各种诊断试剂，如甲醇钠（NaOMe）、乙酸钠（NaOAc）、乙酸钠/硼酸（NaOAc/H_3BO_3）、三氯化铝（$AlCl_3$）及三氯化铝/盐酸（$AlCl_3$/HCl）等试剂，使黄酮类化合物中的不同酚羟基解离或形成配位化合物等，使光谱发生变化。与无加诊断试剂的紫外光谱图进行分析比较，可以获得有无羟基及邻二酚羟基等结构信息。这里仅以黄酮、黄酮醇类为例，介绍诊断试剂的加入对其紫外光谱的影响。

（1）甲醇钠 碱性较强，可使黄酮类化合物母核上所有的酚羟基解离，导致相应吸收带红移。

1）如带Ⅰ红移40～65nm，强度不变或增加，则表示有4′-羟基。

2）如带Ⅰ红移50～60nm，强度减弱，则表示有3-羟基，但无4′-羟基。

3）如有5, 6, 7-或5, 7, 8-三羟基或3, 3′, 4′-三羟基或3, 4′-二羟基或3′, 4′, 5′-三羟基，则吸收谱随放置时间的延长而逐渐衰退。

（2）乙酸钠 NaOAc的碱性比NaOMe小，只能使黄酮类化合物母核上酸性较强的酚羟基解离，导致相应的吸收带红移。

1）如带Ⅱ红移5～20nm，表示有7-羟基存在。但在6位和8位同时有含氧取代基（如—OCH_3等供电基）的7-羟基黄酮（不包括黄酮醇），可能由于7-羟基酸性减低，故上述红移幅度很小或不能辨别。

2）如带Ⅰ红移40～65nm，则表示有4′-羟基。

3）在4′-羟基黄酮及黄酮醇类化合物中，由NaOAc引起的带Ⅰ位移距离与NaOMe相同或稍大一些，则表示7-羟基被取代。

（3）乙酸钠/硼酸　黄酮或黄酮醇类化合物的A环或B环上如果具有邻二酚羟基时（5, 6-邻二酚羟基除外），在NaOAc碱性下可与H_3BO_3配位，使相应的吸收带红移。

1）带Ⅰ红移12～30nm，表示B环有邻二酚羟基。

2）带Ⅱ红移5～10nm，表示A环有邻二酚羟基（不包括5, 6-邻二酚羟基）。

（4）三氯化铝及三氯化铝/盐酸　$AlCl_3$可与具有邻二酚羟基、3-羟基-4-羰基或5-羟基-4-羰基的黄酮或黄酮醇类化合物作用生成配位化合物，使带Ⅰ或带Ⅱ红移。

形成的配位化合物稳定性由强到弱依次为3-羟基（黄酮醇）＞5-羟基（黄酮）＞5-羟基（二氢黄酮）＞邻二酚羟基＞3-羟基（二氢黄酮）。形成配位化合物越稳定，红移越多。邻二酚羟基和5-羟基二氢黄酮醇在酸性条件下不与$AlCl_3$配位，所以当加入HCl后可分解（少数例外），使相应的吸收带紫移。因此，在实际测定中，多数测定样品在MeOH中的光谱基础上测定样品MeOH+$AlCl_3$光谱，然后加入盐酸，测定样品MeOH+$AlCl_3$/HCl光谱，再进行比较分析。

MeOH+$AlCl_3$/HC1光谱与MeOH谱比较：①两谱相同，表示无3-羟基或5-羟基。②带Ⅰ红移35～55nm，表示只有5-羟基。③带Ⅰ红移60nm，表示只有3-羟基。④带Ⅰ红移50～60nm，表示可能同时有3-羟基和5-羟基。⑤带Ⅰ红移17～20nm，表示除5-羟基外，有6-含氧基取代。

MeOH+$AlCl_3$/HCl光谱与MeOH+$AlCl_3$比较：①两谱相同，表示无邻二酚羟基。②带Ⅰ紫移30～40nm，表示B环上有邻二酚羟基。③带Ⅰ紫移20nm，表示B环上有邻三酚羟基。④带Ⅰ紫移50～65nm，表示A环、B环上均可能有邻二酚羟基。

根据以上规律，利用不同溶液中黄酮化合物的紫外光谱，能够判断出其基本母核和取代情况，尤其是酚羟基的取代位置和数量。然而，在实际研究过程中，为了更准确地确定待测样品的化学结构，须结合化学方法和其他波谱技术进行综合分析。比如，利用^{1}H-NMR谱可定量测定H的个数，根据质子的化学位移和芳香氢核之间的自旋耦合所提供的信息，在确定黄酮骨架结构类型的同时还可推测母核上的取代模式，再结合^{13}C-NMR、二维谱等技术，使核磁共振波谱技术在黄酮类化合物的结构鉴定中发挥着越来越重要的作用。此外，质谱（MS）技术，除EI离子化之外，各种软电离质谱技术的迅速发展，伴随色谱-质谱联用与串联技术的出现，使MS逐渐成为黄酮类化合物结构研究中的重要手段之一。

第6节　提取分离实例

一、银杏叶中黄酮类化学成分的提取分离技术

银杏叶为银杏科植物银杏（*Ginkgo biloba* L.）的干燥叶，味甘、苦、涩，性平。具有活血化瘀、通络止痛、敛肺平喘、化浊降脂的功效，用于瘀血阻络、胸痹心痛、中风偏瘫、肺虚咳喘、高脂血症。银杏叶中黄酮类化合物含量较高，为0.5%～1%，主要以苷的形式存在。从银杏叶中分离出的黄酮类化合物有扩张冠状血管和增加脑血流量的作用，目前常见的银杏叶制剂主要有银杏叶片、银杏酮酯分散片、银杏叶胶囊、银丹心泰滴丸等。

（一）银杏叶中主要有效成分的结构、理化性质

银杏叶中含有黄酮、萜内酯、酚酸、聚异戊烯醇等，其中黄酮、萜内酯、聚异戊烯醇是主要有效成分。银杏叶中黄酮类合物主要有槲皮素、山柰酚、异鼠李素等，此外还有银杏内酯A、银杏内酯B、银杏内酯C、白果内酯等。国内外多将槲皮素及其苷、山柰酚及其苷、木犀草素及其苷类作为银杏黄酮质量的控制标准。《中国药典》以总黄酮醇苷为指标成分进行定性鉴定和含量测定，总黄酮醇苷含量以（槲皮素

含量+山柰酚含量+异鼠李素含量）×2.51进行折算。饮片测定萜类内酯以银杏内酯A（$C_{20}H_{24}O_9$）、银杏内酯B（$C_{20}H_{24}O_{10}$）、银杏内酯C（$C_{20}H_{24}O_{11}$）和白果内酯（$C_{15}H_{18}O_8$）的总量计，不得少于0.25%。

槲皮素为黄色针状结晶（稀乙醇），分子式为$C_{15}H_{10}O_7$，常含两分子结晶水，分子量302.23（无水物）。熔点为314℃（分解），溶于乙醇、甲醇、丙酮、乙酸乙酯、吡啶与冰醋酸等，不溶于水、苯、石油醚、乙醚与三氯甲烷等。山柰酚为黄色针状结晶，分子式为$C_{15}H_{10}O_6$，分子量286.23。微溶于水，溶于热乙醇、乙醚或碱。异鼠李素为黄色针晶（稀甲醇），分子式为$C_{16}H_{12}O_7$，分子量316.27。熔点为312℃（分解）。其中黄酮类化合物主要包括：

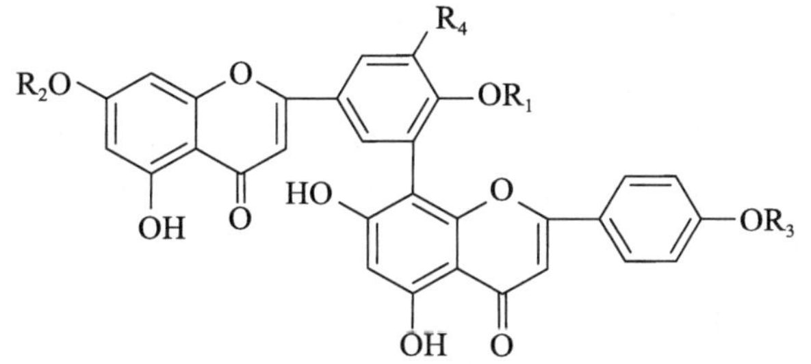

穗花杉双黄酮	$R_1=R_2=R_3=R_4=H$
去甲银杏双黄酮	$R_1=CH_3$　$R_2=R_3=R_4=H$
异银杏双黄酮	$R_1=R_3=CH_3$　$R_2=R_4=H$
银杏双黄酮	$R_1=R_2=CH_3$　$R_3=R_4=H$
金松双黄酮	$R_1=R_2=R_3=CH_3$　$R_4=H$

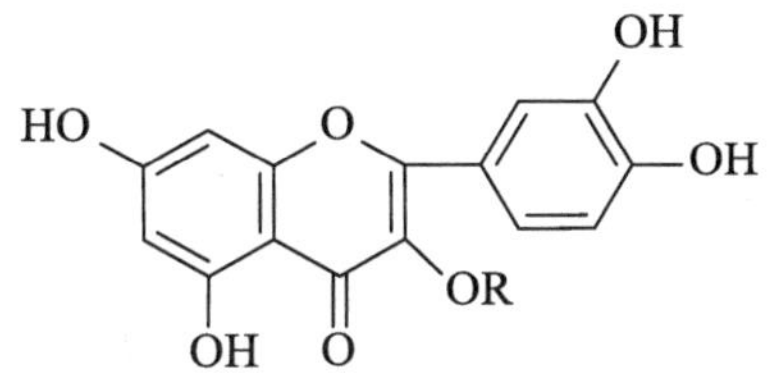

槲皮素

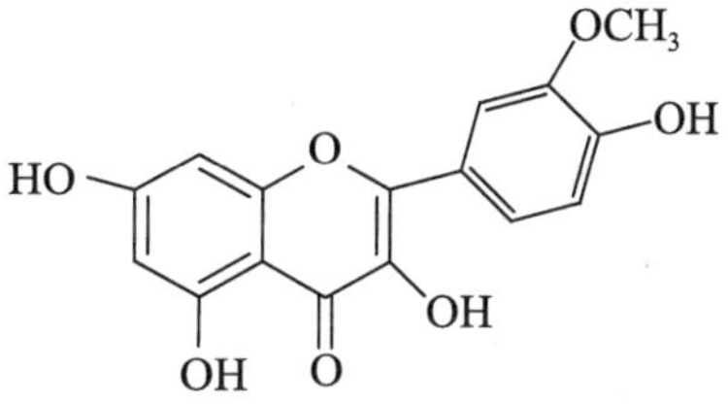

异鼠李素

（二）银杏叶中黄酮类成分的提取分离

1. 工艺流程（图6-1）

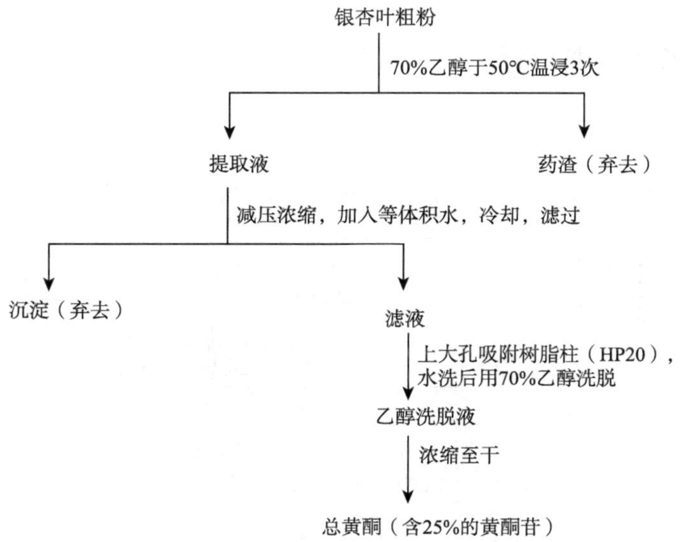

图6-1 银杏叶中银杏总黄酮提取分离流程图

2. 流程说明 利用银杏叶中的有效成分可溶于乙醇，可用乙醇作提取溶剂，采用大孔吸附树脂法，能得到银杏叶的有效部位群。

二、陈皮中黄酮类化学成分的提取分离技术

陈皮（*Citrus reticulata* Blanco）为芸香科植物橘及其栽培变种的干燥成熟果皮。药材分为陈皮和广陈皮。性温，味辛而苦，有理气健脾、燥湿化痰之功效，可用于胸脘胀满，食少吐泻，咳嗽痰多等症。陈皮的主要有效成分为橙皮苷。

（一）陈皮中主要有效成分的结构、理化性质

陈皮中的化学成分主要有黄酮类化合物，以及挥发油成分。此外，还含有柠檬苦素、生物碱、β-谷甾醇等成分。《中国药典》以橙皮苷为指标成分对陈皮进行含量测定。要求陈皮中橙皮苷含量不得少于3.5%；广陈皮中橙皮苷含量不得少于2.0%，对广陈皮，另外要求测定川陈皮素和橘皮素的总量，总量不得少于0.42%。

橙皮苷又名陈皮苷，为无色细树状针形结晶（pH 6～7沉淀所得）。易溶于稀氢氧化钠水溶液及吡啶，可溶于70℃以上热水、60℃二甲基甲酰胺及甲酰胺，在冷水中溶解度小，微溶于甲醇及热冰醋酸，几乎不溶于丙酮、苯及三氯甲烷。

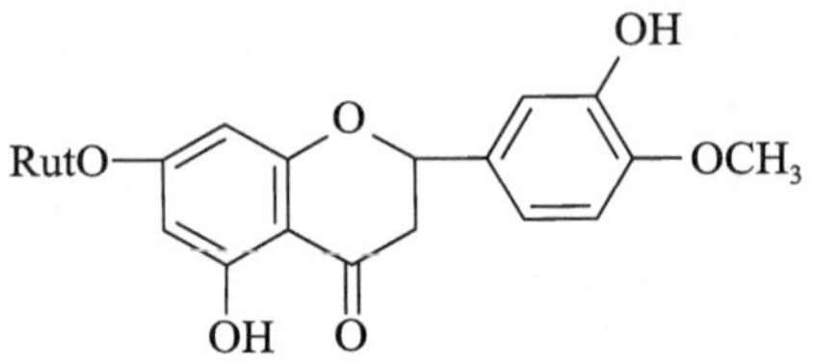

橙皮苷
（其中：Rut指芸香糖基）

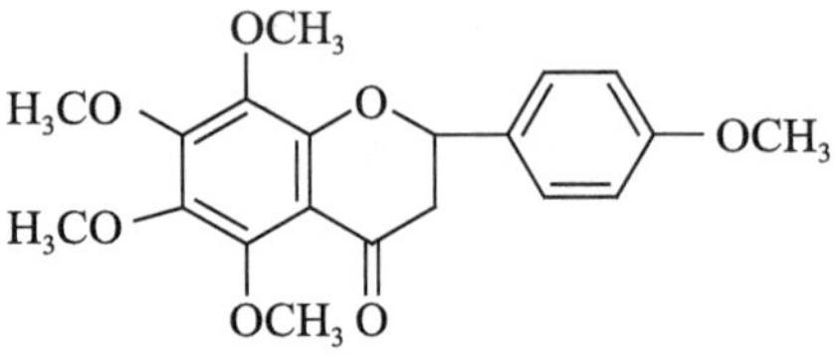

橘皮素

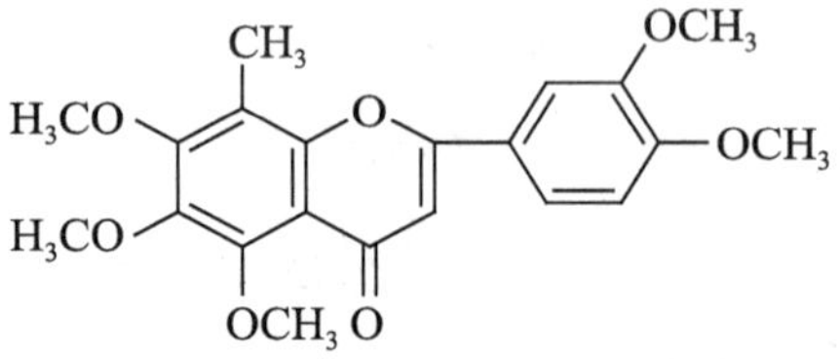

川陈皮素

（二）陈皮中橙皮苷的提取分离

1. 工艺流程（图6-2）

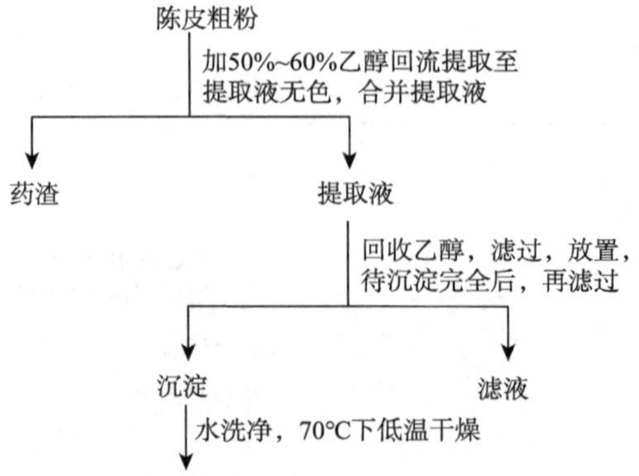

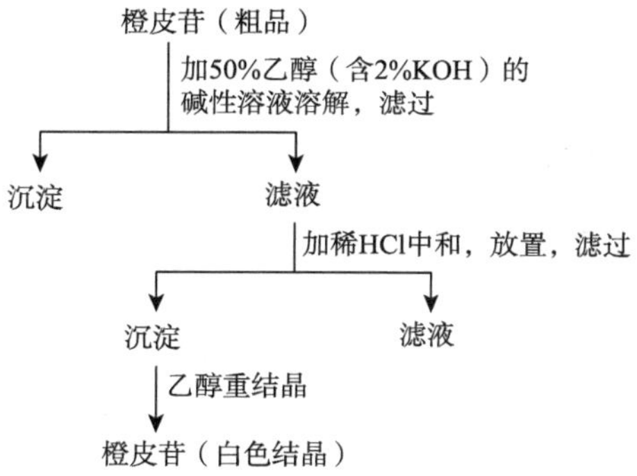

图6-2 陈皮中陈皮苷提取分离流程图

2. 流程说明 橙皮苷在冷水和甲醇中溶解度小，可溶于热醇，故可用热乙醇作溶剂进行提取。为使橙皮苷与共存杂质分离，可用碱溶酸沉法除去杂质，并用乙醇重结晶得到橙皮苷纯品。

三、黄芩中黄酮类化学成分的提取分离技术

黄芩来源于唇形科植物黄芩（*Scutellaria baicalensis* Georgi）的干燥根，是一味常用清热解毒药，具有清热燥湿、泻火解毒、止血、安胎的功效，是许多中成药或中药方剂中的重要组分，如可防治新型冠状病毒感染的金花清感颗粒。具有抗炎抗菌、抗氧化、抗肿瘤和神经、心血管保护等作用。黄芩苷是黄芩的有效成分，表现出广泛有效的抗炎、抗病毒、抗癌生物活性，临床上常用于上呼吸道感染、肺炎、急性扁桃体炎、急性咽炎、痢疾等疾病的治疗，近年来，黄芩苷在预防和治疗骨质疏松疾病中也发挥着作用。

（一）黄芩中主要有效成分的结构、理化性质

黄芩中含有丰富的天然化学成分，包括黄酮类（如黄芩素、黄芩苷、汉黄芩素、汉黄芩苷、木犀草素等）、多糖类（黄芩粗多糖为主）、挥发油类（异戊二烯、苯二酸类化合物等）和铁、锌、铜等微量元素。黄芩苷为黄酮7位羟基与葡萄糖醛酸结合形成的苷，分子中含有羧基，在植物体内常以镁盐形式存在。《中国药典》以黄芩苷为指标成分进行定性鉴定和含量测定，药材测定黄芩苷不得少于9.0%，饮片测定黄芩苷不得少于8.0%。

黄芩苷为淡黄色针晶，分子式为$C_{21}H_{18}O_{11}$，分子量为446.35，熔点为222～223℃，几乎不溶于水，难溶于甲醇、乙醇、丙酮，可溶于热醋酸，易溶于二甲基甲酰胺、吡啶等碱性溶液。黄芩素为黄色针状结晶，可溶于乙醇、甲醇、乙醚、丙酮、乙酸乙酯、热冰醋酸，微溶于氯仿，不溶于水。溶于稀碱溶液呈黄色，于浓硫酸中产生黄绿色荧光。由于黄芩素分子中具有邻三酚羟基结构，性质不稳定，在空气中易被氧化成醌式衍生物而显绿色，是炮制或贮存保管不当时黄芩变绿的主要原因。黄芩变绿后，有效成分受到破坏，质量随之降低，因此，在提取分离时应注意防止酶解和氧化。

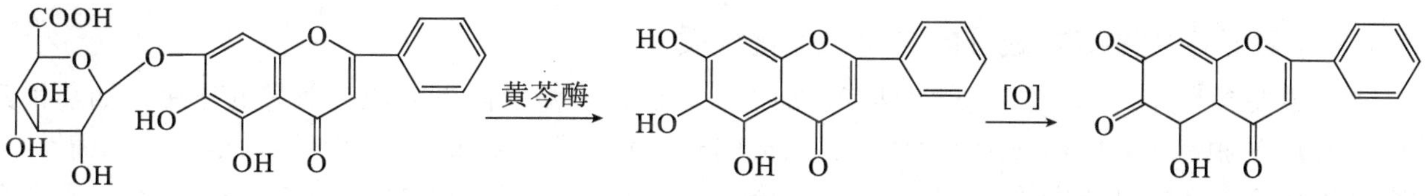

黄芩苷 黄芩素（黄色） 绿色

（二）黄芩中黄芩苷的提取分离

1. 工艺流程（图6-3）

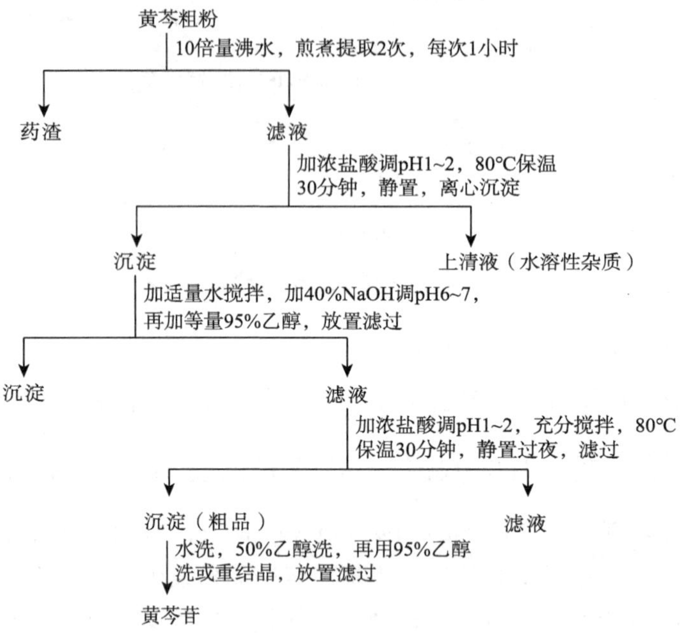

图6-3 黄芩中黄芩苷提取分离流程图

2. 流程说明 因为黄芩苷为黄芩素结构中的7位羟基与葡萄糖醛酸结合形成的苷，分子中同时有酚羟基和羧基，具有酸性，在植物体内往往以镁盐形式存在，水溶性较大，故采用水煎煮法提取。再向提取液中滴加浓盐酸调pH至1～2，酸化使黄芩苷盐变成游离黄芩苷沉淀析出（游离黄芩苷难溶于水），再利用碱溶酸沉法，除去杂质得到黄芩苷粗制品。酸化时应注意加热至80℃保温30分钟，使析出的细小沉淀合并成较大颗粒下沉而易于过滤。碱化时要严格控制溶液的pH＜7，否则会降低黄芩苷的收率。在碱液中加95%乙醇，使含醇量控制在50%左右，可降低杂质的溶解度，使杂质与黄芩苷分离。

四、葛根中黄酮类化学成分的提取分离技术

葛根为豆科植物野葛［*Pueraria lobata*（Willd.）Ohwi］的干燥根，习称野葛，味甘、辛，性凉。具有解肌退热、生津止渴、透疹、升阳止泻、通经活络等作用。用于外感发热头痛、项背强痛、口渴、消渴、麻疹不透、热痢等症。《神农本草经》中记载葛根“主消渴，身大热，呕吐，诸痹，起阴气，解诸毒”。葛根及其有效成分同时也是多种中成药的重要组成药味，如葛根素注射液、葛根芩连片等。葛根素注射液为血管扩张药，有扩张冠状动脉和脑血管、降低心肌耗氧量，改善微循环和抗血小板聚集的作用，但因偶见急性血管内溶血作用，过敏性体质者禁用。

（一）葛根中主要有效成分的结构、理化性质

葛根主要含有异黄酮，总异黄酮具有增加冠状动脉血流量及降低心肌耗氧量的作用，如葛根素（puerarin）、葛根苷（xylopuerarin）、大豆苷（daidzin）、大豆素（daidzein）、大豆素-7, 4′-二葡萄糖苷、木糖葛根素等。葛根中异黄酮苷元为亲脂性成分，难溶于水，易溶于甲醇、乙醇、三氯甲烷、乙醚等亲脂性有机溶剂；异黄酮苷具有亲水性，易溶于水、甲醇、乙醇。《中国药典》以葛根素为指标成分对葛根进行含量测定，要求葛根素含量不得少于2.4%。

葛根素为白色针状结晶，分子式为$C_{21}H_{20}O_9$，分子量为416.38，熔点188.5℃（分解），易溶于乙醇。

大豆苷为无色针晶，熔点239～240℃，易溶于乙醇、热水。大豆素为无色针晶，265℃升华，320℃分解，易溶于乙醇。

	R_1	R_2	R_3
大豆素	H	H	H
大豆苷	H	glc	H
葛根素	glc	H	H

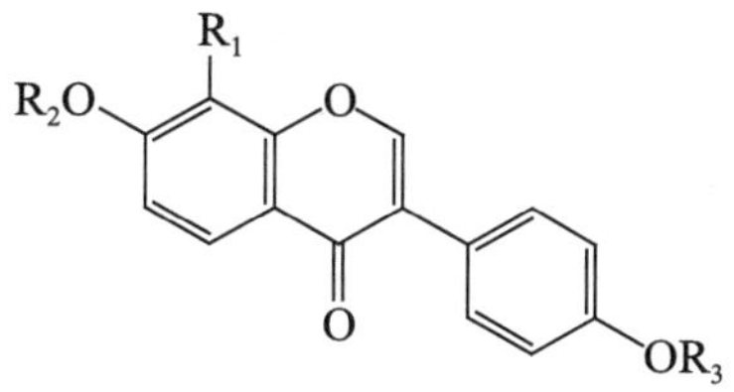

（二）葛根中总黄酮的提取分离

1. 工艺流程（图6-4）

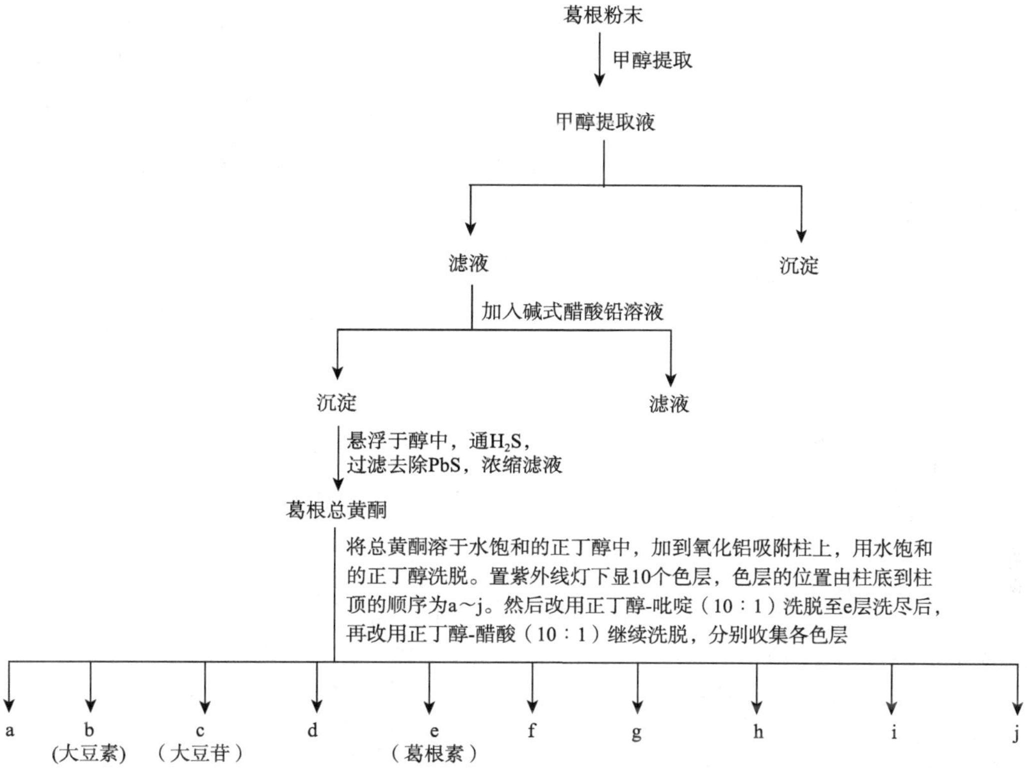

图6-4 大孔吸附树脂法提取分离葛根总黄酮流程图

H_2S：硫化氢；PbS：硫化铅

2. 流程说明 从葛根中提取分离异黄酮类化合物是根据葛根中的异黄酮类化合物均溶于乙醇，故用乙醇将总黄酮提取出来。而葛根总黄酮类化合物结构中没有邻二酚羟基、5-羟基或羧基，只能与碱式乙酸铅产生铅盐沉淀，而部分杂质可能被乙酸铅沉淀，故与杂质分离。再利用各异黄酮类化合物极性不同，采用氧化铝柱色谱法分离而得各异黄酮。

目标检测

一、选择题

A型题

1. 黄酮类化合物的基本母核为（　　）
   A. 两个苯环通过中央三碳链相连的一类化合物
   B. C_6-C_6-C_3
   C. 2-苯基色原酮
   D. γ-吡喃酮
   E. 2-苯基色原烷

2. 色原酮环2位、3位间为双键，B环连接在2位的黄酮类化合物是（　　）
A. 黄酮　B. 异黄酮
C. 查耳酮　D. 二氢黄酮
E. 黄烷醇
3. 黄酮类化合物的基本碳架为（　　）
A. C_6-C_1-C_6　B. C_6-C_2-C_6
C. C_6-C_3-C_6　D. C_6-C_4-C_6
E. C_6-C_5-C_6
4. 下列化合物属于黄酮的是（　　）
A. 大豆素　B. 葛根素
C. 橙皮苷　D. 槲皮素
E. 黄芩苷
5. 二氢黄酮醇类化合物的颜色多是（　　）
A. 黄色　B. 淡黄色
C. 红色　D. 紫色
E. 无色
6. 以离子状态存在的是（　　）
A. 黄酮　B. 二氢黄酮
C. 异黄酮　D. 查耳酮
E. 花色素
7. 黄酮、黄酮醇类苷元在水中溶解度小是因为（　　）
A. 羟基多　B. 有羧基
C. 离子型　D. C环为平面性
E. C环为非平面性
8. 黄酮苷和黄酮苷元一般均能溶解的溶剂为（　　）
A. 乙醚　B. 乙醇
C. 氯仿　D. 水
E. 酸水
9. 下列黄酮类酸性最强的是（　　）
A. 7-羟基黄酮　B. 4′-羟基黄酮
C. 7, 4′-二羟基黄酮
D. 6, 8-二羟基黄酮
E. 3′, 4′-二羟基黄酮
10. 鉴别黄酮类化合物最常用的显色反应是（　　）
A. 乙酸镁反应　B. 氯化铝反应
C. 三氯化铁反应　D. 盐酸-镁粉反应
E. 碱液反应
11. 四氢硼钠反应用于鉴别（　　）
A. 黄酮、黄酮醇　B. 二氢黄酮（醇）
C. 异黄酮　D. 查耳酮
E. 花色素
12. 某黄酮化合物的醇溶液，加入二氯氧锆甲醇液呈鲜黄色，再加入枸橼酸甲醇液黄色褪去，表示该化合物具有（　　）
A. 5-羟基　B. 7-羟基
C. 3-羟基　D. 6-羟基
E. 8-羟基
13. 下列能溶于5%碳酸氢钠的化合物为（　　）
A. 橙皮苷元　B. 大豆素
C. 槲皮素　D. 苷
E. 黄芩素
14. 锆盐-枸橼酸反应显黄色且不褪色，氨性氯化锶反应显棕色的化合物是（　　）
A. 5, 7-二羟基黄酮
B. 5, 7, 3′, 4′-四羟基黄酮
C. 7, 4′-二羟基黄酮
D. 3, 5, 7, 4′-四羟基黄酮
E. 3, 5, 3′, 4′-四羟基黄酮
15. 含不同羟基的黄酮类化合物的酸性强弱顺序是（　　）
A. 7, 4′-二羟基＞7-羟基＞5-羟基＞一般酚羟基
B. 7, 4′-二羟基＞一般酚羟基＞5-羟基＞7-羟基
C. 7, 4′-二羟基＞4′-羟基＞一般酚羟基＞5-羟基
D. 7, 4′-二羟基＞5-羟基＞7-羟基＞一般酚羟基
E. 一般酚羟基＞7-羟基＞5-羟基＞7, 4′-二羟基
16. 黄酮苷类化合物不能采用的提取方法是（　　）
A. 酸提碱沉　B. 碱提酸沉
C. 沸水提取　D. 乙醇提取
E. 甲醇提取
17. pH梯度萃取法分离下列黄酮苷元，用5%$NaHCO_3$、5%Na_2CO_3、1%NaOH依次萃取，先后萃取出化合物的顺序为（　　）

①
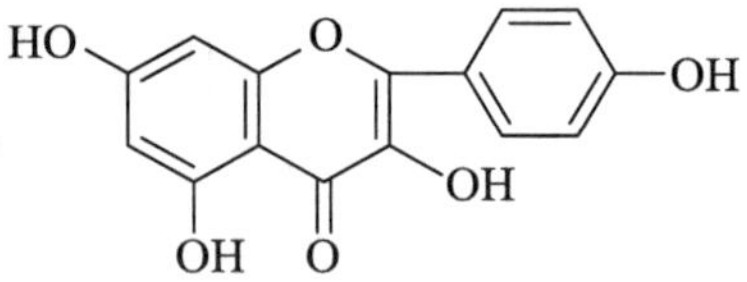

②
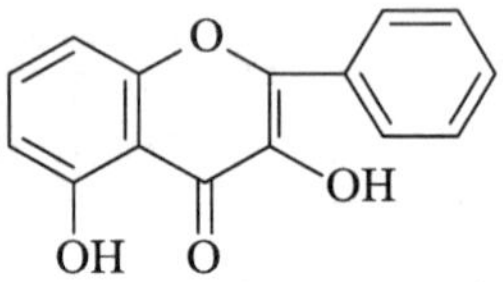

③
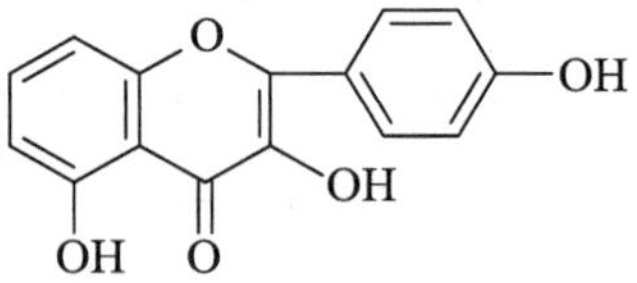

A. ②→①→③　B. ①→②→③
C. ③→①→②　D. ③→②→①
E. ①→③→②
18. 若仅需提取黄酮多糖苷，最常用的提取溶剂是（　　）
A. 沸水　B. 酸水
C. 乙醇　D. 乙酸乙酯
E. 氯仿
19. 下列有关黄酮类化合物在聚酰胺柱上的洗脱规律，错误的是（　　）
A. 苷元相同，洗脱先后顺序为三糖苷、双糖苷、单糖苷、苷元
B. 具有对位或间位羟基黄酮洗脱先于具有邻位羟基黄酮
C. 不同类型的黄酮化合物，洗脱先后顺序为异黄酮、二氢黄酮醇、黄酮、黄酮醇

D. 查耳酮比相应的二氢黄酮后洗脱
E. 黄酮母核上增加羟基，洗脱速度减慢

20. 下列有关芦丁的论述，错误的是（ ）
A. 属于双糖苷
B. 在水中的溶解度随温度变化很大
C. 在碱性下不稳定
D. 可溶于乙醇和三氯甲烷
E. 分子结构含邻二酚羟基

21. 水解反应后可变为绿色的是（ ）
A. 黄芩苷 B. 槲皮素
C. 大豆素 D. 杜鹃素
E. 金丝桃苷

22. 银杏叶用以折算含量的成分类型为（ ）
A. 黄酮醇 B. 二氢黄酮
C. 异黄酮 D. 查耳酮
E. 二氢异黄酮

23. 具邻位酚羟基黄酮用碱水提取时，保护邻位酚羟基的方法是（ ）
A. 加四氢硼钠还原 B. 加乙酸铅沉淀
C. 加硼酸形成配合物 D. 加乙醚萃取
E. 加氧化铝吸附

24. 某黄酮类化合物紫外光谱有两个吸收带，带Ⅰ在312nm，带Ⅱ在276nm，带Ⅱ强度比带Ⅰ强得多，该化合物是（ ）
A. 木犀草素 B. 7, 4′-二羟基二氢黄酮
C. 槲皮素 D. 4′-羟基查耳酮
E. 芦丁

X型题

25. 黄酮苷元按结构分类，主要是依据（ ）
A. 三碳链的氧化程度 B. 是否连接糖链
C. B环的连接位置 D. 来自何种植物
E. 三碳链是否成环

26. 黄酮类化合物具有的生理活性表现在（ ）
A. 对心血管系统的作用 B. 抗炎作用
C. 雌激素样作用 D. 抗肿瘤作用
E. 解痉作用

27. 可用于鉴别二氢黄酮类化合物的是（ ）
A. 盐酸-镁粉反应 B. 四氢硼钠反应
C. 锆盐-枸橼酸反应 D. 乙酸铅反应
E. 乙酸镁反应

28. 黄酮与金属盐类试剂形成配位化合物的必要条件是（ ）
A. 具7-羟基 B. 具邻二酚羟基
C. 具3-羟基 D. 具5-羟基
E. 3-羟基和5-羟基缺一不可

29. 影响黄酮类化合物颜色的因素有（ ）
A. 取代基的位置 B. 取代基的种类
C. 取代基的数目 D. 与取代基无关
E. 交叉共轭体系的存在与否

30. 盐酸-镁粉反应显橙红至紫红色的是（ ）
A. 花色素 B. 黄酮醇
C. 二氢黄酮 D. 黄酮
E. 查耳酮

31. 下列关于葛根的说法正确的是（ ）
A. 主要含有异黄酮类化合物
B. 具有解肌退热、生津止渴、透疹、升阳止泻、通经活络等作用
C. 以葛根素为指标成分对葛根进行含量测定，且葛根素含量不得少于2.4%
D. 葛根素注射液因偶见极性血管内溶血作用，过敏性体质者禁用
E. 与乙酸镁反应生成黄色、橙黄至褐色

32. 在碱液中不稳定、易被氧化的黄酮类化合物可能具有（ ）
A. 7-羟基 B. 4′-羟基
C. 3, 4′-二羟基 D. 邻二酚羟基
E. 邻三酚羟基

33. 从中药中提取黄酮类化合物可采用（ ）
A. 溶剂提取法 B. 铅盐沉淀法
C. 碱溶酸沉法 D. 水蒸气蒸馏法
E. 聚酰胺色谱法

34. pH梯度萃取法分离黄酮类化合物（ ）
A. 将总黄酮溶解在亲脂性有机溶剂中
B. 以碱液为萃取剂
C. 适用于分离苷类和苷元类
D. 适用于分离酸性强弱不同的苷元类
E. 酸性弱的黄酮先被萃取出来

35. 含黄酮提取液的乙酸乙酯液，用5%碳酸氢钠萃取，可被碱水萃取出来的是（ ）
A. 3, 5, 6, 7-四羟基黄酮
B. 7, 4′-二羟基黄酮
C. 3, 5, 3′, 4′-四羟基黄酮
D. 3, 5, 4′-三羟基黄酮
E. 3, 5, 7, 4′-四羟基黄酮

36. 分离黄酮类化合物的方法有（ ）
A. 铅盐沉淀法 B. 聚酰胺吸附法
C. pH梯度萃取法 D. 硼酸配位法
E. 离子交换树脂法

37. 影响聚酰胺对黄酮类化合物吸附作用的主要因素有（ ）
A. 化合物中羟基的数目
B. 化合物中羟基的位置
C. 溶剂与化合物之间形成氢键缔合能力的大小
D. 溶剂与聚酰胺之间形成氢键缔合能力的大小
E. 分子本身的大小

38. 黄芩中的主要有效成分（ ）

A. 包括黄芩苷
B. 有抗菌作用
C. 是黄酮醇类化合物
D. 同时有酚羟基和羧基，具有酸性，在植物体内往往以镁盐形式存在
E. 易水解氧化使药材外观变绿

39. 银杏叶中的主要有效成分（　　）
A. 有芸香苷
B. 是黄酮醇类化合物
C. 能发生锆盐-枸橼酸反应
D. 能发生盐酸-镁粉反应
E. 可用大孔树脂柱色谱法分离

二、问答题

1. 中药红花在生长过程中会发生什么样的颜色变化，为什么？
2. 槐米中提取的芸香苷，盐酸-镁粉反应呈红色，$FeCl_3$反应呈污绿色，Molisch反应出现紫色环，酸水解后的苷元槲皮素在氨性氯化锶反应中出现绿色沉淀，二氯氧锆反应呈黄色，加枸橼酸后黄色不消褪，请结合其化学结构解释以上各反应出现这些现象的原因。

三、实例分析

根据黄芩中提取黄芩苷的工艺流程，试回答以下问题并说明理由。

1. 工艺流程中采用的提取方法与依据是什么？
2. 水提取液中加入第一次加浓盐酸调pH的目的是什么？
3. 加NaOH调pH6～7的目的是什么？要求pH＜7的原因是什么？
4. 第二次酸化时加盐酸为什么要控制在pH1～2？
5. 酸化时为什么要注意加热至80℃保温30分钟？

（罗　兰）

第7章 醌类化合物

学习目标

1. 知识目标：掌握醌类化合物的分类及基本结构、理化性质、提取分离和检识方法；熟悉大黄中主要醌类成分的结构、提取分离、鉴定及生物活性；了解醌类化合物的分布、生物活性及含有醌类化合物的常见中药。

2. 能力目标：学会用回流提取法提取大黄中蒽醌类化合物，用pH梯度萃取法分离大黄中蒽醌类化合物，用化学方法鉴定醌类化合物。

3. 素质目标：具有科学探索精神和创新意识，以及为祖国中医药事业而奋斗的热情和信念，树立中医药自信心。

第1节 概　　述

醌类化合物（quinonoids）是指分子内具有不饱和环己二酮结构（醌式结构）或者容易转变为具有醌式结构的化合物，以及在生物合成方面与醌类有密切联系的化合物。醌类化合物按结构主要分为苯醌、萘醌、菲醌、蒽醌四大类，其中蒽醌及其衍生物种类最多。

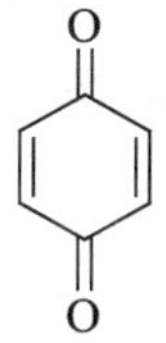

对苯醌

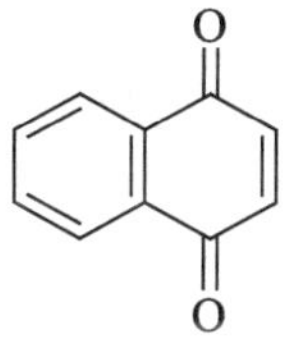

α-萘醌

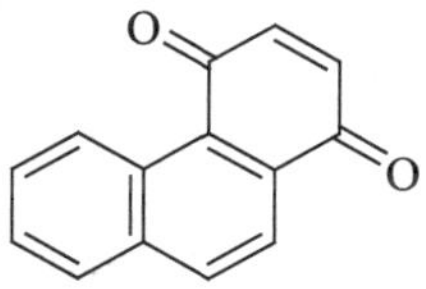

对菲醌

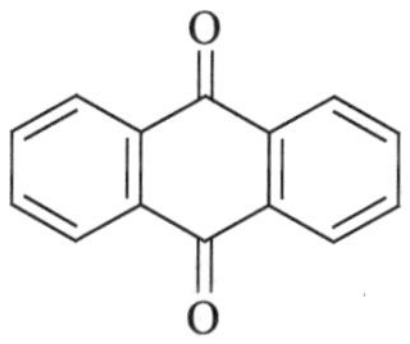

蒽醌

醌类化合物在自然界中分布广泛，主要存在于高等植物的蓼科、茜草科、豆科、鼠李科、百合科、紫草科、马鞭草科、紫葳科、玄参科等科植物中，如大黄、虎杖、何首乌、决明子、番泻叶、丹参、芦荟、紫草等天然药物中醌类化合物含量较高。在植物中主要分布在根、皮、叶及心材中，多以糖苷形式存在，也有游离形式。此外，在一些低等植物如藻类、地衣类等的代谢产物中也含有醌类化合物。在曲霉属和青霉属真菌中及红树林内生真菌中也发现了蒽醌类化合物。

醌类化合物是一类比较重要的活性成分，具有多方面的生物活性，如番泻叶和大黄中的番泻苷类化合物具有致泻作用，且蒽醌苷的泻下作用大于蒽醌苷元；大黄中的大黄素、大黄酸具有抗菌作用；丹参中的丹参醌具有扩张冠状动脉血管的作用；维生素K具有止血作用；何首乌中的大黄素葡萄糖苷等蒽醌类化合物具有诱导癌细胞凋亡的抗癌活性。还有一些醌类化合物具有利胆、利尿、抗病毒、解痉平喘等作用，是一类很有前途的天然药物成分。

链接 结肠黑变病（MC）

结肠黑变病是消化道黑变病的一种，是以结肠黏膜黑色素沉着为特征的非炎症性肠病，其本质是结肠黏膜固有层内巨噬细胞含有大量脂褐素样物质。结肠镜下可见结肠黏膜呈棕褐色或黑色，病变部位还可能发生在食管、胃、十二指肠、回肠等，甚至结肠周围淋巴结和阑尾也会发生黑变。结肠黑变病常见临床症状有腹胀、便秘、食欲不佳，甚至有腹部隐痛等。病因和发病机制不详，多见于便秘和长期服用含蒽醌类成分药物的患者，如番泻叶、大黄、决明子等中药或者含有上述药味的中成药或保健品。

第2节　结构与分类

一、结构母核

在醌类化合物中以蒽醌最为重要，数量最多。天然蒽醌以9, 10-蒽醌最为常见，其基本母核为：

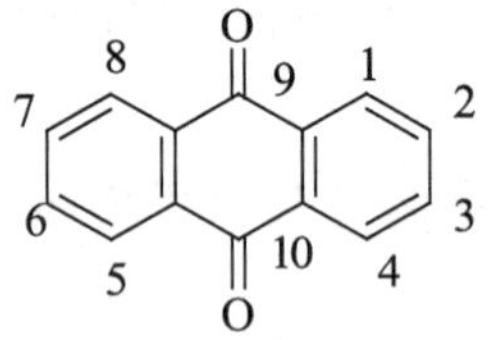

1,4,5,8为α位
2,3,6,7为β位
9,10为meso位，又称中位

二、结构类型与实例

蒽醌化合物主要根据氧化程度及聚合度进行分类。

（一）羟基蒽醌类

根据羟基在蒽醌母核中位置的不同，可将羟基蒽醌分为两类。

1. 大黄素型　这类蒽醌其羟基分布于两侧的苯环上，多数化合物呈黄色。许多中药如大黄、虎杖、何首乌等药物中的有效成分属于这一类型，大多与葡萄糖结合成苷。具有泻下、抗菌等作用。游离型蒽醌如大黄酸（rhein）、大黄酚（chrysophanol）、大黄素（emodin）、大黄素甲醚（physcion）、芦荟大黄素（aloe-emodin）等。

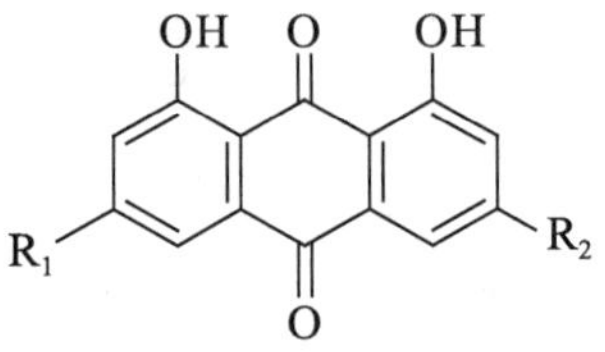

大黄酸	R_1=H	R_2=COOH
大黄酚	R_1=CH_3	R_2=H
大黄素	R_1=CH_3	R_2=OH
大黄素甲醚	R_1=CH_3	R_2=OCH_3
芦荟大黄素	R_1=H	R_2=CH_2OH

2. 茜草素型　这类蒽醌其羟基分布于一侧的苯环上，化合物颜色较深，多为橙黄色或橙红色。茜草科植物茜草中的有效成分属于此类型，如茜草素（alizarin）、羟基茜草素（purpurin）等。

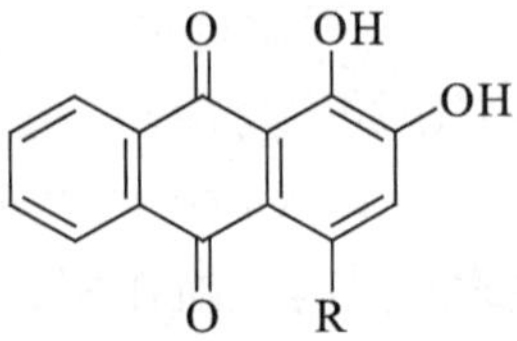

茜草素	R＝H
羟基茜草素	R＝OH

（二）蒽酚或蒽酮衍生物

蒽醌在酸性条件下易被还原，生成蒽酚及其互变异构体蒽酮，此过程在生物体内亦可发生，故在含有蒽醌的新鲜药材中常伴有蒽酚、蒽酮等还原产物，如存在于新鲜大黄中的大黄素蒽酚和大黄素蒽酮。但此类成分一般仅存在于新鲜植物中，在加工和贮藏过程中会逐渐氧化成蒽醌类成分。例如，新鲜大黄贮存2年以上，就检测不到蒽酚、蒽酮类成分。如果蒽酚衍生物的中位（meso）羟基与糖缩合成苷，则性质比较稳定，只有经过水解去糖后，才容易被氧化转变成蒽醌类化合物。

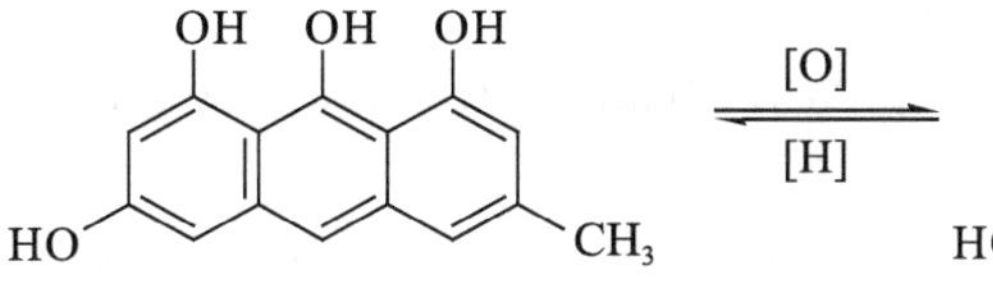

大黄素蒽酚　　大黄素蒽酮

（三）二蒽酮类衍生物

二蒽酮类是二分子蒽酮脱去一分子氢后相互结合而成的化合物，根据连接位置不同，又可分为中位连接体和α位连接体等形式。二蒽酮多以苷的形式存在，如中药大黄、番泻叶中致泻的主要成分番泻苷A、B、C、D（sennoside A、B、C、D）等皆为二蒽酮类衍生物。

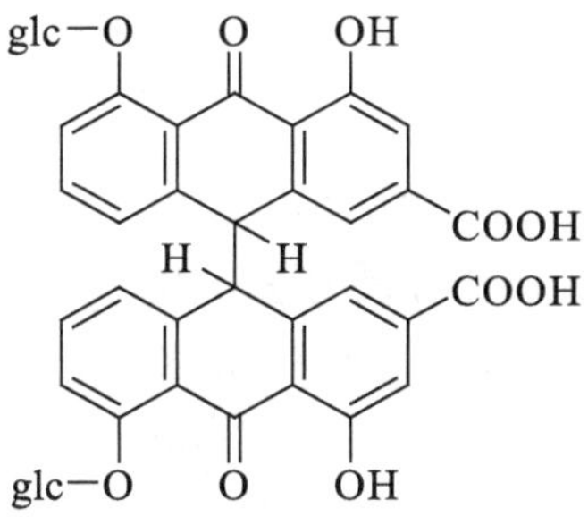

番泻苷A

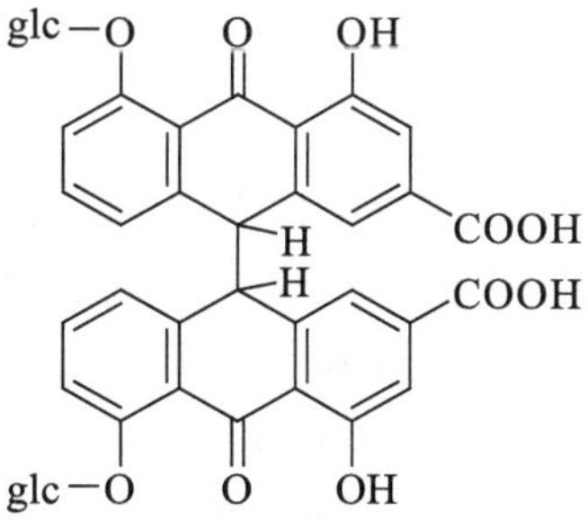

番泻苷B

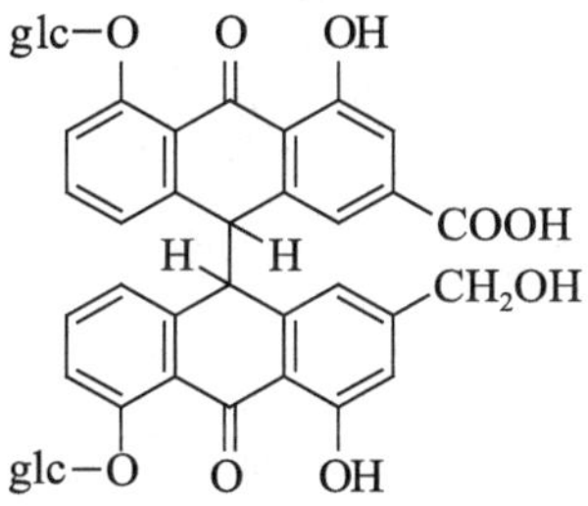

番泻苷C

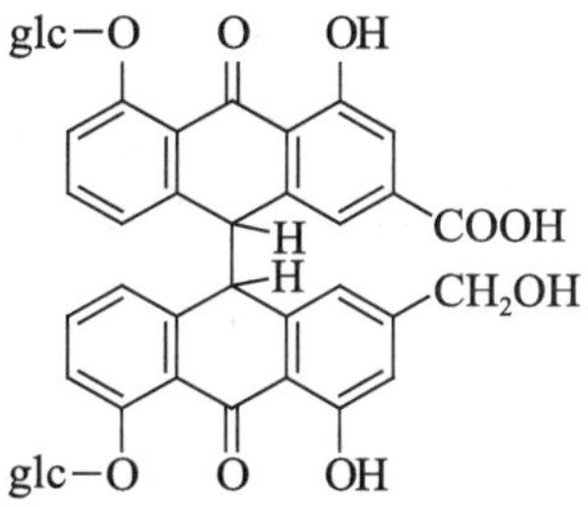

番泻苷D

第3节　理化性质

一、性　　状

1. 颜色　蒽醌类化合物多为有色结晶，其颜色与母核上酚羟基等助色团的数量有关，如无酚羟基，则近乎无色。随着助色团酚羟基的引入而呈现一定的颜色，引入的助色团越多，颜色则越深。一般呈黄、橙、棕红甚至紫红色等。

2. 状态　天然苯醌、萘醌及菲醌类化合物多以游离状态存在，有良好的晶形，而蒽醌类化合物往往以苷的形式存在，因极性较大，多数难以得到完好的结晶，多为无定型粉末，游离的蒽醌类成分多为结晶状。

3. 荧光　蒽醌类化合物多有荧光，并随pH的变化而显示不同的颜色。

二、升　华　性

游离醌类化合物一般有升华性，常压下加热可升华而不分解。例如，大黄酸的升华温度约为

210℃，大黄素约为206℃，芦荟大黄素约为185℃，大黄酚与大黄素甲醚约为124℃。

三、溶 解 性

1. 游离蒽醌化合物 极性较小，亲脂性强，易溶于乙醇、丙酮、乙酸乙酯、氯仿、乙醚、苯等有机溶剂，微溶或不溶于水。

2. 蒽醌苷的亲水性 与糖结合成苷类后，极性显著增大，易溶于甲醇、乙醇等亲水性有机溶剂中，在热水中也可溶解，但在冷水中溶解度较小，不溶或难溶于苯、乙醚、氯仿等亲脂性有机溶剂。

蒽醌碳苷在水中和亲脂性有机溶剂中溶解度都不大，易溶于吡啶。

四、酸 碱 性

（一）酸性

1. 产生原因 蒽醌类化合物多具有酚羟基，有的还具有羧基，因此表现出一定的酸性，易溶于碱性溶剂。

2. 酸性强弱规律

（1）带有羧基的醌类衍生物酸性强，能溶于碳酸氢钠的水溶液。

（2）蒽醌苯环上的*β*-羟基大于*α*-羟基的酸性。*β*-羟基由于受羰基吸电子作用的影响，羟基上氧原子的电子云密度降低，对质子的吸引力降低，氢质子的解离度增大，故酸性较强。因此含*β*-羟基的蒽醌可溶于碳酸钠溶液中；而含*α*-羟基者，由于*α*-羟基中的—OH与相邻的C═O形成分子内氢键，故酸性较弱，不溶于碳酸氢钠及碳酸钠溶液，只能溶于氢氧化钠溶液中。

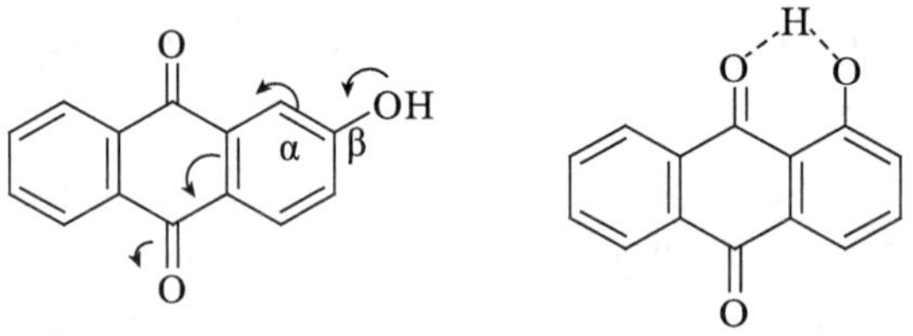

（3）酚羟基数目越多，酸性越强。一般而言，随着羟基数目的增加，无论是α位还是β位，其酸性都有一定程度的增强。例如，1, 4-二羟基蒽醌、1, 5-二羟基蒽醌虽各自均能形成氢键，但酸性仍有增强。1, 8-二羟基蒽醌因两个羟基与同一羰基形成氢键，故酸性大大增强。但处于邻位的二羟基蒽醌的酸性比只有一个羟基的蒽醌还弱，这是因为相邻羟基发生了氢键缔合，如1, 2-二羟基蒽醌的酸性小于3-羟基蒽醌。

综上所述，蒽醌类衍生物酸性强弱的排列顺序为：含—COOH＞含两个以上*β*-OH＞含一个*β*-OH＞含两个以上*α*-OH＞含一个*α*-OH。

基于蒽醌类成分的酸性差异，在分离时常采取pH梯度萃取法分离蒽醌类化合物。如用碱性不同的水溶液（5%碳酸氢钠溶液、5%碳酸钠溶液、1%氢氧化钠溶液、5%氢氧化钠溶液）依次提取，其结果为酸性较强的化合物（带—COOH或两个*β*-OH）被碳酸氢钠溶液提出；酸性较弱的化合物（带一个*β*-OH）被碳酸钠溶液提出；酸性更弱的化合物（带两个或多个*α*-OH）只能被1%氢氧化钠溶液提出；酸性最弱的化合物（带一个*α*-OH）则只能溶于5%氢氧化钠溶液。

（二）碱性

蒽醌类结构中羰基的氧原子有微弱的碱性，可与强酸形成𨦡盐。如蒽醌类衍生物能溶于浓硫酸或浓盐酸，生成𨦡盐后再转成阳离子，并伴有颜色的改变。如大黄酚为暗红色，溶于浓硫酸中转变为红色，大黄素由橙红色变为红色，其他羟基蒽醌在浓硫酸中一般呈红色至紫红色。

五、显色反应

（一）菲格尔反应

醌类衍生物在碱性条件下加热能迅速被醛类还原，再与邻二硝基苯反应，生成紫色化合物，这是鉴别醌类化合物的主要反应。醌类在反应前后实际并无变化，仅起传递电子作用，促进反应迅速进行，故醌类的含量越高，反应速度越快。试验时，取醌类化合物的水或苯溶液1滴，加入25%碳酸钠水溶液、4%甲醛及5%邻二硝基苯溶液各1滴，混合后置水浴上加热，1～4分钟内产生显著的紫色。

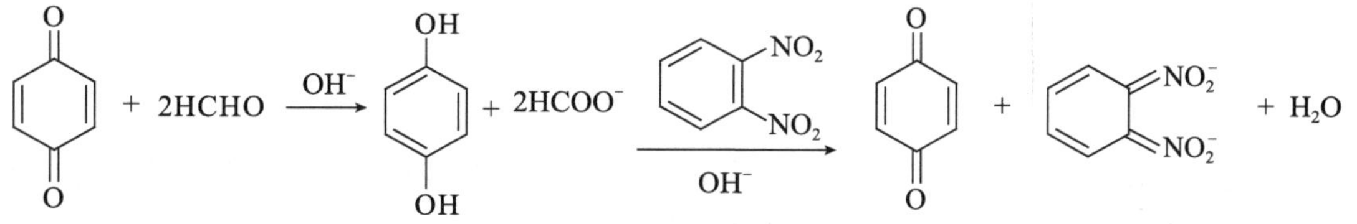

（二）无色亚甲蓝反应

此试验专用于检出苯醌及萘醌类成分，含有苯醌或萘醌化合物的样品在白色背景上，与无色亚甲蓝溶液反应，呈现蓝色，可与蒽醌类化合物相区别。常采用纸色谱或薄层色谱法，以无色亚甲蓝溶液为显色剂，也可将样品溶液滴于白瓷板或薄层板上1滴，加无色亚甲蓝溶液试剂1滴，观察颜色变化。

（三）碱液显色反应

羟基蒽醌及其苷类在碱性溶液中（NaOH、KOH、Na_2CO_3等）显红色至紫红色，该反应称博恩特雷格（Bornträger）反应。反应机制如下。

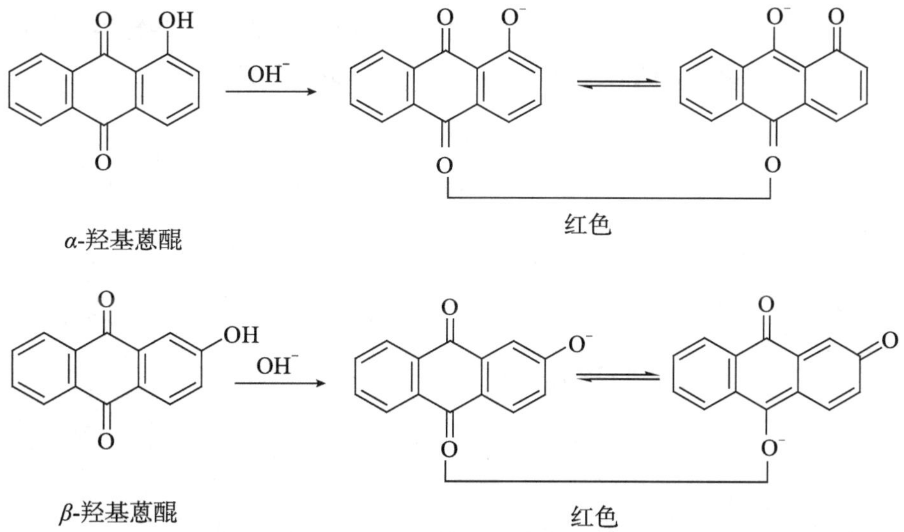

酚羟基在碱性溶液中形成酚氧负离子，由于受羰基的影响，氧原子的电子通过其共轭效应，转移至羰基氧原子上，形成新的共轭体系，因而发生颜色变化。

此反应的发生与形成共轭体系的羟基和羰基有关，因此羟基蒽醌及具有游离酚羟基的蒽醌苷均可显色；而羟基蒽酚、蒽酮、二蒽酮类化合物遇碱液只能显黄色，需经过氧化形成蒽醌后才能显红色。该反应可用于检查药材中是否具有蒽醌类及其苷类成分。

（四）乙酸镁反应

羟基蒽醌类化合物能与0.5%乙酸镁的甲醇或乙醇溶液反应显示橙红、紫红或蓝紫色，反应机制是Mg^{2+}与羟基蒽醌生成络合物。

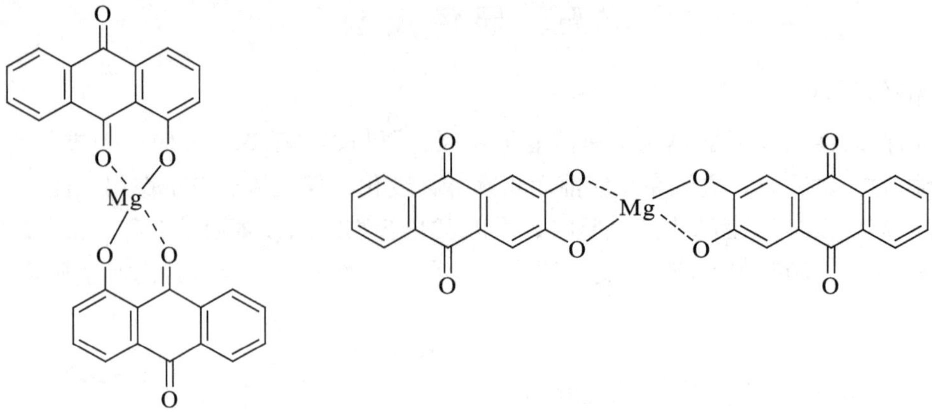

乙酸镁显色反应发生的条件是蒽醌母核上至少要有一个α-OH或有邻二酚羟基，且羟基位置和数量不同，所生成的络合物颜色有差异。具体表现如下。

（1）母核中只有一个α-酚羟基，呈黄橙色至橙色。

（2）邻位酚羟基的蒽醌，呈紫色至蓝紫色。

（3）对位二酚羟基蒽醌，呈紫红色至紫色。

（4）每个苯环上各有一个α-羟基，或含有间位二羟基者，呈橙红色至红色。

因此该反应不仅可以鉴别蒽醌类化合物，还可初步判断其羟基的位置。试验时可将羟基蒽醌衍生物的醇溶液滴在滤纸上，干燥后喷0.5%乙酸镁醇溶液，90℃加热5分钟，即可显色。

（五）对亚硝基-二甲基苯胺反应

羟基蒽酮类化合物，尤其是1, 8-二羟基蒽酮衍生物，由于蒽酮化合物酮基对位的次甲基上的氢很活泼，易与对亚硝基二甲基苯胺上的亚硝基氧原子脱去一分子水，缩合成共轭体系较长的有色化合物，其颜色可为紫红、绿、蓝及灰等，随蒽醌分子结构而不同，多为绿色。

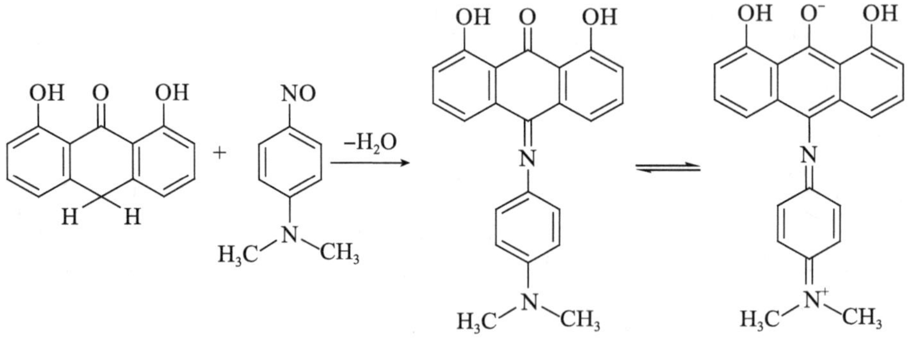

第4节 提取与分离

一、提 取

（一）醇提法

以醌为苷元的苷类，极性较大，难溶于亲脂性大的有机溶剂，而易溶于甲醇、乙醇、水等溶剂。一般选用甲醇或乙醇为溶剂进行提取。

实际工作中，一般选用甲醇、乙醇作为提取溶剂，把不同类型、性质各异的醌类成分提取出来，浓缩后再依次采用有机溶剂进一步提取分离。

（二）碱溶酸沉法

含有酚羟基、羧基而显酸性的醌类化合物，可用碱液进行提取，将此类醌类化合物与碱液成盐后溶于水，再加酸使其游离而析出沉淀。

（三）有机溶剂提取法

游离醌类极性较小，易溶于亲脂性有机溶剂中，故药材多采用苯、氯仿、乙醚等溶剂提取，然后对提取液进行浓缩，如果有效成分在提取液中浓度较高，往往会析出结晶，再通过重结晶等精制处理即可获得游离醌类成分。

若蒽醌在植物体内存在形式是苷，可加入稀硫酸使之水解为游离蒽醌，再用有机溶剂提取。

二、分　　离

（一）游离蒽醌苷元与蒽醌苷的分离

游离蒽醌苷元与蒽醌苷类的极性差别较大，故在有机溶剂中的溶解度不同。苷类在氯仿中不溶，而苷元则溶于氯仿，可根据此性质差异进行分离。如可将药材醇提取液浓缩后的混合物在氯仿-水或乙醚-水等两相溶剂中进行液液萃取。苷元极性小，溶于有机溶剂层，而苷极性大，则留在水层。也可将混合物置于回流或连续回流提取器中，以氯仿或乙醚等有机溶剂提取游离的蒽醌衍生物，蒽醌苷类仍留在残渣中。

（二）游离蒽醌衍生物的分离

1. pH梯度萃取法　游离蒽醌类成分由于结构中含有的羧基、羟基等酸性基团的数目、位置不同，所以酸性强弱有明显差异，可溶于不同强度的碱性溶液中，因此可采用不同pH的碱液进行萃取分离。一般将游离蒽醌类衍生物溶于氯仿、乙醚、苯等有机溶剂中，用不同浓度的碳酸氢钠、碳酸钠、氢氧化钠按pH由低到高的碱性溶液依次萃取，再将碱性萃取液加酸酸化，即可得到酸性强弱不同的羟基蒽醌类化合物。pH梯度萃取法是分离含有游离羧基、酚羟基蒽醌类的经典方法。较为通用的流程见图7-1。

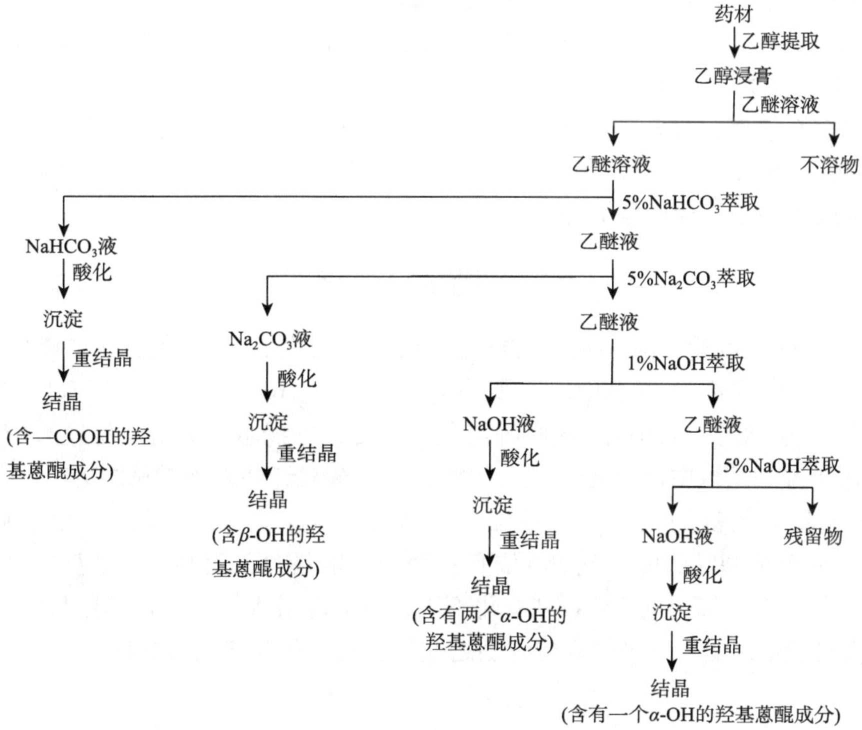

图7-1　蒽醌类化合物的pH梯度萃取法

2. 色谱法 是系统分离羟基蒽醌化合物的最有效手段，当天然药物中含有一系列结构相近的蒽醌类化合物时，必须使用色谱法才能彻底分离，而且常需要反复多次色谱分离，才能收到良好分离效果。游离羟基蒽醌的分离常用硅胶吸附色谱和聚酰胺色谱，此外还可使用磷酸氢钙、葡萄糖凝胶等，一般不使用氧化铝，尤其是碱性氧化铝，以免与酸性蒽醌类成分发生化学反应，生成牢固的络合物而难以洗脱。

第5节 鉴定与结构测定

一、鉴　定

（一）薄层色谱法

蒽醌及其苷类的薄层色谱，多用硅胶作为吸附剂，也可用聚酰胺。氧化铝因有碱性，与蒽醌类化合物吸附性太强故不适用。

展开剂多采用混合溶剂系统。游离蒽醌类化合物由于极性较弱，可用亲脂性溶剂系统展开，如苯-乙酸乙酯（75∶25）；石油醚（30～60℃）-乙酸乙酯（8∶2）等。蒽醌苷类常采用极性较大的溶剂系统展开，如乙酸乙酯-甲醇-冰醋酸（100∶17∶13）、丁醇-丙酮-水（10∶2∶1）。具体试验时，对于不同性质的醌类，展开剂中各溶剂的比例可适当调整，以获得良好的分离效果。

对于蒽醌及苷的混合物，可以采用单向二次展开，如先用水饱和的正丁醇展开至薄层板的中部，取出层析板，挥干溶剂，再用正丁醇-乙醇-氯仿-水-乙酸（10∶10∶3∶4∶1）进行二次展开。

（二）纸色谱法

游离蒽醌的纸色谱一般在中性系统中进行，常用水、甲醇、乙醇、丙酮等饱和的石油醚或苯等，如石油醚-丙酮-水（1∶1∶3，上层），97%甲醇饱和的石油醚（30～60℃）；也可用酸性溶剂系统，如正丁醇-乙酸-水（4∶1∶5，上层）；非水溶剂系统如用10%甲酰胺的乙醇液处理滤纸，以石油醚-氯仿（47∶3）为展开剂，羟基蒽醌苷元可获得较好的分离效果。

蒽醌苷极性较强，可以选用极性较大的溶剂系统，如正丁醇-乙酸乙酯-水（4∶3∶1，上层）或三氯甲烷-甲醇-水（2∶1∶1，下层）。

蒽醌类化合物多有颜色，故薄层色谱或纸色谱一般在可见光或紫外线下显色定位；也可采用氨熏、喷显色剂等方法进行定位，常用的显色剂如10%的氢氧化钾甲醇液、3%氢氧化钠溶液、0.5%的乙酸镁甲醇液（喷后90℃加热5分钟显色）等。

二、结构测定

1. 产生原因和特征吸收峰 醌类化合物的红外光谱的主要特征是羰基吸收峰及双键和苯环的吸收峰。羟基蒽醌类化合物红外光谱中，主要有$\nu_{C=O}$（1675～1653cm^{-1}）、ν_{OH}（3600～3130cm^{-1}）及ν_{AR}（1600～1480cm^{-1}）的吸收峰。其中$\nu_{C=O}$吸收峰与分子中的α-酚羟基的数目及位置有密切关系，呈现较强的规律性，可用于推测结构中α-酚羟基的取代情况。大黄素红外光谱图见图7-2。

2. 羰基吸收峰和α-羟基的关系 当蒽醌母核无取代时，因两个羰基的化学环境相同，故在1675cm^{-1}处只显示一个羰基吸收峰，当其α位有一个羟基取代时，因与一个C═O形成氢键缔合，使吸收峰显著降低，另一个未缔合的C═O则变化不大；当芳环引入的出酚羟基数目增多及位置不同时，两个C═O缔合情况发生改变，其吸收峰位也随之变化，其变化规律见表7-1。

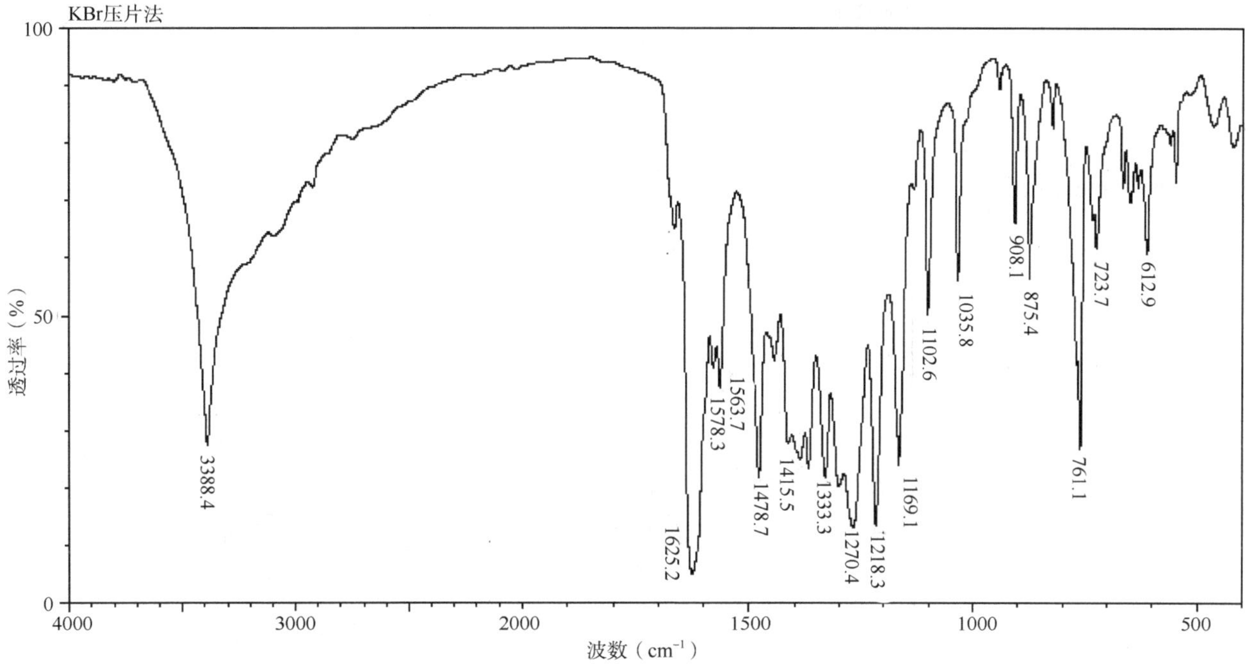

图7-2　大黄素红外光谱图

表7-1　羟基蒽醌衍生物羰基红外光谱数据

α-羟基数	羟基位置	游离 C═O 频率（cm^{-1}）	缔合 C═O 频率（cm^{-1}）	C═O 频率差（cm^{-1}）
0	无 *α*-OH	1678～1653	—	—
1		1675～1647	1637～1621	24～38
2	1，4或1，5-二羟基	—	1645～1608	—
	1，8-二羟基	1678～1661	1626～1616	40～57
3	1，4，5-三羟基	—	1616～1592	—
4	1，4，5，8-四羟基	—	1592～1572	—

第6节　提取分离实例

大黄系蓼科植物掌叶大黄（*Rheum palmatum* L.）、唐古特大黄（*Rheum tanguticum* Maxim.ex Balf.）或药用大黄（*Rheum officinale* Baill.）的干燥根及根茎，具有泻热通便、凉血解毒、逐瘀通经、利胆退黄等作用。内服用于治疗肠胃积滞，肠痈腹痛，血热吐衄，目赤咽肿等，外用治疗烧伤，并有较强的抑菌作用。

（一）主要化学成分与结构

大黄化学成分较为复杂，主要成分为蒽醌类化合物，总含量为2%～5%，主要包括游离羟基蒽醌及其苷类，其中游离的羟基蒽醌类化合物仅占10%～20%，而大多数羟基蒽醌类化合物以苷形式存在，游离羟基蒽醌类主要为大黄酸、大黄素、大黄酚、芦荟大黄素、大黄素甲醚等，苷类如大黄酸葡萄糖苷、大黄酚葡萄糖苷、大黄素葡萄糖苷、芦荟大黄素葡萄糖苷、一些双葡萄糖链苷及少量的番泻苷A、B、C、D等。除上述成分外，还含有鞣质、脂肪酸及少量土大黄苷。

（二）游离蒽醌类成分的提取分离

大黄中游离羟基蒽醌类成分的分离过程见图7-3。

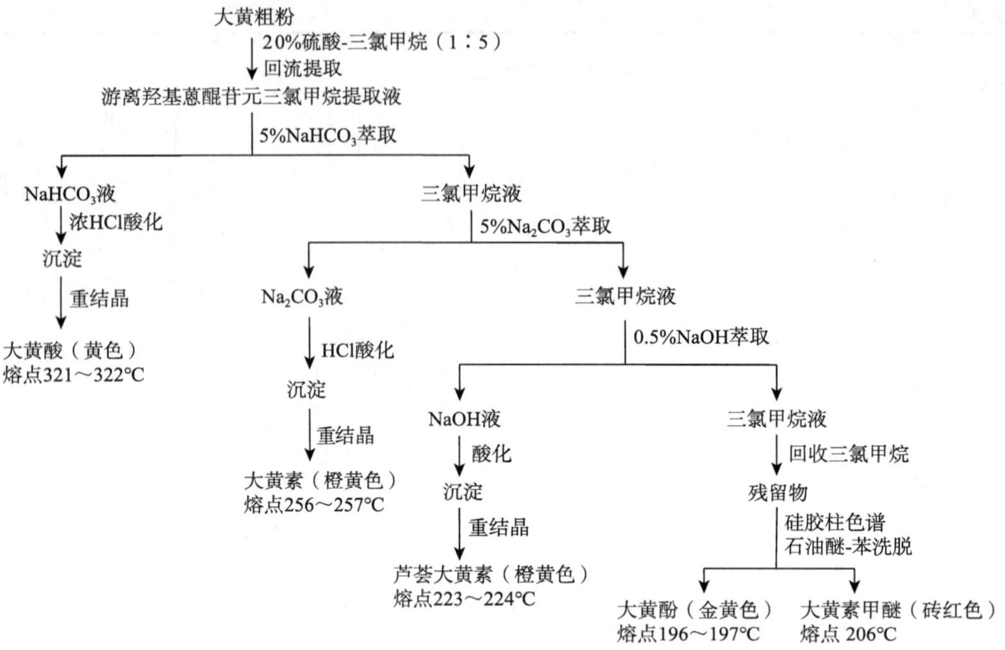

图7-3 大黄中游离羟基蒽醌类成分的分离

目标检测

选择题

A型题

1. 专用于鉴别苯醌和萘醌的反应是（　　）
   A. 菲格尔反应　　B. 无色亚甲蓝试验
   C. 活性次甲基反应　　D. 乙酸镁反应
   E. 碱液反应
2. 采用柱色谱分离蒽醌类成分，不宜选用的吸附剂是（　　）
   A. 硅胶　　B. 氧化铝
   C. 聚酰胺　　D. 磷酸氢钙
   E. 葡萄糖凝胶
3. 大黄素型蒽醌母核上的羟基分布情况是（　　）
   A. 在一个苯环的β位
   B. 在两个苯环的β位
   C. 在一个苯环的α位或β位
   D. 在两个苯环的α位或β位
   E. 在醌环上
4. 下列蒽醌类化合物中，酸性强弱顺序是（　　）
   A. 大黄素＞大黄酸＞芦荟大黄素＞大黄酚
   B. 大黄酸＞芦荟大黄素＞大黄素＞大黄酚
   C. 大黄酸＞大黄素＞芦荟大黄素＞大黄酚
   D. 大黄酚＞芦荟大黄素＞大黄素＞大黄酸
   E. 大黄酸＞大黄素＞大黄酚＞芦荟大黄素
5. 游离蒽醌类化合物大多具有（　　）
   A. 发泡性　　B. 溶血性
   C. 升华性　　D. 挥发性
   E. 旋光性
6. 若用冷5%Na_2CO_3溶液从含游离蒽醌的乙醚溶液中萃取，萃取液中可能含有下列哪种成分（　　）
   A. 带1个*α*-羟基蒽醌
   B. 有1个*β*-羟基蒽醌
   C. 有2个以上*α*-羟基蒽醌
   D. 1, 5-二羟基蒽醌
   E. 1, 4-二羟基蒽醌
7. 分离游离羟基蒽醌混合物的最佳方案是（　　）
   A. 采用不同溶剂，按极性由弱至强依次提取
   B. 采用不同溶剂，按极性由强至弱依次提取
   C. 溶于氯仿或乙醚等溶剂后，依次用不同碱液萃取，碱度由强至弱
   D. 溶于氯仿或乙醚等溶剂后，依次用不同碱液萃取，碱度由弱至强
   E. 溶于碱水，依次加不同酸水后，用乙醚萃取，酸度由强至弱
8. 紫草素具有止血、抗菌、消炎、抗病毒等作用，其结构属于（　　）

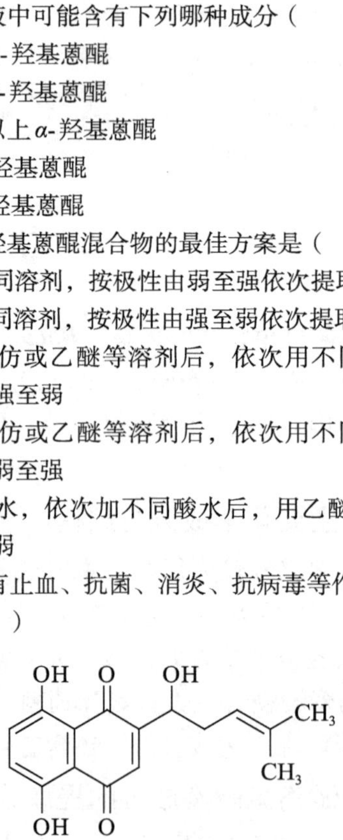

   A. 邻苯醌　　B. 对苯醌

C. 蒽醌　　D. α-(1, 4)-萘醌

E. 菲醌

9. 中药大黄、番泻叶中致泻的主要化学成分是（　　）

A. 大黄素　　B. 大黄酚

C. 大黄素甲醚　　D. 番泻苷A

E. 芦荟大黄素

10. 下列化合物中酸性最强的化合物是（　　）

A. 大黄酸　　B. 大黄酚

C. 大黄素甲醚　　D. 大黄素

E. 芦荟大黄素

11. 茜草素结构属于（　　）

A. 苯醌　　B. 萘醌

C. 蒽醌　　D. 蒽酚

E. 蒽酮

12. 下列化合物属于二蒽酮类化合物的是（　　）

A. 大黄素　　B. 番泻苷

C. 芦荟大黄素　　D. 丹参醌

E. 大黄酚

13. 大黄的乙醇提取浓缩液，经乙醚萃取得到乙醚萃取液，采用pH梯度萃取法分离，$NaHCO_3$溶液中得到的是（　　）

A. 大黄素　　B. 大黄酸

C. 芦荟大黄素　　D. 大黄酚

E. 大黄素甲醚

14. 下列化合物酸性最强的是（　　）

A. 1, 8-二羟基蒽醌　　B. 1, 4-二羟基蒽醌

C. 1, 2-二羟基蒽醌　　D. 1, 3-二羟基蒽醌

E. 2, 7-二羟基蒽醌

15. 大黄素型蒽醌与茜草素型蒽醌的区别在于（　　）

A. 母核不同

B. 羟基在苯环上的分布不同

C. 羟基是否与糖结合

D. 酸碱性不同

E. 加碱后显色不同

16. 若羟基蒽醌与乙酸镁反应呈蓝紫色，则其羟基的位置可能是（　　）

A. 1, 3-二羟基　　B. 1, 5-二羟基

C. 1, 2-二羟基　　D. 1, 4-二羟基

E. 1, 8-二羟基

17. 下列反应中可用于鉴别蒽醌类化合物的是（　　）

A. 无色亚甲蓝试验　　B. 活性次甲基反应

C. Bornträger反应　　D. Molisch反应

E. Vitali反应

18. 下列化合物哪个遇碱立即显红色（　　）

A.

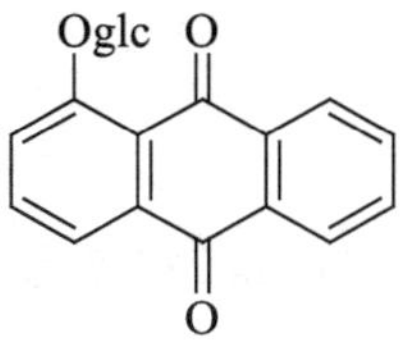

B.

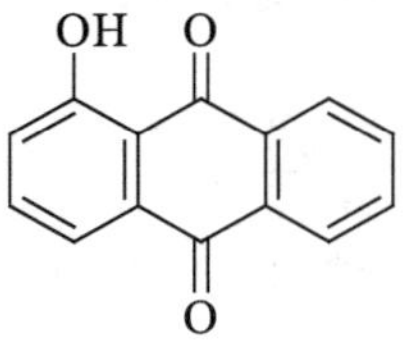

C.

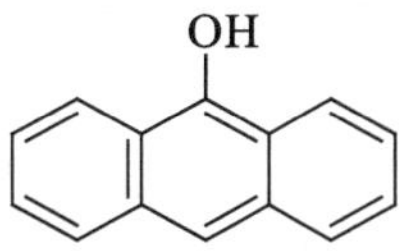

D.

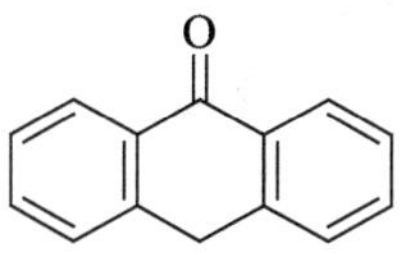

E.

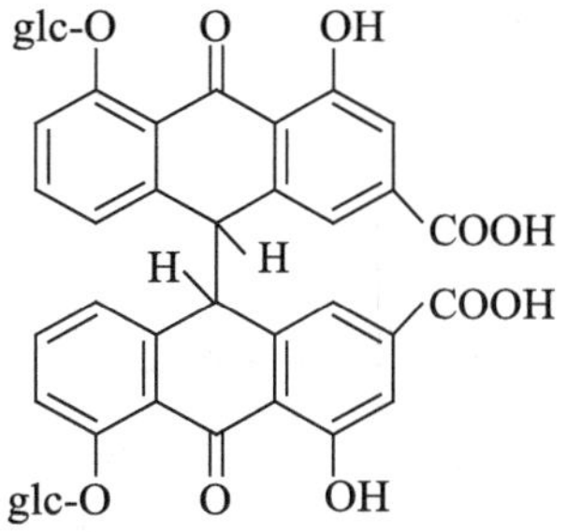

19. 分离不同酸性的蒽醌类化合物最常用的方法是（　　）

A. 沉淀法　　B. 结晶法

C. pH梯度萃取法　　D. 碱溶酸沉法

E. 酸溶碱沉法

20. 大黄酸的结构是（　　）

A. 1, 8-二羟基-3-甲基蒽醌

B. 1, 6, 8-三羟基-3-甲基蒽醌

C. 1, 8-二羟基-3-羟基蒽醌

D. 1, 8-二羟基-3-甲基-6-甲氧基蒽醌

E. 1, 8-二羟基-3-羧基蒽醌

X型题

21. 下列中药中含有蒽醌类成分的有（　　）

A. 虎杖　　B. 巴豆

C. 补骨脂　　D. 番泻叶

E. 秦皮

22. 中药大黄中含的主要有效成分有（　　）

A. 大黄素　　B. 大黄酸

C. 芦荟大黄素　　D. 茜草素

E. 白藜芦醇

23. 可与5%氢氧化钠反应产生红色的是（　　）

A. 羟基蒽醌　　B. 羟基蒽酮

C. 大黄素型蒽醌　　D. 茜草素型蒽醌

E. 二蒽酮类

24. 下列蒽醌的乙醚溶液中，用5%碳酸钠萃取，可溶于碳酸钠层的有（　　）

A. 1, 8-二羟基蒽醌

B. 1, 3-二羟基蒽醌

C. 1, 3, 4-三羟基蒽醌

D. 1, 8-二羟基蒽醌-3-羧基蒽醌

E. 1, 4, 6-三羟基蒽醌

25. 醌类成分按结构分类有（　　）

A. 苯醌　　B. 查耳酮

C. 萘醌　　D. 蒽醌

E. 菲醌

（刘亮亮）

第8章 苯丙素类

学习目标

1. 知识目标： 掌握香豆素类结构分类、理化性质、检识方法，以及提取分离方法。熟悉木脂素类结构、分类、理化性质和检识方法。

2. 能力目标： 能够根据香豆素、木脂素类化合物的不同结构特点选择合适的提取分离方法，设计合理的提取分离工艺流程。具备检识香豆素、木脂素类化合物的实际操作能力。

3. 素质目标： 通过中药秦皮等实例，激发学生对中药深入研究的欲望和热情，引导学生踏上探索传统医药的旅程。

苯丙素类化合物（phenylpropanoid）是一种用途极广的重要化合物，广泛存在于天然药物中，具有多方面的生理活性。例如，秦皮、前胡、补骨脂等主要成分是香豆素类化合物，五味子、厚朴、连翘等主要成分是木脂素类化合物，在保肝利胆、活血化瘀、抗病毒、抗肿瘤等方面作用显著，在临床均有广泛的应用；是存在于植物体内的一类具有C_6-C_3基本骨架的化合物。自然界中苯丙素衍生物种类较多，狭义而言，苯丙素类化合物是指简单苯丙素类（simple phenylpropanoid）（如苯丙烯、苯丙醇、苯丙醛、苯丙酸等）、香豆素类（coumarin）、木脂素类（lignan）等。本章只介绍香豆素类和木脂素类。

苯丙素类化合物的生物合成是由桂皮酸途径（cinnamic acid pathway）合成而来。概括而言，碳水化合物经莽草酸途径（shikimic acid pathway）合成芳香氨基酸（*L*-苯丙氨酸），再经苯丙氨酸解氨酶（phenylalanine ammonia lyase，PAL）脱氨、羟基化、偶合等一系列反应生成肉桂酸（cinnamic acid）衍生物（如对羟基桂皮酸），从而形成了C_6-C_3基本单元。桂皮酸衍生物经羟基化、氧化、还原、醚化等反应，生成了苯丙烯、苯丙醇、苯丙醛、苯丙酸等简单苯丙素类化合物；在此基础上，经异构、环合反应生成香豆素类化合物；经缩合反应生成木脂素类化合物。合成途径如图8-1。

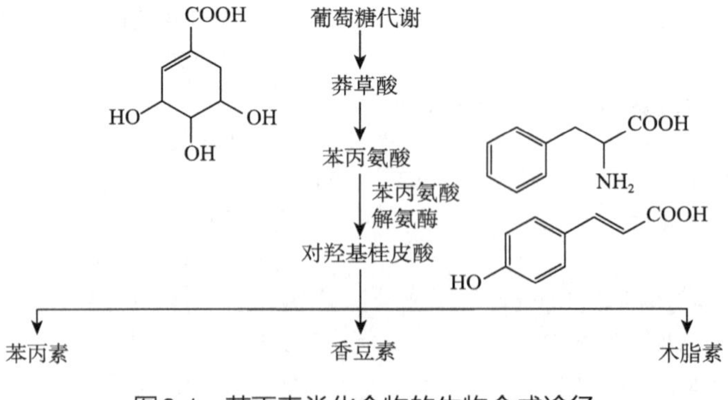

图8-1　苯丙素类化合物的生物合成途径

第1节　香豆素类

一、概　述

香豆素类是一类具有苯并α-吡喃酮母核的天然化合物的总称，在结构上可以看作是顺式邻羟基桂皮酸因分子内脱水而形成的内酯化合物。结构式如下：

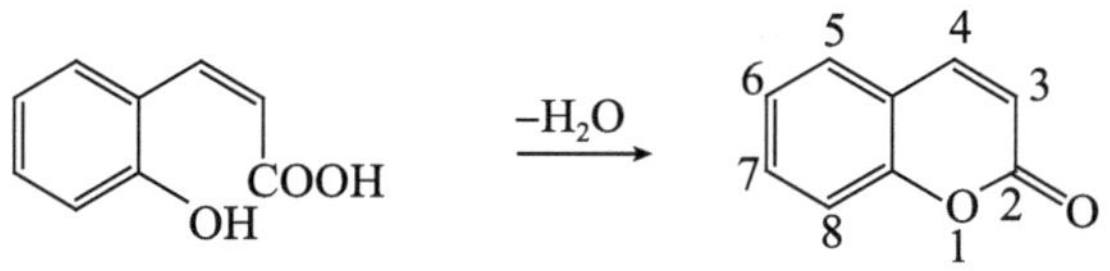

顺式邻羟基桂皮酸　　香豆素

香豆素类广泛分布于植物界，目前已发现的天然香豆素类化合物有来自伞形科、菊科、芸香科、豆科、茄科、木犀科等植物，也有少数来自微生物。

二、结构类型

香豆素的基本母核为苯并α-吡喃酮，根据取代基和骈环的连接方式不同，香豆素类化合物主要分为以下类型。

（一）简单香豆素类

这类结构是指仅在苯环一侧有取代，且7位未与邻位形成呋喃环或吡喃环，如七叶内酯（aesculetin）、滨蒿内酯（scoparone）。

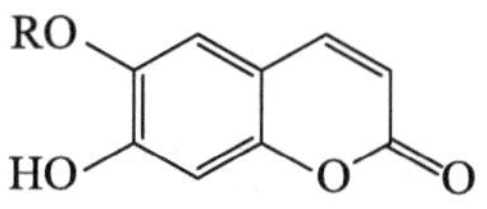

R=H　七叶内酯
R=glc 七叶苷

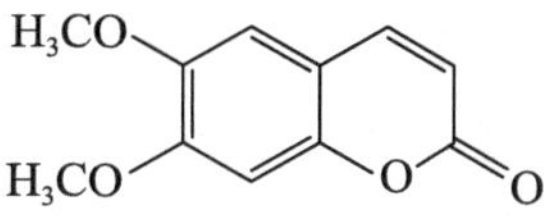

滨蒿内酯

（二）呋喃香豆素类

香豆素母核上7-羟基与邻位异戊烯基缩合成呋喃环。其中，6、7位形成的呋喃环与苯环、α-吡喃酮环处于一条直线上，称为线型呋喃香豆素，如补骨脂素（psoralen）；7、8位形成的呋喃环与苯环、α-吡喃酮环处于一条折线上，称为角型呋喃香豆素，如白芷内酯（isopsoralen）。

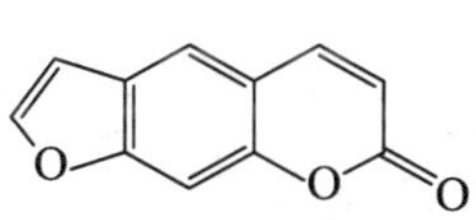

补骨脂素

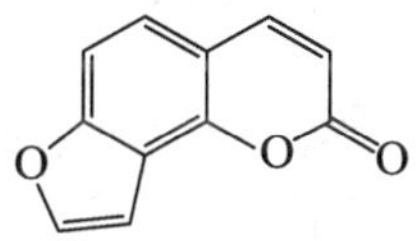

白芷内酯

（三）吡喃香豆素类

香豆素母核上7-羟基与邻位异戊烯基缩合成吡喃环。其中，6、7位形成吡喃环者，称为线型吡喃香豆素，如花椒内酯（xanthyletin）；7、8位形成吡喃环者，称为角型吡喃香豆素，如邪蒿内酯（amyrolin）。

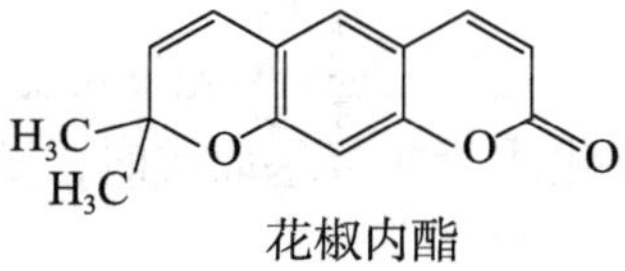

花椒内酯

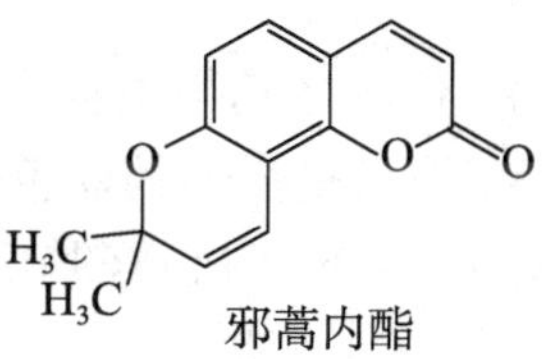

邪蒿内酯

（四）异香豆素类

异香豆素为香豆素的异构体，在结构上可以看作是邻羧基苯乙烯醇分子内脱水缩合而成的内酯，如茵陈内酯（capillarin）。

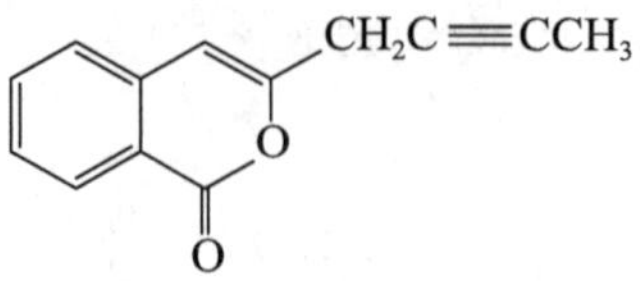

茵陈内酯

（五）其他香豆素类

其他香豆素类主要是指在α-吡喃酮环上具有取代基的一类香豆素，多在3位或4位，如黄檀内酯（dalbergin），也有香豆素二聚体或三聚体，如双七叶内酯（bisaesculetin）。

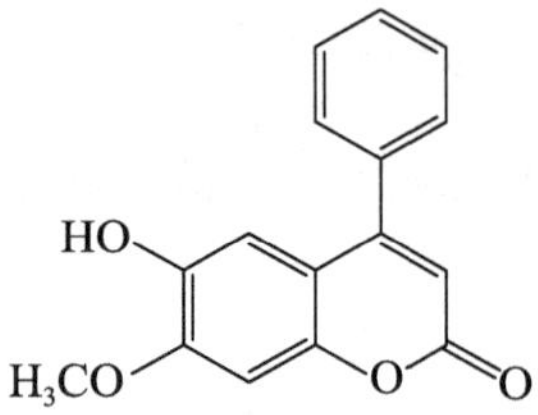

黄檀内酯

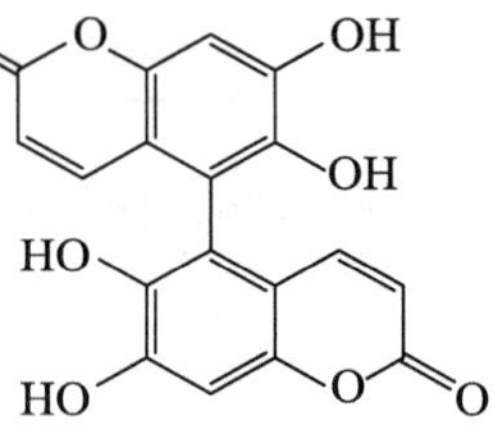

双七叶内酯

三、理化性质

（一）性状

游离香豆素多为结晶性固体，有一定的熔点，多有香味。分子量较小的游离香豆素具有挥发性和升华性，能随水蒸气蒸馏。与糖结合成苷后则无香味和挥发性，也不能升华。

（二）溶解性

游离香豆素难溶于冷水，可溶于沸水，易溶于甲醇、乙醇、氯仿、乙醚等有机溶剂。成苷后能溶于水、甲醇、乙醇，难溶于氯仿、乙醚等亲脂性强的有机溶剂。

（三）与碱的水解作用

香豆素分子中具有不饱和内酯环，在稀碱溶液中内酯环可水解开环，生成易溶于水的顺式邻羟基桂皮酸盐，加酸酸化后又可重新环合成难溶于水的内酯而沉淀析出，此反应可逆。

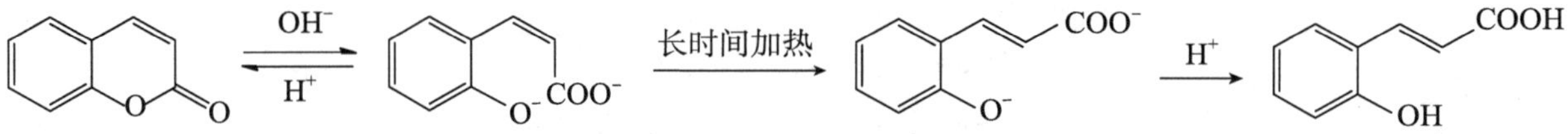

但香豆素类化合物与碱液长时间加热反应或经紫外线照射，水解生成的顺式邻羟基桂皮酸盐则发生异构化，转变为稳定的反式邻羟基桂皮酸盐，再经酸化后也不再环合成内酯。

香豆素类成分与浓碱一起煮沸，内酯环往往会被破坏，常裂解为酚类或酚酸类。因此用碱液提取香豆素时，必须注意控制碱液的浓度和加热时间，以防内酯环被破坏。

（四）荧光性

香豆素母核本身无荧光，但其羟基衍生物在紫外线下大多显蓝色或蓝绿色荧光，在碱性溶液中荧光更强，可用于鉴别。7-羟基取代呈强烈的蓝色荧光，甚至在可见光下可见；6,7-二羟基香豆素荧光则较弱；而7,8-二羟基香豆素则无荧光。7位羟基甲基化或为非羟基取代时，荧光减弱或消失。

（五）显色反应

香豆素类化合物主要是利用其结构中的特殊基团进行鉴别。

1. 异羟肟酸铁反应 香豆素类具有内酯环结构，在碱性条件下可开环，与盐酸羟胺缩合成异羟肟酸，再在酸性条件下与三价铁离子络合生成异羟肟酸铁而显红色。

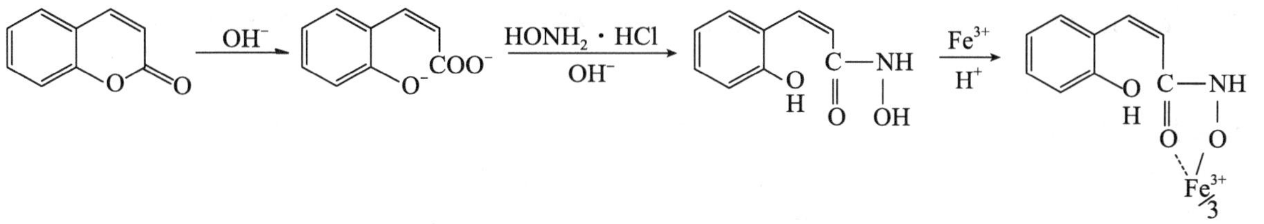

2. 酚羟基反应

（1）三氯化铁试剂反应　具有酚羟基的香豆素类在酸性条件下可与三氯化铁试剂反应生成绿色至墨绿色沉淀，酚羟基数目越多，颜色越深。

（2）重氮化试剂反应　如果香豆素结构中酚羟基对位或邻位无取代，则能与重氮化试剂反应生成红色或紫红色的偶氮化合物。

（3）埃默森（Emerson）试剂反应　如果香豆素结构中酚羟基对位无取代或C_6位无取代，则与Emerson试剂反应显示红色。

（4）吉布斯（Gibb’s）试剂反应　与Emerson试剂反应条件类似，反应显示蓝色。

四、提取与分离

（一）提取

1. 溶剂提取法　游离香豆素极性较小，可用亲脂性有机溶剂如乙酸乙酯、乙醚、苯等提取。香豆素苷极性较强，可用水、乙醇等溶剂提取。若药物中含有多种香豆素，也可采用系统溶剂法提取，以石油醚、乙醚、乙酸乙酯、丙酮和甲醇依次提取，其中大多数香豆素会溶解于乙醚中，极性较大的游离香豆素及香豆素苷会溶于乙酸乙酯、丙酮和甲醇，极性较小的游离香豆素会溶于石油醚中，然后将各提取液浓缩、冷却后，即可得到香豆素类化合物的结晶。

2. 碱溶酸沉法　香豆素类化合物有内酯环结构，在碱液中可开环生成羧酸盐溶于水，加酸又重新环合成内酯而析出。常用0.5%氢氧化钠水溶液加热提取，提取液冷却后再用乙醚等亲脂性有机溶剂萃取除脂，然后加酸调节pH至中性，适当浓缩，再酸化，则香豆素类成分即可游离析出。

注意，香豆素类成分用碱液提取时，加热时间不宜过长，温度不宜过高，以免破坏内酯环结构。另外，一些对酸碱敏感的香豆素不能用此方法提取。

3. 水蒸气蒸馏法　小分子游离香豆素具有挥发性，可采用水蒸气蒸馏法进行提取和分离（因加热时间较长，现已少用）。

（二）分离

天然药物中的香豆素类成分，通常结构比较类似，性质接近，因此常用色谱法进行分离，最常用的有柱色谱和薄层色谱。

柱色谱常用硅胶为吸附剂，洗脱剂可用石油醚、环已烷、乙酸乙酯与丙酮等混合溶剂依次增加极性进行梯度洗脱。在薄层色谱中，可利用香豆素类的荧光性质进行斑点定位，极性小的香豆素类可用石油醚-乙酸乙酯系统，极性较大的香豆素类可用氯仿-甲醇系统，分离效果良好。

五、鉴　　定

（一）理化鉴别

1. 荧光　香豆素类成分在紫外线灯下（365nm）多显示蓝色或蓝绿色的荧光，在碱性溶液中荧光更强，可用于成分鉴别。其中7-羟基香豆素蓝色荧光最强，甚至在可见光下可见。

2. 显色反应　香豆素类成分具有内酯环和酚羟基，可产生特征性的颜色反应，如异羟肟酸铁、三氯化铁、重氮化试剂、Gibb's试剂和Emerson试剂等反应，均可用于香豆素类成分的鉴别。

（二）色谱鉴别

1. 薄层色谱 常用吸附剂是硅胶，游离香豆素常用展开剂为石油醚-乙酸乙酯（5∶1～1∶1）、氯仿-丙酮（9∶1～5∶1），香豆素苷可根据极性不同选用不同比例的氯仿-甲醇作为展开剂。

2. 纸色谱 香豆素类化合物多含有酚羟基，显酸性，因此常用正丁醇-乙酸-水（4∶1∶5，上层）为展开剂，可避免使用中性展开剂产生的斑点拖尾现象或用碱性展开剂造成的比移值偏小现象。

色谱鉴别中斑点位置的确定，可利用香豆素类的荧光性质或颜色反应。

六、生物活性

香豆素类化合物具有多方面的生物活性。多以游离状态或与糖成苷的形式存在于叶、花、茎、果实中，通常以幼嫩的叶芽中含量较高。例如，秦皮中的七叶内酯和七叶苷，是治疗细菌性痢疾的有效成分；呋喃香豆素可刺激黑色素细胞的产生，治疗白癜风；茵陈蒿中的滨蒿内酯具有利胆解痉的作用；某些双香豆素具有抗凝血作用，可治疗血栓性疾病。

七、应用实例

秦皮为木犀科植物苦枥白蜡树（*Fraxinus rhynchophylla* Hance）、白蜡树（*Fraxinus chinensis* Roxb.）、尖叶白蜡树（*Fraxinus szaboana* Lingelsh.）或宿柱白蜡树（*Fraxinus stylosa* Lingelsh.）的干燥枝皮或干皮。春、秋两季剥取，晒干。具有清热燥湿、收涩止痢、止带、明目之功效。秦皮的主要化学成分为香豆素类，其中七叶内酯和七叶苷具有抗菌活性，对细菌性痢疾、急性肠炎有较好的治疗效果。

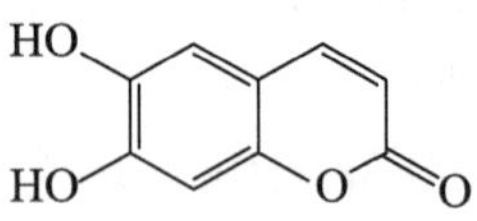

七叶内酯

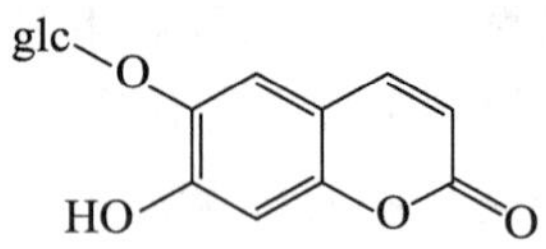

七叶苷

七叶内酯和七叶苷具体提取分离流程如图8-2所示。

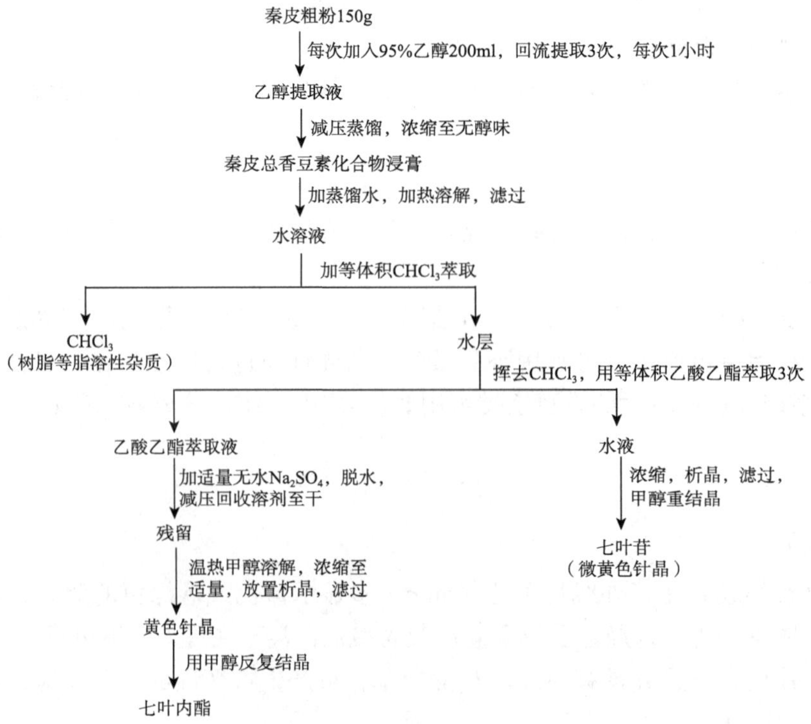

图8-2 七叶内酯和七叶苷提取分离流程

第2节 木脂素类

一、概 述

木脂素类（lignan）化合物是一类由苯丙素衍生物（即C_6-C_3基本骨架）氧化聚合而成的天然化合物。多数为二聚体，少数为三聚体或四聚体。由于此类化合物较广泛地存在于植物的木质部和树脂中，并在开始析出时呈树脂状，故称为木脂素。

木脂素在植物体中多呈游离状态，少量与糖结合成苷的形式存在。结构中多具有羟基、甲氧基、亚甲二氧基、内酯等取代基，多数还具有旋光性。

二、结构类型

最早对木脂素的认识是由两分子苯丙素通过β-碳原子相连而形成的化合物，随着新的天然木脂素的不断发现，对木脂素结构的认识也越来越深入。现认为木脂素是由两分子苯丙素缩合成各种碳架后，其侧链γ-碳原子上的含氧官能团如羟基、羧基、羰基等发生脱水缩合，从而形成半缩醛、内酯、四氢呋喃等多种环状结构，使木脂素的结构类型更加多样化。根据其基本碳架及缩合情况的不同，可分为以下4种类型。

（一）简单木脂素类

简单木脂素是指由两分子苯丙素以侧链β-碳原子相连而成的一类化合物，其基本骨架为：

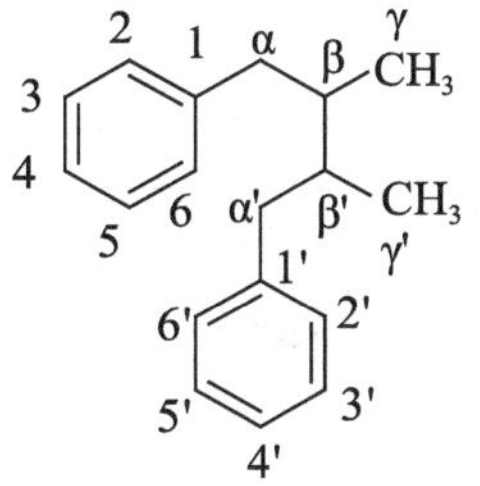

简单木脂素

此类木脂素较多，如从珠子草（*Phyllanthus niruri* Linn.）中分离获得的叶下珠脂素（phyllanthin）和从愈创木（*Guaiacum officinale* L.）中分离获得的二氢愈创木脂酸（dihydroguaiaretic acid）即是最典型的木脂素。

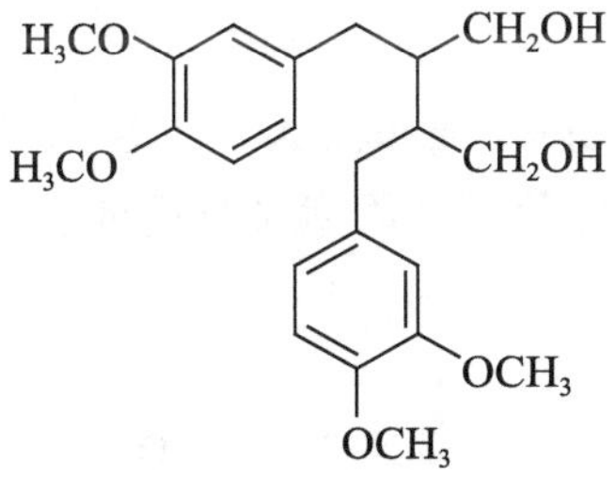

叶下珠脂素

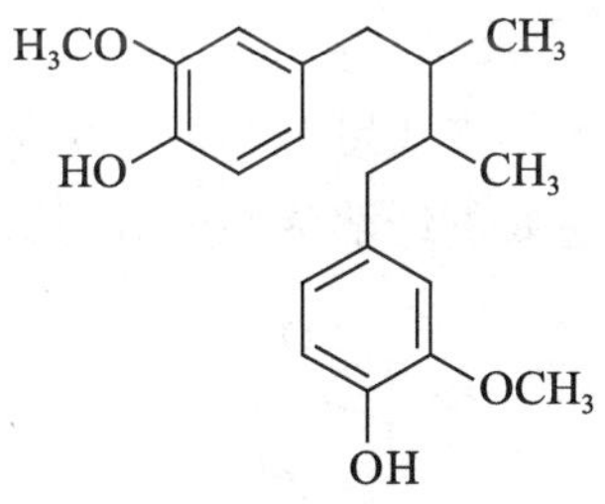

二氢愈创木脂酸

（二）环木脂素类

环木脂素有苯代四氢萘、苯代二氢萘、苯代萘3种类型。自然界存在的环木脂素以苯代四氢萘为多。

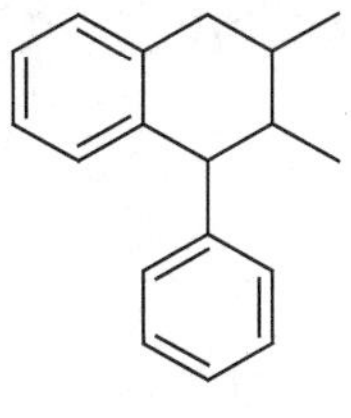

苯代四氢萘型

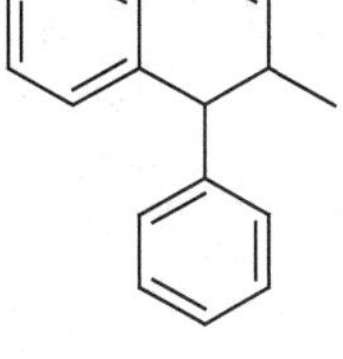

苯代二氢萘型

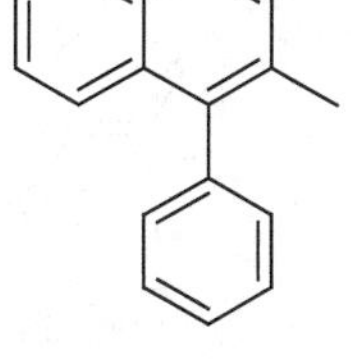

苯代萘型

从中国紫杉中分离的异紫杉脂素（isotaxiresinol）具有苯代四氢萘的基本结构。如远志中的赛菊芋黄素（helioxanthin）结构中含有内酯环，也称环木脂内酯。鬼臼属盾叶鬼臼、三荷叶、八角莲等植物中都含有木脂素，如鬼臼毒素（podophyllotoxin）及其苷、盾叶鬼臼素（peltatin）及其苷等。

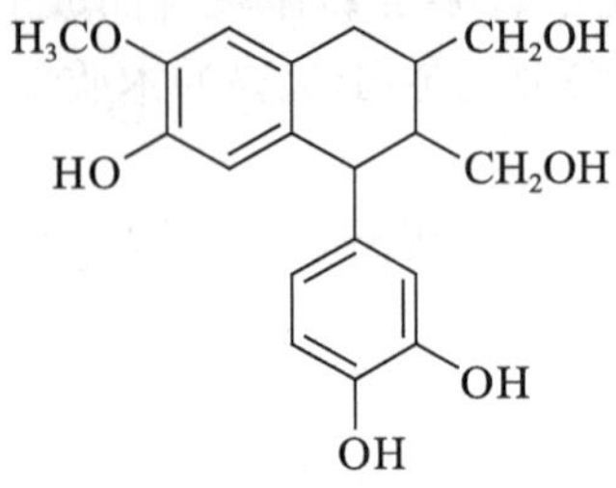

异紫杉脂素

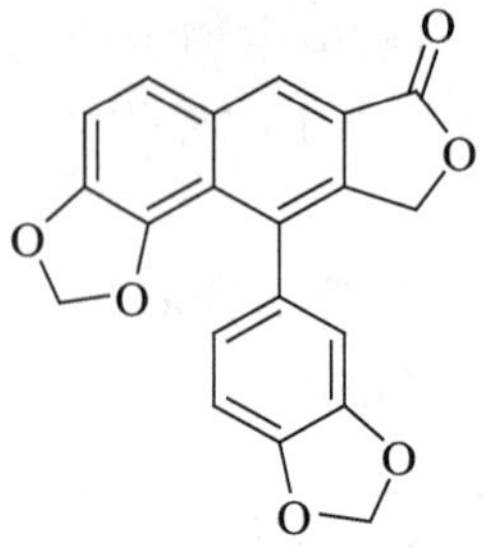

赛菊芋黄素

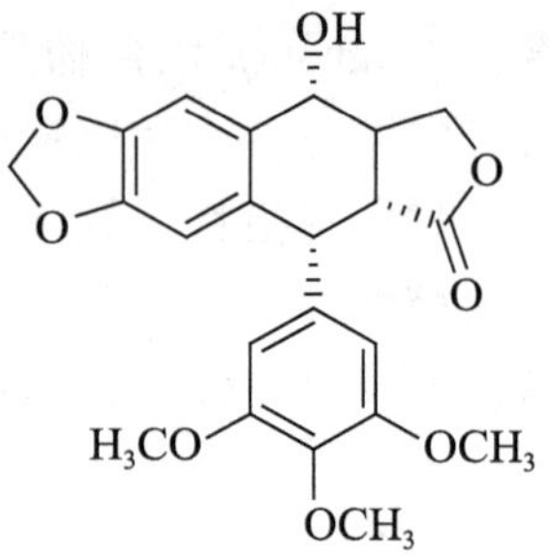

鬼臼毒素

鬼臼毒素类木脂素毒性很大，临床应用受到一定限制，后经结构改造成苷而降低了毒性，对小细胞肺癌、淋巴瘤、白血病、睾丸肿瘤等均有很好的疗效，并已用于临床。

（三）联苯木脂素类

联苯木脂素为两个苯丙素以苯环直接相连而成的化合物。例如，从厚朴中分离获得的厚朴酚（magnolol）、和厚朴酚（honokiol），从五味子果实中分离获得的五味子素（schizandrin）。

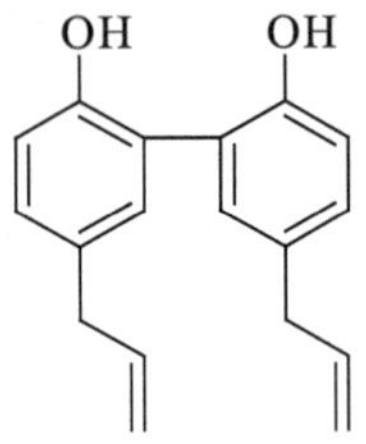

厚朴酚

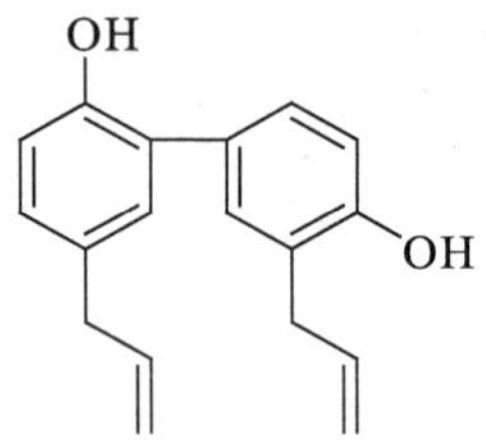

和厚朴酚

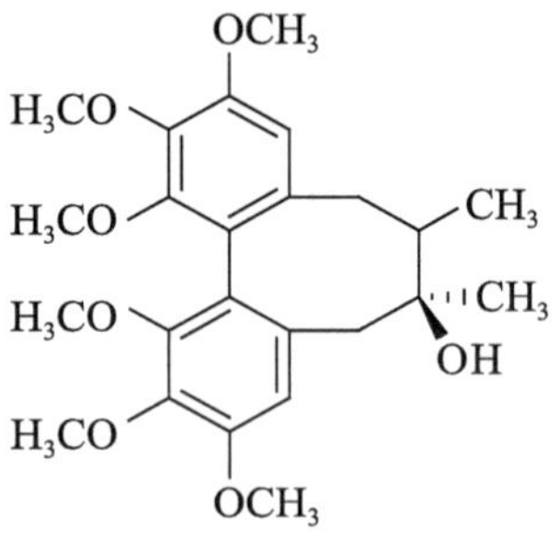

五味子素

（四）聚木脂素类

聚木脂素类为近年来才发现的。如牛蒡子根中的拉帕酚A（lappaol A）是由三分子苯丙素聚合而成的木脂素；丹参中主要的纤溶活性成分丹参酸乙，则是由四分子苯丙素聚合而成。

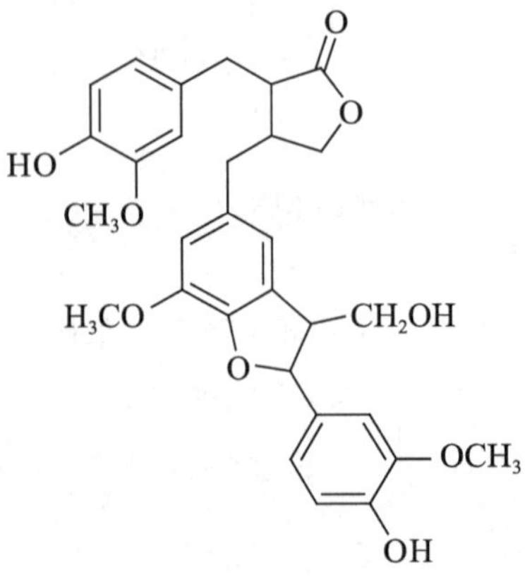

拉帕酚A

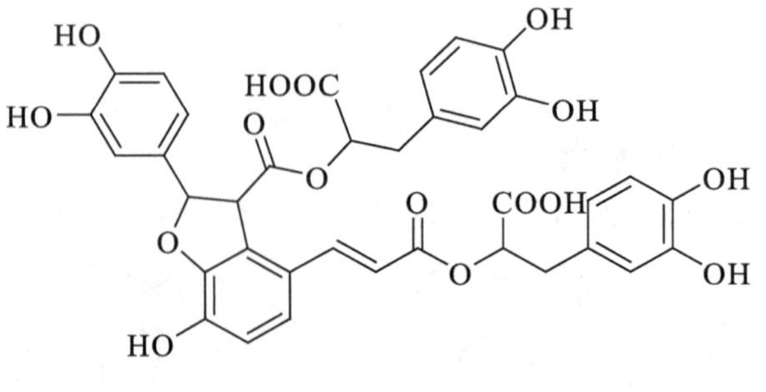

丹参酸乙

三、理化性质

（一）性状

木脂素多数为无色或白色结晶，但新木脂素较难结晶。大多数木脂素无挥发性，也不能升华。

（二）溶解性

木脂素多数呈游离型，亲脂性较强，难溶于水，易溶于苯、氯仿、乙酸乙酯、乙醚、乙醇等有机溶剂。具有酚羟基的木脂素还可溶于碱性水溶液中。

木脂素与糖结合成苷，亲水性增加，水溶性增大。

（三）光学活性与异构化作用

木脂素分子中常具有多个手性碳原子或手性中心结构，所以大部分具有光学活性。木脂素的生理活性常与手性碳的构型有关，遇酸或碱易发生异构化转变成立体异构体，改变了光学活性和生理活性。

例如，鬼臼毒素在碱性溶液中很易转变为失去抗癌活性的苦鬼臼素（picropodophyllin）。

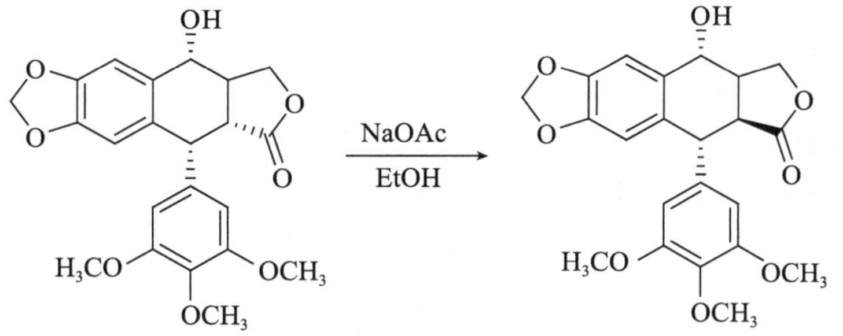

鬼臼毒素　　　　苦鬼臼素

因此在提取过程中应注意操作条件，以避免提取的成分发生结构改变，造成活性丧失或减弱。

（四）显色反应

木脂素类化合物分子结构中常见酚羟基、醇羟基、甲氧基、亚甲二氧基、羧基和内酯环等结构，这些基团常可应用一些试剂进行检识。例如，酚羟基可用三氯化铁试剂、重氮化试剂、Gibb's试剂和Emerson试剂等检识。亚甲二氧基可用Labat试剂（没食子酸和浓硫酸，显绿色）或Ecgrine试剂（变色酸和浓硫酸，显红色或紫红色）等检识。内酯环可用异羟肟酸铁试剂进行检识。

四、提取与分离

（一）提取

目前，从天然药物中提取分离木脂素类化合物常用的方法主要有以下几种：

1. 溶剂提取法 游离的木脂素亲脂性较强，易溶于苯、氯仿、乙酸乙酯、乙醚、乙醇等有机溶剂，在石油醚中溶解度较小，难溶于水。一般的提取方法是：将药材先用乙醇（或丙酮）提取，提取液浓缩后，再依次用石油醚、氯仿、乙醚、乙酸乙酯等萃取，经过多次溶出，容易得到纯品。木脂素苷亲水性强，可以按苷类的提取方法进行提取，由于苷元分子相对较大，应采用中低极性的溶剂。

需要注意的是：木脂素在植物体内往往与大量树脂状物共存，在溶剂处理过程中容易树脂化，不易分离。

2. 碱溶酸沉法 具有酚羟基或内酯结构的木脂素，可采用碱溶酸沉法提取。利用其在碱液中成盐溶于水的性质，从而与其他非皂化的脂溶性成分分离。但要注意碱液易使木脂素异构化，从而降低或失去生理活性。故在酸碱法处理时应注意活性检测。

碱溶酸沉法不适用于有旋光活性的木脂素的提取，以避免其构型改变而失去生理活性。

（二）分离

木脂素的分离可采用溶剂萃取法、分级沉淀法、重结晶等方法，进一步分离还需要依靠色谱分离法，如吸附柱色谱及分配柱色谱在木脂素的分离中都有广泛的应用。吸附色谱为主要方法，硅胶为吸附剂，石油醚-乙酸乙酯、石油醚-乙醚、氯仿-甲醇等为洗脱剂。

近年来，也有报道利用葡聚糖（Sephadex）LH-20凝胶柱色谱法、高效液相色谱法、高速逆流色谱法等分离木脂素。

五、鉴　定

木脂素类成分一般具有较强的亲脂性，在色谱检识中采用吸附色谱法可获得较好的分离效果。最常用的是硅胶薄层色谱，展开剂一般以亲脂性的溶剂如苯、氯仿、氯仿-甲（9∶1）、氯仿-二氯甲烷（1∶1）、氯仿-乙酸乙酯（9∶1）和乙酸乙酯-甲醇（95∶5）等系统。

薄层显色可利用木脂素在紫外线下呈暗斑，或使用通用显色剂，常用的通用显色剂有以下几种。

1. 茴香醛浓硫酸试剂　110℃加热5分钟。

2. 5%或10%磷钼酸乙醇溶液　120℃加热至斑点明显出现。

3. 10%硫酸乙醇溶液　110℃加热5分钟。

4. 三氯化锑试剂　100℃加热10分钟，在紫外线下观察。

5. 碘蒸气　熏后观察应呈黄棕色或置紫外线灯下观察荧光。

六、生物活性

近年来，有关木脂素的研究引起广泛的关注，这是因为木脂素类具有多种生物活性。主要表现在以下几个方面：

1. 抗肿瘤作用　小檗科鬼臼属及近缘植物中含有的鬼臼毒素类木脂素都具有细胞毒活性，可抑制癌细胞的增殖。其中鬼臼毒素研究较多，由于毒性大，目前已开发其半合成产物鬼臼毒素乙叉苷VP-16和VM-26，作为抗癌药物应用于临床。

2. 保肝降酶作用　五味子和华中五味子中含有多种联苯环辛烯类木脂素，具有保肝和降低血清谷丙转氨酶（GPT）的作用，联苯双酯是通过对此类结构构效关系研究合成开发的治肝炎药物，临床用于治疗慢性肝炎的五味子酯甲（schisantherin A）及其类似物即为此类。近年还发现此类木脂素还具有抗脂质过氧化和清除氧自由基作用，其结构特点是含有酚羟基，如五味子酚（schisanhenol）等。

3. 抗病毒作用　鬼臼毒素类木脂素对麻疹和Ⅰ型单纯疱疹病毒有对抗作用。此外，木脂素类化合物还有抑制中枢神经、平滑肌解痉、杀虫等作用。

目标检测

一、选择题

A型题

1. 主要含有香豆素的药材是（　　）
   A. 黄芪　　B. 党参
   C. 当归　　D. 补骨脂
   E. 甘草

2. 香豆素的基本母核为（　　）
   A. 苯并α-吡喃酮　　B. 对羟基桂皮酸
   C. 反式邻羟基桂皮酸　　D. 顺式邻羟基桂皮酸
   E. 苯并γ-吡喃酮

3. 香豆类化合物具有荧光的原因是结构中的7位连有（　　）
   A. 酚羟基　　B. 苯环
   C. 烷基　　D. 甲氧基
   E. 羧基

4. 7-羟基香豆素在紫外线灯下的荧光颜色为（　　）

A. 红色　B. 黄色
C. 蓝色　D. 绿色
E. 褐色

5. 游离香豆素可溶于热的氢氧化钠水溶液，是由于其结构中存在（　　）
A. 甲氧基　B. 内酯环
C. 亚甲二氧基　D. 酚羟基对位的活泼氢
E. 酮基

6. 香豆素及其苷发生异羟肟酸铁反应的条件为（　　）
A. 在酸性条件下　B. 在碱性条件下
C. 先碱后酸　D. 先酸后碱
E. 在中性条件下

7. 鉴别香豆素首选的显色反应为（　　）
A. 三氯化铁反应　B. Gibb's反应
C. Emerson反应　D. 异羟肟酸铁反应
E. 三氯化铝反应

8. 用薄层色谱检识中药化学成分时，在紫外线下可显蓝色荧光的化合物类型是（　　）
A. 二萜　B. 三萜
C. 多糖　D. 香豆素
E. 胆汁酸

9. 厚朴酚的结构类型是（　　）
A. 黄酮类　B. 香豆素类
C. 蒽醌类　D. 木脂素类
E. 生物碱类

10. Labat反应的作用基团是（　　）
A. 内酯环　B. 亚甲二氧基
C. 芳环　D. 酚羟基
E. 酚羟基对位的活泼氢

11. 五味子含五味子醇甲，其结构类型是（　　）
A. 香豆素　B. 黄酮
C. 木脂素　D. 萜类
E. 生物碱

12. 下列香豆素的结构属于（　　）

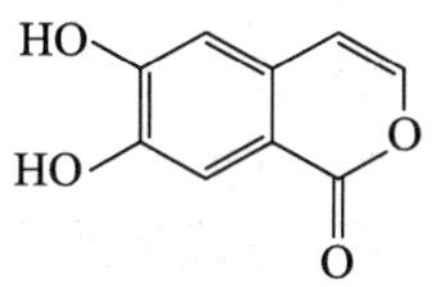

A. 简单香豆素　B. 呋喃香豆素
C. 吡喃香豆素　D. 双香豆素
E. 异香豆素

X型题

13. 秦皮中的主要化学成分有（　　）
A. 七叶内酯　B. 五味子酯甲
C. 七叶苷　D. 麝香酮
E. 厚朴酚

14.《中国药典》规定，含化学成分的结构类型属于香豆素类的中药是（　　）
A. 陈皮　B. 秦皮
C. 补骨脂　D. 前胡
E. 五味子

15. 七叶苷可发生的显色反应是（　　）
A. 异羟肟酸铁反应　B. Gibb's反应
C. Emerson反应　D. 三氯化铁反应
E. Molisch反应

16. 游离木脂素可溶于（　　）
A. 乙醇　B. 水
C. 氯仿　D. 乙醚
E. 苯

17. 小分子香豆素苷元的提取方法有（　　）
A. 溶剂提取法　B. 活性炭脱色法
C. 碱溶酸沉法　D. 水蒸气蒸馏法
E. 分馏法

18. Labat反应的试剂包括（　　）
A. 浓硫酸　B. 柠檬酸
C. 氢氧化钠　D. 浓硝酸
E. 没食子酸

二、问答题

1. 简述香豆素的结构类型及理化性质中的荧光性规律。
2. 简述碱溶酸沉法提取分离香豆素类成分的基本原理。

（余守军）

第9章 萜类和挥发油

学习目标

1. 知识目标：掌握萜类的定义；掌握挥发油的定义、性质、化学组成、主要性质；掌握挥发油常用的提取分离、鉴别方法；熟悉萜类化合物结构、主要性质；熟悉环烯醚萜的结构特点、主要性质；熟悉含萜类和挥发油的常用天然药物及其生物活性；了解萜类的分类及特点。

2. 能力目标：熟练进行挥发油的提取分离鉴定操作（如水蒸气蒸馏法、分馏法、常用显色反应等）。具备应用挥发油类成分常用鉴别方法的能力。

3. 素质目标：通过了解青蒿素漫长艰辛的研发历程培养学生爱岗敬业、无私奉献、不懈追求、开拓创新的精神；倡导传承精华、守正创新的思想理念，坚定中国传统文化自信。

案例 9-1

从古代医籍中获得灵感——青蒿素的发现

《肘后备急方》是东晋时期著名的医药学家葛洪所创作，其中有一段记载："青蒿一握，以水二升渍，绞取汁，尽服之"，这一记载，成为我国药学家屠呦呦的灵感来源，她想到，提取过程中高温可能会破坏青蒿中的有效成分，因此大胆改变提取方案，使用乙醚低温回流提取，最终从青蒿中分离得到抗疟特效药——青蒿素。

第1节 萜　　类

一、概　　述

萜类（terpenoid）简单来说，是由甲戊二羟酸衍生，以异戊二烯为结构单元的聚合体及其衍生物的总称。许多是以其含氧衍生物，如醇、酮、醛、羧酸、酯及苷等形式存在。在萜类化合物生源合成途径研究中，先后占主导地位的有两种，即经验异戊二烯法则（empirical isoprene rule）和生源异戊二烯法则（biogenetic isoprene rule）。早期研究发现，绝大多数萜类物质可以看成是异戊二烯首尾相连形成的聚合体。基于这些事实，瓦拉赫（Wallach）于1887年提出了"异戊二烯法则"，并以是否符合异戊二烯法则作为判断萜类物质的一个重要原则，这是经验异戊二烯法则。

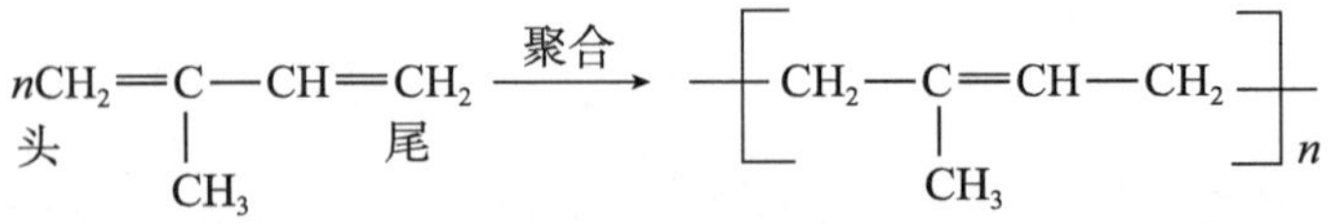

随着对萜类化合物的深入研究发现，许多萜类化合物的碳架结构无法用异戊二烯的基本单元来划分，并且也很难在植物界发现游离的异戊二烯存在。德国学者鲁齐卡（Ruzicka）于1938年提出了生源的异戊二烯法则，证实萜类化合物是经由甲戊二羟酸途径衍生的一类化合物，其真正基本单元是甲戊二羟酸。用同位素标记试验，证明萜类的生源途径是由乙酸与辅酶A结合形成甲戊二羟酸，进而形成焦磷酸异戊烯酯（IPP），由它及其异构体聚合成牻牛儿焦磷酸（GPP），继续衍化或聚合，生成各种类型的萜类化合物，这就是生源的异戊二烯法则。

目前仍按照异戊二烯的数目进行分类，见表9-1。根据异戊二烯单位数分为半萜、单萜、倍半萜、二萜、二倍半萜、三萜、四萜、多聚萜等。再根据结构中碳环的有无和数目的多少，进一步分为链萜、单环萜、双环萜、三环萜、四环萜等。

表9-1　萜类化合物的分类与分布

名称	碳原子数	异戊二烯单位数	存在
半萜	5	n=1	植物叶
单萜	10	n=2	挥发油
倍半萜	15	n=3	挥发油、苦味素、树脂
二萜	20	n=4	树脂、苦味素、叶绿素
二倍半萜	25	n=5	海绵、植物病菌、昆虫代谢物
三萜	30	n=6	皂苷、树脂、植物汁等
四萜	40	n=8	植物胡萝卜素类
多聚萜	＞40	n＞8	橡胶、古塔胶等

链接　萜类化合物的分布

单萜和倍半萜是构成植物中挥发油的主要成分，是香料和医药工业的重要原料。单萜在唇形科、伞形科、樟科及松科等植物的腺体、油室及树脂道内大量存在。倍半萜集中分布于木兰科、芸香科、菊科等植物中。二萜主要分布于五加科、马兜铃科、菊科、橄榄科、杜鹃科、大戟科、豆科、唇形科及茜草科等植物中，是形成树脂的主要物质。二倍半萜数量较少，主要分布于菌类、地衣类、海洋生物及昆虫的分泌物等中。三萜是构成植物皂苷、树脂等的重要物质。四萜主要是一些脂溶性色素，广泛分布于植物中，一般为红色、橙色或黄色结晶。

二、结构类型

（一）单萜

单萜（monoterpene）可看成是由2个异戊二烯单元聚合而成的化合物及其衍生物，是一类含有10个碳原子的化合物，可形成链状单萜、单环单萜、双环单萜等。广泛分布于高等植物的腺体、油室及树脂道等分泌组织内，昆虫、微生物代谢产物和海洋生物中也有存在，多具有较强的生物活性和浓郁的香气，有芳香开窍、疏肝理气等作用，是医药、化妆品和食品工业的重要原料。

1. 链状单萜　柠檬醛（citral）存在于香茅属植物柠檬草等多种植物挥发油中，具有止痛、驱蚊作用，同时可作为柠檬味原料应用于香料和食品工业中。香茅醇（citronellol）存在于香茅油、玫瑰油等多种植物的挥发油中，也是很重要的香料工业原料。

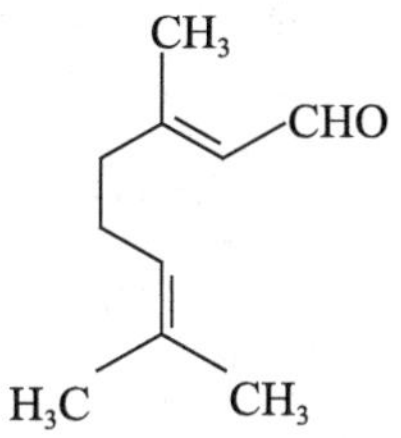

柠檬醛

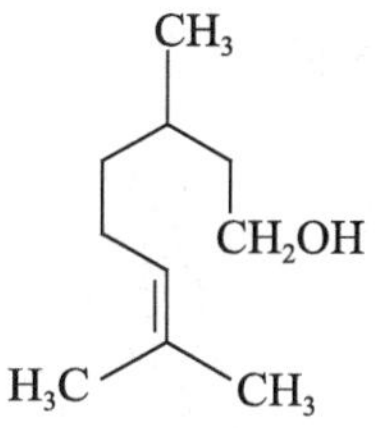

香茅醇

2. 单环单萜 可视为由链状单萜环合衍生而成，在植物体内的存在形式多种多样，由于环合的方式不同，产生不同的结构类型。例如，薄荷醇存在于唇形科植物薄荷的全草中，是薄荷挥发油的主要成分，对皮肤和黏膜有清凉和轻微麻醉作用，用于镇痛和止痒，还具有防腐和杀菌作用；辣薄荷酮（piperitone）存在于多种中药挥发油中，有松弛平滑肌的作用，如从芸香提取的挥发油芸香油含辣薄荷酮35%以上，对支气管哮喘及哮喘型慢性支气管炎有效。

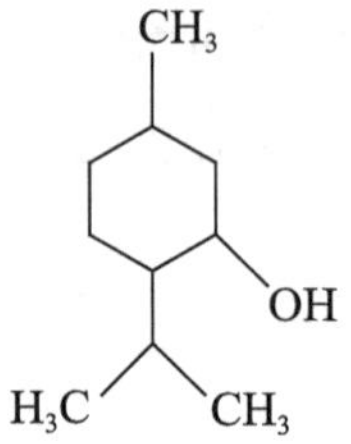

薄荷醇

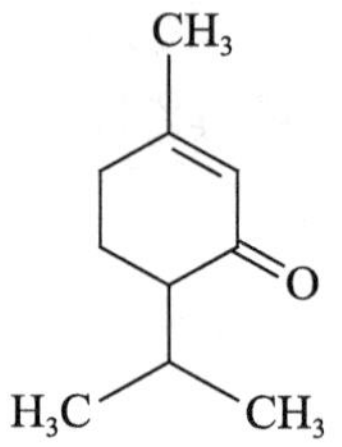

辣薄荷酮

3. 双环单萜 龙脑（borneol）：其右旋体存在于白龙脑香树的挥发油中及其他多种挥发油中，左旋体存在于艾纳香的叶子和野菊花的花蕾挥发油中。龙脑为白色片状结晶，有升华性，合成品为外消旋体，俗称“冰片”，具有发汗、兴奋、解痉挛、防虫蛀、抗缺氧等作用，用于香料、清凉剂及中成药。樟脑（camphor）：主要存在于樟树挥发油中。樟脑为白色结晶性固体，易升华。樟脑有局部刺激和防腐作用，可用于治疗神经痛、炎症及跌打损伤的擦剂。

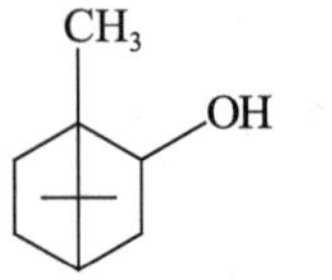

D-龙脑

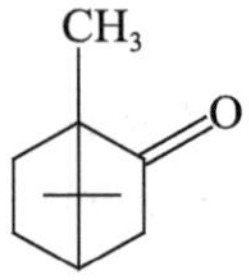

樟脑

4. 环烯醚萜（iridoid） 为臭蚁二醛的缩醛衍生物，分子中带有环烯醚键，是一类特殊的单萜。臭蚁二醛是从臭蚁的防卫性分泌物中分离出来的物质，系由活性牻牛儿焦磷酸经羟醛缩合而成的。环烯醚萜及其苷类在植物界分布较广，以玄参科、茜草科、龙胆科和唇形科分布最为普遍。据不完全统计，已从植物中分离并鉴定出结构的环烯醚萜类化合物超过900种，其中大多数为成苷的形式。

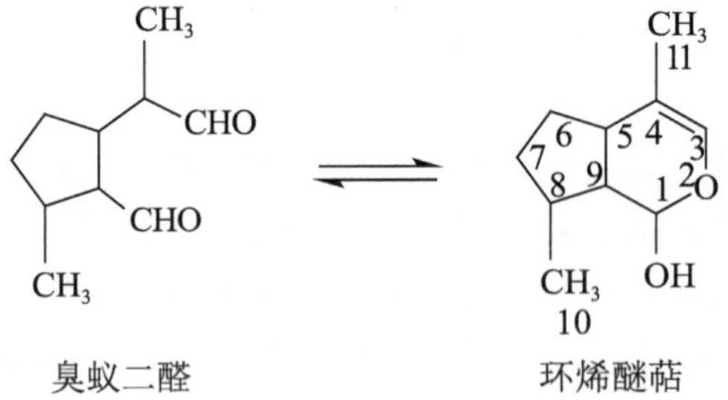

臭蚁二醛 环烯醚萜

梓醇（catalpol）又称梓醇苷，存在于玄参科地黄块根中，是地黄中降血糖作用的主要有效成分，具有利尿作用和迟发性的缓泻功能，这些与地黄的药效相一致。京尼平苷（geniposide）又称栀子苷，存在于茜草科植物栀子的干燥果实中，具有降脂、镇痛、利胆、抗炎等作用。玄参苷（harpagoside）是中药玄参泻火解毒的有效成分。

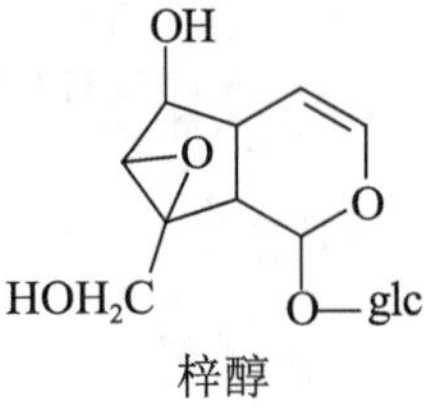

梓醇

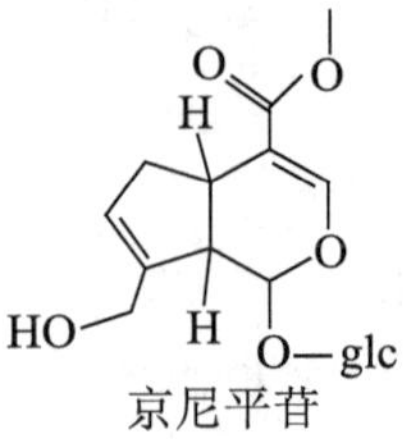

京尼平苷

桃叶珊瑚苷（aucubin）存在于车前科植物车前草的干燥全草，具有清湿热、利小便的功效。龙胆苦苷（gentiopicroside）存在于龙胆科植物条叶龙胆、龙胆、三花龙胆或坚龙胆的干燥根和根茎，具有利胆、抗炎、健胃、降压等作用。

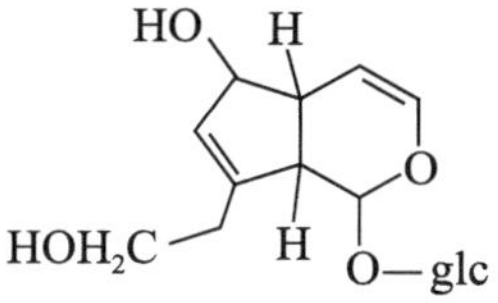

桃叶珊瑚苷

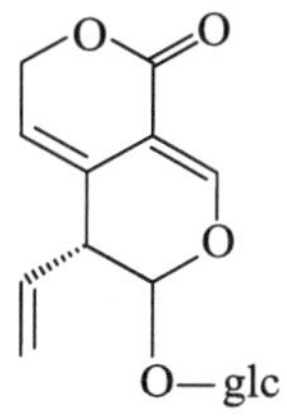

龙胆苦苷

环烯醚萜，大多数为白色结晶体或粉末，味苦。易溶于水和甲醇，可溶于乙醇、丙酮、正丁醇等溶剂，难溶于三氯甲烷、乙醚、苯等亲脂性有机溶剂。由于分子结构中具有半缩醛羟基，性质活泼，能与酸、碱、羰基化合物和氨基酸产生颜色反应，可用于环烯醚萜及其苷类的鉴别。环烯醚萜苷中的苷键容易被酸或酶水解断键生成苷元和糖，苷元化学性质活泼，易进一步发生氧化或聚合等反应，产生不同颜色的物质。中药玄参、地黄、龙胆经炮制或久贮后变黑，就是药材中所含的环烯醚萜苷水解的原因。

（二）倍半萜

倍半萜（sesquiterpene）由3个异戊二烯单位构成，含15个碳原子。这类化合物广泛分布于植物界和微生物界，近年来在海洋生物中的发现也日益增多，成为萜类化合物数量最多的一类。它们主要存在于挥发油中，特别是高沸点部分，多有较强的香气和生物活性，在医药、食品及化妆品工业中扮演着重要的原料角色。

1. 链状倍半萜　法尼醇（farnesol）又称金合欢醇，存在于豆科植物合欢干燥花序的挥发油中，为无色油状液体，是重要的高级香料原料。

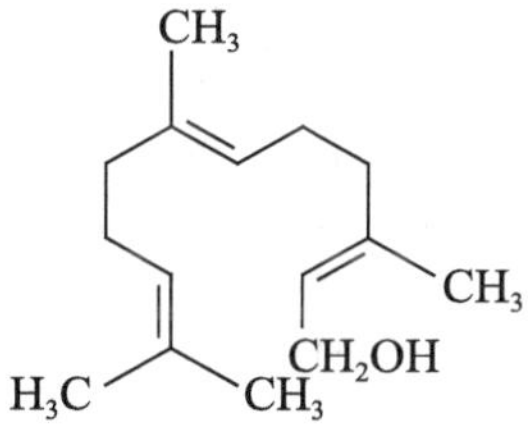

法尼醇

2. 单环倍半萜　姜黄酮存在于姜科植物姜黄根茎的挥发油中，具有抗炎、抗氧化、调节血脂、抗血小板聚集等作用。

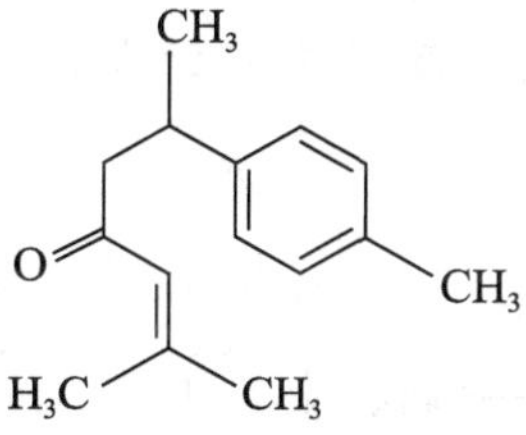

姜黄酮

3. 双环倍半萜　双环倍半萜的结构类型近20种，其中以桉烷型、杜松烷型和愈创木烷型较多。例如，β-桉叶醇一种由桉树叶及嫩枝经水蒸气蒸馏制得的淡黄色的油状物，具有镇静、镇痛、抗电休克癫痫样惊厥和抗抑郁等中枢神经药理作用。

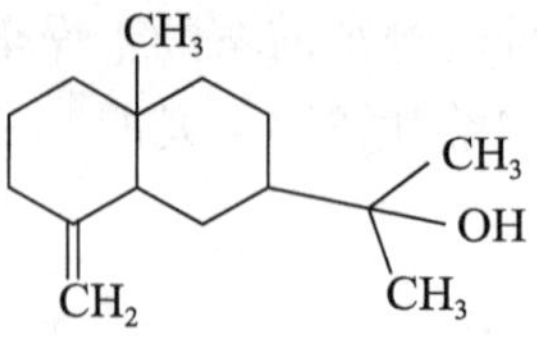

β-桉叶醇

4. 薁类衍生物 由五元环与七元环骈合而成的芳香骨架都称为薁类（azulenoid）化合物。这类化合物多具有抑菌、抗肿瘤、杀虫等生物活性，在愈创木油、香附子油、桉叶油、胡萝卜油、苍耳子油、洋甘菊油及天名精、野菊花、泽兰等挥发油中均有存在。

愈创木醇存在于愈创木的挥发油中，属于薁类的还原产物。愈创木薁存在于桑科无花果根皮、兴安杜鹃的叶、母菊等挥发油中，具有抗炎和兴奋子宫的作用。从姜科植物莪术、郁金的根茎中分离的莪术醇具有抗肿瘤活性，临床用于宫颈癌的治疗，两者均属愈创木烷型衍生物。

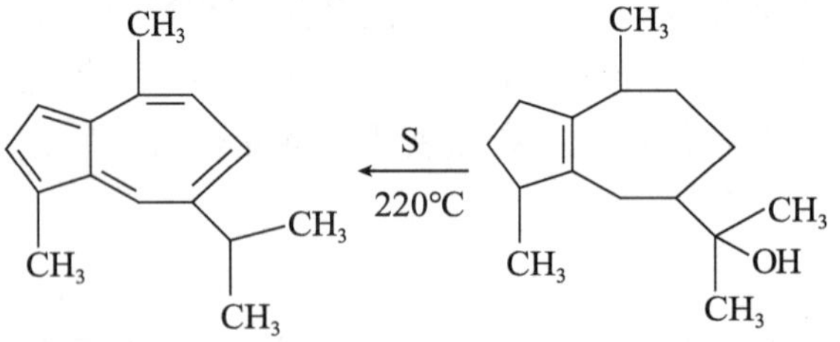

愈创木薁　　愈创木醇

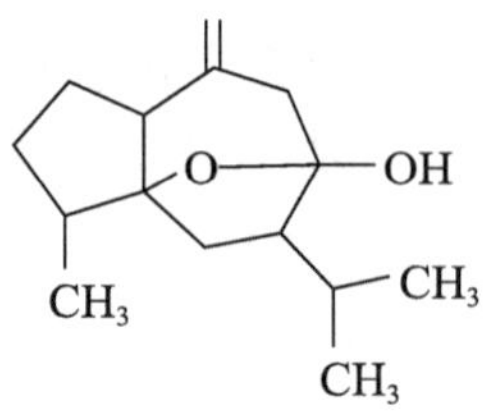

莪术醇

5. 倍半萜内酯类 倍半萜内酯类化合物在菊科、芸香科、木兰科植物中较常见，是一类生物活性较强的成分。青蒿素（artemisinin）是过氧化倍半萜，系从菊科植物黄花蒿中分离到的抗恶性疟疾的有效成分。

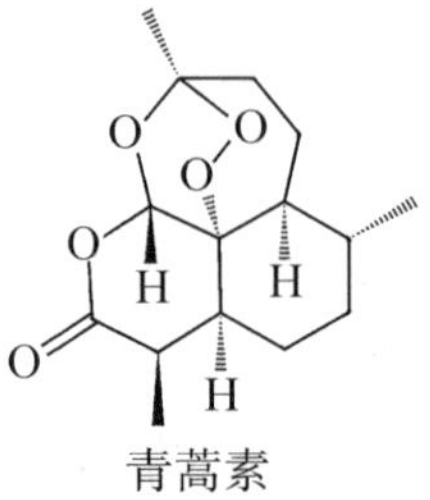

青蒿素

链接 青蒿素与屠呦呦

青蒿素具有高效、速效等优点，但在水中及油中均难溶解，治疗作用会受到影响，临床应用也受到一定的限制。因此，屠呦呦团队对它的结构进行了修饰，合成了大量衍生物，并从中筛选出具有抗疟效价高、原虫转阴快、速效、低毒等特点的双氢青蒿素（dihydroartean-nuin），再对其进行甲基化，制成油溶性的蒿甲醚（artemether）及水溶性的青蒿琥酯（artesunate），现已有多种制剂用于临床。

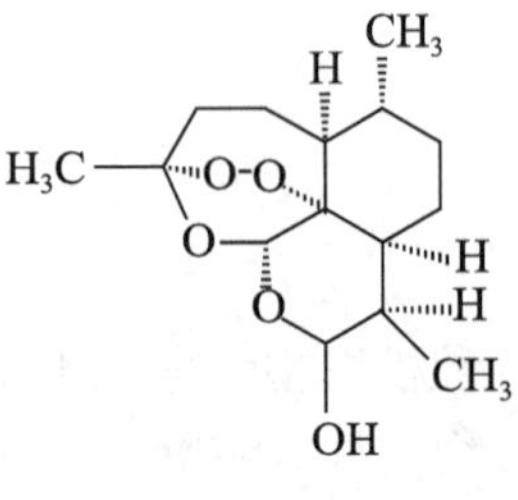

双氢青蒿素

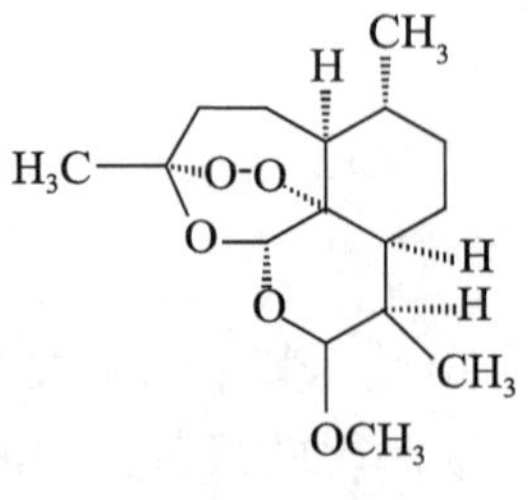

蒿甲醚

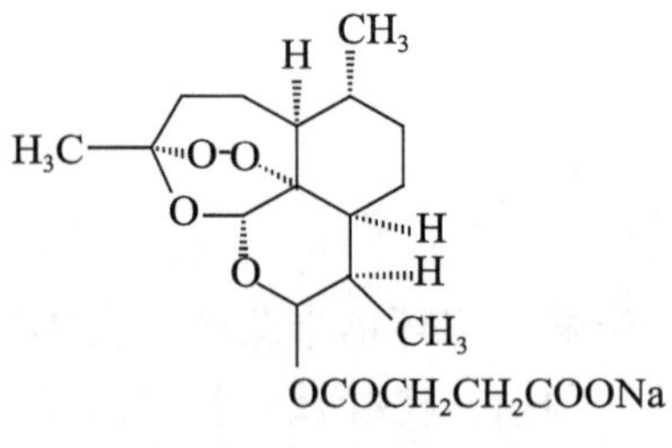

青蒿琥酯单酯钠盐

青蒿素类药物毒性低、抗疟性强，被WHO批准为治疗脑型疟疾和恶性疟疾的首选药物。2011年，青蒿素研究的领军人物，中国科学家屠呦呦获得了拉斯克医学奖。2015年，屠呦呦又获得诺贝尔生理学或医学奖。

（三）二萜

二萜（diterpene）是由4个异戊二烯单位构成，含20个碳原子的化合物，绝大多数不能随水蒸气蒸馏。二萜类化合物在自然界分布很广，属于二萜衍生物的植物醇为叶绿素的组成部分，在整个绿色植物界广泛存在。植物分泌的乳汁及树脂多以二萜类衍生物为主，尤以松柏科植物最为普遍。许多二萜的含氧衍生物具有多方面的生物活性，如紫杉醇、穿心莲内酯、银杏内酯、雷公藤内酯、甜菊苷等，有的已是重要的药物。此外，菌类代谢产物及海洋生物中也发现不少二萜类化合物。

1. 链状二萜 链状二萜类在自然界存在较少，常见的是广泛存在于叶绿素分子中的植物醇，曾作为合成维生素E和维生素K_1的原料。

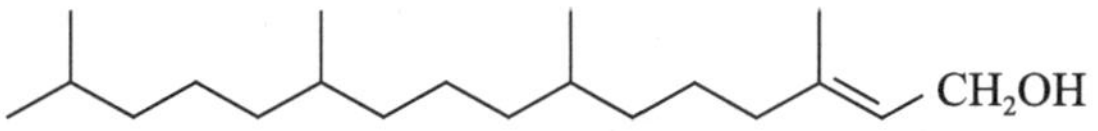

植物醇

2. 单环二萜 维生素A（vitamin A）存在于动物肝脏中，特别是鱼肝中含量较丰富，维生素A与眼睛的视网膜内的蛋白质结合，形成光敏感色素，是保持夜间视力正常的必需物质，也是哺乳动物生长必不可缺少的物质。

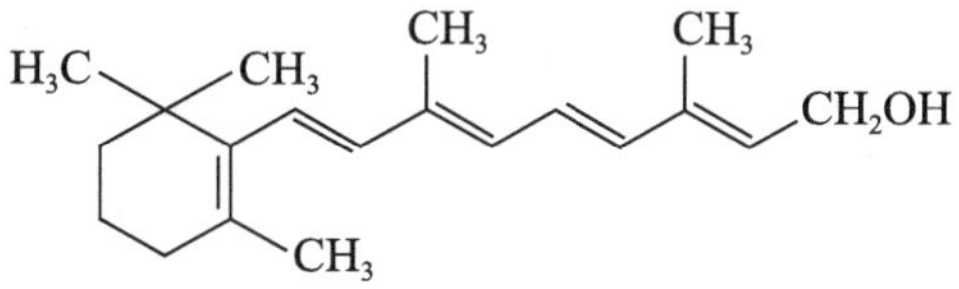

维生素A

3. 双环二萜 银杏内酯（ginkgolide）是银杏根皮及叶的强苦味成分，有A、B、C、M、J等多种成分，银杏内酯及银杏双黄酮是银杏制剂中的主要有效成分，为治疗心脑血管疾病的有效药物。穿心莲内酯（andrographolide）系穿心莲中抗菌消炎的主要成分，临床用于治疗急性细菌性痢疾、胃肠炎、咽喉炎、发热等。

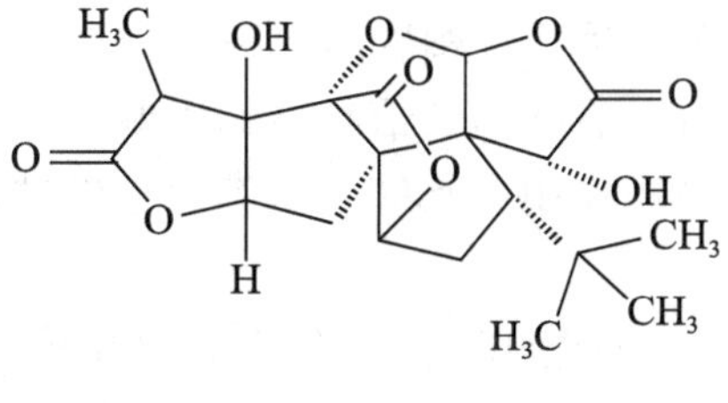

银杏内酯A

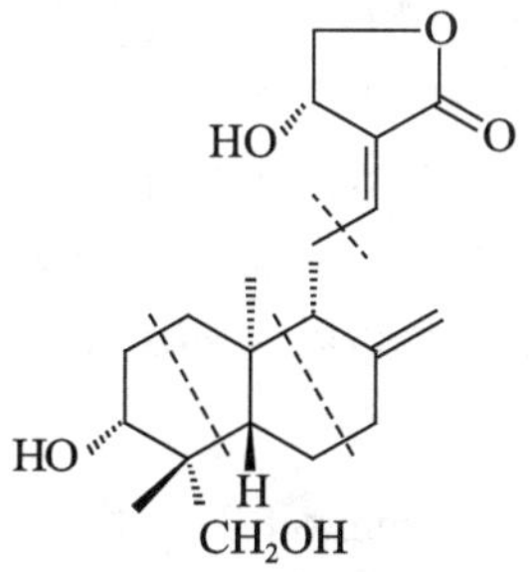

穿心莲内酯

4. 三环二萜 雷公藤甲素（triptolide）、雷公藤乙素（tripdiolide）、雷公藤内酯（triptolidenol）及16-羟基雷公藤内酯醇（16-hydroxytriptolide）是从雷公藤根中分离出来的抗癌活性物质。雷公藤甲素对乳腺癌和胃癌细胞系集落形成有抑制作用，16-羟基雷公藤内酯醇具有较强的抗炎、免疫抑制和雄性抗生育作用。

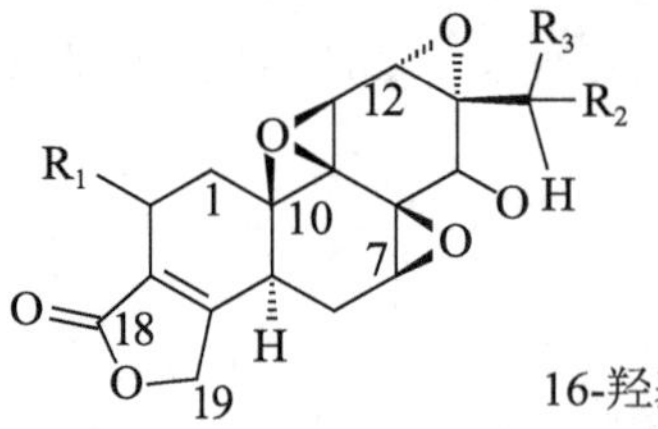

	R_1	R_2	R_3
雷公藤甲素	H	H	CH_3
雷公藤乙素	OH	H	CH_3
雷公藤内酯	H	OH	CH_3
16-羟基雷公藤内酯醇	H	OH	CH_2OH

紫杉醇（taxol）又称红豆杉醇，是存在于红豆杉科红豆杉属多种植物的二萜类化合物。它是新一代紫杉烷类抗癌药物，临床用于治疗卵巢癌、乳腺癌和肺癌等，疗效较好。

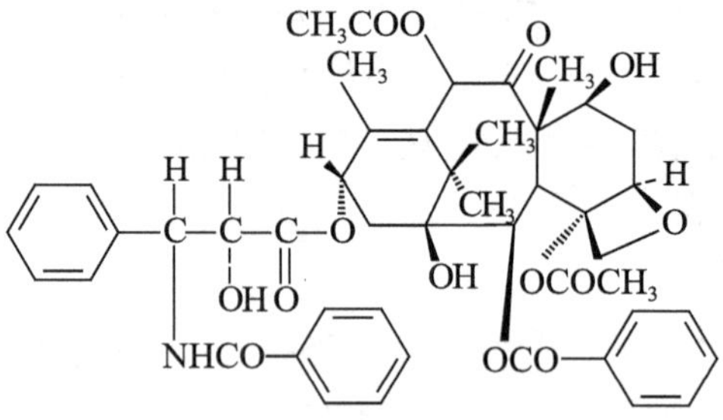

紫杉醇

丹参酮ⅡA（tanshinone ⅡA）是中药丹参根中20多种具有活血化瘀活性的丹参酮类中的一种，具有强抑菌作用，其结构经修饰为水溶性的磺酸钠盐后抗心绞痛作用明显，副作用小。

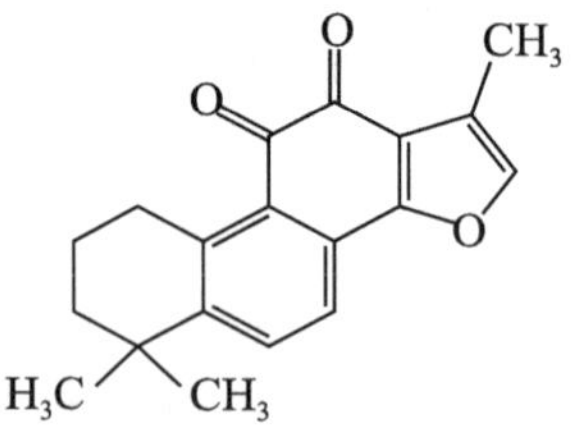

丹参酮ⅡA

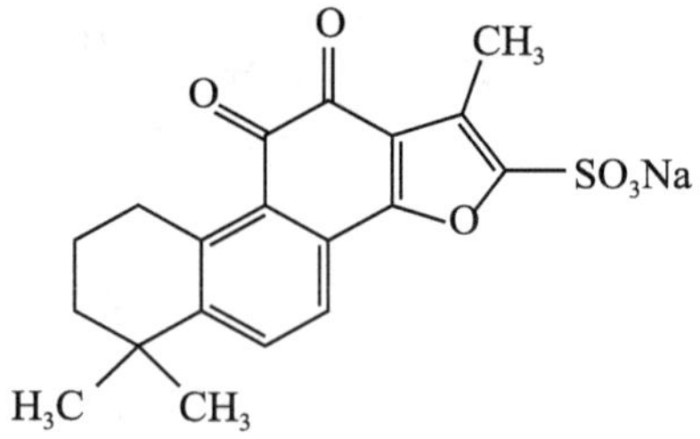

丹参酮ⅡA磺酸钠

（四）其他萜类

其他萜类包括二倍半萜、三萜、四萜及多萜类。

二倍半萜类化合物（sesterpenoid）是由5个异戊二烯单位构成，含25个碳原子的化合物。与其他各萜类化合物相比，此类化合物数量少，分布在羊齿植物、植物病原菌、海洋生物海绵、地衣及昆虫分泌物中。其中海绵是二倍半萜的主要来源，约占目前已知二倍半萜的70%，从海绵（porifera）分得的prianicinA、B对革兰氏阳性菌的生长有显著的抑制作用，其抑制β-溶血性链球菌的有效率是四环素的4～10倍。

三萜类化合物（triterpenoid）是由30个碳原子组成的萜类化合物。它在植物界分布很广，是萜类化合物中最大的一类，多以游离状态或成苷、酯的形式存在于自然界。常用中草药如人参、甘草、三七、远志、麦冬、桔梗、柴胡、茯苓、甘遂和泽泻等都含有三萜成分。

四萜（tetraterpene）在自然界分布很广，这类化合物分子中存在一系列的共轭双键发色团，多带有黄至红的颜色，称为多烯色素，如胡萝卜素类和类胡萝卜素等。

三、理化性质

萜类成分的范围很广，彼此间的结构与性质差异很大，但它们都由同一生源途径衍生而来，分子结构中绝大多数具有双键、共轭双键及活泼氢原子，较多萜类具有内酯结构，因而具有一些相同的理化性质及化学反应，现归纳如下。

（一）物理性质

1. 性状 单萜、倍半萜类多为具有挥发性及特殊香气的油状液体，少数为低熔点的固体。分子量大的萜类化合物多为固体结晶，不具挥发性。萜类化合物多具有苦味，有的味极苦，又称苦味素，如穿心莲内酯；也有少数萜具有较强的甜味，如甜菊苷。

2. 旋光性 大多数萜类化合物具有手性碳原子，具有光学活性。

3. 溶解性 萜类化合物一般为亲脂性成分，难溶于水，溶于甲醇、乙醇，易溶于亲脂性有机溶剂，单萜和倍半萜类能随水蒸气蒸馏。具有内酯结构的萜类化合物能溶于碱水，酸化后，又自水中析出，利用此性质可用于具有内酯结构的萜类分离与纯化。

萜类化合物与糖成苷后，具有一定的亲水性，能溶于热水，易溶于甲醇、乙醇溶液，难溶或不溶于亲脂性有机溶剂。

（二）化学性质

1. 加成反应 含有双键或醛、酮等羰基的萜类化合物，可与卤素、卤化氢、亚硝酰氯、亚硫酸氢钠和吉拉德（Girard）试剂等发生加成反应，其产物常具有结晶性。这一性质不但可供识别萜类化合物分子中不饱和键的存在和不饱和程度，还可借助加成产物完好的晶形，用于萜类的分离与纯化。例如，柠檬烯与氯化氢的加成反应，得到的反应产物是柠檬烯二氢氯化物，具有完好的结晶形状。

2. 氧化反应 是用化学方法研究萜类化合物成分结构的经典手段之一。不同的氧化剂在不同的条件下，可以将萜类成分中的基团氧化，生成不同的氧化产物。常用的氧化剂有臭氧、高锰酸钾、铬酸酐（三氧化铬）等，其中以臭氧的应用最为广泛。例如，臭氧氧化萜类化合物中的双键反应，既可用来测定分子中双键位置，亦可用于醛酮类化合物合成。

3. 脱氢反应 通常在惰性气体的保护下，用铂黑或钯作为催化剂，将萜类成分与硫或硒共热（200～300℃）而实现脱氢。环萜的碳架因脱氢转变为芳香烃类衍生物，所得芳烃衍生物容易通过波谱或化学方法鉴定，因此，脱氢反应可用作萜类化合物的结构测定。例如，对百里香素的合成，可由柠檬烯与硫或硒共热而得。

第2节 挥 发 油

一、概 述

挥发油（volatile oil）又称精油（essential oil），是一类具有芳香气味的油状液体的总称。在常温下能挥发，可随水蒸气蒸馏。

挥发油在植物界分布很广，在我国芳香植物有1000余种，含精油的有260余科，近800属，约300种，有利用价值400余种。特别是菊科植物如菊、蒿、苍术、木香、艾叶、白术等；芸香科植物如芸香、枳实、吴茱萸等；伞形科植物如小茴香、当归、柴胡、川芎等；姜科植物如姜、莪术、豆蔻等；樟科植物如山鸡椒、肉桂等；唇形科植物如薄荷、藿香、荆芥；木兰科植物如五味子、八角茴香等；马鞭草科植物如马鞭草、牡荆等；马兜铃科植物如细辛等；桃金娘科植物如丁香等；禾本科植物如香茅、芸香草等；败酱科植物如败酱、甘松等均含有挥发油。此外，如胡椒科、杜鹃花科、松科、柏科、木犀科、瑞香科、檀香科、天南星科、毛茛科等一些植物中也含有挥发油。

挥发油在植物体中存在的部位常各不相同，有些挥发油存在于花蕾中，有些存在于果皮中，还有些存在于根中，细辛、薄荷、藿香、鱼腥草等植物全株都含有挥发油。少数如肉桂、厚朴等存在于树皮中。此外，有些同一植物的用药部位不同，其所含挥发油的组成成分也有所差异，如樟科桂属植物的树皮挥发油多含桂皮醛，叶中则主要含丁香酚，而根和木部含樟脑多。挥发油在植物中的含量一般在1%以下，也有少数达10%以上，如丁香中含丁香油高达14%～21%。

挥发油生理活性多样，如香柠檬油对淋球菌、葡萄球菌、大肠杆菌和白喉杆菌有抑制作用；土荆芥油有驱虫作用，柴胡挥发油制备的注射液，有较好的退热效果；丁香油有局部麻醉、镇痛作用；薄荷油有清凉、祛风、消炎、局部麻醉作用；大蒜油可治疗肺结核、支气管炎、肺炎和霉菌感染；月见草挥发油具有降血脂、抗血小板凝集和增强免疫作用；生姜油对中枢神经系统有镇静催眠、解热镇痛、抗惊厥、抗氧化能力和保护肝脏等作用。挥发油不仅在医药上具有重要的作用，在香料工业、食品工业及化学工业上也是重要原料。

二、挥发油的组成

挥发油是混合物，化学组成比较复杂，常常由数十种乃至数百种成分组成，如保加利亚玫瑰油中已检出275种化合物。茶叶挥发油含有150多种成分，不同的挥发油所含的成分也不一致，但往往以一种或数种成分为主。如薄荷油中薄荷醇含量可达80%以上，樟脑油中含樟脑约50%。

按化学结构可将挥发油分为萜类化合物、芳香族化合物、脂肪族化合物及它们的含氧衍生物，如醇、醛、酮、酸、酚、醚、酯、内酯等。此外，有少数挥发油中还存在一些含硫和含氮的化合物。

（一）萜类

挥发油的组成成分中，以萜类多见，主要是单萜、倍半萜及它们的含氧衍生物，且多半是生物活性较强或具有芳香气味的主要成分。例如，柠檬烯主要存在于柑属柠檬等果皮的挥发油中，具有镇咳、祛痰、抗菌作用。此外，松节油中蒎烯含量为80%左右；薄荷油含薄荷醇75%左右；山苍子油含柠檬醛60%～80%，最高可达90%等。

（二）芳香族化合物

挥发油中，芳香族化合物仅次于萜类，存在也相当广泛。挥发油中的芳香族化合物，有的是萜类衍生物，如百里香草酚、*α*-姜黄烯等。大多是苯丙素类衍生物，其结构多具有C_6-C_3基本骨架，如桂皮油中的桂皮醛、丁香油中的丁香酚、八角茴香油中的茴香醚。

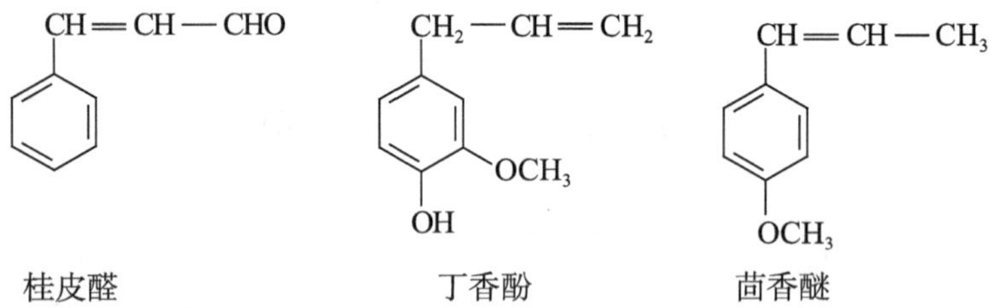

桂皮醛　　丁香酚　　茴香醚

（三）脂肪族化合物

一些小分子脂肪族化合物在挥发油中常有存在。例如，甲基正壬酮在鱼腥草、黄柏果实及芸香挥发油中存在，正庚烷存在于松节油中，正癸烷存在于桂花的头香成分中。

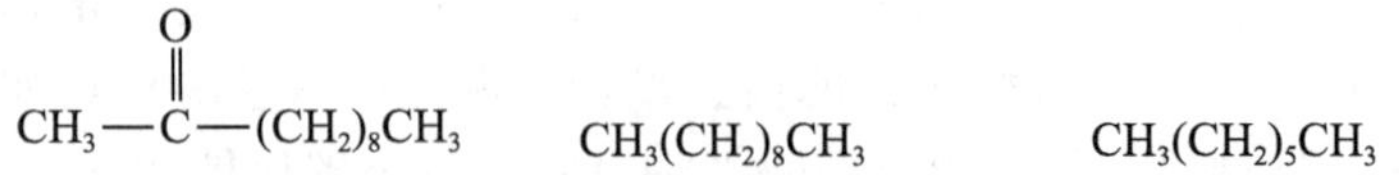

甲基正壬酮　　正癸烷　　正庚烷

（四）其他

除以上3类化合物外，少数挥发油中有含硫和含氮的化合物，如麻黄挥发油中含有川芎嗪，属于含氮化合物，芥子油中由芥子苷水解而得到的异硫氰酸酯类化合物含有氮和硫元素，大蒜挥发油中含有多种硫醚类化合物，如大蒜素、异硫氰酸丙烯酯、反式大蒜烯、川芎嗪、二硫杂环戊烯等。

$$CH_2{=}CH{-}CH_2{-}\overset{\overset{\displaystyle O}{\|}}{S}{-}S{-}CH_2{-}CH{=}CH_2$$

大蒜素

$$CH_2{=}CH{-}CH_2{-}N{=}C{=}S$$

异硫氰酸丙烯酯

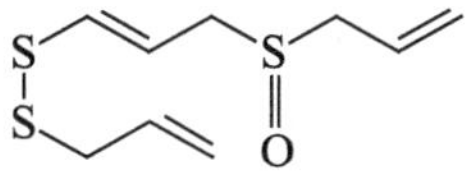

反式大蒜烯

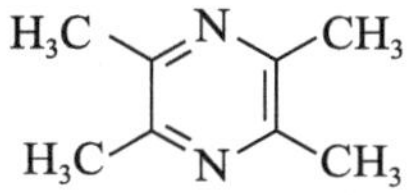

川芎嗪

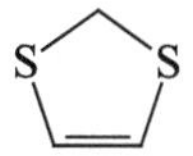

二硫杂环戊烯

链接 挥发油家族成员

挥发油是多种成分组成的混合物，组成挥发油的成分包括萜类、芳香族化合物、脂肪族化合物、含硫和含氮的化合物等。对某一种挥发油而言，并不是每种挥发油中都含有上述成分，往往以某一类为主兼有其他成分。如从薄荷油中已分离出的成分在15种以上，主要是单萜及其含氧衍生物；丁香油中主要以丁香酚和乙酰基丁香酚等芳香族化合物为代表。分析多种挥发油组成成分显示，萜类最常见，其次为芳香族化合物，再其次是脂肪族化合物，含硫和含氮的化合物出现的最少。

三、理化性质

（一）性状

1. 状态 挥发油在常温下大多为无色或淡黄色的油状液体，有些挥发油含有薁类成分或溶有色素而显特殊颜色，如麝香草油显红色，洋甘菊油显蓝色，艾叶油显蓝绿色，佛手油显绿色等。

2. 挥发性 挥发油在常温下可挥发不留痕迹，可与脂肪油相区别。

3. 气味 大多数挥发油具有强烈的香气和辛辣味，少数有其他特殊的气味，如鱼腥草油有腥味、土荆芥油有臭气。挥发油的气味，往往是其品质优劣的重要标志或鉴别的重要依据。

（二）溶解度

挥发油易溶于脂溶性有机溶剂，如石油醚、乙醚、三氯甲烷、苯、二硫化碳、油脂等，在高浓度乙醇中能全部溶解，乙醇浓度越小，挥发油溶解的量也越少。挥发油难溶于水，在水中只能溶解极少量，溶解的部分主要是含氧化合物，如薄荷醇在水中的溶解度为5‰。挥发油虽然难溶于水，但溶解的多为油中具有特异香味的含氧衍生物，故挥发油饱和水溶液被称为芳香水剂。如薄荷水，在药物制剂中常用作矫味剂。

（三）物理常数

折光率、比旋度、相对密度等是挥发油重要的物理常数。挥发油的沸点常压下一般在70～300℃，具有随水蒸气蒸馏的特性；多数挥发油比水轻，丁香油、桂皮油等少数挥发油比水重，相对密度一般在0.850～1.065；挥发油几乎都有光学活性，比旋度在+97°～177°，折光率在1.43～1.61。

（四）结晶性

挥发油在常温下为透明液体，低温时某些挥发油中含量高的主要成分可析出结晶，这种析出物习称为“脑”，滤除脑的油称为“脱脑油”。

（五）稳定性

挥发油对光、空气和热均比较敏感，挥发油与空气、光线长期接触会逐渐氧化变质使其相对密度增加、颜色变深、失去原有的香气，并逐渐聚合成树脂样物质，不能再随水蒸气蒸馏，故挥发油宜储存于密闭棕色瓶中，装满并在低温处保存。

四、提取与分离

（一）提取

1. 水蒸气蒸馏法 是从中草药中提取挥发油最常用的方法，根据操作方式的不同，分为共水蒸馏法和通入水蒸气蒸馏法两种形式。共水蒸馏法是将已粉碎的药材放入蒸馏器中，加水浸泡，直火煮沸，使挥发油与水蒸气一起蒸出。此法操作简单，但因局部受热温度过高，有可能使挥发油中的某些成分发生分解，同时因过热还可能使药材焦化，所得挥发油的芳香气味发生改变，影响挥发油的质量。通入水蒸气蒸馏法是将水蒸气通入待提取的药材中，使挥发油和水蒸气一起蒸出，避免了直火高温对挥发油质量的影响。

馏出液中的挥发油，大多数因挥发油难溶或不溶于水而油水分层，如果挥发油在水中溶解度稍大，不易分层，可加氯化钠或硫酸钠等进行盐析，降低挥发油在水中的溶解度，使挥发油自水中析出，从而与水分层，或盐析后用低沸点有机溶剂萃取，低温蒸去萃取溶剂即得挥发油。

2. 溶剂提取法 选用低沸点的有机溶剂如乙醚、石油醚（30～60℃）等回流提取或冷浸，提取液低温蒸去溶剂即得浸膏。此法所得浸膏含杂质较多，原料中其他脂溶性成分如树脂、油脂、蜡等也同时被提出。可利用乙醇对植物蜡等脂溶性杂质的溶解度随温度的下降而降低的特性除去杂质，一般用热乙醇溶解浸膏，放置冷却，滤除杂质，减压蒸去乙醇可得较纯的挥发油。

3. 冷压法 挥发油含量较高的新鲜药材，如橘、柑、柠檬果皮等原料，可经撕裂、捣碎冷压后静置分层，或用离心机分出油分，即得粗品。此法在常温下进行，产品保持原有挥发油的新鲜香味，但所得的挥发油含有水分、黏液质及细胞组织等杂质需进一步处理，同时此法也很难将挥发油全部压榨出来，需再将压榨后的药渣进行水蒸气蒸馏，才能使挥发油提取完全。

4. 吸收法 此法应用较少。油脂类一般具有吸收并保留植物花朵中的挥发油的性质，常利用该性质来提取贵重的挥发油，如玫瑰油、茉莉花油等。吸收挥发油后的油脂，油脂吸收植物香气较佳的部分，加入无水乙醇经机器搅拌，回收乙醇后即得精油。

5. 超临界流体萃取法 具有低温处理、不发生氧化变质、萃取效率高、没有溶剂残留、可以选择性分离等特点，用这种技术提取的挥发油气味芳香纯正，品质明显优于其他方法。现在此项技术在月见草、桂花、柠檬、生姜等药材挥发油的提取应用上均获得了良好的效果。

（二）分离

1. 冷冻结晶法 将挥发油放置于0～20℃环境下，使含量高的成分析出结晶（脑），即可将脑与挥发油中的其他成分分离，取出结晶再经重结晶可得纯品。此法优点是操作简单，但有时分离不完全。例如，薄荷油冷至–10℃，12小时析出第一批粗脑，薄荷油继续在–20℃冷冻24小时后可析出第二批粗脑，粗脑加热熔融，在0℃冷冻即可得较纯的薄荷脑。

2. 分馏法 挥发油的成分大多为单萜、倍半萜类化合物，因其结构中所含的双键数和含氧官能团的不同，所以各成分之间沸点各异，以此作为分离的依据。采用分馏法初步分离，一般单萜烃的沸点小于倍半萜烃的沸点；同一萜烃中，双键越少，沸点低；萜烃的沸点小于相应含氧衍生物的沸点；在同一类萜烃的含氧衍生物中，含氧官能团的极性越大，沸点越高。为了防止结构发生改变，一般采用减压分馏法。按温度的不同一般可分为3个馏分。

（1）低沸程馏分（35～70℃ /1.333kPa）为单萜烯类化合物。

（2）中沸程馏分（70～100℃ /1.333kPa）为单萜含氧化合物，包括醛、酮、醇、酚和酯等。

（3）高沸程馏分（100～140℃ /1.333kPa）为倍半萜烯及其含氧衍生物和薁类化合物。

将各馏分分别进行薄层色谱或气相色谱分离，必要时结合物理常数折光率、比旋度等的测定，分析纯化程度，再经适当的处理分离获得纯品。

3. 化学法 根据挥发油中的各组成成分的结构或官能团的不同，用化学方法进行处理，使各成分达到分离目的。

（1）碱性成分的分离 可将挥发油溶于乙醚，用1%～2%的盐酸或硫酸萃取，分取酸水层，碱化后用乙醚萃取，蒸去乙醚即可得碱性成分。

（2）酸、酚性成分的分离 将挥发油溶于乙醚中，先以5%$NaHCO_3$溶液进行萃取，分出碱水层，加稀酸酸化后，用乙醚萃取，蒸去乙醚即得酸性成分。乙醚层继用2%NaOH溶液萃取，分出碱水层，加稀酸酸化后，用乙醚萃取，蒸去乙醚即得弱酸性成分。工业上从丁香罗勒油中提取丁香酚就用此法。

（3）醛酮类化合物的分离

1）亚硫酸氢钠法：将分出碱性、酸性、酚性成分的挥发油母液经水洗至中性，以无水硫酸钠干燥后，加饱和亚硫酸氢钠溶液低温短时间振摇提取，使之与醛、酮类化合物发生可逆性加成反应。分出水层或加成物结晶，加酸液或碱液处理，使加成物分解，以乙醚萃取，回收溶剂，得到挥发油中原有的醛、酮类化合物。但注意提取时间不宜过长或温度过高，否则有使双键与亚硫酸氢钠加成的可能，形成不可逆的双键加成物。如从柠檬挥发油中分离柠檬醛，反应条件不同加成产物也各不相同。

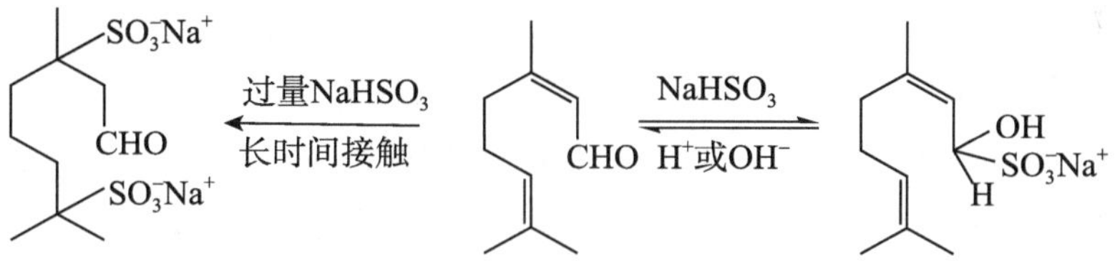

2）吉拉德（Girard）试剂反应法：将分出碱性、酸性、酚性成分的挥发油，加入吉拉德试剂的乙醇溶液和10%乙酸以促进反应的进行，加热回流，待反应完全后加水稀释，用乙醚萃取，分出的水层加酸酸化后，用乙醚萃取，萃取液蒸去乙醚可得原羰基化合物。

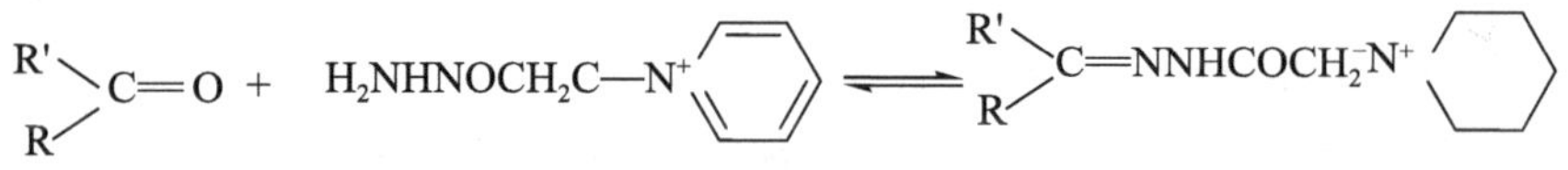

羰基化合物　　吉拉德P　　吉拉德腙

（4）醇类成分的分离 挥发油中的醇类成分，可利用其与邻苯二甲酸等反应生成酸性酯，再将生成物溶于碳酸钠溶液，用乙醚萃取剩余挥发油成分而分离。碱溶液经皂化反应，再用乙醚萃取出挥发油中醇类成分。

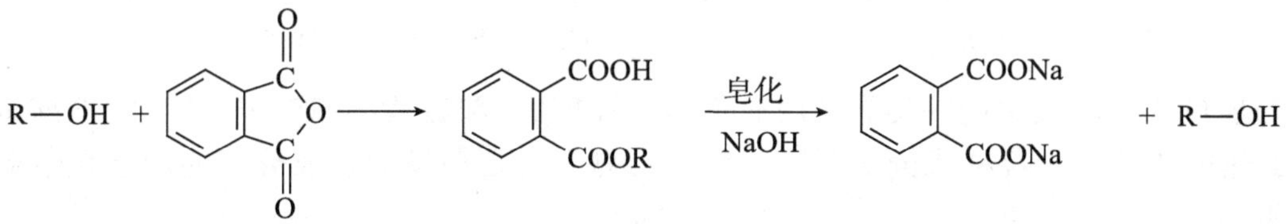

萜醇　　邻苯二甲酸酐　　酸性邻苯二甲酸萜醇酯　　萜醇

（5）其他成分的分离 具有不饱和双键的萜烃可与溴、盐酸或氢溴酸等生成加成物结晶析出；挥发油中的薁类化合物可用浓酸萃取，萃取液稀释后析出；醚类化合物可与浓磷酸反应，生成白色磷酸盐沉淀。以上性质可用于挥发油的分离与纯化。

4. 色谱法 由于挥发油化学组成复杂，部分结构和性质比较相近的组分，一般先用分馏法、化学法做适当的分离后，再用色谱法分离。

（1）吸附色谱法　硅胶和氧化铝吸附柱层析应用最为广泛，样品一般溶于石油醚或己烷等极性小的溶剂，使其通过硅胶或氧化铝吸附柱，依次用石油醚、己烷、乙酸乙酯等按一定比例组成的混合溶剂进行洗脱，分段收集，结合薄层色谱检识，相同组分合并，经进一步处理得到单体化合物。如香叶醇和柠檬烯常常共存于许多植物的挥发油中，若用氧化铝吸附柱层析分离，由于柠檬烯极性小于香叶醇，可被石油醚先洗脱下来，然后用石油醚与甲醇混合液洗脱香叶醇，使两者得到分离。

（2）硝酸银配合薄层色谱　挥发油中的不饱和化合物，可根据其双键的数目、位置和顺反异构体的不同，与银离子形成π-络合物难易程度及稳定性的差异进行分离。一般双键数目多的化合物易形成配合物，吸附牢固；末端双键较其他双键形成的配合物稳定；顺式双键大于反式双键的配合能力。如α-细辛醚、β-细辛醚和欧细辛醚的混合物，用2.0%硝酸银-硅胶柱分离，苯-乙醚（5：1）洗脱，分离效果较好，α-细辛醚为反式，与硝酸银络合不牢固，先被洗脱下来，其次是顺式的β-细辛醚，最后是末端具双键的欧细辛醚。

五、鉴　　定

（一）油斑试验

具体方法为：将挥发油滴在滤纸上，如滤纸上的油斑在空气中能挥散，可能含有挥发油；如油斑不消失，可能含油脂。

（二）物理常数测定

折光率、比旋度、相对密度是鉴定挥发油常用的物理常数。测定挥发油的物理常数，一般先测定其折光率，若折光率不合格，提示此挥发油品质不合格，其余项目无须再测。

（三）色谱法

1. 薄层色谱　多采用硅胶G或2～3级中性氧化铝G为吸附剂。取挥发油点样后，若用1号展开剂：石油醚-乙酸乙酯（85：15）为展开剂时，可将不含氧的化合物展至前沿，而含氧化合物较好地展开见图9-1；若用2号展开剂：石油醚或正己烷为展开剂，可使挥发油中的不含氧化合物较好地展开，而极性较大的含氧化合物仍留在原点见图9-2。

在实际应用中，为了得到好的分离效果，常分别用1号和2号这两种展开剂，对同一薄层做单向二次展开或双向二次展开。

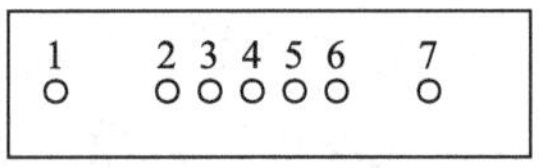

图9-1　挥发油薄层分离示意图（含氧）

1.原点；2.酸；3.醇、酚；4.醛、酮；5.酯；6.醚；7.烃（集中前沿成一线）

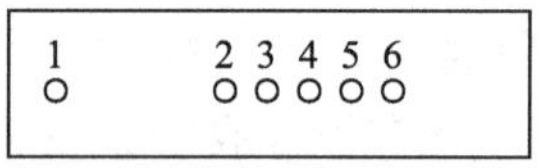

图9-2　挥发油薄层分离示意图（不含氧）

1.含氧成分（在原点）；2.薁类；3.含三个双键或共轭双键的烯类；4.含两个双键的烯类；5.含一个双键的烯类；6.饱和烃

常用的显色剂有两大类：一类是通用显色剂，香草醛-浓硫酸试剂或香草醛-浓盐酸试剂，喷后105℃加热，挥发油中各种成分显不同的颜色；另一类是挥发油各成分官能团基显色剂，常用的有以下几种。

（1）碱性高锰酸钾溶液：如在粉红色背景上产生黄色斑点表明可能含有不饱和化合物。

（2）异羟肟酸铁试剂：如斑点显淡红色，可能是酯和内酯类化合物。

（3）三氯化铁试剂：如斑点显绿或蓝色，表明可能含有酚性物质。

（4）2, 4-二硝基苯肼试剂：如呈现黄色斑点，表明可能含有醛或酮类化合物。

（5）0.05%溴酚蓝乙醇溶液：如产生黄色斑点，表明可能含有酸类化合物。

2. 气相色谱　由于具有分离效果好、灵敏度高、分析速度快和样品用量少等特点，所以被广泛应用于挥发油成分的分离、鉴定和含量测定，是研究挥发油成分的重要手段。在一定的条件下，通过观察气相色谱图的出峰数目和各峰的峰面积，可初步了解某种挥发油中所含组分的种类及各组分的比例。可利用已知成分标准品对照的方法，对挥发油中已知成分进行鉴定。

对于挥发油中未知成分的鉴定，目前多采用气相色谱-质谱-数据系统连用（GC/MS/DS）技术，气相色谱具有分离的功能，质谱承担检测和结构分析的任务，分析时，首先将样品注入气相色谱仪内，经分离后得到的各个组分依次进入分离器，浓缩后的各组分又依次进入质谱仪。质谱仪对每个组分进行检测和结构分析，得到每个组分的质谱，通过计算机与数据库的标准谱对照组分，根据质谱碎片规律进行解析，并参考有关文献数据加以确认。气相色谱-质谱-数据系统的连用，大大提高了挥发油分析鉴定的速度和研究水平。

六、提取分离实例

实例1：从薄荷中提取挥发油并分离薄荷醇（薄荷脑）

薄荷是唇形科薄荷属植物薄荷（*Mentha haplocalyx* Briq.）的地上全草，具有清凉解表、利咽和透疹等功效，用于治疗感冒发热、头痛鼻塞、咽喉肿痛等。薄荷全草含挥发油1%～3%。

薄荷油的化学组成复杂，从薄荷油中已分离出成分在15种以上，主要是单萜类及其含氧衍生物。如薄荷醇75%～85%，薄荷酮10%～20%，乙酸薄荷酯1%～6%等，此外，尚有新薄荷醇、异薄荷酮、番薄荷酮、辣薄荷酮、樟烯等，其中薄荷醇是评价薄荷油质量优劣的重要指标，提取与分离方法如图9-3所示。

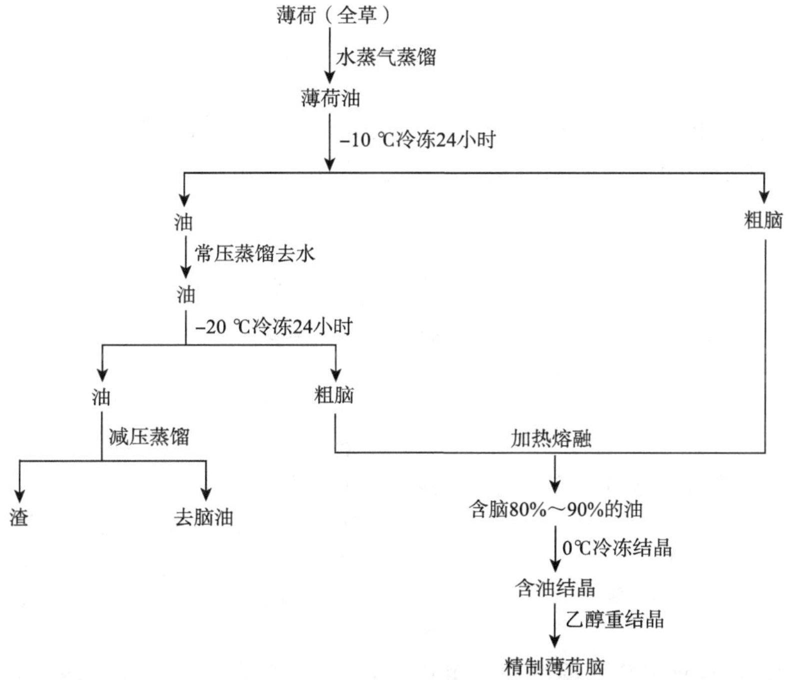

图9-3　从薄荷中提取并分离薄荷醇的流程图

分析：薄荷油为无色或淡黄色的油状液体，有强烈的薄荷香气，利用薄荷油具有挥发性的特点，采用水蒸气蒸馏法进行提取。

薄荷醇为白色块状或针状结晶，根据薄荷醇具有结晶性的特点，经两次低温处理，得到粗制薄荷脑，将其进一步进行冷冻处理，利用薄荷醇可溶于乙醇、乙醚、三氯甲烷等有机溶剂的性质，经乙醇重结晶得到精制薄荷脑。

实例2：从丁香中提取挥发油并分离丁香酚

丁香为桃金娘科植物丁香（*Eugenia caryophyllata* Thunb.）的花蕾，具有芳香健脾、降气止痛的功效。丁香中挥发油的含量达14%～21%。

丁香油具有止痛、抗菌消炎的作用。丁香油中的主要有效成分为丁香酚占80%以上，另有乙酰基丁香酚、*β*-石竹烯等成分。《中国药典》规定以气相色谱法测定丁香酚在丁香药材中的含量不得低于11.0%。药理实验表明丁香酚具有消炎、防腐等作用，为局部镇痛药，可用于龋齿，并有杀菌作用，丁香酚的提取分离方法如图9-4所示。

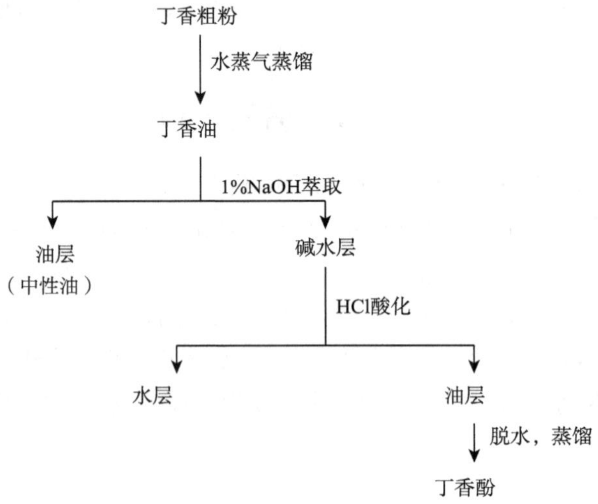

图9-4 从丁香中提取并分离丁香酚的流程图

分析：丁香油具有挥发性，采用水蒸气蒸馏法提取。分离丁香酚则是利用其结构中含酚羟基，可与碱作用成盐而溶于水中，与其他亲脂性成分分离，碱水液经酸酸化，丁香酚即成油状液体分出，经脱水蒸馏即可得丁香酚纯品。

目标检测

一、选择题

A型题

1. 下列哪种药材中所含的挥发油成分，具有抗癌活性（　　）

A. 薄荷　B. 丁香　C. 温莪术　D. 八角茴香　E. 甘草

2. 在青蒿素的结构中，具有抗疟作用的活性基团是（　　）

A. 羰基　B. 氧基　C. 醚键　D. 内脂环　E. 苯环

3. 下列化合物可制成油溶性注射剂的是（　　）

A. 二氢青蒿素甲醚　B. 青蒿琥珀酯钠　C. 青蒿素　D. 穿心莲内酯磺酸钠　E. 穿心莲内酯丁二酸单酯钾

4. 评价挥发油的质量，首选的物理指标是（　　）

A. 折光率　B. 沸点　C. 比重　D. 比旋度　E. 酸值

5. 开链萜烯的分子组成符合下述哪项通式（　　）

A. $(C_6H_8)_n$　B. $(C_4H_8)_n$　C. $(C_3H_6)_n$　D. $(C_5H_8)_n$　E. $(C_nH_n)_n$

6. 组成挥发油最主要的成分是（　　）

A. 四萜　B. 三萜　C. 二萜类　D. 单萜、倍半萜　E. 二倍半萜类

7. 挥发油经薄层展开后，喷洒三氯化铁试剂如斑点显绿色或蓝色，表明含有（　　）

A. 不饱和化合物　B. 酯类化合物　C. 薁类化合物　D. 酚性化合物　E. 黄酮

8. 挥发油经薄层展开后，欲了解挥发油的整体组成情况，

常选用的显色剂是（　　）

A. 三氯化铁试剂　　B. 高锰酸钾溶液

C. 香草醛-浓硫酸试剂　　D. 异羟肟酸铁试剂

E. 盐酸-镁粉试剂

9. 挥发油经薄层展开后，喷洒2%高锰酸钾水溶液，在粉红色背景上产生黄色斑点表明含有（　　）

A. 过氧化合物　　B. 不饱和化合物

C. 饱和烃类　　D. 酯类

E. 薁类

10. 以溶剂提取法提取挥发油时，首选的溶剂是（　　）

A. 95%乙醇　　B. 三氯甲烷

C. 石油醚（60～90℃）　　D. 乙醚

E. 水

11. 下列化合物应属于（　　）

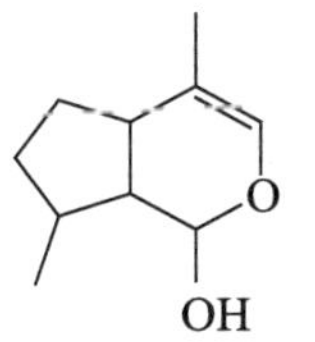

A. 双环单萜　　B. 单环单萜

C. 薁类　　D. 环烯醚萜

E. 黄酮类

12. 提取某些含油量高，且是新鲜药材中的挥发油，常选用的方法是（　　）

A. 水蒸气蒸馏法　　B. 升华法

C. 压榨法　　D. 浸取法

E. 吸收法

13. 区别油脂和挥发油，一般可采用（　　）

A. 升华试验　　B. 油斑试验

C. 泡沫试验　　D. 溶血试验

E. 沉淀反应

14. 分离挥发油中的羰基成分，常采用的试剂为（　　）

A. 亚硫酸氢钠试剂　　B. 三氯化铁试剂

C. 2%高锰酸钾溶　　D. 异羟肟酸铁试剂

E. 盐酸-镁粉试剂

15. 采用薄层色谱检识挥发油，为了能使含氧化合物及不含氧化合物较好地展开，且被分离成分排列成一条直线，应选择的展开方式为（　　）

A. 径向展开　　B. 上行展开

C. 双向二次展开　　D. 单向二次展开

E. 下行展开

X型题

16. 下列哪些类型化合物是挥发油的组成成分（　　）

A. 鞣质　　B. 脂肪族

C. 芳香族　　D. 单萜或倍半萜类

E. 香豆素

17. 挥发油具备的性质有（　　）

A. 难溶于水　　B. 具挥发性

C. 升华性　　D. 易溶于脂溶性有机溶剂

E. 能水蒸气蒸馏

18. 挥发油易溶的溶剂有（　　）

A. 乙醚　　B. 苯

C. 水　　D. 石油醚

E. 酸水

19. 提取挥发油可采用的方法是（　　）

A. 水蒸气蒸馏法　　B. 冷压法

C. 超临界流体萃取法　　D. 溶剂提取法

E. 升华法

20. 挥发油氧化变质后，一般表现为（　　）

A. 相对密度增加　　B. 颜色加深

C. 失去香气　　D. 聚合成树脂样物质

E. 不能随水蒸气蒸馏

21. 在硝酸银薄层色谱中，影响化合物与银离子络合物稳定性的因素包括（　　）

A. 双键的位置　　B. 双键的数目

C. 含氧官能团的数量　　D. 双键的顺反异构

E. 含氧官能团的种类

22. 薄荷油含有的成分是（　　）

A. 樟脑　　B. 乙酸薄荷酯

C. 薄荷酮　　D. 植物醇

E. 薄荷醇

23. 结构为二萜类化合物的是（　　）

A. 紫杉醇　　B. 穿心莲内酯

C. 苯丙酸　　D. 雷公藤甲素

E. 苯甲酸

二、问答题

1. 青蒿素属于哪类化合物？具有何生物活性？为提高临床疗效制备了哪些主要衍生物？

2. 挥发油如何保存？为什么？

3. 中药材地黄加工后变黑，请解释为什么？

三、实例分析

《中国药典》白术鉴别方法：取本品粉末0.5g，加正己烷2ml，超声处理15分钟，滤过，滤液作为供试品溶液。另取白术对照药材0.5g，同法制成对照药材溶液。照薄层色谱法试验，吸取上述新制备的两种溶液各10μl，分别点于同一硅胶G薄层板上，以石油醚（60～90℃）-乙酸乙酯（50∶1）为展开剂，展开，取出，晾干，喷以5%香草醛硫酸溶液，加热至斑点显色清晰。供试品色谱中，在与对照品色谱相应的位置上，显相同颜色的斑点，并应显有一桃红色主斑点（苍术酮）。请解释为什么用正己烷提取？为什么用香草醛浓硫酸溶液做显色剂？

（林艺华）

第10章
皂苷类

学习目标

1. 知识目标：掌握皂苷类化合物的结构分类与特点、皂苷的理化性质、皂苷的提取分离方法；熟悉皂苷的化学鉴别方法；了解皂苷的色谱鉴别方法。

2. 能力目标：能够根据天然药物中皂苷类化合物的性质，设计出合理的提取分离方案。

3. 素质目标：培养学生潜心钻研、崇尚科学的学术思想和辩证思维。

第1节 概　　述

皂苷（saponin）是一类结构比较复杂的苷类化合物，多是螺旋甾烷类或三萜类化合物的低聚糖苷。由于其水溶液经振摇后能产生大量持久性、似肥皂样泡沫（不因加热而消失），故名皂苷。

皂苷类化合物在天然药物中分布广泛，在单子叶植物和双子叶植物中均常见，如百合科、薯蓣科、龙舌兰科、石竹科、远志科、玄参科、豆科、五加科和葫芦科等植物中。许多天然药物如甘草、人参、三七、桔梗、远志、柴胡、薯蓣、知母、绞股蓝和白头翁等的主要成分都是皂苷类。目前在一些海洋生物如海参、海星中也发现皂苷类成分的存在。

皂苷的生物活性极为广泛，如具有抗菌消炎、抗肿瘤、抗病毒、调节免疫、降血脂、保肝、抗生育、抗凝血及扩张冠状动脉等活性。

第2节 结构与分类

皂苷类化合物是由皂苷元和糖缩合而成。常见的糖有*D*-葡萄糖、*D*-半乳糖、*L*-鼠李糖、*L*-阿拉伯糖、*D*-木糖，以及*D*-葡萄糖醛酸、*D*-半乳糖醛酸等，多以低聚糖形式与苷元缩合。

根据皂苷元部分化学结构的不同分为甾体皂苷（steroidal saponin）和三萜皂苷（triterpenoid saponin）。由于甾体皂苷的苷元和糖中一般不含羧基，呈中性，又称中性皂苷；而三萜皂苷由于多含有羧基，水溶液呈酸性，又称酸性皂苷。

案例10-1

地奥心血康胶囊具有活血化瘀、行气止痛、扩张冠状动脉血管、改善心肌缺血的作用，临床用于预防和治疗冠心病、心绞痛，以及瘀血内阻之胸痹、眩晕、气短、心悸、胸闷或痛等症状。该药物的有效成分为地奥心血康，是薯蓣科植物黄山药、穿龙薯蓣的根茎提取物。《中国药典》规定，地奥心血康胶囊含量测定物为甾体总皂苷，每粒含甾体总皂苷以甾体总皂苷元计，不得少于35mg。

问题：1. 甾体皂苷的结构特点是什么？

2. 如何在天然药物中提取分离皂苷类成分？

一、甾体皂苷

（一）甾体皂苷元的结构特点

1. 甾体皂苷元由27个碳原子组成，共有A、B、C、D、E、F六个环，组成螺旋甾烷结构。其中A、B、C、D环为甾体基本母核，E环与F环以螺缩酮形式连接（C_{22}称为螺原子）。

2. A/B环的稠合有顺（5β-H）、反（5α-H）两种形式，B/C环、C/D环常为反式稠合（即8β、9α、13β、14α）。

3. 甾体皂苷元中含有多个羟基，除C_3-OH（多为β-构型，少数为α-构型）外，其他位如C_1、C_2、C_4、C_6、C_{11}、C_{26}等多个位置均可接有羟基，其中C_3-OH多与糖成苷。羰基取代多在C_6、C_7、C_{11}、C_{12}和C_{15}位，但大多数位于C_{12}位，该位羰基是合成肾上腺皮质激素所必需的条件。双键多在$\triangle^{5(6)}$、$\triangle^{9(11)}$、$\triangle^{25(27)}$位。

4. E环与F环中有C_{20}、C_{22}、C_{25} 3个手性碳原子，C_{20}甲基在E环背面，为α-取向；C_{22}氧原子为α-取向；C_{25}则有S（β-取向）、R（α-取向）两种绝对构型，其中R构型较稳定。

（二）甾体皂苷的结构类型

根据C_{27}的空间位置构型不同又可将甾体皂苷元分为螺旋甾烷类（C_{27}为β-型）和异螺旋甾烷类（C_{27}为α-型）两类，结构示意如下。

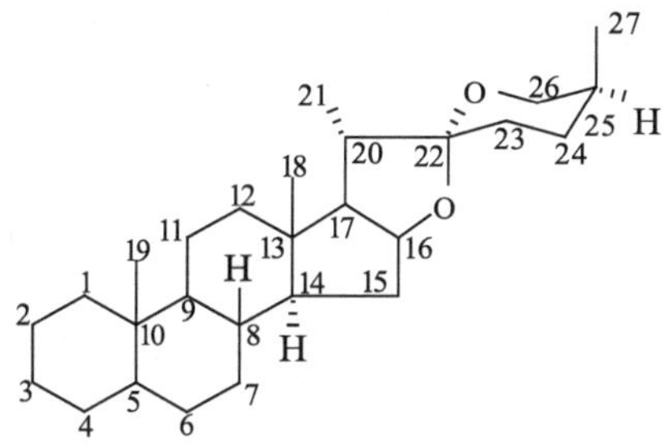

螺旋甾烷类

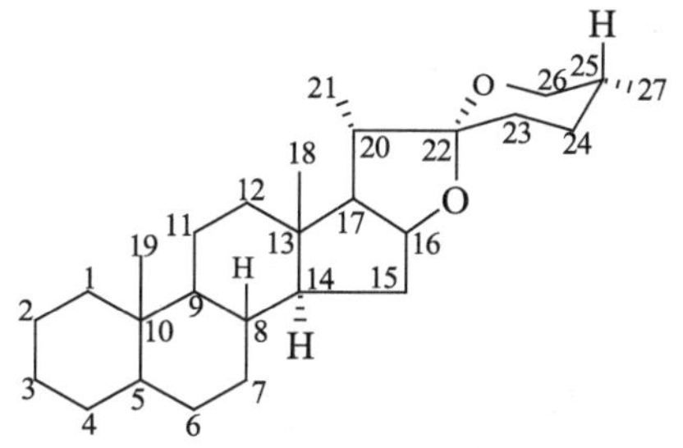

异螺旋甾烷类

常见的螺旋甾烷类皂苷元如剑麻皂苷元，俗称剑麻皂素，化学名为3β-羟基-5α-螺旋甾-12-酮，为百合科植物剑麻的主要成分，是合成甾体类激素的重要原料；异螺旋甾烷类皂苷元如薯蓣皂苷元，俗称薯蓣皂素，化学名为$\triangle^{5}$-异螺旋甾烯-3β-醇，是薯蓣科薯蓣属植物根茎中薯蓣皂苷的水解产物，是制药工业的基本原料。

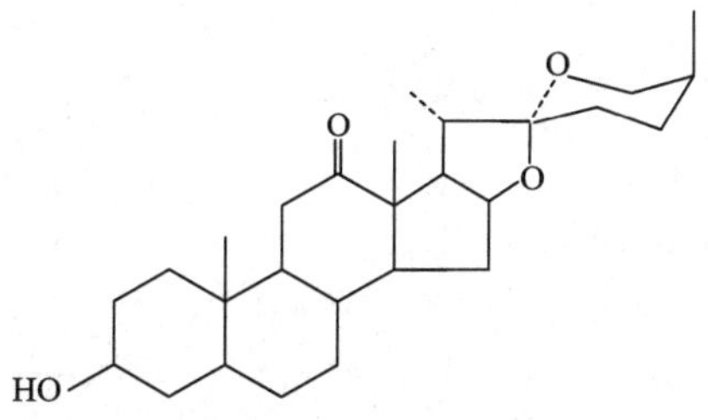

剑麻皂苷元

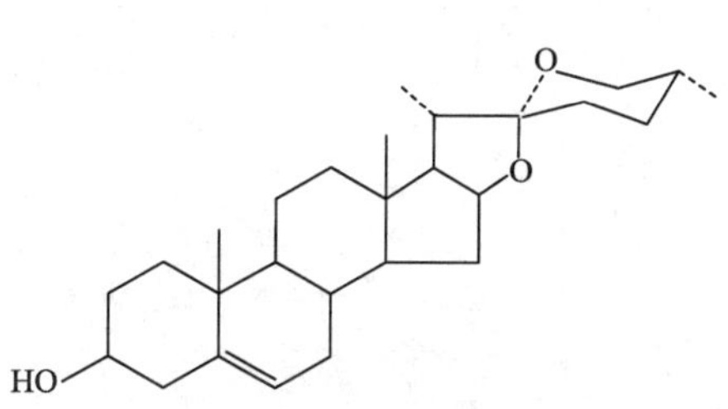

薯蓣皂苷元

含有甾体皂苷常见的天然药物有知母、穿山龙、麦冬、土茯苓、重楼等。

二、三萜皂苷

（一）三萜皂苷元的结构特点

三萜皂苷是由三萜皂苷元和糖缩合而成，在天然药物中分布比甾体皂苷广泛且结构较为复杂。三萜皂苷元为三萜类衍生物，由30个碳原子组成（6个异戊二烯单位），因结构中常含有羧基，又称酸性皂苷。

（二）三萜皂苷的结构类型

根据苷元部分结构的不同，三萜皂苷可分为四环三萜和五环三萜两大类，具体结构类型与特点见表10-1。

表10-1 三萜皂苷元的结构类型与特点

结构类型		结构特点		代表化合物
四环三萜	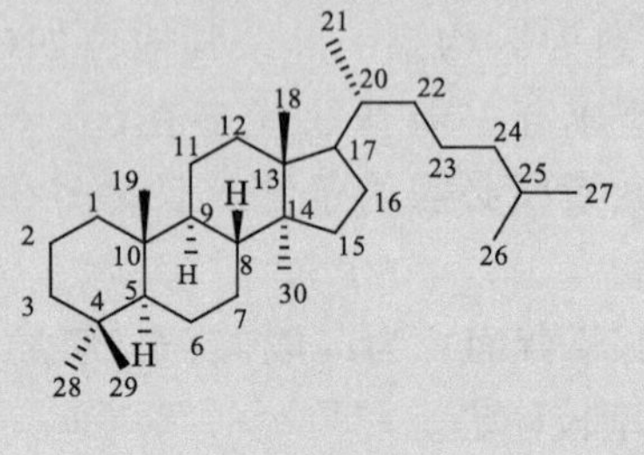 羊毛甾烷型	基本母核为甾体母核，C_{17}连接8个碳原子支链，C_{28}、C_{29}甲基连接在C_4位（构成偕二甲基），C_{30}甲基连接在C_{14}位（也有31、32个碳原子衍生物）	C_{10}、C_{13}位有β-CH_3	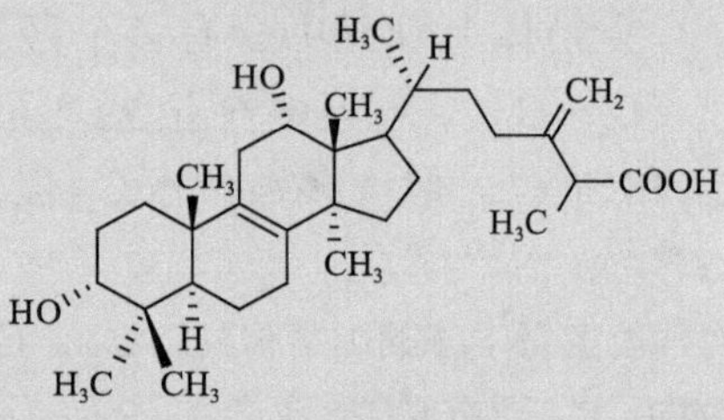 猪苓酸A
	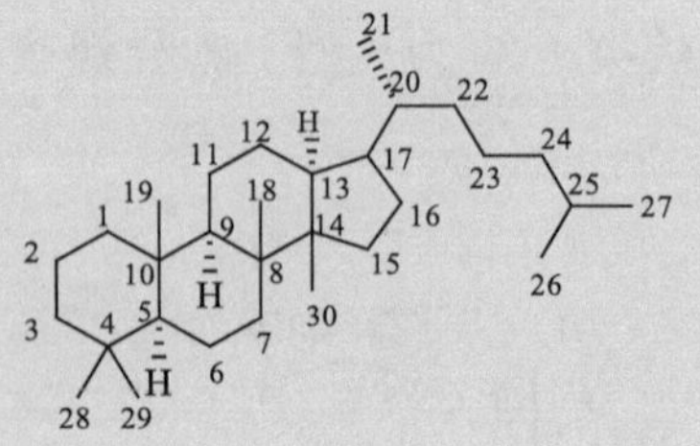 达玛烷型		C_8、C_{10}位有β-CH_3	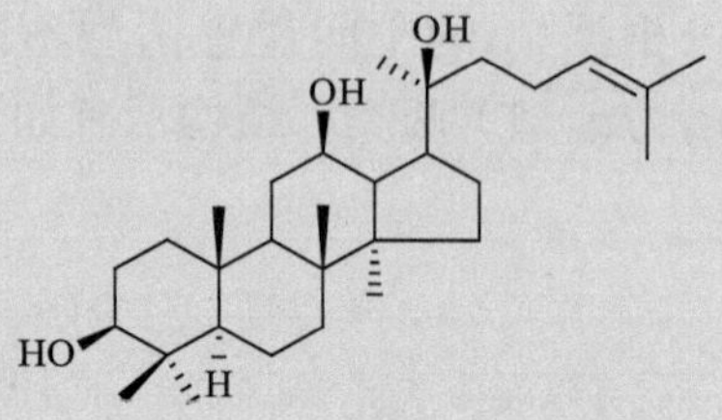 20（*S*）原人参二醇
	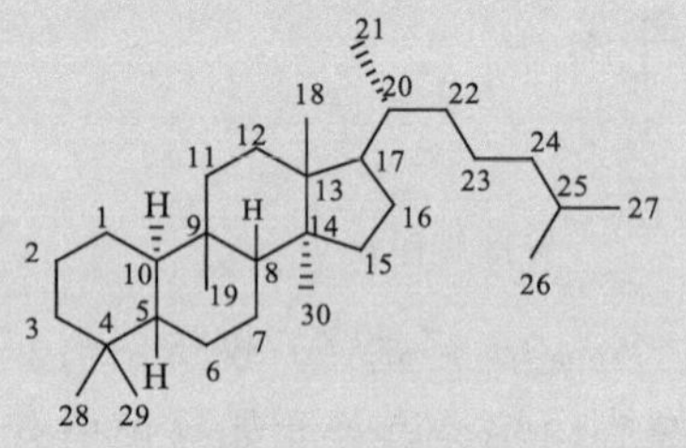 葫芦烷型		C_9、C_{13}位有β-CH_3	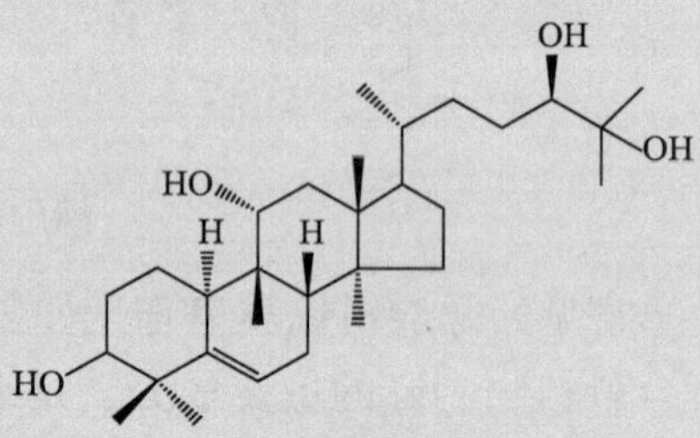 罗汉果甜苷元
五环三萜	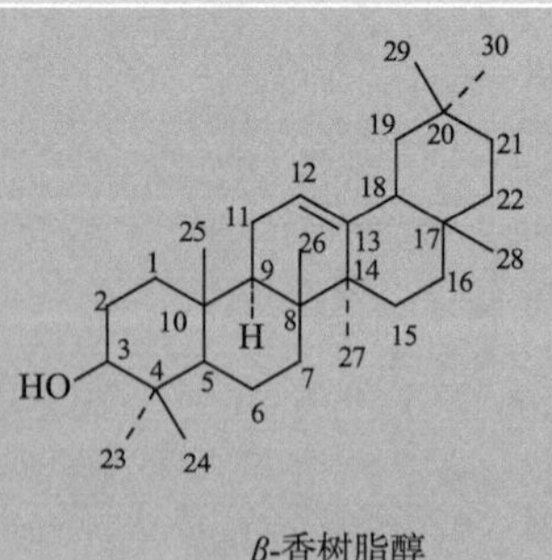 *β*-香树脂醇	基本母核有五个环，C_{23}、C_{24}甲基连接在C_4位（构成偕二甲基），C_{25}、C_{26}、C_{27}、C_{28}分别连接在C_{10}、C_8、C_{14}、C_{17}位，C_{29}、C_{30}分散存在，各不相同	C_{29}、C_{30}甲基连接在C_{20}位，为偕二甲基	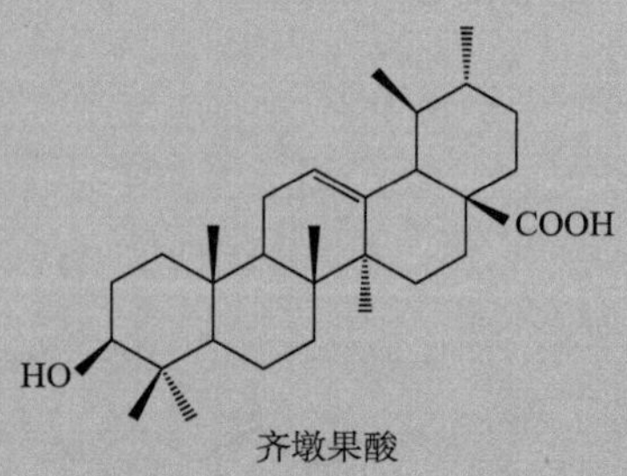 齐墩果酸
	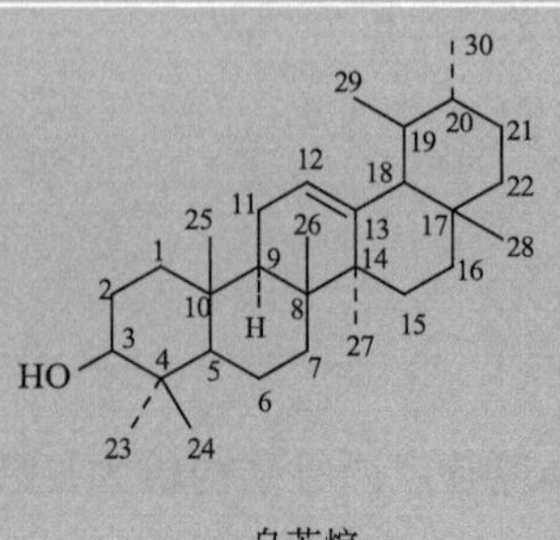 乌苏烷		C_{29}、C_{30}甲基分别连接在C_{19}、C_{20}位	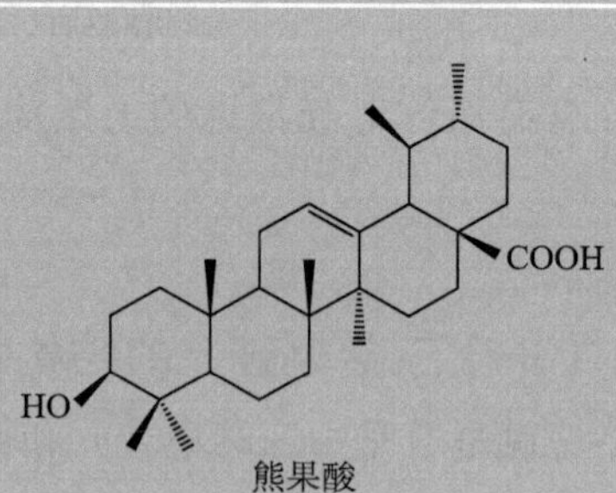 熊果酸

续表

结构类型		结构特点	代表化合物
五环三萜	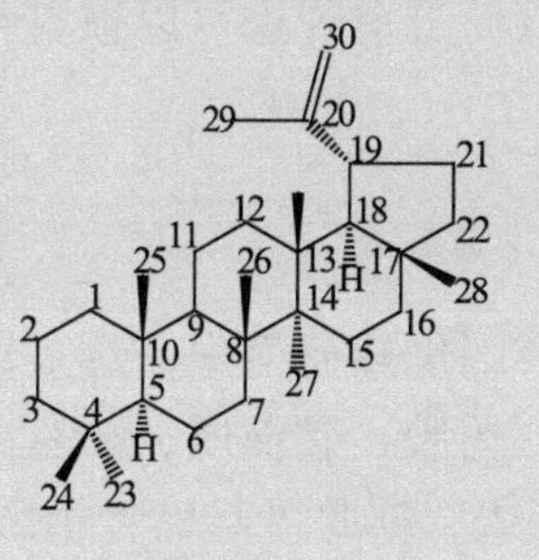 羽扇豆烷	E环中的C_{21}与C_{19}直接连接变成五元环，且在C_{19}位上有α-构型的异丙烷或异丙烯基取代	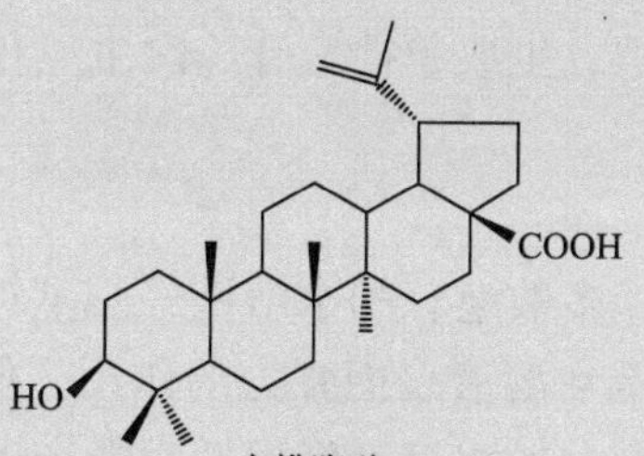 白桦脂酸

含有四环三萜皂苷常见的药物有人参、三七、酸枣仁、黄芪、绞股蓝等；含有五环三萜皂苷常见的药物有甘草、合欢皮、紫菀、王不留行、威灵仙、瞿麦、夏枯草、桔梗、远志、商陆、白头翁、柴胡等。

第3节 理化性质

一、性　状

皂苷类化合物分子量较大，一般不易结晶，多为无色或白色无定型粉末，仅少数为结晶，而皂苷元大多可形成完好的结晶。皂苷多味苦而辛辣，对人体黏膜有刺激性，可刺激鼻黏膜而引发喷嚏；可反射性地刺激呼吸道黏液腺分泌，使浓痰稀释，易于排出，从而用于止咳祛痰，如桔梗、远志、枇杷叶、紫菀等止咳化痰药均含有皂苷。少数皂苷如甘草皂苷有显著而强烈的甜味，对黏膜刺激性也很弱。皂苷多具有吸湿性，易吸潮，应干燥保存。

二、溶 解 性

皂苷一般可溶于水，易溶于热水、含水稀醇、热甲醇和热乙醇等，几乎不溶或难溶于石油醚、乙醚、苯等亲脂性有机溶剂。皂苷在含水正丁醇或戊醇中有较大溶解度，可利用此性质在含有皂苷的水溶液中用正丁醇或戊醇进行萃取，从而与糖类、蛋白质等亲水性大的成分分离。皂苷糖链部分若发生水解生成次生皂苷后，由于糖的数目减少，极性降低，水溶性随之降低，易溶于中等极性的醇、丙酮、乙酸乙酯等溶剂。

皂苷元不溶于水，可溶于苯、乙醚、三氯甲烷等低极性有机溶剂。

三、水 解 性

皂苷的苷键可以被酶、酸或碱水解，且随水解条件不同，可一次性彻底水解生成皂苷元和糖，或进行分步水解生成次生皂苷，其中次生皂苷可以是部分糖被水解，也可以是双糖链皂苷中的一条糖链先被水解。

由于皂苷所含都是α-羟基糖，因此水解所需条件较为剧烈，一般可用2～4mol/L的无机酸。若酸浓度过高或酸性过强（如高氯酸），因水解条件过于剧烈而导致皂苷元在水解过程中发生脱水、环合、双键位移、取代基位移、构型转化等变化，导致水解产物不是原始的皂苷元，从而造成成分研究工作复杂化，甚至会产生错误结论。例如，人参皂苷的原始苷元应是20(*S*)-原人参二醇和20(*S*)-原人参三醇，在酸水解过程中发生构型转化，得到20(*R*)-人参二醇和20(*R*)-人参三醇。因此在进行酸水解时，应考虑保护苷元部分不被异构化。可采用温和的水解方法（如酶解法）以得到真正的原始皂苷元。

含有酯键的皂苷在碱性条件下可发生水解，反应条件比酸水解温和，进程容易控制，特别适合一些遇酸不稳定的皂苷水解，苷元不易被破坏。植物体内存在的某些双糖链皂苷也可以被自身体内的酶水解，生成单糖皂苷（次生皂苷）。

四、表面活性

多数皂苷的水溶液经强烈振摇后可产生大量持久性泡沫，并不会因加热而消失，这是因为皂苷有降低水溶液表面张力的作用。但需注意的是，某些植物成分如多糖、树胶、黏液质、氨基酸及蛋白质等成分的水溶液经振摇也能产生泡沫，但此泡沫加热后消失或不能持久，据此可与皂苷相区别。因此，皂苷可作为清洁剂、乳化剂应用。皂苷的表面活性与其分子内部亲水性和亲脂性结构的比例相关，只有两者比例适当，才能较好地发挥其表面活性。

利用发泡试验不仅可初步判断溶液中皂苷的有无，还可以区别甾体皂苷（中性皂苷）和三萜皂苷（酸性皂苷），因为皂苷泡沫的稳定性与溶液的pH有关，皂苷泡沫在碱性条件下的稳定性强于酸性条件。具体操作如下：取两支试管分别加入0.1mol/L盐酸5ml和0.1mol/L氢氧化钠5ml，再各加药物水提液3滴，振摇1分钟，如果两试管泡沫持久性、高度接近或相同，则提取液中含三萜皂苷；如果碱试管泡沫比酸试管泡沫高数倍，且保持时间长，则提取液中含甾体皂苷。

另外还需注意的是，某些皂苷的发泡性不明显（如甘草皂苷）。

五、溶　血　性

大多数皂苷能破坏红细胞而有溶血作用。各种皂苷的溶血作用强弱不同，可用溶血指数表示。溶血指数是指在一定条件下（同一来源红细胞、等渗、恒温等）能使血液中红细胞完全溶解的皂苷水溶液的最低浓度。例如，薯蓣皂苷的溶血指数为1：400 000，甘草皂苷的溶血指数为1：4000。

皂苷的溶血作用是因为皂苷能与红细胞膜上的胆甾醇结合生成不溶于水的分子复合物，沉积于细胞膜上，破坏了红细胞的正常渗透，使细胞内渗透压增高而使细胞破裂，从而导致溶血。因此，皂苷类成分不宜制成静脉注射剂。皂苷在高等动物的消化道中不被吸收，可被肠道中的酶水解，故口服制剂无溶血作用。

也有少数皂苷如人参总皂苷无溶血作用，但经过分离单体后，其中以人参三醇及齐墩果酸为苷元的人参皂苷具有明显的溶血作用，而以人参二醇为苷元的人参皂苷则有抗溶血作用。

第4节　提取与分离

一、提　　取

（一）皂苷的提取

皂苷类化合物多以苷的形式存在，亲水性较强，常用不同浓度的乙醇或甲醇作为溶剂进行提取，然后回收溶剂，将残渣溶于水，滤除不溶物，水溶液再用石油醚、苯等亲脂性有机溶剂萃取，除去油脂、色素等脂溶性杂质，然后再用正丁醇对水溶液进行萃取，皂苷会转溶于正丁醇中，糖类等水溶性杂质则留在水中，分取正丁醇溶液，减压回收正丁醇，得粗制总皂苷。此法被认为是目前皂苷提取的通用方法，具体流程见图10-1。

皂苷类化合物也可以先用石油醚或苯将药材进行脱脂处理，去除油脂、色素，脱脂后的药材再用乙醇或甲醇为溶剂加热提取，冷却提取液，由于多数皂苷难溶于冷乙醇或冷甲醇，就可以析出沉淀。或将醇提取液适当浓缩，再加入适量的丙酮或乙醚，皂苷也可以析出沉淀。

酸性皂苷还可以考虑碱溶酸沉法进行提取和精制。

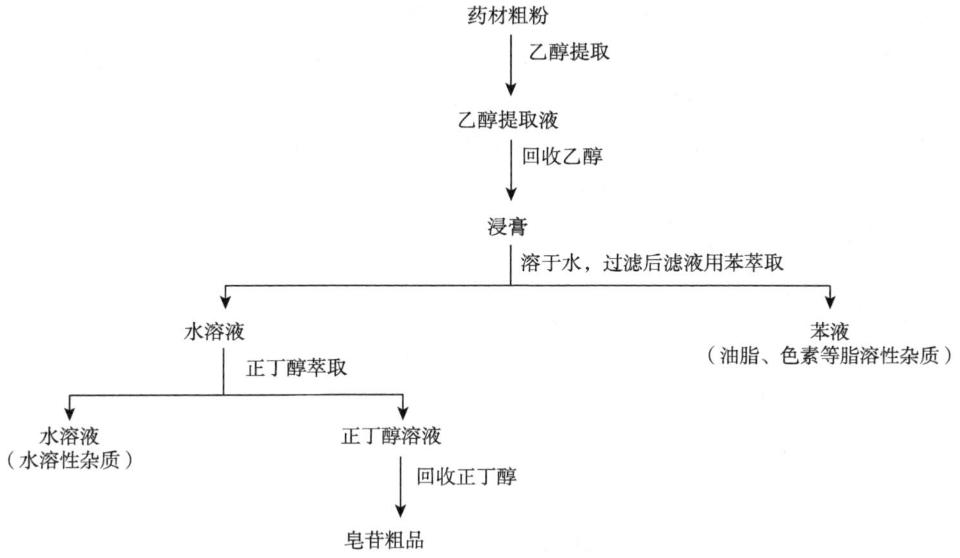

图10-1 皂苷提取的工艺流程图

（二）皂苷元的提取

在植物体内以游离皂苷元存在的形式很少。皂苷元极性小，易溶于苯、三氯甲烷、石油醚等弱极性有机溶剂，不溶或难溶于水。皂苷元的提取一般可采用两种方法：可先提取皂苷，将粗皂苷加酸水解后，再用弱极性有机溶剂提取；也可直接将药材加酸水解，使皂苷水解生成皂苷元，再用有机溶剂提取。加酸水解皂苷时，要注意在剧烈的水解条件下，皂苷元结构可能发生变化。这时应降低反应条件或改用温和的水解方法以保证皂苷元结构不被破坏。另外先用酶解法再用酸水解，可以缩短酸水解时间，还能提高皂苷元的收率。

二、分离与精制

（一）分段沉淀法

分段沉淀法是利用粗总皂苷中各个成分之间极性大小不同的性质，将皂苷成分分段析出。皂苷可溶于醇，难溶于乙醚、丙酮等溶剂，可先将粗总皂苷溶于少量的甲醇或乙醇中，然后逐滴加入乙醚或丙酮至浑浊，静置产生沉淀，滤过可得极性较大的皂苷。母液继续滴加乙醚或丙酮至析出沉淀，可得极性较小的皂苷。通过这样反复处理，可初步将不同极性的皂苷分段沉淀以实现分离。

（二）胆甾醇沉淀法

利用甾体皂苷可与胆甾醇生成难溶性的分子复合物的性质，与其他水溶性成分分离。具体操作为：先将粗总皂苷溶于少量乙醇中，然后加入胆甾醇的饱和乙醇溶液，直至不再析出沉淀为止（混合后需稍加热），滤集沉淀，用水、乙醇、乙醚依次洗涤，以除去糖类、色素、油脂和游离的胆甾醇。最后将沉淀干燥，再用乙醚连续回流提取，此时甾体皂苷与胆甾醇形成的分子复合物分解，胆甾醇溶于乙醚中，残留物即为较纯的皂苷。

（三）金属盐沉淀法

皂苷水溶液可以与某些金属盐类如铅盐、钡盐、铜盐等产生沉淀。在酸性皂苷水溶液中加入乙酸铅、硫酸铵或其他中性盐类即可生成沉淀；在中性皂苷水溶液中加入碱式乙酸铅或氢氧化钡等碱性盐类才能生成沉淀。现在此法应用较少。

（四）色谱法

用以上方法分离精制后，除少数皂苷可获得单体成分外，一般只能除去大部分杂质，获得相对纯净的总皂苷，若需要进一步分离出单体皂苷，一般采用色谱法。

1. 分配色谱法 皂苷极性较大，用分配柱色谱分离效果较好。可用水饱和的硅胶作为支持剂，用三氯甲烷-甲醇-水、乙酸乙酯-乙醇-水等极性较大的溶剂系统为洗脱剂进行梯度洗脱。

2. 吸附色谱法 适用于分离亲脂性皂苷元。吸附剂常用硅胶或氧化铝，洗脱剂常用混合溶剂，如苯-三氯甲烷-水系统，按极性由小到大依次进行梯度洗脱。

3. 高效液相色谱法 是目前分离皂苷最常用的方法。常采用反相色谱柱，用甲醇-水或乙腈-水等溶剂系统为流动相，分离和纯化皂苷效果较好。

4. 大孔树脂吸附法 是近年来常用于分离极性较大化合物的一种方法，特别适用于皂苷的初步分离。可将植物用甲醇提取后回收甲醇，残渣用水溶解，上大孔吸附树脂柱，先用水洗去糖类杂质，再用乙醇梯度洗脱，得到不同组分的皂苷混合物，初步分离后还需进一步用硅胶柱色谱或高效液相色谱分离得到皂苷单体。

第5节 鉴 别

一、化学鉴别

皂苷在无水条件下，与浓酸或某些Lewis酸作用，会出现颜色变化或荧光现象，有的反应还可用于区别甾体皂苷和三萜皂苷。常用显色反应有以下几种。

1. 乙酸酐-浓硫酸反应（Liebermann-Burchard反应） 将试样溶于乙酸酐（醋酐）中，加入冰冷的乙酸酐-浓硫酸（20∶1）数滴，可出现以下现象。

甾体皂苷：黄→红→紫→蓝→绿色等变化，最后褪色。

三萜皂苷：黄→红→紫→褪色。

甾体皂苷颜色变化较快，最后显蓝绿色。而三萜皂苷只能显红或紫色，不出现绿色。用此法可初步区别甾体皂苷和三萜皂苷。

2. 三氯甲烷-浓硫酸反应（Salkowski反应） 将试样溶于三氯甲烷，加入浓硫酸后，振摇，三氯甲烷层呈现蓝色或绿色荧光，硫酸层呈现血红色。

3. 三氯乙酸反应（Rosen-Heimer反应） 将试样的三氯甲烷溶液滴在滤纸上，喷25%的三氯乙酸乙醇溶液，甾体皂苷在加热到60℃时即可显示红色，三萜皂苷必须加热到100℃才能显示红色。此反应除了可用于区别甾体皂苷和三萜皂苷之外，也可用于纸色谱显色。

4. 五氯化锑反应（Kahlenberg反应） 将试样的三氯甲烷溶液点在滤纸上，喷以20%五氯化锑三氯甲烷溶液，干燥后显蓝紫色。用三氯化锑结果相同。

5. 冰醋酸-乙酰氯反应（Tschugaeff反应） 将试样溶于冰醋酸中，加乙酰氯数滴及氯化锌结晶数粒，稍加热，呈现淡红色或紫色。

二、色谱鉴别

（一）薄层色谱

分离极性较大的皂苷，常选用分配薄层色谱，分离效果较好。一般要求吸附剂的吸附能力弱些，展开剂的极性要大一些，才能取得较好的分离效果。常用的展开剂有三氯甲烷-甲醇-水（65∶35∶10，下层）、正丁醇-醋酸-水（4∶1∶5上层，BAW）、乙酸乙酯-吡啶-水（3∶1∶3）、乙酸乙酯-醋酸-水（8∶2∶1，上层）等。

分离皂苷元和亲脂性强的皂苷，可用吸附薄层色谱。以硅胶为吸附剂，选用亲脂性强的如苯-丙酮

（95：5）、苯（或环己烷）-乙酸乙酯（1：1）等亲脂性溶剂系统为展开剂。分离酸性皂苷时，可在展开剂中加入少量甲酸或乙酸，防止展开时产生拖尾现象。

薄层色谱常用的显色剂有三氯醋酸、0.5%茴香醛硫酸乙醇液和20%磷钼酸乙醇液等试剂。

（二）纸色谱

对于亲水性强的皂苷，可直接用水作为固定相，要求展开剂的极性也相应增大。常用水饱和的正丁醇、正丁醇-乙醇-15%氨水（9：2：9）、乙酸乙酯-吡啶-水（3：1：3）等溶剂系统为展开剂，其中用氨水的展开剂适合酸性皂苷的纸色谱检识。这种以水为固定相的纸色谱法，缺点是不易得到集中的斑点。因此对于亲水性强的皂苷来说，硅胶薄层色谱法效果会更好一点。

对于亲脂性皂苷和皂苷元，一般多用甲酰胺为固定相，用甲酰胺饱和的三氯甲烷、苯或它们的混合溶液作为展开剂。

纸色谱常用的显色剂有25%三氯乙酸乙醇液、三氯化锑或五氯化锑等试剂。

第6节　提取分离实例——穿山龙中薯蓣皂苷元的提取

一、概　　述

穿山龙为薯蓣科薯蓣属植物穿龙薯蓣（*Dioscorea nipponica* Makino）的干燥根茎，功能主治为祛风除湿，舒筋通络，活血止痛，止咳平喘。用于风湿痹病，关节肿胀，疼痛麻木，跌仆损伤，闪腰岔气，咳嗽气喘。

穿山龙的根茎含有大量的薯蓣皂苷，《中国药典》规定其含薯蓣皂苷（$C_{45}H_{72}O_{16}$）不得少于1.3%。薯蓣皂苷属单糖链甾体皂苷（C_3连一分子葡萄糖和二分子鼠李糖），也是一种常见的中性皂苷（分子中无羧基），白色针晶或无定型粉末，熔点275～277℃（分解），可溶于甲醇、乙醇、乙酸，微溶于丙酮、戊醇，难溶于乙醚、苯、石油醚，不溶于水。

薯蓣皂苷元俗称薯蓣皂素（$C_{27}H_{42}O_3$），为白色结晶性粉末，熔点204～207℃，可溶于石油醚、汽油、乙醚及乙酸等溶剂，不溶于水，是制药工业中合成甾体激素的重要原料。

链接　薯蓣皂苷的制药工业用途

现代制药工业中需要大量天然薯蓣皂苷，其薯蓣皂苷元的侧链经酸、铬酐等试剂处理后可被降解，生成的醋酸妊娠双烯醇酮酯是合成各种甾体激素的重要中间体，如氢化可的松的工业生产。

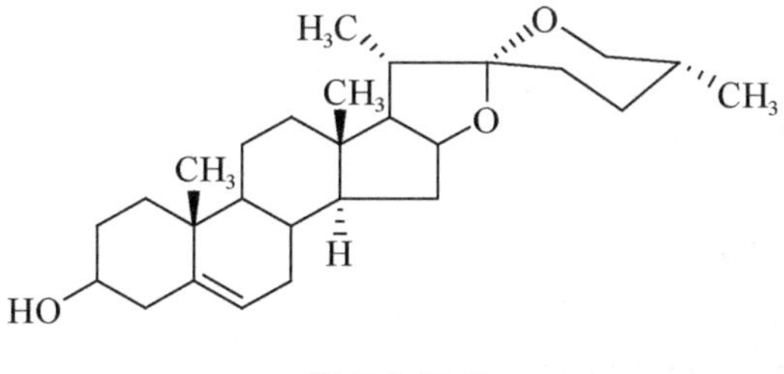

薯蓣皂苷元

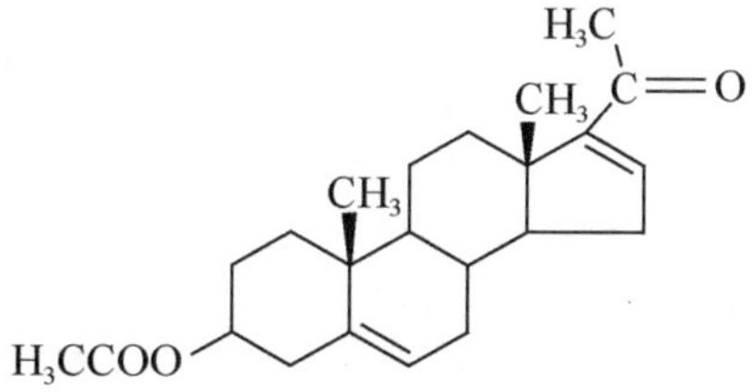

醋酸妊娠双烯醇酮酯

二、提取与精制流程

从穿山龙中提取、精制薯蓣皂苷元的方法通常有两种，分别是酸水解提取法和预发酵提取法，具体如下。

1. 酸水解提取法　见图10-2。

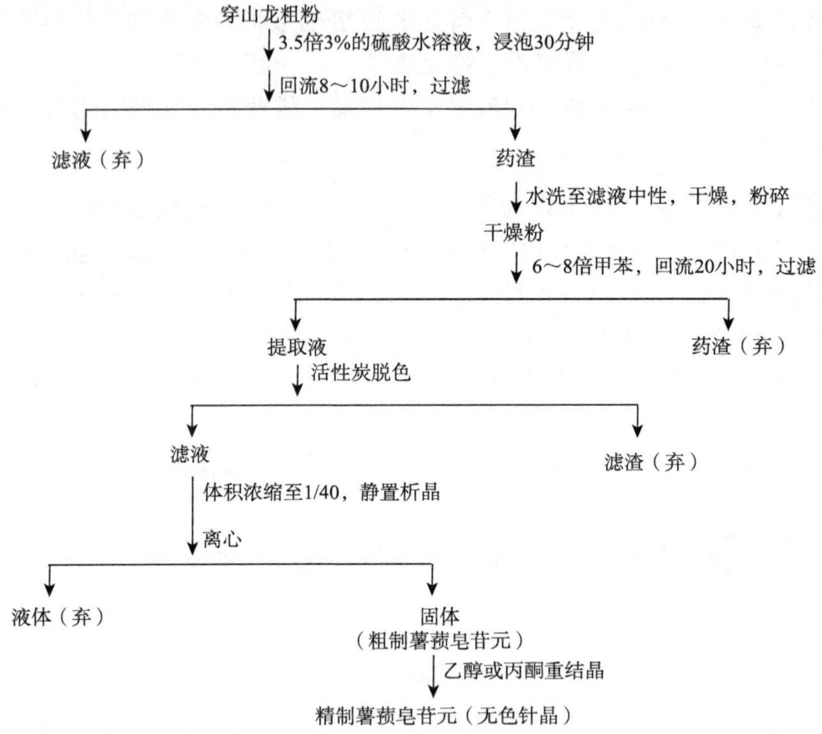

图10-2 薯蓣皂苷元酸水解提取法流程图

2. 预发酵提取法 见图10-3。

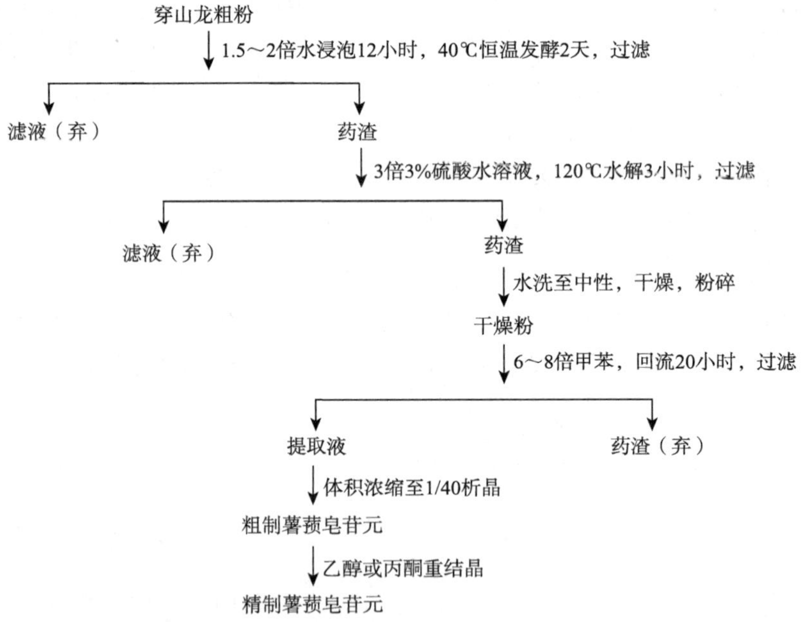

图10-3 薯蓣皂苷元预发酵提取法流程图

酸水解提取法收率较低（约2%），在此条件下水解时间长，但是还有一部分皂苷未水解，影响收率。如果将原料在酸水解之前经过预发酵处理，不但能缩短水解时间，还能提高薯蓣皂苷元的收率，有报道称可提高收率50%左右。

链接 肠道菌群代谢转化皂苷类成分的研究进展

近年来，肠道菌群代谢转化皂苷类成分的研究逐渐成为药学界关注的热点之一。皂苷类成分因相对分子质量较大、脂溶性差，口服后难以直接在肠道中吸收，生物利用度低。肠道菌群是寄居在肠道中种类繁多、数量庞大的微生物群落，可分泌许多与代谢相关的酶，这些酶可参与皂苷类成分在肠道中的代谢，使其发生脱糖、脱氢、氧化和脱水等反应，生成低极性的次生苷、苷元或其他代谢物，这些代谢产物在抗肿瘤、抗炎、心肌保护等方面往往具有更强的药理活性，可为皂苷及其代谢产物的新药开发提供思路。

目标检测

选择题

A型题

1. 皂苷易溶解于（　　）
   A. 热乙醇　　B. 冷乙醇
   C. 丙酮　　D. 乙酸乙酯
   E. A和B均可
2. 具有溶血作用的是（　　）
   A. 香豆素类　　B. 黄酮类
   C. 蒽醌类　　D. 皂苷类
   E. 某些糖类
3. 下列不属于皂苷具有的理化性质是（　　）
   A. 无色粉末　　B. 易溶于热水
   C. 表面活性　　D. 溶血性
   E. 碱性
4. 三七所含有的皂苷是（　　）
   A. 甾体皂苷　　B. 三萜皂苷
   C. 黄酮苷　　D. 蒽醌苷
   E. 强心苷
5. 从含有皂苷的药物水提液中萃取皂苷的常用溶剂是（　　）
   A. 热乙醇　　B. 乙酸乙酯
   C. 水饱和正丁醇　　D. 丙酮
   E. 三氯甲烷
6. 熊果酸的结构类型是（　　）
   A. α-香树脂烷型　　B. β-香树脂烷型
   C. 羽扇豆烷型　　D. 羊毛脂烷型
   E. 达玛烷型
7. 甾体皂苷元基本母核是（　　）
   A. 孕甾烷　　B. 螺旋甾烷
   C. 羊毛脂烷型　　D. 达玛烷型
   E. 葫芦烷型
8. 分离极性较大的皂苷类多采用的色谱方法为（　　）
   A. 氧化铝吸附柱色谱　　B. 硅胶吸附柱色谱
   C. 硅胶分配柱色谱　　D. 聚酰胺柱色谱
   E. 活性炭吸附柱色谱
9. 分段沉淀法是利用总皂苷中各个成分的（　　）
   A. 酸性强弱不同
   B. 在乙醇中的溶解度不同
   C. 在丙酮中的溶解度不同
   D. 分子量大小不同
   E. 极性不同
10. 不适用于皂苷分离的方法是（　　）
    A. 水提醇沉法　　B. 分段沉淀法
    C. 铅盐沉淀法　　D. 正丁醇萃取法
    E. 色谱法
11. 甘草皂苷不适宜制成的剂型是（　　）
    A. 片剂　　B. 丸剂
    C. 胶囊剂　　D. 注射剂
    E. 颗粒剂

X型题

12. 关于皂苷性质的说法正确的有（　　）
    A. 气味芳香
    B. 大多数易溶于水
    C. 对黏膜有强烈的刺激性
    D. 多数具有苦而辛辣味
    E. 水溶液强烈振荡产生持久性泡沫
13. 主要化学成分为三萜皂苷的药物有（　　）
    A. 甘草　　B. 黄芪
    C. 人参　　D. 合欢皮
    E. 柴胡
14. 下列符合甾体皂苷元结构特点的是（　　）
    A. 含A、B、C、D、E和F六个环
    B. E环和F环以螺缩酮形式连接
    C. E环是呋喃环，F环是吡喃环
    D. 分子中常含羧基，又称酸性皂苷
    E. 含有27个碳原子，C_{22}为螺原子
15. 区别三萜皂苷与甾体皂苷的显色反应有（　　）
    A. 醋酐-浓硫酸反应
    B. 三氯甲烷-浓硫酸反应
    C. 五氯化锑反应
    D. 三氯醋酸反应
    E. 冰醋酸-乙酰氯反应
16. 醋酐-浓硫酸反应呈阳性的有（　　）
    A. 四环三萜皂苷　　B. 五环三萜皂苷
    C. 黄酮苷　　D. 甾体皂苷
    E. 蒽醌苷

（薄纯光）

第11章
强心苷类

学习目标

1. 知识目标： 掌握强心苷的结构与分类、理化性质与鉴别；熟悉强心苷类化合物的提取分离方法及应用；了解强心苷类化学物的构效关系及分布。

2. 能力目标： 具有根据强心苷类化合物的结构特点和理化性质，提取分离鉴定强心苷的能力。

3. 素质目标： 培养严谨的科学思维和解决问题的能力。

第1节　概　　述

强心苷（cardiac glycoside）是生物界中存在的一类对心脏具有显著生物活性的甾体苷类化合物。它们能选择性地作用于心脏，增强心肌收缩力，减慢心率、抑制心脏传导系统，使心输出量增加，改善肺循环及体循环，临床上主要用于治疗慢性心功能不全和快速型心律失常。常见的强心苷类药物有洋地黄毒苷、地高辛、去乙酰毛花苷C（西地兰）和K-毒毛旋花子苷等。

强心苷存在于许多有毒植物的叶、花、种子、根、茎等不同部位中，目前已发现十几个科数百种植物中含有强心苷。例如，玄参科植物毛花洋地黄、紫花洋地黄，夹竹桃科植物毒毛旋花子、黄花夹竹桃，其他如百合科、萝藦科、十字花科、毛茛科、豆科等均有分布。同一种植物中往往含有数个结构类似的强心苷类化合物。目前尚未在动物中发现强心苷成分，动物药蟾酥是一类具有强心作用的甾体化合物，但它不属于苷类，而属于蟾毒配基与脂肪酸或氨基酸形成的脂类。

第2节　结构与分类

强心苷结构比较复杂，从化学结构上看，是由甾体衍生物（强心苷元）和糖缩合而成的一类苷。

一、强心苷元部分

强心苷元属于C_{17}侧链为不饱和内酯环的甾体化合物，其化学结构及特点如下。

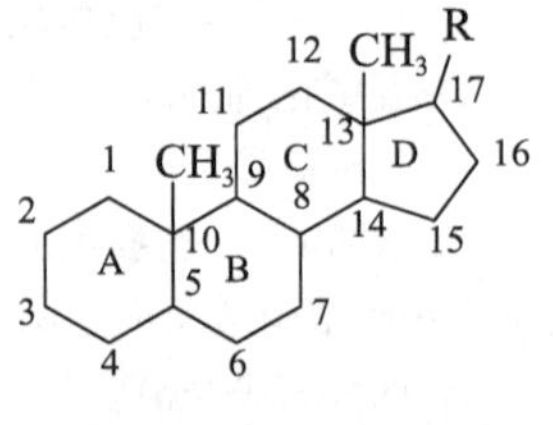

R=五元、六元不饱和内酯环

甾体母核稠合方式：甾体母核由17个C原子组成，具有A、B、C、D四个环，A/B环多为顺式稠合，也有反式稠合；B/C环皆为反式稠合；C/D环皆为顺式稠合，若为反式则无强心活性。

甾体母核上取代基及构型：甾体母核C_3、C_{14}位都有羟基取代，多以C_3位羟基与糖缩合成苷。C_{10}、

C_{13}、C_{17}位上有3个侧链，其中C_{10}位上大多连接甲基，也可能是含氧取代基；C_{13}位均连接甲基；C_{17}位侧链为不饱和内酯环。根据C_{17}位上连接的不饱和内酯环的不同，将强心苷元分为甲型强心苷元和乙型强心苷元两类。

（一）甲型强心苷元

甾体母核C_{17}位连接的是五元不饱和内酯环（$\Delta^{\alpha\beta}$-γ-内酯），基本母核为强心甾烯，由23个碳原子组成，称为甲型强心苷元。天然存在的强心苷类大多属于此种类型，如洋地黄毒苷元、毒毛旋花子苷元。

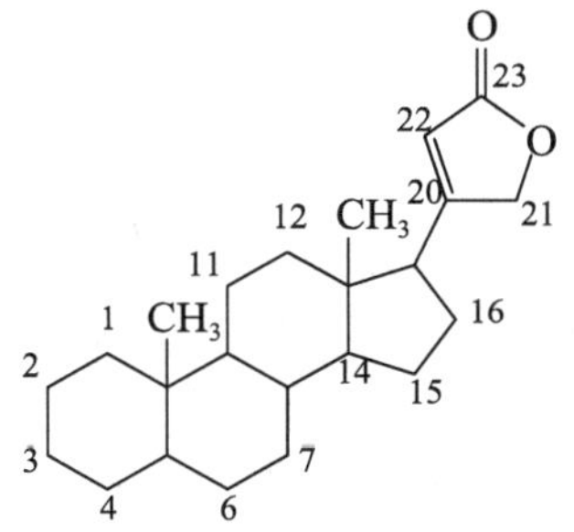

甲型强心苷元

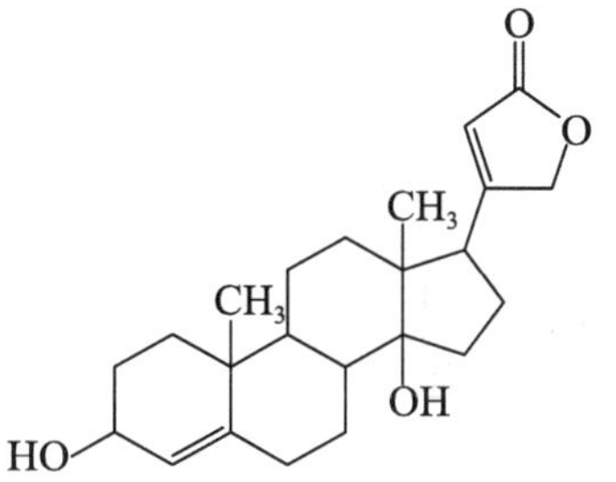

洋地黄毒苷元

（二）乙型强心苷元

甾体母核C_{17}位连接的是六元不饱和内酯环（$\Delta^{\alpha\beta,\gamma\delta}$-$\delta$-内酯），基本母核为海葱甾烯或蟾蜍甾烯，由24个碳原子组成，称为乙型强心苷元。自然界中仅少数属此类，如海葱苷元。

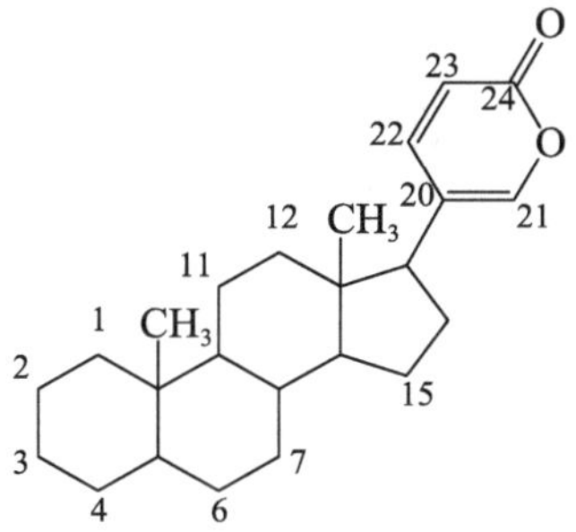

乙型强心苷元

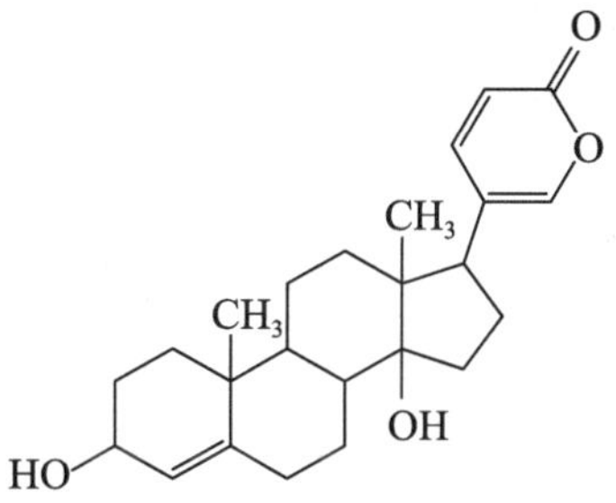

海葱苷元

二、糖 部 分

构成强心苷的糖有20余种，根据糖的C_2位上有无羟基可以分为α-羟基糖（2-羟基糖）和α-去氧糖（2-去氧糖）两类，α-去氧糖常见于强心苷，是区别于其他苷类化合物的一个重要特征。常见的糖有以下两种：

（一）*α*-羟基糖

α-羟基糖指C_2位上含有氧（羟基）的糖，主要包括*D*-葡萄糖、*L*-鼠李糖、*L*-黄花夹竹桃糖、*D*-洋地黄糖等。

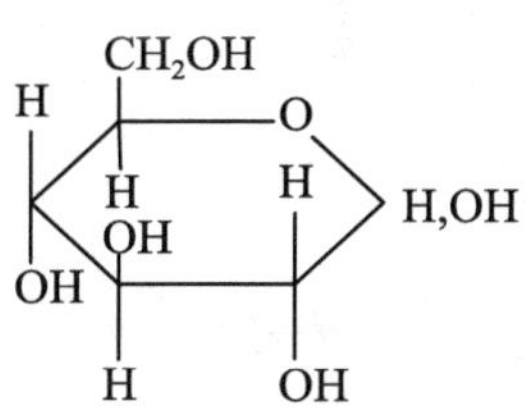

D-葡萄糖

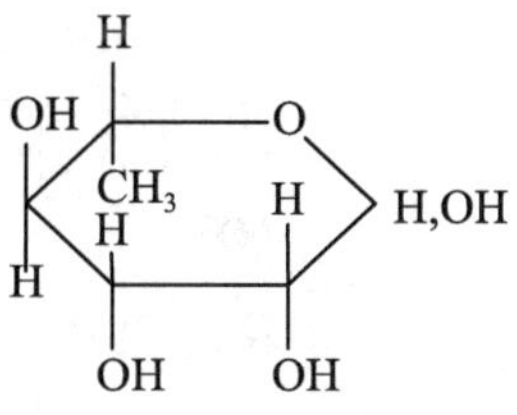

L-鼠李糖

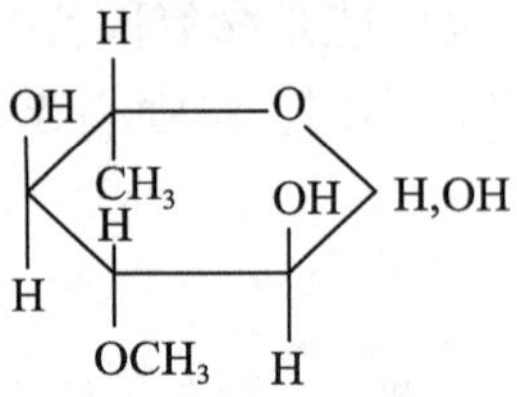

L-黄花夹竹桃糖

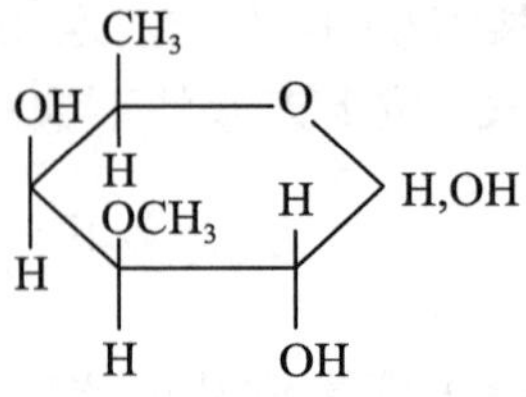

D-洋地黄糖

（二）*α*-去氧糖

α-去氧糖指C_2位上不含有氧（羟基）的糖，这一类主要是2, 6-去氧糖，如*D*-洋地黄毒糖、*L*-夹竹桃糖、*D*-加拿大麻糖、*D*-沙门糖和2, 6-二去氧糖甲醚等。

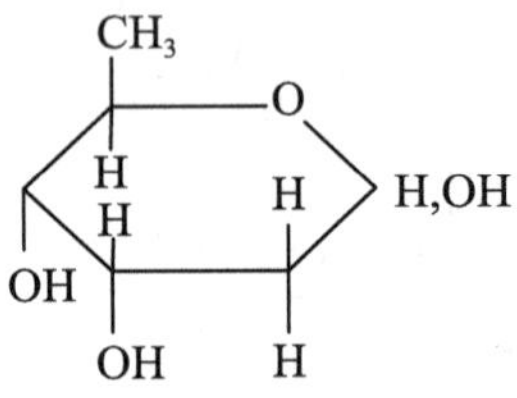

D-洋地黄毒糖

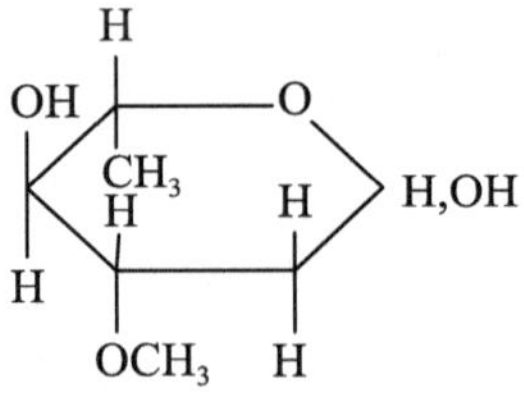

L-夹竹桃糖

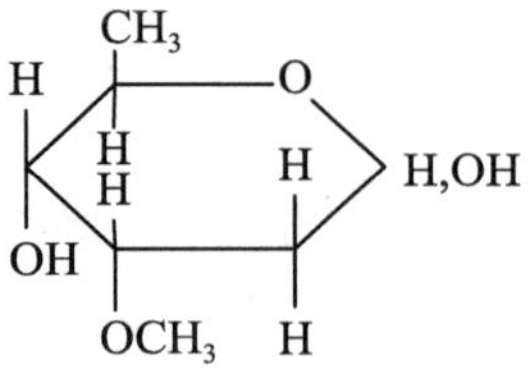

D-加拿大麻糖

三、糖与苷元的连接方式

强心苷中的糖与苷元C_3-OH结合形成苷，通常由1～5个糖单元以直链连接。糖链中如果同时有去氧糖和葡萄糖，苷元总是与去氧糖先连，再与葡萄糖连。根据与苷元直接连接的糖的种类不同，可将强心苷分为下列3种类型。

Ⅰ型：苷元C_3-*O*-（2, 6-二去氧糖）$_x$-（*D*-葡萄糖）$_y$，如紫花洋地黄苷A和毒毛花苷K。

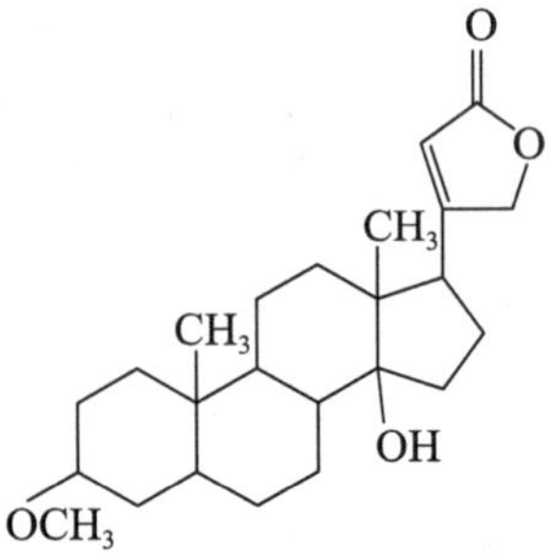

（洋地黄毒糖）$_3$ —4 1— 葡萄糖

紫花洋地黄苷A

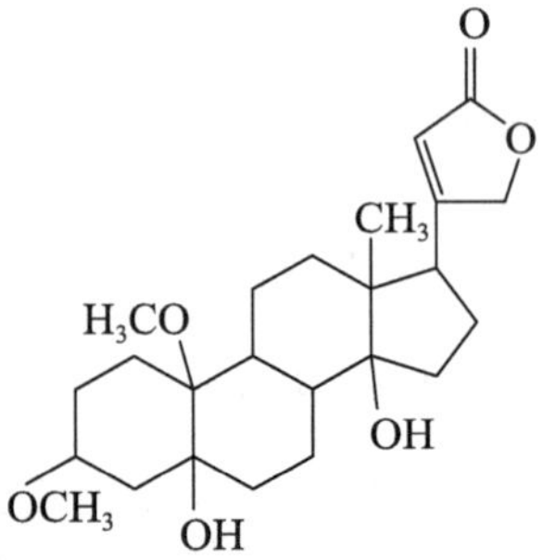

加拿大麻糖 —4 1— 葡萄糖 —6 1— 葡萄糖

毒毛花苷K

Ⅱ型：苷元C_3-*O*-（6-去氧糖）$_x$-（*D*-葡萄糖）$_y$，如黄花夹竹桃苷A。

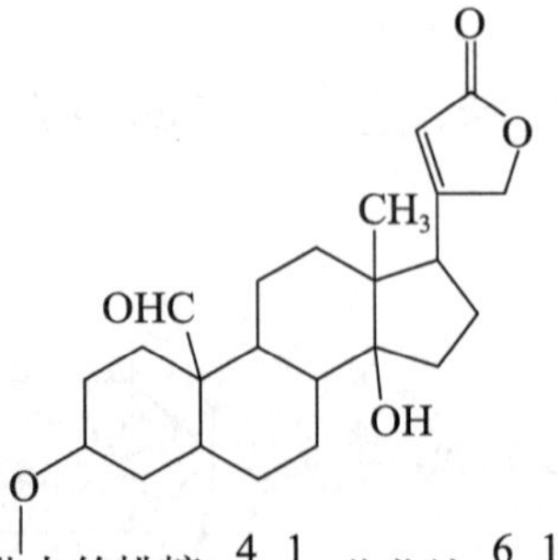

黄花夹竹桃糖 —4 1— 葡萄糖 —6 1— 葡萄糖

黄花夹竹桃苷A

Ⅲ型：苷元C_3-*O*-（*D*-葡萄糖）$_x$，如绿海葱苷、乌扎拉苷。

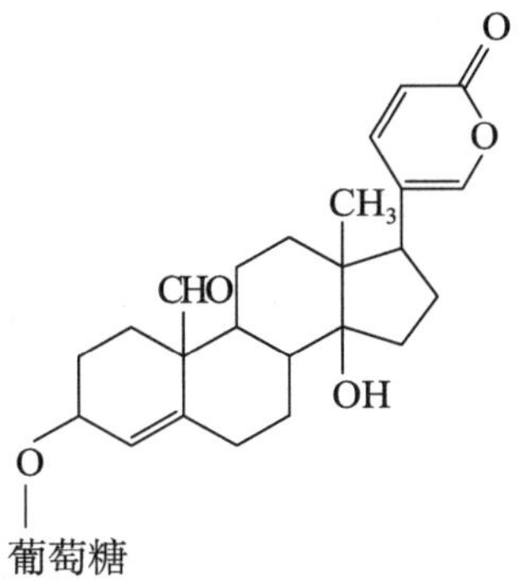

绿海葱苷

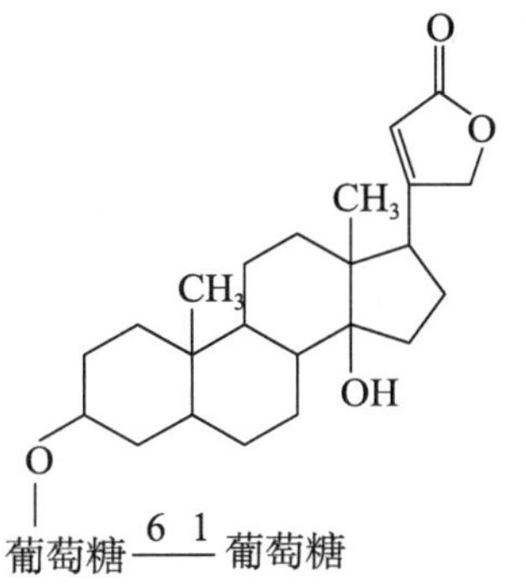

乌扎拉苷

x=1～3，y=1～2。植物界存在的强心苷类以Ⅰ、Ⅱ型较多，Ⅲ型较少。

链接 强心苷的构效关系

强心苷的强心作用主要体现在对心肌有高度的选择性，能增强心肌收缩力，增加心输出量，降低心肌耗氧量，能有效地改善心功能不全。但是强心苷一般治疗量已接近中毒量的60%，因此研究强心苷的化学结构与强心作用之间的关系，寻找安全范围大、作用强的新化合物是重要方向。与强心作用有关的化学结构大体有以下几部分。

1. 甾体母核 A/B环可以是顺式或反式稠合，B/C环是反式稠合，但是C/D环必须是顺式稠合。C_{10}若连有醛基或羟甲基时，活性增强。C_{14}位的取代基（大多是羟基）必须是β-构型才具有活性。C_{14}位羟基若脱水成烯，活性消失。

2. 不饱和内酯环 C_{17}位必须连接一个β-构型的不饱和内酯环。如果为α-构型或开环，强心作用很弱甚至消失；内酯环中双键若被饱和，则强心活性和毒性同时减弱，安全范围增大，有一定实用价值。

3. 糖的部分 糖没有强心作用，但糖的性质和数目可以影响强心苷在水/油中的分配系数，影响对心肌细胞膜上类脂质的亲和力，从而可以影响强心活性和毒性。糖基数目增加，苷元的水溶性增加，强心作用减小，但单糖苷作用大于苷元是由于其对细胞膜上类脂质的亲和力大于苷元。乙型强心苷元及其苷的作用规律是苷元＞单糖苷＞双糖苷。

第3节 理化性质

一、性　　状

强心苷大多是无色结晶或无定型粉末，具有旋光性，对黏膜有刺激性。C_{17}侧链为β-构型时，味苦；为α-构型时则无苦味，但无生物活性。

二、溶　解　性

强心苷一般可溶于水、甲醇、乙醇、丙酮等极性较大的溶剂，难溶于乙醚、苯、石油醚等弱极性有机溶剂。

强心苷的溶解性与分子中所含糖的数目、种类有关。原生苷由于所含糖基数目多且具有葡萄糖，比次生苷和苷元亲水性强，可溶于水、醇等溶剂；次生苷亲水性减弱，可溶于乙酸乙酯、含水三氯甲烷、三氯甲烷-乙醇（4∶1）等溶剂。

强心苷的溶解性除考虑与糖的数目、种类有关外，还与苷元中所含羟基的数目和所处位置等有关。羟基越多，亲水性越强。例如，乌本苷（乌本苷元-3-*O*-*L*-鼠李糖）虽是单糖苷，但有8个羟基，水溶性大

(1∶75)，难溶于三氯甲烷；洋地黄毒苷虽是三糖苷，但整个分子仅有5个羟基，在水中溶解度小（1∶100 000)，而易溶于三氯甲烷（1∶40)。当糖和苷元上的羟基数目相同时，能形成分子内氢键者，水溶性减小。

三、水 解 性

强心苷分子中的苷键能被酶、酸催化水解，酰基、内酯环能被碱水解。强心苷中的苷键由于糖的结构不同，水解难易有区别，水解产物也有差异。

（一）酶水解

酶水解反应条件温和，专属性强。在含强心苷的植物中只有水解*β-D*-葡萄糖苷键的酶，所以*β-D*-葡萄糖酶只能水解*D*-葡萄糖苷键，除去分子中的葡萄糖，保留*α*-去氧糖部分生成次生苷。例如，*β-D*-葡萄糖酶水解生成次生苷（地高辛）；水解过程中不同性质的酶切断不同的苷元，如K-毒毛旋花子苷中含有*β-D*-葡萄糖酶和毒毛花双糖酶，用不同的酶水解，得到的产物不同。

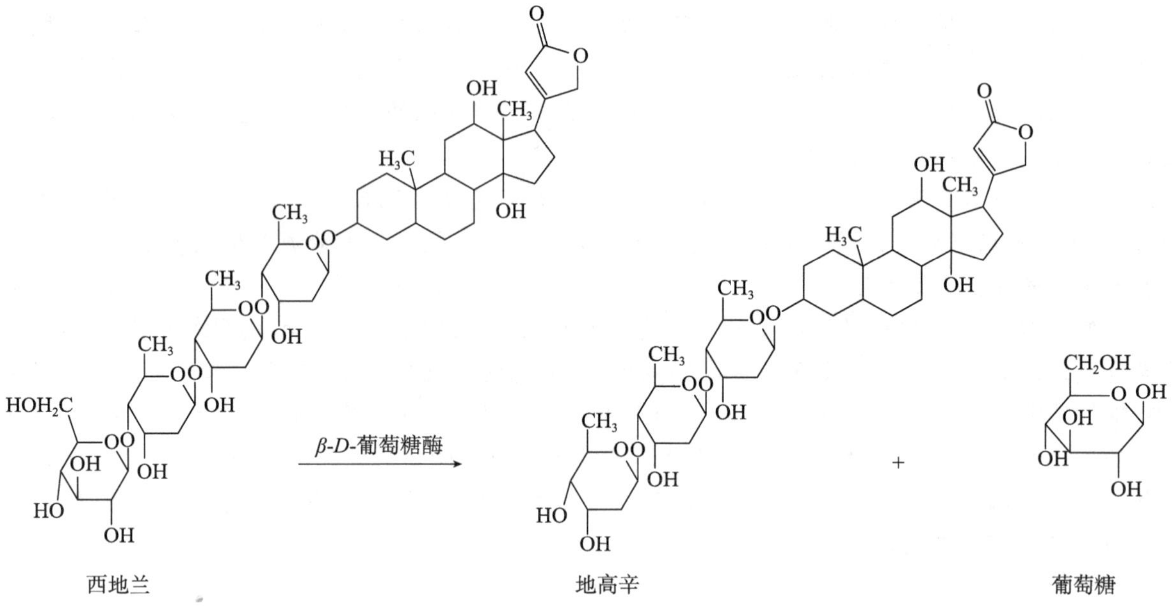

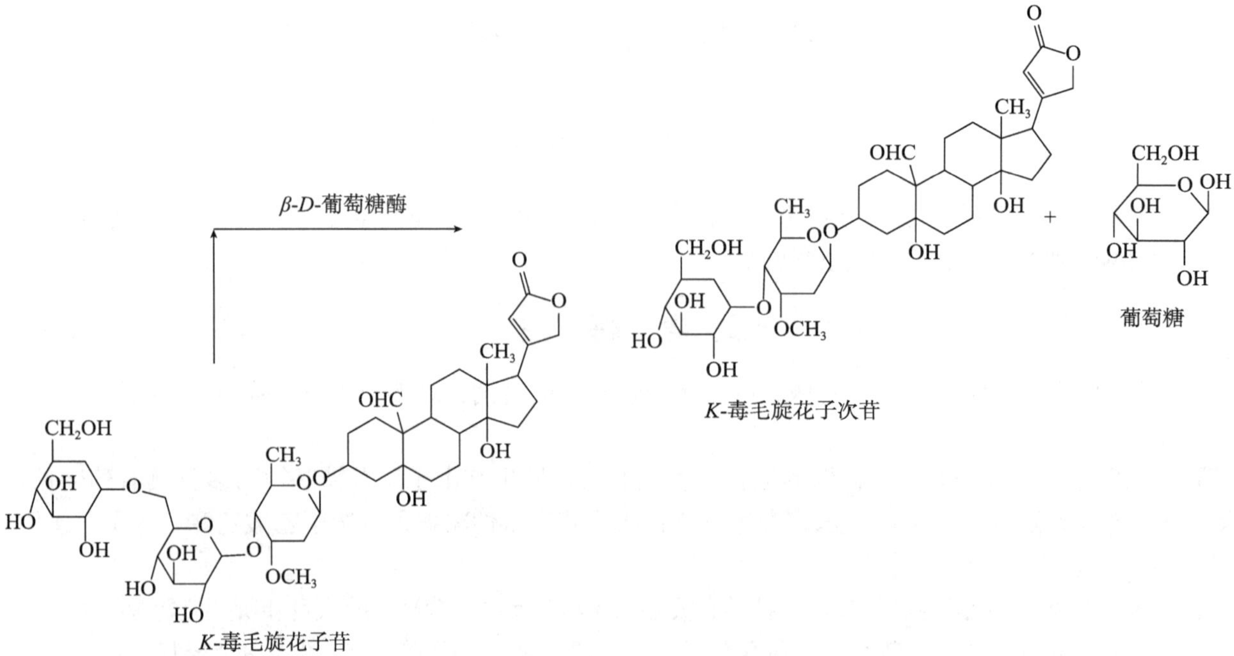

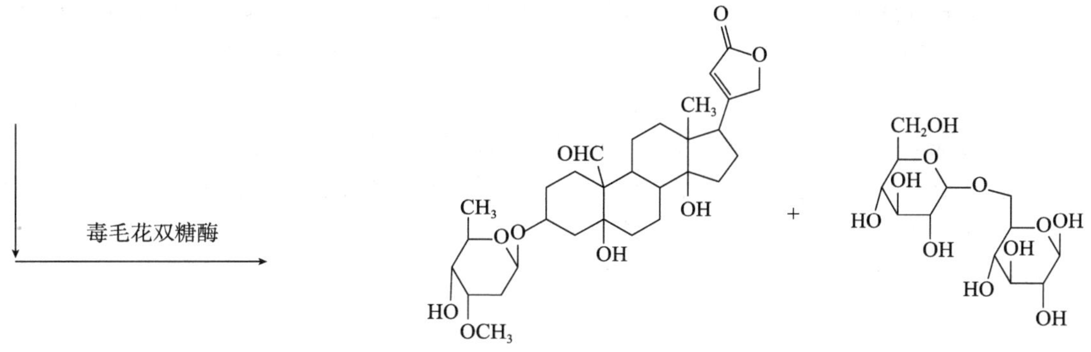

加拿大麻苷

除植物中与强心苷共存的酶外，其他生物中的水解酶亦能使某些强心苷水解，如蜗牛消化酶，是一种混合酶，几乎能水解所有的苷键，能将强心苷中糖链逐步水解，直至获得苷元，常用来研究强心苷的结构。

（二）酸水解

根据酸水解条件的不同，酸水解可分为温和酸水解法、强烈酸水解法。

1. 温和酸水解法 适用于Ⅰ型强心苷，即用稀盐酸或稀硫酸（0.02～0.05mol/L），在含水醇中经短时间（半个小时至数小时）加热回流，可使Ⅰ型强心苷水解成苷元和糖。苷元和*α*-去氧糖或*α*-去氧糖之间的苷键易被酸水解，但*α*-羟基糖与*α*-去氧糖之间，*α*-羟基糖与*α*-羟基糖之间的苷键在此条件下不易断裂。此法特点是不会引起苷元脱水，也不会导致*α*-去氧糖分解，故常得到二糖或三糖。Ⅱ型、Ⅲ型强心苷在此条件下不发生水解。

2. 强烈酸水解法 用于水解Ⅱ型和Ⅲ型强心苷。Ⅱ型和Ⅲ型强心苷的苷元连接的是*α*-羟基糖，由于*α*-羟基阻碍了苷键原子的质子化，温和酸水解较困难，必须提高酸的浓度（3%～5%），增加水解时间或同时加压，才能水解。在此条件下，由于反应比较强烈常引起苷元的脱水，产生脱水苷元。

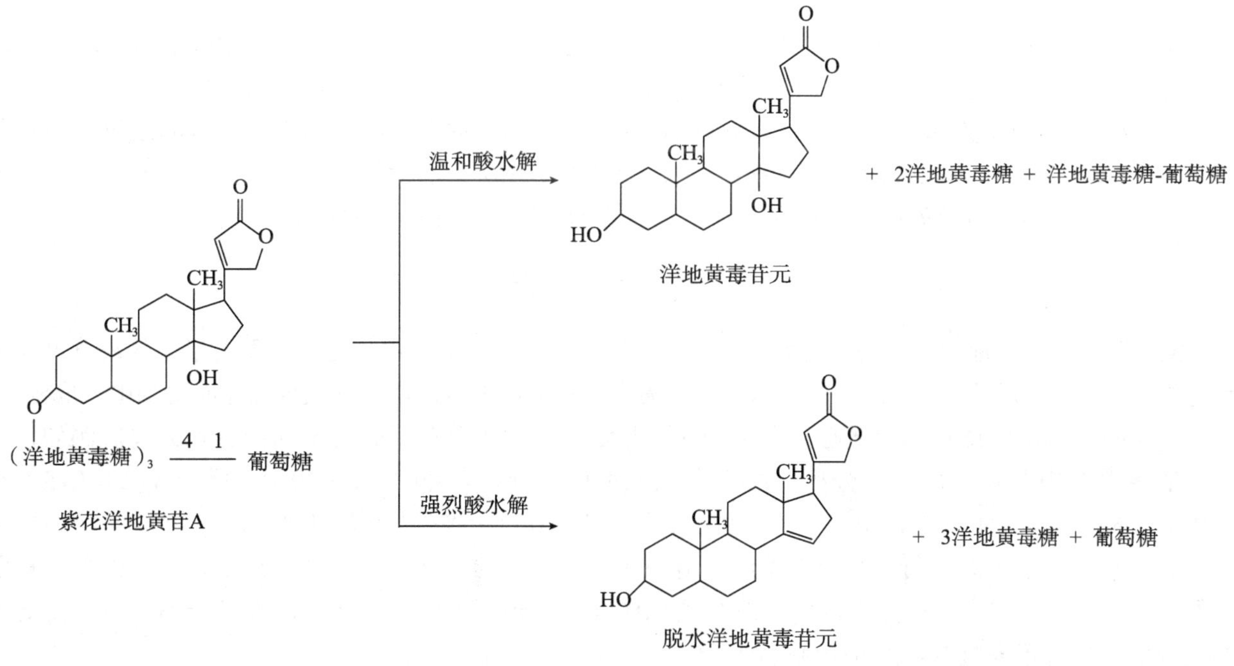

（三）碱水解

强心苷分子中的苷键不易被碱水解，但分子中的酰基和内酯环在不同的碱性条件下，可发生水解、裂解，双键移位及苷元异构化等反应。

1. 酰基的水解 强心苷的苷元或糖分子中常有酰基存在，在碱性条件下可水解脱去酰基。α-去氧糖上的酰基最易脱去，一般用Na_2CO_3、$KHCO_3$水解就可使糖分子上的酰基除去；羟基糖或苷元上的酰基须用$Ca(OH)_2$、$Ba(OH)_2$水解才能除去；酰基的水解条件温和，不能使内酯环水解开环。

2. 内酯环的水解 强心苷分子中有内酯环结构，可用KOH或NaOH的水溶液处理，内酯环开环，酸化后又重新环合，这种变化是可逆的。甲型强心苷在醇性KOH溶液中，$\Delta^{\alpha\beta}$-γ-内酯可以发生双键移位，生成活性亚甲基，并可与某些试剂反应而显色，用于甲型强心苷元的检识。而乙型强心苷不能发生双键移位的反应，不能生成活性亚甲基，只是内酯环开裂生成酯，再脱水生成异构化物，这种变化是可逆的。

第4节 提取与分离

植物中存在的强心苷类成分比较复杂，含量较低（1%以下），又常与糖类、色素、皂苷、鞣质等共存，同一植物中常含有几个乃至数十个性质相似的强心苷，有时在提取过程中受酶、酸、碱的作用伴有次生苷、苷元的生成。这些都给强心苷的提取分离带来一定困难。因此要根据研究或生产需要明确提取对象。

一、提 取

（一）原生苷的提取

提取原生苷时，首先要注意抑制酶的活性，防止酶解。原料须新鲜，采集后要低温快速干燥，保存期间要注意防潮。常用70%～80%的乙醇提取，既能破坏酶的活性，同时也可避免酸碱的影响，提高提取效率，如毛花洋地黄总苷的提取，也可以加入硫酸铵等无机盐使酶变性，再选择溶剂提取，同时要避免酸、碱的影响。

（二）次生苷的提取

提取次生苷时要利用酶的活性，可将药材粉末加适量水拌匀润湿后，在30～40℃保持6～12小时以上进行酶解后，再选择合适的溶剂进行次生苷的提取，也可选择其他适当的化学方法水解原生苷。

若药材为含油脂较多的种子或含脂类杂质较多，可先用石油醚（或溶剂汽油）脱脂后再提取；若药材为叶或全草含叶绿素较多，也可用析胶法、稀碱液皂化法、活性炭吸附法除去叶绿素。与强心苷共存的皂苷、水溶性色素等可用氧化铝吸附，鞣质等酚性物质可用聚酰胺吸附除去。

二、分 离

强心苷的分离，通常可用两相溶剂萃取法、逆流分配法和色谱分离法等。对于含量高的成分可采用反复重结晶的方法得到单体。但在多数情况下，需要多种方法配合使用，反复分离才能得到单一成分。

1. 两相溶剂萃取法 利用强心苷在两种互不相溶的溶剂中分配系数的不同而达到分离。例如，毛花洋地黄总苷中苷A、B、C的分离，由于在三氯甲烷中苷C溶解度（1∶2000）比苷A（1∶225）和苷B（1∶550）小，而三者在甲醇（1∶20）和水（几不溶）中溶解度均相似。以三氯甲烷-甲醇-水（5∶1∶5）为溶剂系统进行两相溶剂萃取，溶剂用量为总苷的1000倍，苷A和苷B容易分配到三氯甲烷层，苷C集中留在水层；分出水层，浓缩到原体积的1/50，放置结晶析出，收集结晶，用相同溶剂再进行第二次两相溶剂萃取，可得到纯的苷C。

2. 逆流分配法 依据分配系数的不同，使混合苷分离。例如，黄花夹竹桃苷A和苷B（thevetins A and B）的分离，以三氯甲烷∶乙醇（2∶1）750ml、水150ml为两相溶剂，其中三氯甲烷为移动相，水为固定相，经九次逆流分配（0～8管），最后由三氯甲烷层6～7管中获得苷B，水层2～5管中获得苷A。

3. 色谱分离法 分离亲脂性强的强心苷、次生苷和苷元，一般选用吸附色谱，常以硅胶为吸附剂，用正己烷-乙酸乙酯、苯-丙酮、三氯甲烷-甲醇、乙酸乙酯-甲醇为洗脱剂，进行梯度洗脱。分离亲脂性弱的强心苷，宜选用分配色谱，可用硅胶、硅藻土、纤维素为支持剂，常以乙酸乙酯-甲醇-水或三氯甲烷-甲醇-水进行梯度洗脱。

第5节 鉴 别

一、化学鉴别

强心苷显色反应是利用苷元甾体母核、C_{17}侧链上的五元不饱和内酯环及特殊糖的显色反应进行的。

（一）甾体母核的显色反应

这类反应与皂苷中同类反应试剂的反应原理和方法基本相同。

1. 乙酸酐-浓硫酸反应 将样品溶于乙酸酐（或三氯甲烷）中，加浓硫酸-醋酐（1∶20），可产生黄→红→紫→蓝→绿等颜色变化，最后褪色。本反应的呈色变化过程随分子中双键数目与位置的不同而有所差异。

2. 五氯化锑或三氯化锑反应 将样品的醇溶液点于滤纸上，喷以20%五氯化锑或三氯化锑的三氯甲烷溶液（不应含乙醇和水），于60～70℃加热3～5分钟，在可见光或紫外线下观察到不同颜色的斑点。

3. 三氯甲烷-浓硫酸反应 将样品溶于三氯甲烷，沿管壁缓缓加入浓硫酸数滴后，静置，在三氯甲烷层显血红色或青色，硫酸层显绿色荧光。

4. 冰醋酸-乙酰氯反应 将样品溶于冰醋酸中，加无水乙酰氯数滴和氯化锌结晶数粒，加热煮沸，反应液呈紫红→蓝→绿等变化，B环有不饱和双键的作用更快。

（二）五元不饱和内酯环的显色反应

甲型强心苷类由于C_{17}侧链上有五元不饱和内酯环，在碱性醇溶液中，双键移位形成活性亚甲基，活性亚甲基上的氢原子能与一些试剂缩合而显色。反应物在可见光区往往具有特殊最大吸收，故亦用于定量。乙型强心苷在碱性溶液中不能产生活性次甲基而无此反应产生。所以此类反应，可以区别甲、乙型强心苷。

1. 3, 5-二硝基苯甲酸反应（Kedde反应） 取样品乙醇提取液1ml，加3, 5-二硝基苯甲酸试剂（A液：2% 3, 5-二硝基苯甲酸醇溶液，B液：2mol/L氢氧化钾溶液，用前等量混合）3～4滴，溶液显红色或紫红色，本试剂可用于强心苷纸色谱和薄层色谱的显色剂，喷雾后显紫红色，几分钟后褪去。

2. 间二硝基苯反应（Raymond反应） 取试样少许，加少量50%乙醇溶解后，加间二硝基苯乙醇溶液2滴，摇匀后再滴入20%氢氧化钠溶液4滴，显紫红色或蓝紫色。

3. 苦味酸反应（baljet反应） 取样品乙醇提取液1ml，加碱性苦味酸试剂1～2滴，放置15分钟，显橙色或橙红色。

4. 亚硝酰铁氰化钠反应（Legal反应） 取样品乙醇提取液2ml，水浴蒸干，残渣用1ml吡啶溶解，加入3%亚硝酰铁氰化钠溶液和2mol/L氢氧化钠溶液各2滴，溶液呈深红色，并逐渐褪去。

（三）α-去氧糖的显色反应

由于只有Ⅰ型强心苷含有α-去氧糖，因此与α-去氧糖相关的反应主要用于Ⅰ型强心苷的检测和鉴定。

1. 三氯化铁-冰醋酸反应（Keller-Kiliani反应，简称K-K反应） 取少量样品溶于含少量Fe^{3+}［$FeCl_3$或$Fe_2(SO_4)_3$］的冰醋酸，沿管壁滴加浓硫酸，观察界面和乙酸层颜色变化。如有α-去氧糖存在，则乙酸层渐呈红、蓝、绿、黄等颜色。界面的呈色现象是由于浓硫酸对苷元的作用渐渐扩散向下层，其颜色随苷元结构中的羟基、双键的位置和数目不同而不同。例如，洋地黄毒苷呈草绿色，羟基洋地黄毒苷呈洋红色，异羟基洋地黄毒苷呈黄棕色。放置久后因碳化而转为暗色。

该反应只对游离的α-去氧糖或在此条件下，能水解产生游离α-去氧糖的强心苷有显色反应。凡苷元与一分子α-去氧糖连接，再与羟基糖连接的双糖或三糖苷，在此条件下不能水解生成α-去氧糖，因此不显色。

2. 对二甲氨基苯甲醛反应 将样品醇溶液滴在滤纸上，挥干溶剂后，喷对二甲氨基苯甲醛试剂（1%对二甲氨基苯甲醛溶液4ml，加浓盐酸1ml混匀），于90℃加热30秒，如有α-去氧糖，显灰红色斑点。

3. 呫吨氢醇反应（xanthydrol反应） 取固体样品少许，加呫吨氢醇试剂（10mg呫吨氢醇溶于100ml冰醋酸中，加入1ml浓硫酸），置水浴上加热3分钟，分子中有α-去氧糖均能显红色。本反应极灵敏，可用于定量分析。

4. 过碘酸-对硝基苯胺反应 过碘酸能使强心苷分子中α-去氧糖氧化生成丙二醛，再与对硝基苯胺缩合而呈黄色。这个显色反应亦可作为薄层色谱和纸色谱的显色。

二、色谱鉴别

（一）薄层色谱法

强心苷的薄层色谱有吸附薄层色谱和分配薄层色谱。

吸附薄层色谱常用的吸附剂有硅胶和反相硅胶。在硅胶薄层色谱中，分离效果较好的溶剂系统有二氯甲烷-甲醇-甲酰胺（80∶19∶1）、乙酸乙酯-甲醇-水（80∶5∶5）。在反相硅胶柱色谱中，可用甲醇-水和三氯甲烷-甲醇-水等溶剂系统展开。展开剂中加入少量的水或甲酰胺，可以减少拖尾现象。

分配薄层色谱分离强心苷可获得更为满意的效果，常用硅胶、硅藻土、纤维素为支持剂，固定相可用甲酰胺、10%～15%甲酰胺的丙酮等。展开剂的选择参照纸色谱的溶剂系统。

色谱鉴别常用的显色剂有碱性3, 5-二硝基苯甲酸试剂（喷洒后，显紫红色，放置后褪色）；25%三氯乙酸乙醇液（喷洒后于100℃加热2分钟显红色）。

（二）纸色谱法

对于亲脂性较强的强心苷类，可将滤纸预先用甲酰胺或丙二醇处理作为固定相，以甲酰胺饱和的苯、甲苯或苯-三氯甲烷（9∶1）作为展开剂。对于亲脂性较弱的强心苷类，可将展开剂改为极性较大的溶剂，如二甲苯-丁酮-甲酰胺（25∶25∶2）、三氯甲烷-四氢呋喃-甲酰胺（50∶50∶6.5）等溶剂系统。对于亲水性的强心苷类，宜用水处理滤纸作为固定相，以水饱和的丁酮或丁醇-甲苯-水（6∶3∶1）为展开剂，展开效果较好。

第6节 提取分离实例——西地兰的提取分离

一、概　述

毛花洋地黄是玄参科植物毛花洋地黄的叶，有强心、利尿功效。毛花洋地黄叶通常作为提取地高辛、西地兰的原料，临床用于治疗充血性心力衰竭与阵发性房颤所致心动过速。

从毛花洋地黄叶已分离出30余种强心苷。属于原生苷的有毛花洋地黄苷甲、乙、丙、丁、戊，其中以苷甲和苷丙含量较高，分别占总皂苷的47%和37%，此外，还含有叶绿素、树脂、蛋白质、水溶性色素、糖类等。

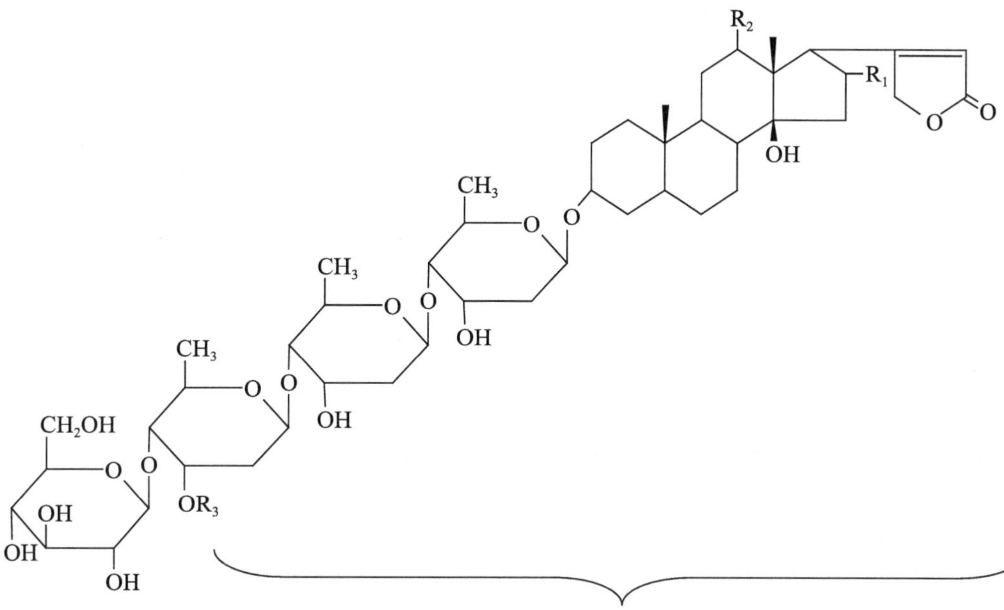

洋地黄毒苷	R_1= H	R_2=H	R_3=H
羟基洋地黄毒苷	R_1=OH	R_2=H	R_3=H
异羟基洋地黄毒苷	R_1= H	R_2= OH	R_3=H（地高辛）
双羟基洋地黄毒苷	R_1=OH	R_2= OH	R_3=H
吉他洛苷	R_1=OCHO	R_2= H	R_3=H

毛花洋地黄苷甲	R_1=H	R_2= H	R_3=H
毛花洋地黄苷乙	R_1= OH	R_2=H	R_3=H
毛花洋地黄苷丙	R_1=H	R_2=OH	R_3=H（西地兰）
毛花洋地黄苷丁	R_1= OH	R_2=OH	R_3=H
毛花洋地黄苷戊	R_1= OCHO	R_2=H	R_3=H

西地兰为白色结晶性粉末，分子式为$C_{47}H_{74}O_{19}$，分子量为943.08，熔点265～268℃，比旋光度（[α]）+12.2°（75%乙醇），能溶于水、稀醇，微溶于三氯甲烷，几乎不溶于乙醚。

二、提取工艺流程

（一）毛花洋地黄总苷的提取

毛花洋地黄叶中主要脂溶性杂质有树脂、叶绿素、黏胶等，水溶性杂质有糖类、皂苷等，提取流程如图11-1所示。

总苷提取用70%乙醇，总苷提出率高，可沉淀蛋白质和抑制酶的活性。减压回收前溶液应调pH至中性，防止苷键水解。回收至1/4容积时，乙醇含量在10%～20%，此时脂溶性杂质溶解度小，析胶效果好，而总苷可保留在稀醇溶液中。减压浓缩操作乙醇若有残留，用三氯甲烷洗脂溶性杂质时会损失较多总苷。

（二）毛花洋地黄苷丙的分离

利用毛花洋地黄苷丙的极性大于苷甲和苷乙，以及在三氯甲烷中的溶解度差异进行分离。工艺流程见图11-2。

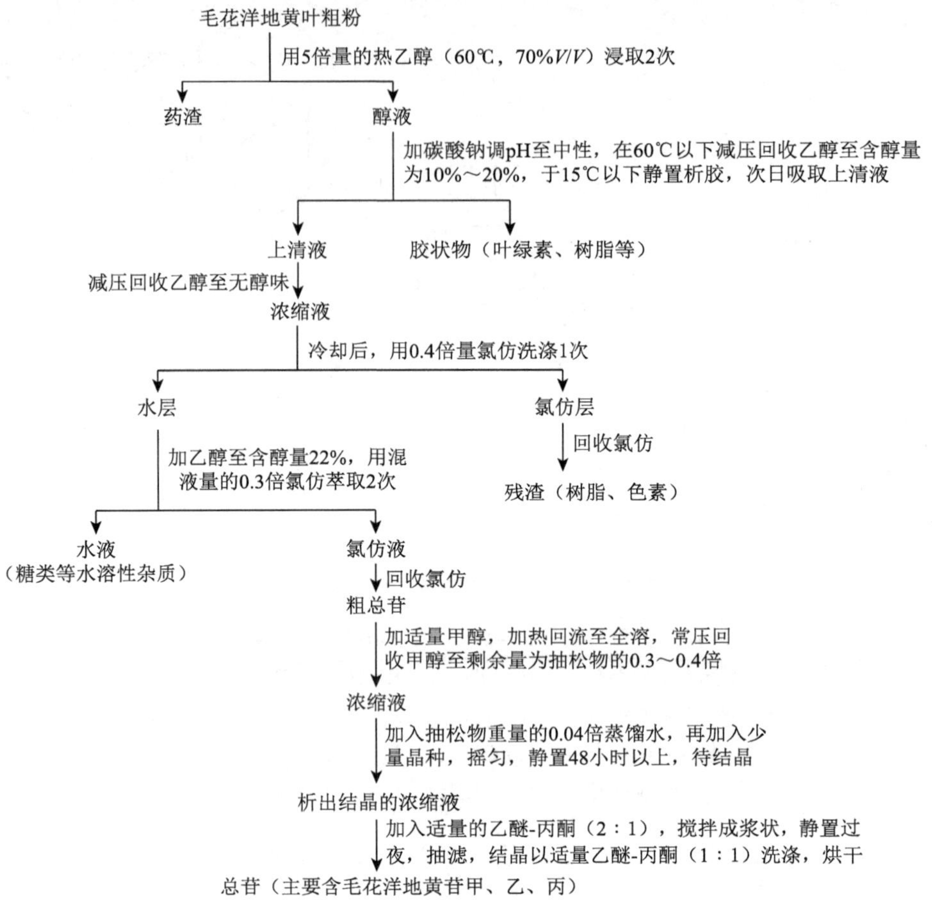

图11-1 毛花洋地黄总苷提取流程图

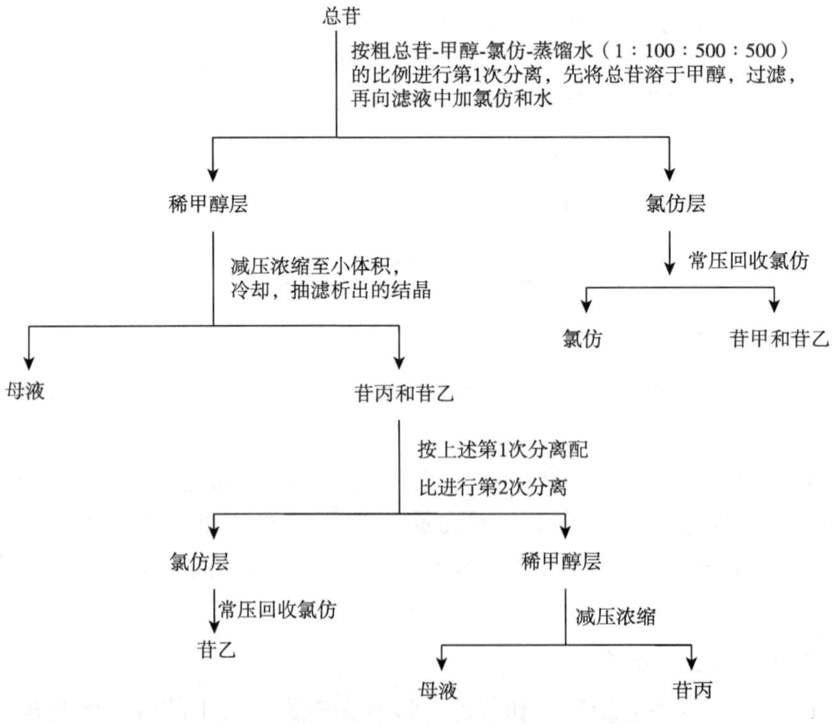

图11-2 毛花洋地黄苷丙的分离工艺流程图

(三)脱乙酰基

将苷丙溶于25倍量的热甲醇中，加入0.15%$Ca(OH)_2$溶液[苷丙1g约需$Ca(OH)_2$ 40mg]混合均匀放置过夜，混液应呈中性［如果pH＞7或pH＜7，用HCl或Ca（OH）$_2$调到pH=7］，减压浓缩至约1/5容量，放置过夜，滤液析出沉淀或结晶，自甲醇中重结晶一次即得西地兰纯品。

链接 中药保心丸

麝香保心丸是中成药，由人工麝香、人参提取物、肉桂、苏合香、蟾酥、人工牛黄、冰片7味药组成，具有芳香温通、益气强心的功效。临床上可用于气滞血瘀所致胸痹。症见心前区疼痛，固定不移；心肌缺血所致的心绞痛、心肌梗死。方中的蟾酥主要成分结构与强心苷结构相似，是蟾酥甾二烯类、强心甾烯蟾毒类化合物及其羧酸酯，也有强心作用。当含有蟾酥的麝香保心丸与地高辛等强心苷合用，由于在致毒方面有协同作用，易引起中毒反应，使心血管系统功能减退。故接受强心苷治疗的患者不宜使用麝香保心丸。

此外，含蟾酥的中成药还有血栓心脉宁胶囊、麝香通心滴丸、益心丸、救心丸、痧药等，均不宜与地高辛一起服用，必须联用时应减量或加强监测。

目标检测

选择题

A型题

1. 甲型强心苷元与乙型强心苷元主要区别在于（　　）

A. 甾体母核稠合方式　B. C_{10}位取代基
C. C_{13}位取代基　D. C_{17}位不饱和内酯环
E. 糖链连接位置不同

2. 强心苷中的特殊糖是（　　）

A. *D*-葡萄糖　B. 6-去氧糖
C. 6-去氧糖甲醚　D. *α*-去氧糖
E. 鼠李糖

3. 强心苷元多在哪个位置与糖结合成苷（　　）

A. C_{14}　B. C_{10}
C. C_3　D. C_{17}
E. C_{13}

4. 水解Ⅰ型强心苷多采用（　　）

A. 盐酸丙法　B. 温和酸水解
C. 酶水解　D. 碱水解
E. Smith水解

5. 用下列何法水解可以得到原生苷元（　　）

A. 0.02～0.05mol/L HCl　B. 3%～5% HCl
C. 2% NaOH水溶液　D. $NaHCO_3$水溶液
E. NaOH乙醇溶液

6. 与强心苷共存的酶是（　　）

A. 只能使*α*-去氧糖之间苷键断裂
B. 可使葡萄糖的苷键断裂
C. 不能使各种苷键断裂
D. 可使苷元与*α*-去氧糖之间的苷键断裂
E. 可使*α*-去氧糖与*α*-去氧糖之间的苷键断裂

7. 提取次生苷应采用的方法是（　　）

A. 乙醇回流提取
B. 乙醚连续回流提取
C. 沸水煎煮
D. 乙酸乙酯提取
E. 水润湿一段时间，再用合适的溶剂回流提取

8. 强心苷甾体母核的反应不包括（　　）

A. 3, 5-二硝基苯甲酸反应
B. 醋酐-浓硫酸反应
C. 五氯化锑反应
D. 三氯甲烷-浓硫酸反应
E. 冰醋酸-乙酰氯反应

9. Liebermann-Burchard反应所用的试剂是（　　）

A. 三氯化铁-冰醋酸，浓硫酸
B. 醋酐-浓硫酸
C. 三氯乙酸-氯胺T
D. 五氯化锑
E. 三氯甲烷-浓硫酸

10. 提取强心苷常用的溶剂是（　　）

A. 正丁醇　B. 酸水
C. 70%乙醇　D. 碱水
E. 乙酸乙酯

X型题

11. 符合甲型强心苷元结构特征的是（　　）

A. C/D 环顺式稠合
B. B/C 环反式稠合
C. A/B 环顺式或反式稠合
D. C_{17}连接五元不饱和内酯环
E. C_{17}连接六元不饱和内酯环

12. 影响强心苷溶解性能的因素有（　　）

A. 苷键构型　　B. 糖基的数目
C. 糖基的种类　　D. 苷元羟基的数目
E. 苷元羟基位置

13. 温和酸水解可以切断的苷键有（　　）
A. 苷元与α-去氧糖之间
B. 苷元与糖之间
C. 葡萄糖之间
D. α-去氧糖之间
E. α-去氧糖与葡萄糖之间

14. 鉴别甾体母核的试剂有（　　）
A. 香草醛-浓硫酸
B. 醋酐-浓硫酸
C. 三氯乙酸
D. 五氯化锑
E. 3, 5-二硝基苯甲酸

15. 提取植物中原生苷的方法有（　　）
A. 沸水提取　　B. 80%乙醇回流提取
C. 1%乙酸温浸　　D. 40℃水温浸
E. 药材加硫酸铵水润湿，再用水提取

（关小丽）

第12章 生物碱类

学习目标

1. 知识目标： 掌握生物碱类化合物的结构分类与特点、生物碱的理化性质、生物碱的提取分离方法；熟悉生物碱的化学鉴别方法；了解生物碱的色谱鉴别方法。

2. 能力目标： 能够根据天然药物中生物碱类化合物的性质，设计出合理的提取分离方案。

3. 素质目标： 培养学生养成良好的科学态度、团队合作精神，以及提高实验操作能力和观察能力。

第1节 概　　述

生物碱（alkaloid）是一类含氮的天然产物，多具复杂的含氮杂环结构，呈碱性，具有显著的生物活性。蛋白质、肽类、氨基酸、核酸及维生素等含氮化合物不属于生物碱。

生物碱广泛分布于植物界，多数分布于双子叶植物中，如防己科、罂粟科、夹竹桃科、毛茛科、茄科、小檗科等。单子叶植物中的百合科、石蒜科，裸子植物中的红豆杉科、三尖杉科、麻黄科，以及羊齿植物中的石松科、卷柏科、木贼科等的一些植物中也有生物碱。在少数动物中也存在生物碱，如中药蟾酥中的蟾毒色胺，麝香中的麝香吡啶和羟基麝香吡啶A、B，加拿大海狸香腺中的海狸碱等，甚至少数菌类植物亦含生物碱。

在生物体内，多数生物碱与有机酸作用以盐的形式存在，其中有机酸盐如草酸盐、琥珀酸盐、柠檬酸盐、酒石酸盐等，少数以无机酸盐形式存在。少数碱性极弱的生物碱以游离态存在，如酰胺类生物碱。极少数以*N*-氧化物或生物碱苷等形式存在。

生物碱具有多种多样的生物活性。例如，吗啡、延胡索乙素具有镇痛作用；麻黄碱有止咳平喘作用；利血平具有降压作用；喜树碱、秋水仙碱、长春碱、紫杉醇、美登素等具有不同程度的抗癌作用；石杉碱甲（huperzine A）具有抗老年痴呆症的作用等。

第2节 结构类型

生物碱的分类主要有3种方法：按来源分类，如鸦片生物碱、麦角生物碱等；按化学结构分类，如莨菪烷生物碱、异喹啉生物碱等；按生源结合化学结构分类，如来源于鸟氨酸的吡咯生物碱等。分类依据不同，各有利弊。本书采用化学结构分类法，现将一些较重要的结构类型介绍如下。

一、有机胺类生物碱

本类生物碱数目不多，结构中氮原子不在环内，在侧链上。如麻黄草质茎中的麻黄碱（ephedrine），具有兴奋中枢神经、升高血压、扩张支气管作用，可治疗哮喘等；益母草中的益母草碱（leonurine），能促进子宫收缩、复原，对子宫有增强其紧张性与节律性作用；百合科秋水仙球茎和种子中含有以酰胺形式存在的秋水仙碱（colchicine）和秋水仙胺均属于此类生物碱，秋水仙碱主要用于治疗痛风性关节炎的急性发作。

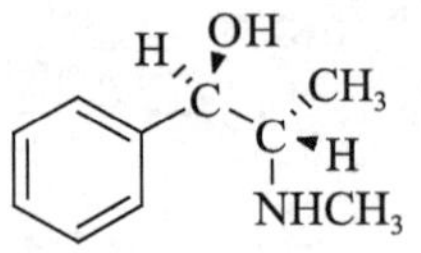

麻黄碱

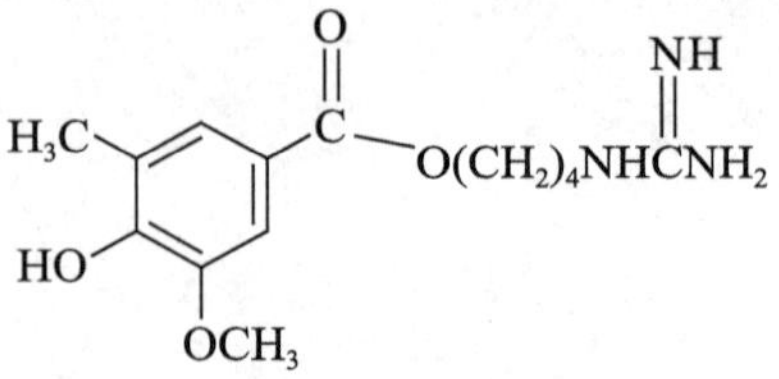

益母草碱

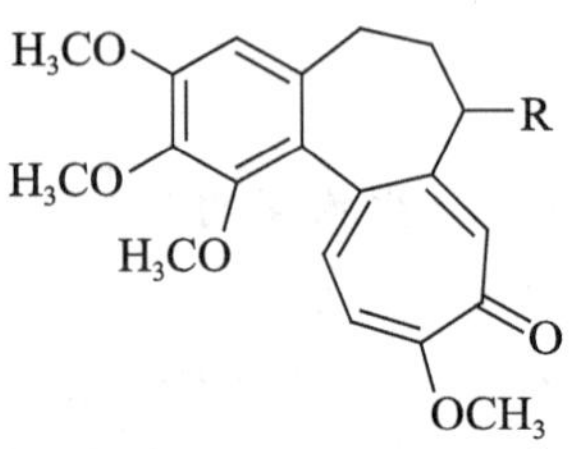

秋水仙碱 $R=NHCOCH_3$
秋水仙胺 $R=NHCH_3$

二、氮杂环衍生物类生物碱

常见氮杂环类生物碱有吡咯类生物碱、吡啶类生物碱、莨菪烷类生物碱、喹啉衍生物碱、异喹啉类生物碱、吲哚类生物碱等。

（一）吡咯类和吡啶类

常温下呈液态的生物碱，如槟榔碱、毒芹碱、烟碱；碱性极弱、具有镇静和抗惊厥作用的胡椒碱；具有兴奋中枢神经作用、临床可用于治疗脊髓灰质炎及某些自主神经系统紊乱所引起的头晕等症状的一叶萩碱；具有保肝、护肝作用的苦参碱和氧化苦参碱等都属于此类。

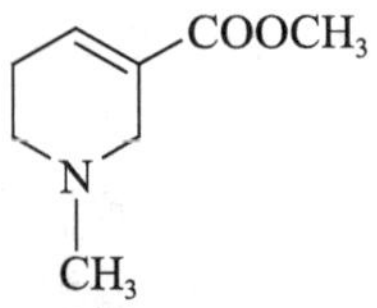

槟榔碱

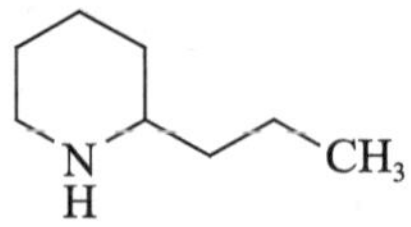

毒芹碱

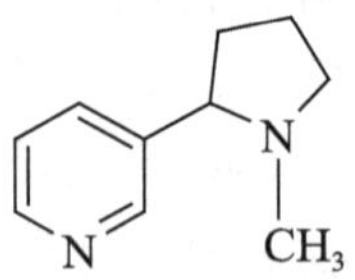

烟碱

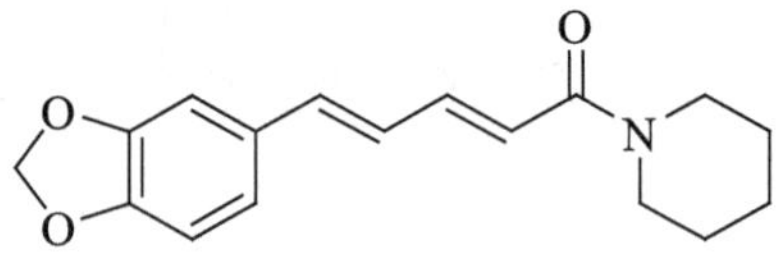

胡椒碱

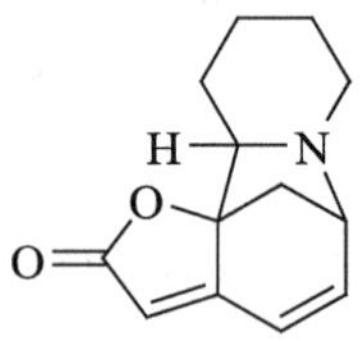

一叶萩碱

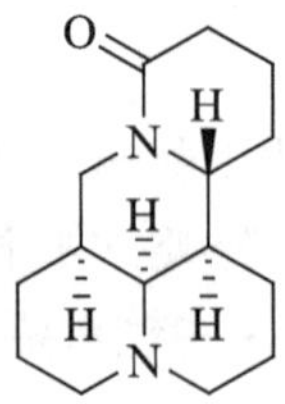

苦参碱

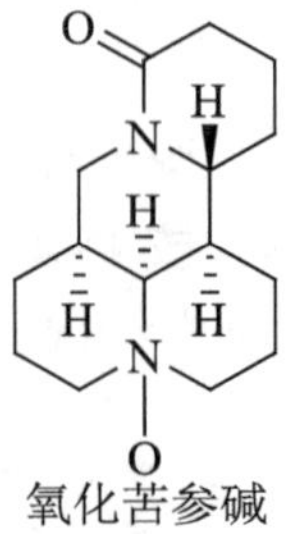

氧化苦参碱

（二）莨菪烷类

此类生物碱大多数是由莨菪烷衍生的氨基醇与有机酸结合而成的一元酯。莨菪碱（hyoscyamine）和东莨菪碱的生物活性相似，均具有解痉、镇痛和解毒作用。阿托品为外消旋的莨菪碱。

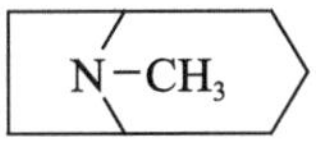
莨菪烷

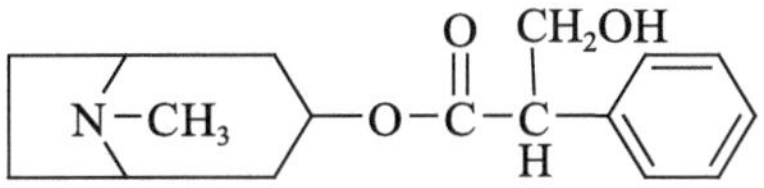
阿托品

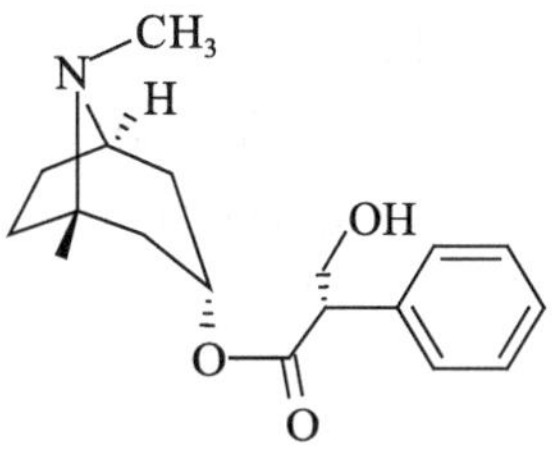
莨菪碱

（三）喹啉衍生物类

从芸香科植物常山木的根中分离得到的具有抗疟作用的成分常山碱；奎宁（quinine）是金鸡纳树皮中主要治疗疟疾的活性成分；抗肿瘤作用的喜树碱类生物碱等属于此类。

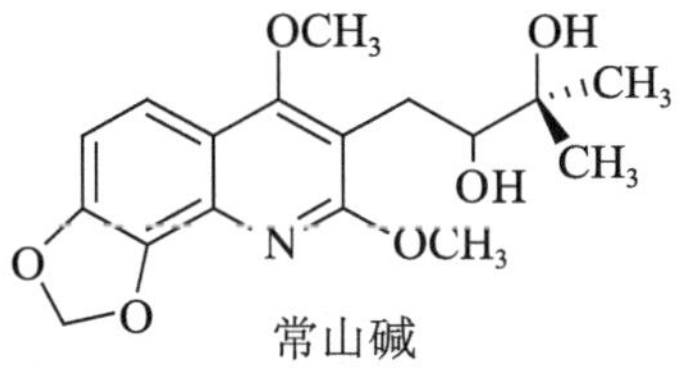
常山碱

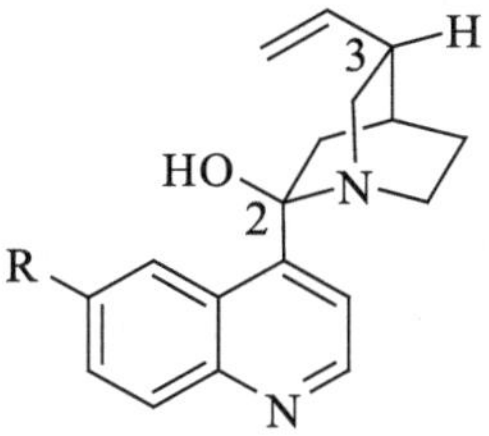

奎宁	R=OCH_3(3*S*，2*R*)
奎宁丁	R=OCH_3(3*R*，2*S*)
辛可宁	R=H(3*R*，2*S*)
辛可宁丁	R=H(3*S*，2*R*)
脱甲奎宁	R=OH

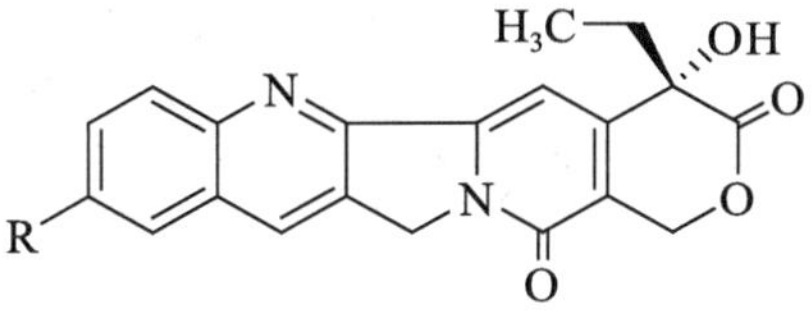

喜树碱	R=H
10-羟基喜树碱	R=OH
甲氧基喜树碱	R=OCH_3

（四）异喹啉类

具有强烈麻醉和镇痛的作用吗啡（morphine）、解痉作用的罂粟碱（papaverine）、具有镇咳作用的可待因（codeine）、抗菌消炎成分小檗碱（berberine）、如从粉防己中提取的粉防己碱（tetrandrine，又称为汉防己甲素），具有镇痛和抗肿瘤作用等都属于此类结构。

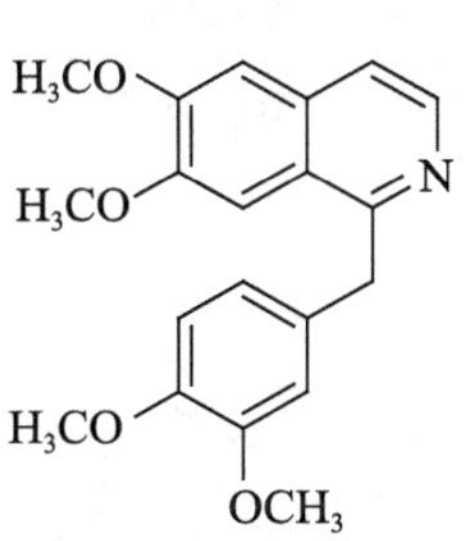
罂粟碱

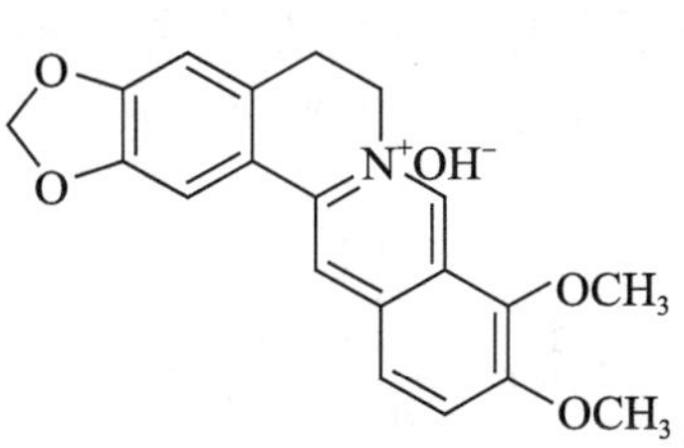
小檗碱

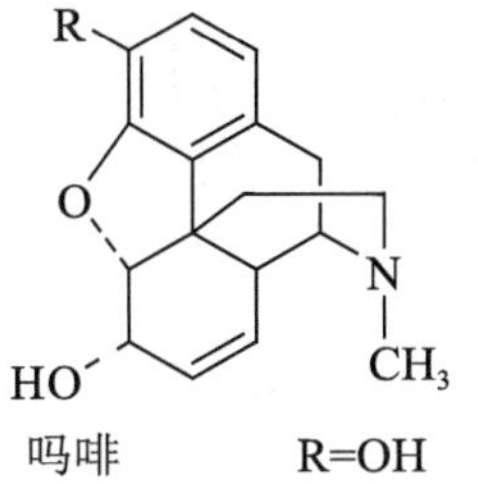

吗啡	R=OH
可待因	R=OCH_3

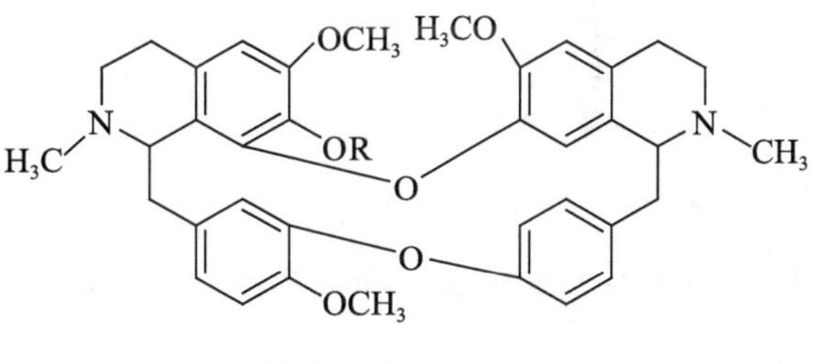

粉防己碱	R=CH_3
防己诺林碱	R=H

（五）吲哚类

如萝芙木中具有降压作用的利血平（reserpine）和长春花中具有抗癌活性的长春碱和长春新碱（vincristine）等都属于此类。

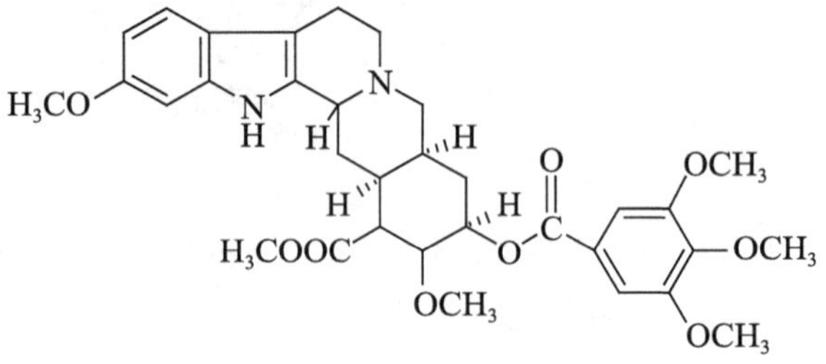

利血平

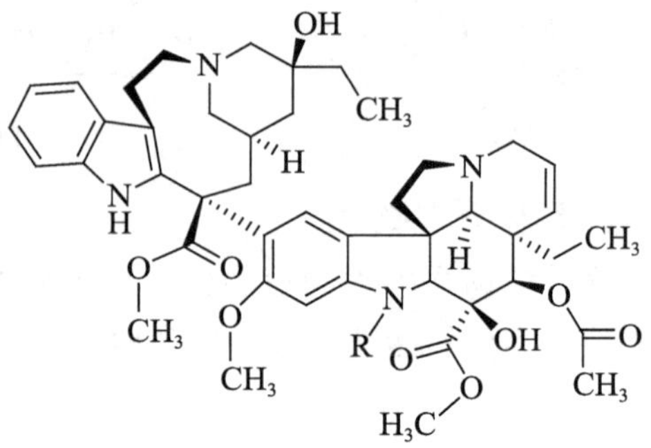

长春碱 R=CH_3
长春新碱 R=CHO

三、其他类生物碱

（一）萜类生物碱

乌头类中药黑顺片、白附片不能直接服用，其中含有二萜类生物碱乌头碱（aconitine），需要水解后降低毒性方可入药。同属植物高乌头根中含有高乌头碱，具有镇痛、麻醉、降温和消肿活血的活性。

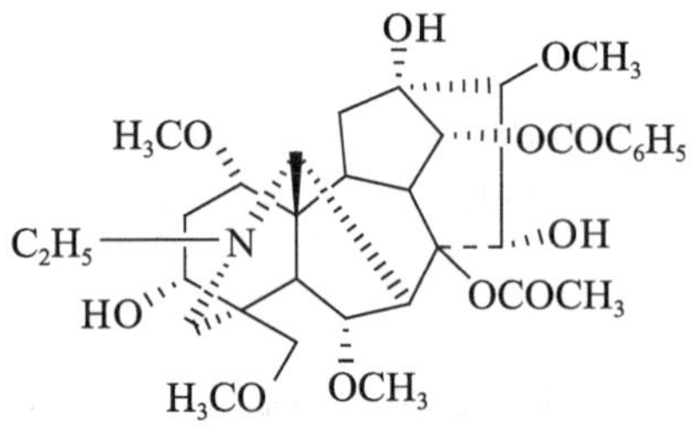

乌头碱

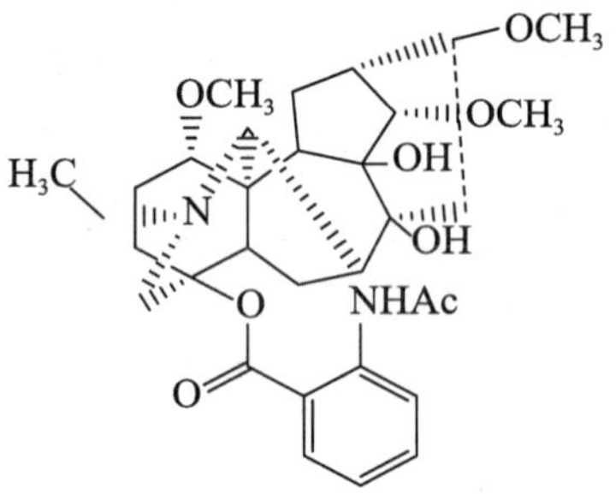

高乌头碱

（二）甾体类生物碱

这类生物碱有：具有保肝作用和细胞毒活性的辣椒茄碱；有催吐、祛痰等作用的藜芦碱；土豆芽中的毒性成分龙葵碱；具有清热化痰，开郁散结作用的贝母碱等。

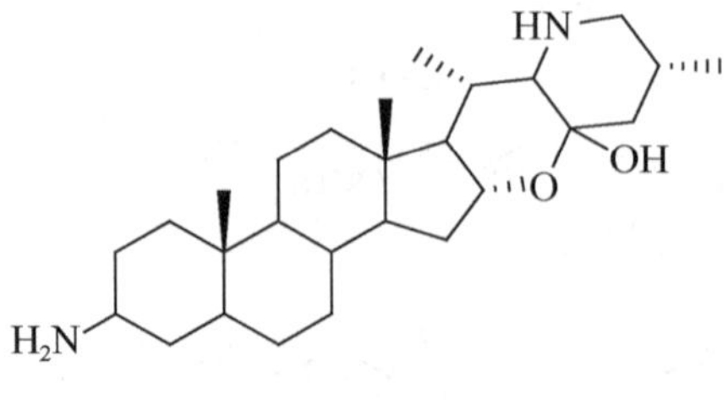

辣椒茄碱

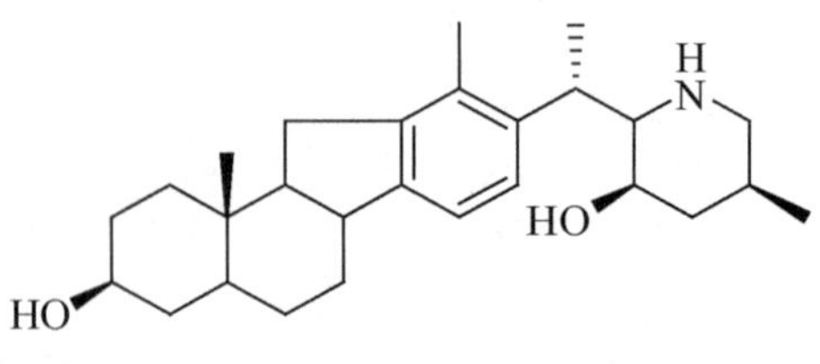

藜芦碱

（三）嘌呤类生物碱

中枢兴奋作用的咖啡因（caffeine）和茶碱（theophylline）等。

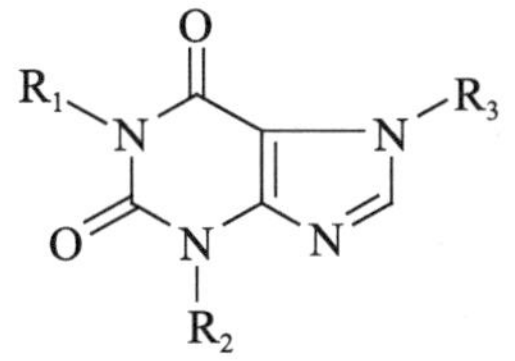

咖啡因 $R_1=R_2=R_3=CH_3$

茶碱 $R_1=R_2=CH_3$，$R_3=H$

链接 罂粟

罂粟因具有止咳、镇痛、催眠等效果，曾被人们当作药物进行使用。

罂粟未成熟的果实割裂时渗出的乳汁中含有相当多的生物碱，其中包括吗啡碱、罂粟碱、可待因等，制干后即得到鸦片。根据《中华人民共和国治安管理处罚法》第七十一条的规定，非法种植罂粟不满五百株或者其他少量毒品原植物的，处十日以上十五日以下拘留，可以并处三千元以下罚款；情节较轻的，处五日以下拘留或者五百元以下罚款。

第3节 理化性质

一、性　状

1. 形态 多数生物碱为结晶型固体，少数是无定型粉末，还有一些呈液体状态，如烟碱、毒芹碱、东莨菪碱和槟榔碱等。结晶型生物碱常具有一定的熔点，个别的具有双熔点，如粉防己碱，熔点法鉴别纯度时需注意。

2. 颜色 大多数生物碱呈无色或白色，少数因有较长的交叉共轭体系结构的生物碱显各种颜色，如小檗碱（黄色）、蛇根碱（黄色）、血根碱（红色）等。还有一些生物碱在可见光下不显色，但在紫外线下可显不同颜色的荧光，如利血平等。

3. 味觉 生物碱多具苦味，有些味极苦，如盐酸小檗碱，有些刺激唇舌有焦灼感，如辣椒素，极少数有甘甜的味道，如甜菜碱。

4. 挥发性 液体生物碱有一定沸点，能随水蒸气蒸馏而逸出。绝大多数的固体生物碱无挥发性，少数小分子、游离状态生物碱具有挥发性和升华性。如咖啡因具有升华性，可以通过升华法提取，麻黄碱能随水蒸气蒸馏。

二、旋 光 性

凡是具手性碳原子或本身为手性分子的生物碱，具有旋光性。生物碱的旋光性易受pH、溶剂等因素的影响。如在中性条件下，烟碱、北美黄连碱呈左旋光性，但在酸性条件下，则变为右旋光性。麻黄碱在三氯甲烷中呈左旋光性，但在水中则变为右旋光性。

生物碱的生物活性与其旋光性有密切的关系，一般左旋体的生物活性和毒性强于右旋体。如*L*-莨菪碱的散瞳作用比*D*-莨菪碱约强100倍，去甲乌药碱仅*L*-型具有强心作用；少数例外，如*D*-可卡因比*L*-可卡因的局部麻醉作用强2.6～3.0倍。

三、溶 解 性

生物碱及其盐类的溶解性与其分子中氮原子的存在形式、极性基团的有无、数目以及溶剂等密切相关，可以把生物碱按照溶解性不同分为脂溶性生物碱、水溶性生物碱和特殊溶解性生物碱。

（一）脂溶性生物碱

大多数叔胺和仲胺生物碱具有亲脂性，这类生物碱的游离态易溶于亲脂性有机溶剂，如苯、三氯甲烷、乙醚等，尤其易溶于三氯甲烷中；也可溶于亲水性溶剂如甲醇、乙醇、丙酮等，难溶于水和碱水中。生物碱盐类可溶于水和亲水性有机溶剂，如甲醇、乙醇、丙酮，难溶于亲脂性有机溶剂。生物碱盐类在水中的溶解性因成盐的酸不同而异。一般情况下，无机酸尤以含氧酸盐（如硫酸盐、磷酸盐）的溶解度大于卤代酸盐。有机酸盐以小分子有机酸如醋酸或羟基酸如酒石酸盐的水溶性较大，而大分子有机酸的生物碱盐如苦味酸盐、鞣酸盐等在水中的溶解度较小或难溶于水。

（二）水溶性生物碱

水溶性生物碱是指游离态生物碱可溶于水的一类生物碱。主要包括：①季铵型生物碱（如小檗碱）；②含有配位键的生物碱（如氮氧化物的生物碱：氧化苦参碱）；③小分子的生物碱（如麻黄碱）；④液态生物碱（如东莨菪碱等）。

（三）特殊溶解性生物碱

这类生物碱主要包括：①两性生物碱，生物碱分子中如有酚羟基、羧基等酸性基团（如吗啡），既可溶于氢氧化钠水溶液，又可溶于盐酸水溶液；②具有内酯结构或内酰胺结构的生物碱，易溶于热氢氧化钠溶液（其内酯结构可开环形成羧酸盐而溶于水中）；③极弱碱性生物碱，如酰胺生物碱，酰胺生物碱与酸水成盐不稳定，易游离，可用三氯甲烷直接从酸水中萃取分离。其他类，少数生物碱盐不溶于水（小檗碱盐酸盐、麻黄碱草酸盐），少数生物碱的盐酸盐能溶于三氯甲烷（盐酸石蒜宁碱、盐酸四氢巴马亭、盐酸山梗菜碱）。

四、碱　　性

（一）碱性的产生及其强度表示

大多生物碱都具有碱性。因为其分子中氮原子上的孤对电子能较容易接受质子而显碱性。

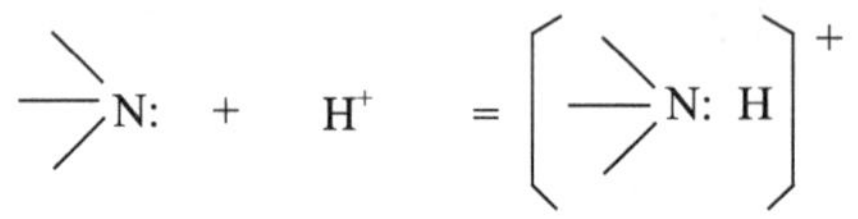

生物碱　　　　生物碱盐

其碱性强度分别用酸式解离常数pK_a和碱式解离常数pK_b表示。pK_a值越小，酸性越强；相反，pK_a值越大，碱性越强。目前大多数用pK_a表示生物碱的碱度。

$$pK_a=pK_w-pK_b=14-pK_b$$

可根据pK_a值将生物碱分为极弱碱（pK_a＜2）、弱碱（pK_a2～7）、中强碱（pK_a7～11）、强碱（pK_a＞11）。碱性基团的pK_a值大小顺序一般是胍基[—NH（CNH）NH_2]＞季铵碱＞脂肪胺基＞芳杂环（吡啶）＞酰胺基。

（二）碱性与分子结构的关系

生物碱的碱性强弱和氮原子的杂化方式、电性效应（包含诱导效应、共轭效应）、空间效应以及分子内氢键的形成等有关。

1. 氮原子杂化方式　生物碱分子中氮原子上孤对电子对的杂化方式有3种形式，即sp^3、sp^2、sp，其碱性强弱为sp^3＞sp^2＞sp。

（1）sp^3杂化的氮原子　属于sp^3杂化的氮原子主要包括两大类，即氮原子在侧链上的生物碱，如脂肪胺、芳香胺；脂氮杂环生物碱。

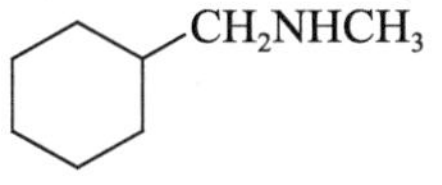
脂肪胺

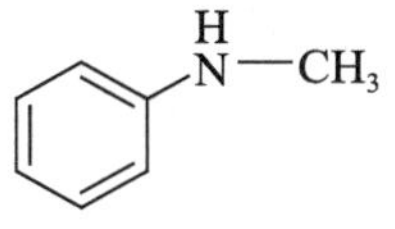
芳香胺

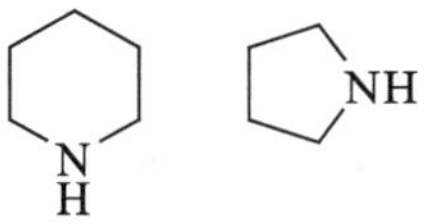
脂氮杂环

（2）sp^2杂化的氮原子　芳氮杂环类生物碱的氮原子属于sp^2杂化，如吡啶和吡咯。由于吡咯氮原子上的共用电子对参与了环的共轭体系，使氮原子的电子云密度降低，减弱了对氢离子的结合能力。故吡咯的碱性比胺类化合物弱得多。

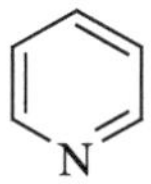
吡啶

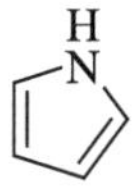
吡咯

（3）sp杂化的氮原子　此类氮原子主要是腈类，如乙腈。较少应用于临床。此类碱性较弱，几乎呈中性。

$$CH_3C \equiv N$$

乙腈

根据上述结构分析，通过辨明生物碱氮原子的杂化方式，从而判断其碱性的强弱。例如六氢吡啶中的氮原子为sp^3杂化，吡啶的氮原子为sp^2杂化，所以六氢吡啶的碱性（pK_a=11.2）大于吡啶的碱性（pK_a=5.17）。

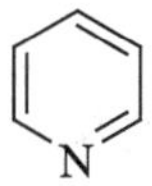
吡啶

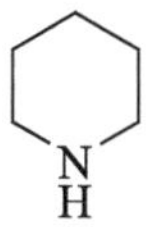
六氢吡啶

2. 电性效应

（1）诱导效应　生物碱分子中氮原子上电子云密度受到分子中供电子基（如甲基、乙基等）或吸电子基（如苯基、羰基、酯基、醚基、羟基和双键等）的诱导效应的影响，使氮原子上电子云密度升高或降低。供电子基使氮原子电子云密度升高，碱性增强；吸电子基则降低氮原子电子云密度，碱性减弱。如托哌可卡因（pK_a=9.88）的碱性强于可卡因（pK_a=8.31）是因为可卡因氮原子β位上有一个酯基产生吸电子作用。去甲基麻黄碱（pK_a=9.00）的碱性小于苯异丙胺（pK_a=9.80）是因去甲基麻黄碱分子中氮原子的邻位碳上连有吸电子的羟基存在。

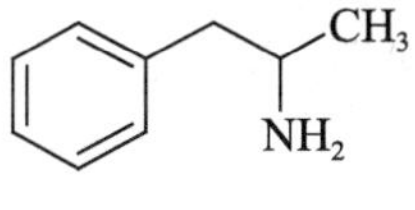
苯异丙胺

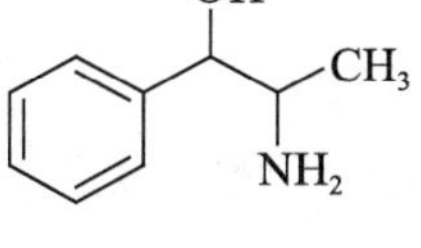
去甲基麻黄碱

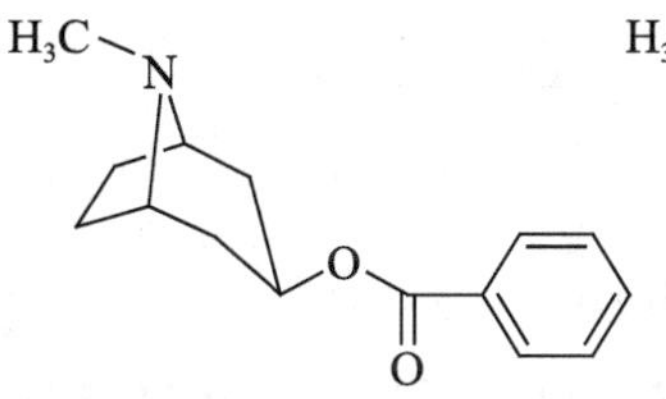
托哌可卡因

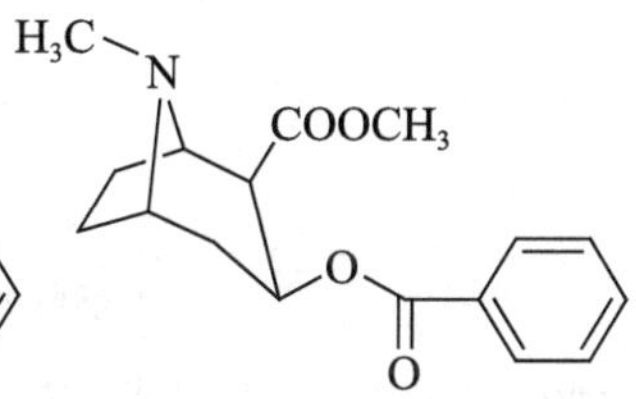
可卡因

（2）共轭效应　生物碱分子结构中氮原子的孤对电子与具有π电子的基团共用一根单键相连时，形成p-π共轭体系，由于电子云平均化作用，使氮原子上的电子云密度降低，碱性减弱。常见的p-π共轭效应主要有苯胺型和酰胺型两种类型。苯胺氮原子上的孤对电子可与苯环π电子形成p-π共轭体系，其碱性比环己胺弱得多。而酰胺型中的氮原子除了可以和羰基的碳氧双键形成共轭以外，羰基上的氧原子也具有较强的吸电子诱导效用，因此酰胺类碱性很弱，大多pK_a小于2，为极弱碱。

吸电子基共轭：①苯胺型，苯胺氮原子上孤对电子与苯环π-电子形成p-π共轭体系，碱性（pK_a=4.58）比苄胺（pK_a=9.34）弱得多。如毒扁豆碱（physostigmine）分子中两个氮原子，N_1的pK_a为7.88而N_2的pK_a为1.76，两者碱性相差悬殊，原因是N_2处于p-π共轭体系中。②酰胺型，氮原子处于酰胺结构中，其孤对电子与羰基的π电子形成p-π共轭，碱性很弱，如胡椒碱（pK_a=1.42）。

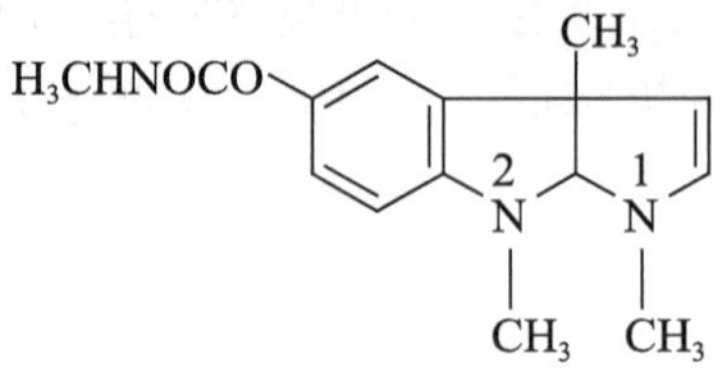

毒扁豆碱

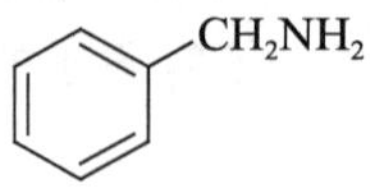

苄胺

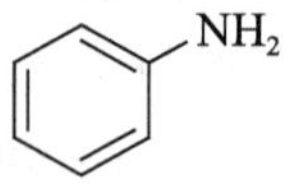

苯胺

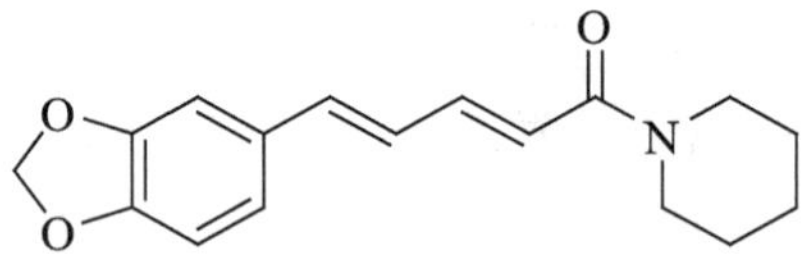

胡椒碱

供电子共轭：并非所有的p-π共轭效应都降低碱性强度。当氮原子上孤对电子与供电子基发生共轭时，可使生物碱的碱性增强。如含胍基的生物碱多数呈强碱性，因为胍基接受质子后形成铵离子，呈更强的p-π共轭，体系稳定性增大而成为强碱（pK_a=13.6）。

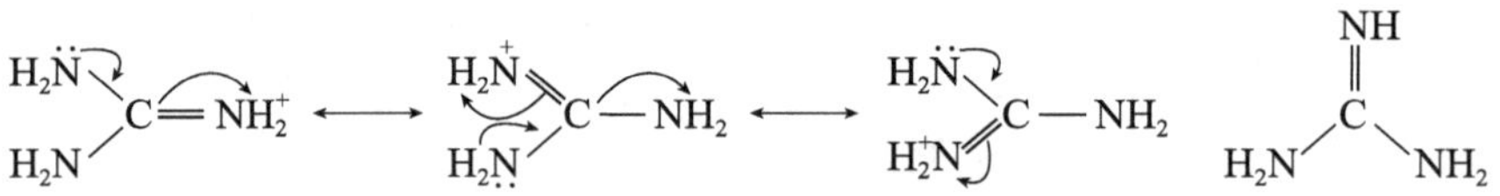

3. 空间效应 也被称作立体因素，由于生物碱的碱性强弱也取决于氮原子接受质子的能力，故分子的立体结构对碱性也有一定影响。甲基麻黄碱（pK_a=9.30）的碱性弱于麻黄碱（pK_a=9.56），原因是甲基的空间位阻。东莨菪碱结构中氮原子附近环氧结构的空间位阻，使其碱性（pK_a=7.50）弱于莨菪碱（pK_a=9.65）。

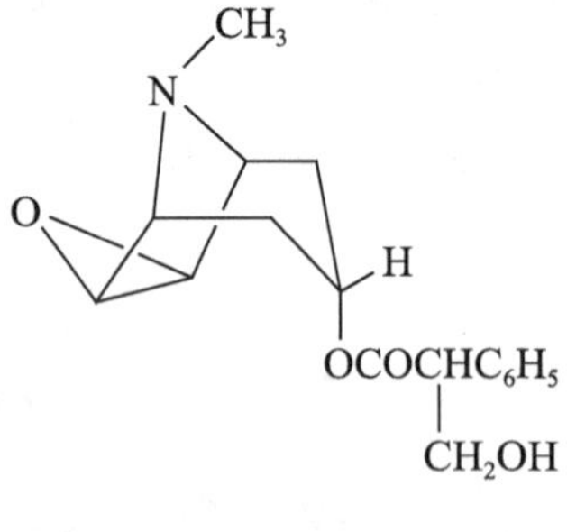

东莨菪碱

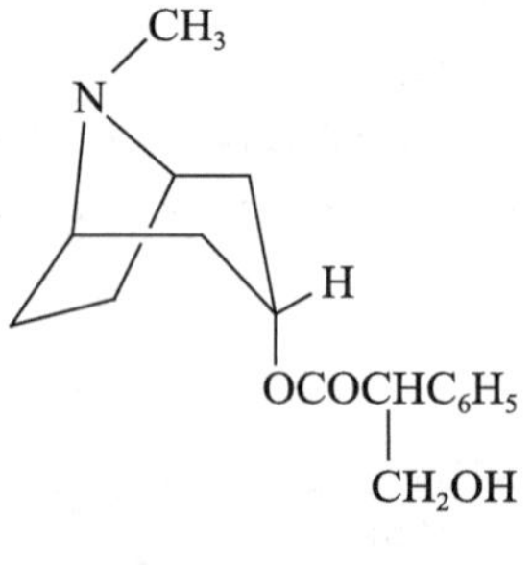

莨菪碱

再比如，伯胺、仲胺和叔胺，供电诱导基团逐渐增加，碱性应该逐渐增强，但是叔胺碱性弱于仲胺，其原因是叔胺结构中的3个甲基阻碍了氮原子接受质子的能力，因而碱性降低。

NH_3	$H_2N—CH_3$	$H_3C—NH—CH_3$	$H_3C—N(CH_3)—CH_3$
	（伯胺）	（仲胺）	（叔胺）
pK_a=9.75	pK_a=10.64	pK_a=10.70	pK_a=9.74

4. 氢键效应 生物碱的共轭酸盐若能生成稳定的分子内氢键，则其共轭碱的碱性较强。如质子化后钩藤碱（rhynchophylline）的氮上氢可与酮基形成分子内氢键，较稳定，而异钩藤碱（isorhynchophylline）则无类似氢键的形成，故前者碱性（pK_a=6.32）大于后者（pK_a=5.20）。

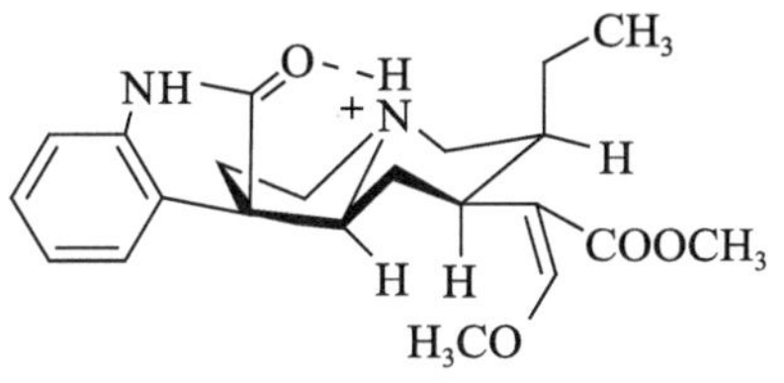

钩藤碱

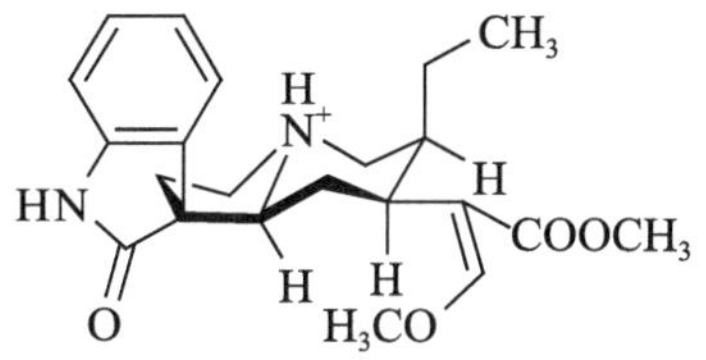

异钩藤碱

由于生物碱种类繁多，结构复杂，影响其碱性的效应因素大多不止一种。因此，分析具体化合物碱性强弱时，应综合考察。总体来说，诱导效应相比于空间效应、共轭效应的影响较小。此外，除分子结构本身外，外界因素如溶剂、温度等也会影响生物碱的碱性强度。

第4节 提取分离

一、生物碱的提取

在生物碱的提取过程中首先要考虑生物碱的性质和存在形式，根据其自身特点选择合适的提取方法。

大多数生物碱的提取可使用溶剂提取法。提取速率与溶剂用量（一般8～10倍）、原料粉碎度、操作条件（如温度、搅拌）等因素有关。应注意在生物碱苷类的提取时，宜用新鲜原料并消除酶的活性。

（一）酸水提取法

此法适用于水溶性生物碱及中强碱性生物碱的提取。利用生物碱盐易溶于水的性质，或与酸水反应，将生物碱转变为水溶性比较大的盐，使其溶解在水溶液当中。一般用0.1%～1%的硫酸、盐酸或醋酸、酒石酸溶液为提取溶剂。在植物体内的生物碱大多以有机酸盐形式存在，酸水溶液可以使生物碱转变为水溶性较大的小分子盐，有利于提取，提取方法可以使用渗滤法或浸渍法，对于含淀粉少的药材可用煎煮法。酸水提取法的优点是提取效率高、操作简便、成本低；缺点是提取液体积较大，造成浓缩困难，且水溶液易霉变，水溶性杂质较多。

（二）醇类溶剂提取法

此法适用于各种生物碱，是利用醇性溶剂溶解性能的广泛性，使亲脂性强弱不同的游离生物碱以及生物碱盐都被溶解提取出来。甲醇对生物碱盐类的溶解性比乙醇好，但甲醇具有一定毒性，故常用乙醇提取。醇类溶剂提取法的优点是适用于各种极性生物碱的提取，水溶性杂质少，易于浓缩，但脂溶性杂质较多，提取液常含有树脂及脂溶性色素等。

（三）亲脂性溶剂提取法

此法适用于亲脂性生物碱，因为大部分游离生物碱有较强的亲脂性，可用亲脂性有机溶剂如三氯甲烷、乙醚、苯等提取。此法提取可先用氨水、石灰乳将药材粗粉湿润，同时使药材中生物碱盐转变为游离态，然后用亲脂性有机溶剂进行提取。该法提取生物碱选择性高，被提出的杂质少，所得产品较纯。缺点是其操作复杂，需反复提取，成本较高，如图12-1所示。

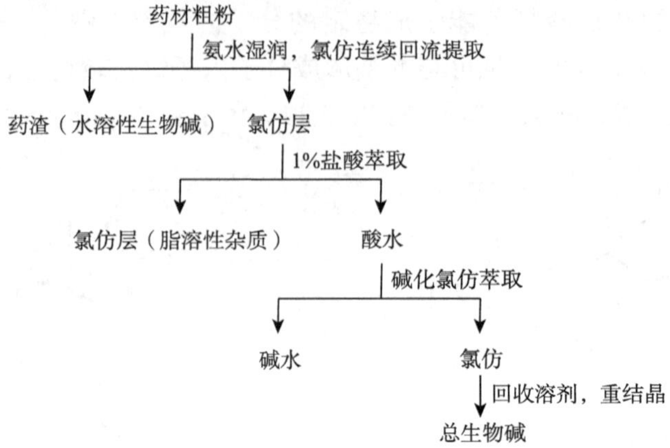

图12-1　亲脂性溶剂提取法流程图

二、生物碱的纯化

（一）离子交换树脂法

将酸水提取液与阳离子交换树脂（多用磺酸型）进行交换，使生物碱盐类的阳离子被交换而吸附，一些不能离子化的杂质则随溶液流出，达到分离的目的。交换后的树脂，用碱水（如10%氨水）碱化后，再用有机溶剂（如乙醚、三氯甲烷、甲醇等）进行洗脱，回收溶剂得总生物碱。由于生物碱分子一般都比较大，宜选用低交联度（3%～6%）聚苯乙烯磺酸型树脂较适宜。生物碱的离子交换与碱化时的反应如下：

$$R^-H^+ + [BH]^+ \longrightarrow R^-[BH]^+ + H^+$$

$$R^-[BH]^+ + NH_3 \cdot H_2O \longrightarrow R^-NH_4^+ + B + H_2O$$

R^-H^+代表阳离子型交换树脂；$[BH]^+$代表生物碱阳离子；R代表树脂；B代表生物碱。

离子交换树脂法的优点：所得生物碱纯度高，有机溶剂用量少，树脂可反复使用。药用生物碱如东莨菪碱、奎宁、麦角碱、咖啡因、一叶萩碱等的纯化都是应用此法。

（二）雷氏铵盐沉淀法

此法主要用于季铵生物碱的纯化和分离。季铵生物碱极性大，易溶于水和碱水中，除离子交换树脂法外，较难纯化和分离。实验室用生物碱沉淀试剂（如磷钨酸、硅钨酸、苦味酸、雷氏铵盐等）加入到含有水溶性生物碱的弱酸性水溶液中，使生物碱沉淀完全，滤除沉淀后再以适当的试剂进行分解，最后分离出生物碱。雷氏铵盐沉淀法的具体操作如下：将含季铵生物碱的水溶液用盐酸调至pH 2，加入新鲜配制的雷氏铵盐饱和水溶液至不再生成沉淀为止。滤取沉淀，用少量水洗涤1～2次，抽干，将沉淀溶于丙酮（或乙醇）溶液中，过滤，滤液即为雷氏生物碱复盐丙酮（或乙醇）液。于此滤液中，加入饱和硫酸银水溶液，形成雷氏银盐沉淀，过滤，于滤液中加入少量$BaCl_2$溶液，滤除沉淀，最后所得滤液即为季铵生物碱的盐酸盐。反应过程如下。

$$B^+ + NH_4[Cr(NH_3)_2(SCN)_4] \longrightarrow B[Cr(NH_3)_2(SCN)_4]\downarrow + NH_4^+$$

$$2B[Cr(NH_3)_2(SCN)_4] + Ag_2SO_4 \longrightarrow B_2SO_4 + 2Ag[Cr(NH_3)_2(SCN)_4]\downarrow$$

$$B_2SO_4 + BaCl_2 \longrightarrow BaSO_4\downarrow + 2BCl$$

三、生物碱的分离

（一）总生物碱的系统分离

经提取和精制后所得的生物碱，仍可能是一些结构相近、性质相似的混合物。因此可根据生物碱的碱性强弱或是否具酚性粗略分成不同的类别。总生物碱的系统分离流程，如图12-2所示。

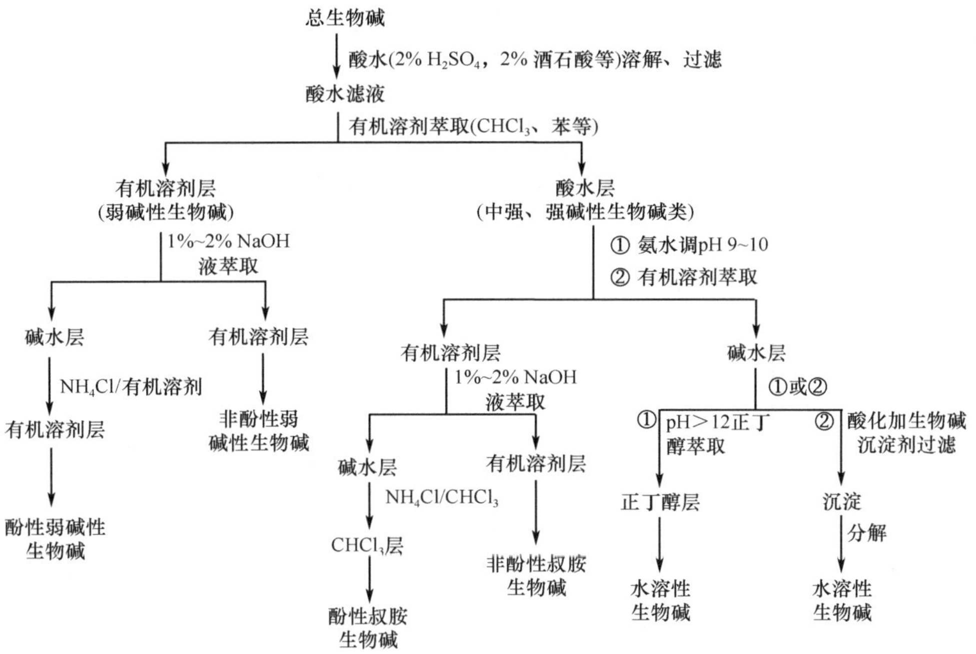

图12-2 总生物碱的系统分离流程

（二）单体生物碱的分离

生物碱单体的分离主要是利用待分离生物碱之间的结构、理化特性差异进行分离。常用以下几种方法。

1. 利用生物碱的碱性强弱不同进行分离 各单体生物碱的碱性之间存在着一定的差异时，可采用pH梯度萃取法，具体操作有两种：一是将总碱溶于酸水中，逐步加入碱水，使pH由低到高增加，生物碱则由弱到强游离，用有机溶剂分别萃取，使碱性有差异的生物碱分离；二是将混合生物碱溶于有机溶剂中，用pH由高到低的酸性缓冲液萃取，依次将碱性由强到弱的生物碱萃取出，然后将各部位缓冲液碱化，转溶于有机溶剂，回收溶剂即获得各个不同碱度的生物碱。进行pH梯度萃取法之前可用多层缓冲纸色谱作萃取分离的预试验，可有针对性地用各种不同pH缓冲溶液来萃取分离。

2. 利用生物碱的溶解度不同进行分离 利用各种生物碱在某种溶剂中溶解度差别的性质而达到分离目的。如粉防己中的两个主要生物碱：粉防己碱与防己诺林碱，它们都是双苄基异喹啉生物碱，但防己诺林碱的结构中比粉防己碱多一个隐性酚羟基，故极性大于粉防己碱，在冷苯中的溶解度小于粉防己碱，可借此将两者分离。

3. 利用生物碱盐的溶解度差异进行分离 生物碱可和盐酸、硫酸、苦味酸、氢溴酸等形成盐，生物碱的这些盐类在不同溶剂中溶解度不同，借此可达到分离目的。如金鸡纳树皮中4种生物碱奎宁、奎尼丁、金鸡宁丁和金鸡宁的分离。硫酸奎宁、酒石酸金鸡宁丁、氢碘酸奎尼丁均在水中溶解度较小，金鸡宁不溶于乙醚。据此在不同分离的步骤制备成相应的难溶盐类而彼此分离。分离流程如图12-3所示。

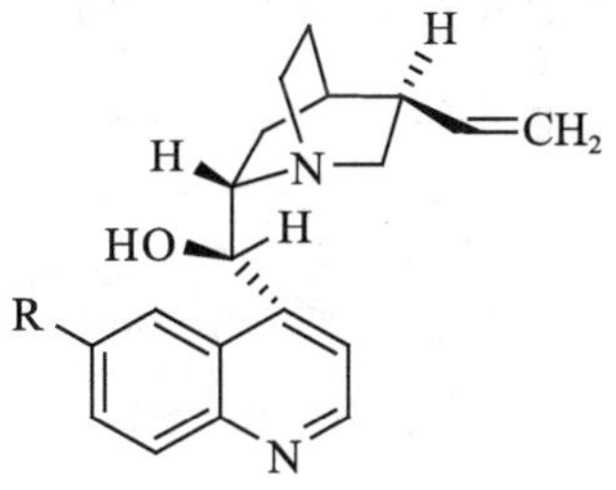

奎宁 R=OCH_3
金鸡宁丁 R=H

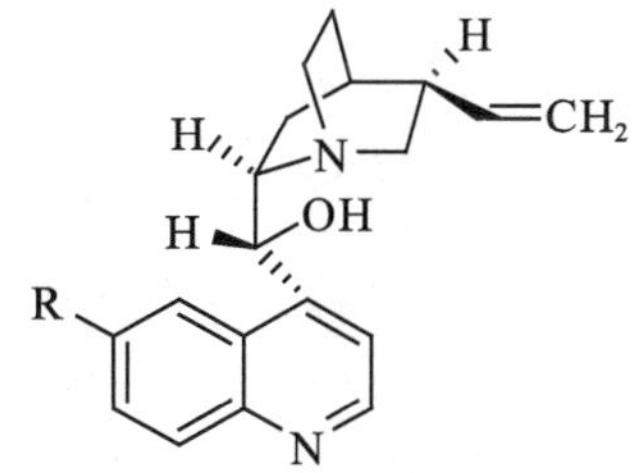

奎尼丁 R=OCH_3
金鸡宁 R=H

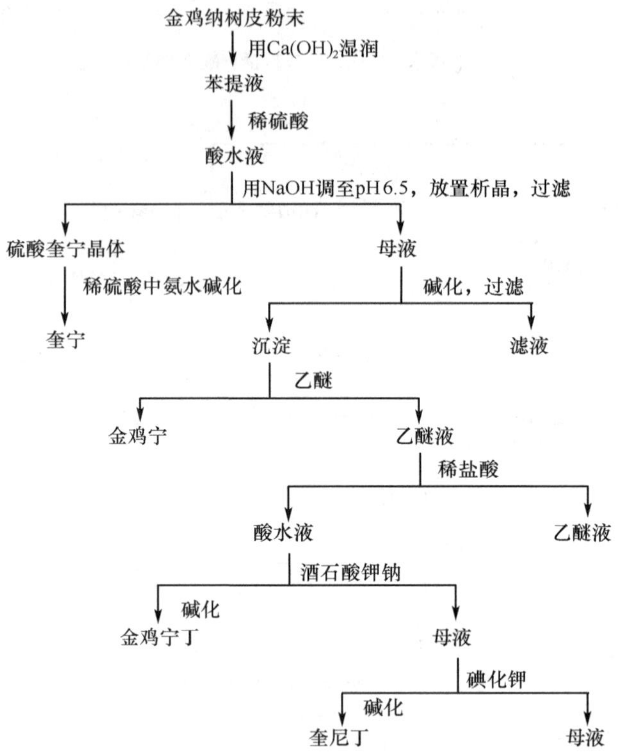

图12-3 从金鸡纳树皮中提取奎宁类生物碱的流程

4. 色谱法 广泛地用于生物碱的分离。大多数采用吸附色谱，还可采用分配色谱、离子交换色谱、大孔树脂吸附色谱、葡聚糖凝胶色谱等进行分离。实际工作中，常运用中压或低压柱色谱、制备薄层色谱进行分离。天然产物成分较复杂，常需要若干方法交替或反复使用方可获得较好的分离效果。

（1）氧化铝吸附色谱 如小蔓长春花中阿朴长春花碱和表长春花碱的分离过程中，对游离混合生物碱采用Al_2O_3吸附柱色谱进行分离，方法是将分离长春花胺后的滤液抽干，用丙酮溶解后通过Al_2O_3吸附柱，并继续用正己烷-三氯甲烷-甲醇梯度洗脱，得阿朴长春胺、表长春花胺。

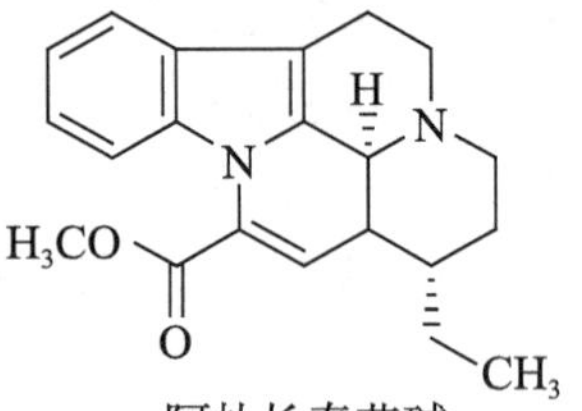

阿朴长春花碱

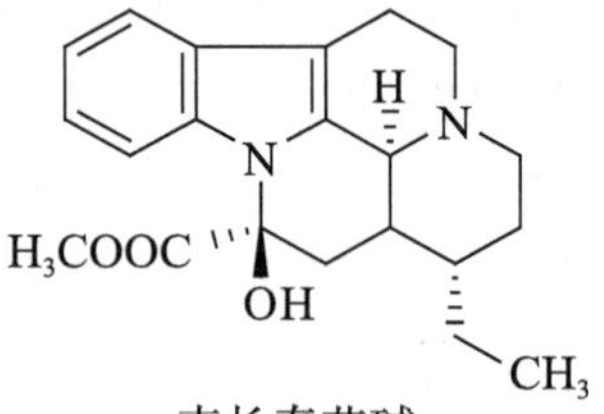

表长春花碱

将分离阿朴长春胺和表长春花胺后的Al_2O_3吸附柱，继续用正己烷-三氯甲烷-甲醇梯度洗脱，得混合物，此混合物用制备薄层色谱（PTLC）分离，以乙醚-正己烷-甲醇（75∶24∶1）为展开剂、分得*N*-甲基-白坚木碱、长春新碱E、长春碱和长春胺4种吲哚生物碱。

（2）硅胶吸附色谱 对华北白前根中两个非骈联啶类生物碱，采用硅胶进行色谱分离，分别以三氯甲烷-甲醇不同浓度的混合溶剂洗脱，再精制得安托芬和去甲安托芬两个化合物。

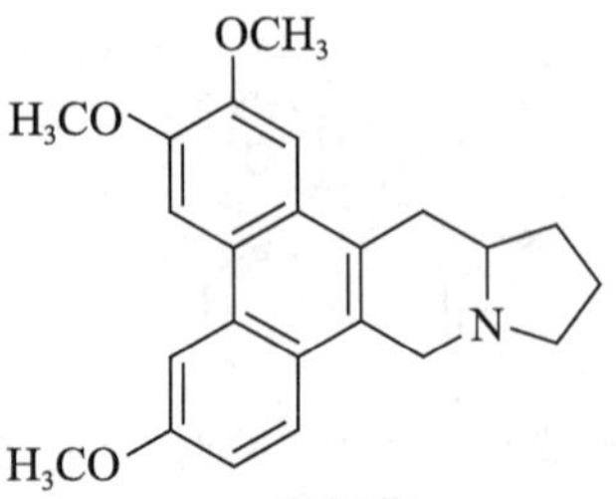

安托芬

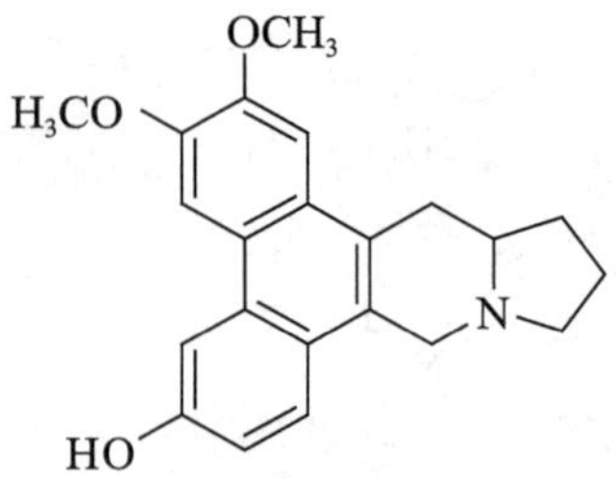

去甲安托芬

（3）硅胶分配色谱法 如三尖杉生物碱中三尖杉酯碱（harringtonine）与高三尖杉酯碱同系物的分离。高三尖杉酯碱结构中多一个—CH_2—，亲脂性比三尖杉酯碱稍强，采用分配色谱时，高三尖杉酯碱先被洗脱，而三尖杉酯碱随后被洗脱。方法是以硅胶（100～160目）为支持剂，预先加约等量pH5.0缓冲液，充分研合均匀，再加适量三氯甲烷，搅拌成糊状，湿法装柱，将样品的三氯甲烷溶液上柱，用三氯甲烷（预先用缓冲溶液饱和）洗脱，收集各流分，经薄层色谱检查合并为三部分，先洗脱出的为高三尖杉酯碱，最后洗脱出的为三尖杉酯碱，中间部分为两者混合物。

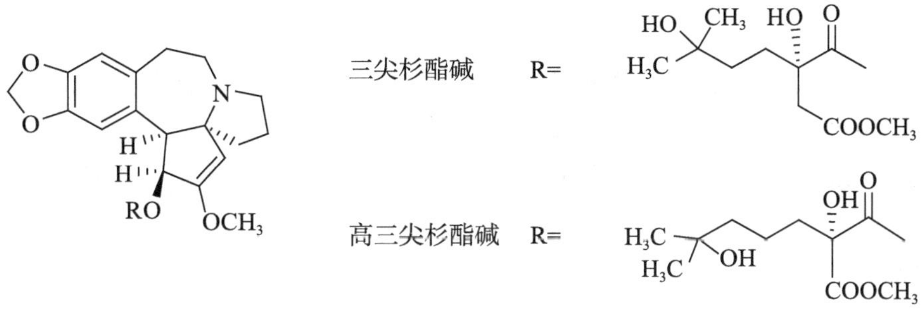

（4）离子交换树脂色谱 麻黄科植物草麻黄和木贼麻黄含有6种以上生物碱，其中麻黄碱和伪麻黄碱可采用阳离子树脂分离，麻黄碱的碱性较伪麻黄碱弱，故麻黄碱盐不如伪麻黄碱盐稳定，麻黄碱可先从树脂柱上洗脱下来，伪麻黄碱后被洗脱，从而使两者达到分离。

5. 其他方法 生物碱分子中含有特殊基团如羟基、内酯或内酰胺等，可利用其性质进行分离。如酚羟基的弱酸性可用于吗啡的分离，酯化可用于美登木碱的分离、皂化可用于喜树碱的分离以及苦参碱分离中可利用酰胺的开环和闭合反应等。

第5节 鉴 别

一、化学鉴别

（一）生物碱沉淀反应

生物碱在酸水条件下与某些试剂生成难溶于水的盐、复盐或配合物的反应，称为生物碱沉淀反应。与生物碱形成沉淀的化学试剂称为生物碱沉淀试剂。大多数N杂环类生物碱都能发生沉淀反应（咖啡因等除外），N在侧链的有机胺类生物碱不发生反应（如麻黄碱）。大多数沉淀反应在酸性水溶液中进行（少数如苦味酸在中性条件下进行）。利用生物碱沉淀反应，可预测生物碱是否存在，在进行提取时可检识生物碱是否提取完全，也可用于生物碱的分离。常用沉淀试剂见表12-1。

表12-1 常用生物碱沉淀试剂

名称	试剂组成	生成物	备注
碘-碘化钾（Wagner试剂）	$KI\text{-}I_2$	棕色或褐色沉淀	—
碘化汞钾（Mayer试剂）	$HgI_2 \cdot 2KI$	类白色沉淀	试剂过量，沉淀又被溶解
碘化铋钾（Dragendorff试剂）	$BiI_3 \cdot KI$	红棕色沉淀	改良碘化铋钾试剂常用于薄层色谱显色
硅钨酸（10%）（Bertrand试剂）	$SiO_2 \cdot 12WO_3 \cdot 26\ H_2O$	淡黄色或灰白色沉淀	—
磷钼酸	$H_3PO_4 \cdot 12MoO_3 \cdot H_2O$	生成白色至黄褐色无定型沉淀，加氨水转变成蓝色	—

续表

名称	试剂组成	生成物	备注
苦味酸（Hager试剂）	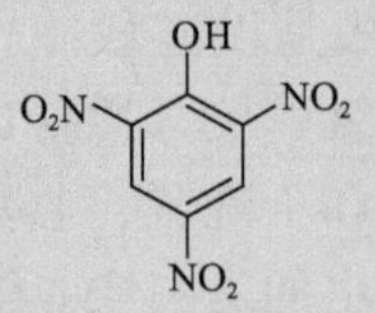	晶形沉淀	反应必须在中性条件下进行，产生的结晶可用于鉴定和含量测定
硫氰酸铬铵（雷氏铵盐）	$NH_4[Cr(NH_3)_2(SCN)_4]$	生成难溶性复盐，往往有一定晶形和熔点（或分解点）	用于分离及含量测定

干扰生物碱沉淀反应的主要是一些水溶性杂质，如酸水提取液中的蛋白质、氨基酸、多肽、鞣质等。为提高检出的准确性，可先使生物碱与蛋白质等水溶性杂质分离，然后再进行生物碱沉淀反应。也可采取薄层色谱或纸色谱方法，将粗提液展开后，再用生物碱沉淀试剂显色，观察有无生物碱的色斑。

（二）生物碱显色反应

生物碱能和一些试剂反应生成不同颜色的产物，该类反应称为生物碱显色反应，所使用的化学试剂称为生物碱显色试剂。显色反应主要用于生物碱的检识和区别个别生物碱，生物碱显色试剂也可能与一些生物碱不显色。由于影响色泽的因素较多，所以生物碱显色试剂不如沉淀试剂应用广泛。常见的生物碱显色试剂见表12-2。

表12-2 常用的生物碱显色反应试剂

试剂名称	试剂成分	生物碱及反应结果
Fröhde试剂	1%钼酸钠或5%钼酸铵的浓硫酸溶液	乌头碱呈黄棕色 吗啡呈紫色转棕色 可待因呈暗绿色至淡黄色
Mandelin试剂	1%钒酸铵的浓硫酸溶液	阿托品呈红色 奎宁呈橙色 吗啡呈蓝紫色 可待因呈蓝色 士的宁呈蓝紫色到红色
Marquis试剂	浓硫酸中含有少量甲醛	吗啡呈橙色至紫色 可待因呈洋红色至黄棕色

二、色谱鉴别

（一）薄层色谱法

生物碱的薄层色谱，常以硅胶或氧化铝为吸附剂。展开剂以苯或三氯甲烷为主组成，再根据生物碱的极性强弱加入其他溶剂进行调整。总之，须使展开剂的极性与生物碱的极性相似，才能获得单一而集中的斑点。如采用弱酸性硅胶作为吸附剂，碱性强的生物碱在层析板上易出现拖尾现象或分离不理想。可采用以下方法：①铺板时加一定量的氢氧化钠水溶液，碱化硅胶薄层板；②在中性展开剂中加入一定量的二乙胺或氨水；③在层析缸中放一盛有氨水的小杯，使生物碱的薄层色谱在碱性环境中进行。碱性氧化铝呈碱性，可不经处理直接使用。

吸附色谱难以鉴别一些结构相似的生物碱，可采用分配色谱法，可用纤维素或硅胶为支持剂，以甲酰胺为固定相，以三氯甲烷或苯（用固定相饱和）为移动相进行展开，可以获得较满意的结果。层析后，可在可见光或紫外线灯下观察具有颜色或荧光的生物碱斑点。不能直接观察到颜色的生物碱常用改良碘化铋钾试剂显色，一般显橘红色。此外，也可用碘铂酸（H_2PtI_6）试剂、三氯化锑试剂、硫酸铈的硫酸（或磷酸）溶液作显色剂，不同生物碱产生不同的颜色。

（二）纸色谱法

生物碱的纸色谱，主要是指以水为固定相的分配层析。根据生物碱在不同的pH条件下存在状态不同，可分为两种层析形式。当生物碱以离子状态层析时，要调节溶剂系统至一定程度的酸性，以保证在层析过程中全部样品都能离子化。如溶剂系统不能使生物碱全部离子化，则只有一部分生物碱成为离子，由于离子化的生物碱的极性较同一生物碱分子状态的极性大，层析后前者的比移值比后者小。但由于两者是同一化合物的离子和分子，其比移值相差小。生物碱以离子状态层析最常用的溶剂系统为正丁醇：醋酸：水（4：1：5，上层）。另一种方法是将滤纸预先用一定pH的缓冲液处理，再用极性较小的溶剂系统展开，或用多缓冲纸层析的方法，均能获得较好分离效果。当生物碱以分子状态层析时，溶剂系统以偏碱性的、亲脂性较强的流动相组成。实际应用中常将甲酰胺加到滤纸上代替水作固定相，以亲脂性溶剂如苯、三氯甲烷或乙酸乙酯等（事先都用甲酰胺饱和）作为移动相，可得到满意的分离效果。纸色谱法的显色试剂与薄层色谱法相同。

（三）高效液相色谱法

对结构相似的生物碱用高效液相色谱法可得到良好的分离效果。常用反相分配色谱，固定相用C_{18}（C_8）烷基键合硅胶（要求游离硅醇基少，以防与生物碱作用产生严重拖尾），流动相常用甲醇-水、乙腈-水或磷酸缓冲液等。在实验条件相同时，被测样品与生物碱对照品保留时间相同，则为同一化合物；如果实验条件不同，可将适量已知对照品加入被测试样中，在一定色谱条件下测定，峰面积增加的生物碱与已知对照品为同一化合物。

第6节　提取分离实例

一、麻黄生物碱的提取、分离和鉴别

麻黄为麻黄科植物草麻黄、中麻黄或木贼麻黄的干燥草质茎。麻黄具有发汗散寒、宣肺平喘、利水消肿等功能，用于风寒感冒，胸闷喘咳，风水浮肿，支气管哮喘等。

（一）化学成分

麻黄中含有多种生物碱，以麻黄碱为主，占总生物碱的80%～85%，其次是伪麻黄碱等，均为有机胺类生物碱。

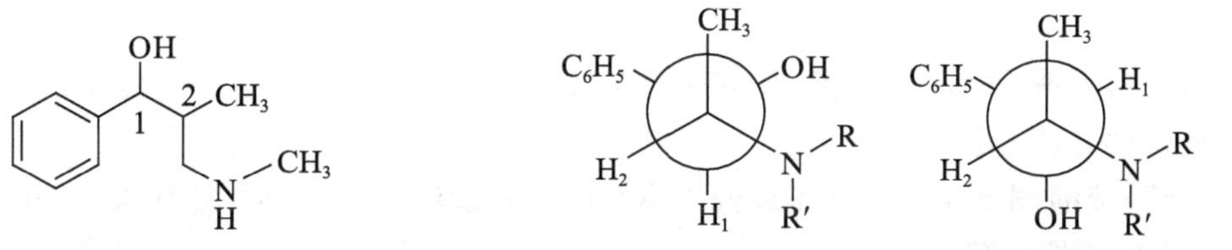

L-麻黄碱（1*R*，2*S*）	R=H，R′=CH_3	*L*-麻黄碱	*D*-伪麻黄碱
D-伪麻黄碱（1*S*，2*S*）	R=R′=CH_3	*L*-甲基麻黄碱	*D*-甲基伪麻黄碱
	R=R′=H	*L*-去甲麻黄碱	*D*-去伪麻黄碱

麻黄碱有收缩血管、兴奋中枢作用，而伪麻黄碱有升压、利尿作用。

（二）理化性质

麻黄碱和伪麻黄碱为无色结晶，有挥发性，可用水蒸气蒸馏法提取。

麻黄碱和伪麻黄碱结构中的氮原子在侧链上，为仲胺生物碱，碱性较强。伪麻黄碱的碱性（pK_a=9.74）略强于麻黄碱（pK_a=9.58），是因为伪麻黄碱的共轭酸与C_1-OH形成分子内氢键稳定性大于麻黄碱。

麻黄碱和伪麻黄碱易溶于三氯甲烷、乙醇和苯等溶剂，但在水中的溶解度不同，麻黄碱可溶于水，而伪麻黄碱难溶于水，是因为伪麻黄碱形成较稳定的分子内氢键。麻黄碱盐与伪麻黄碱盐的溶解性能不完全相同，可利用此性质分离。

（三）提取分离

1. 溶剂法 麻黄碱和伪麻黄碱易溶于有机溶剂，将麻黄水浸液用甲苯萃取，甲苯层流经草酸溶液，使两种生物碱均转变为草酸盐，因两者在水中溶解度不同而分离。流程如图12-4。

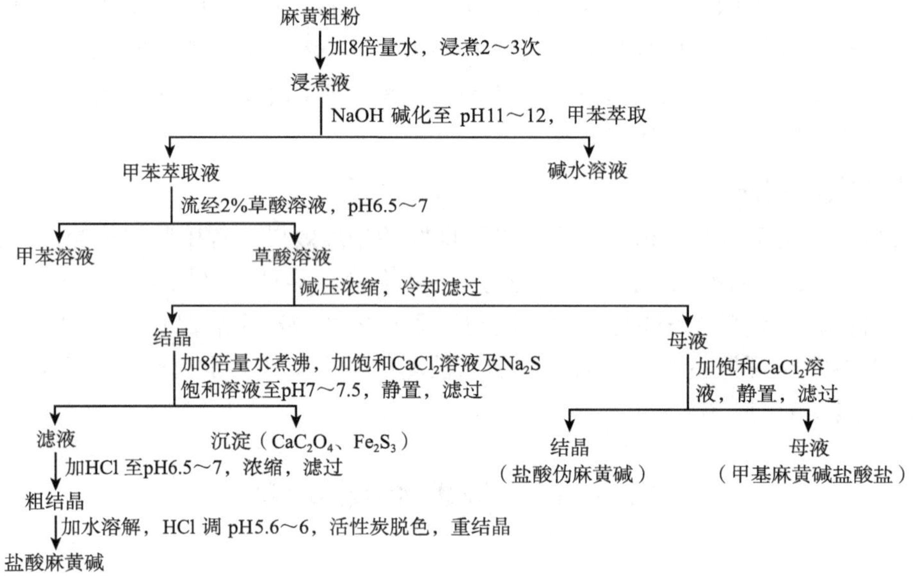

图12-4 溶剂法提取麻黄生物碱

2. 水蒸气蒸馏法 麻黄碱和伪麻黄碱具有挥发性，能随水蒸气蒸馏，再利用两种化合物的草酸盐在水中溶解度不同而分离。本方法的优点是操作简便而安全，但是麻黄草需经过煎煮、浓缩和蒸馏等高温过程，使部分麻黄碱分解而影响产品质量和收率。

3. 离子交换树脂法 利用生物碱盐可与强酸型阳离子交换树脂发生交换，而麻黄碱的碱性弱于伪麻黄碱，加入适量的碱液，使麻黄碱先从树脂柱上洗脱下来，从而使两者分离。流程如图12-5。

（四）鉴定

1. 化学方法 麻黄碱和伪麻黄碱皆为仲胺衍生物，具有挥发性，不易与生物碱沉淀试剂发生沉淀反应。选用下列两种方法鉴别。

（1）二硫化碳-硫酸铜反应 在麻黄碱或伪麻黄碱的乙醇溶液中，加二硫化碳、硫酸铜和氢氧化钠试剂各1滴，可产生黄棕色沉淀。

（2）铜铬盐反应 在麻黄碱或伪麻黄碱的水溶液中加硫酸铜试剂和氢氧化钠试剂，溶液呈蓝紫色。加入乙醚振摇放置后，乙醚层显紫红色，水层变蓝色。

紫红色铜铬盐可溶于乙醚，在水中转变成四水合物显蓝色。

2. 气相色谱法 采用气相色谱法，可同时测定麻黄碱和伪麻黄碱等6种生物碱，方法灵敏、准确、快速。

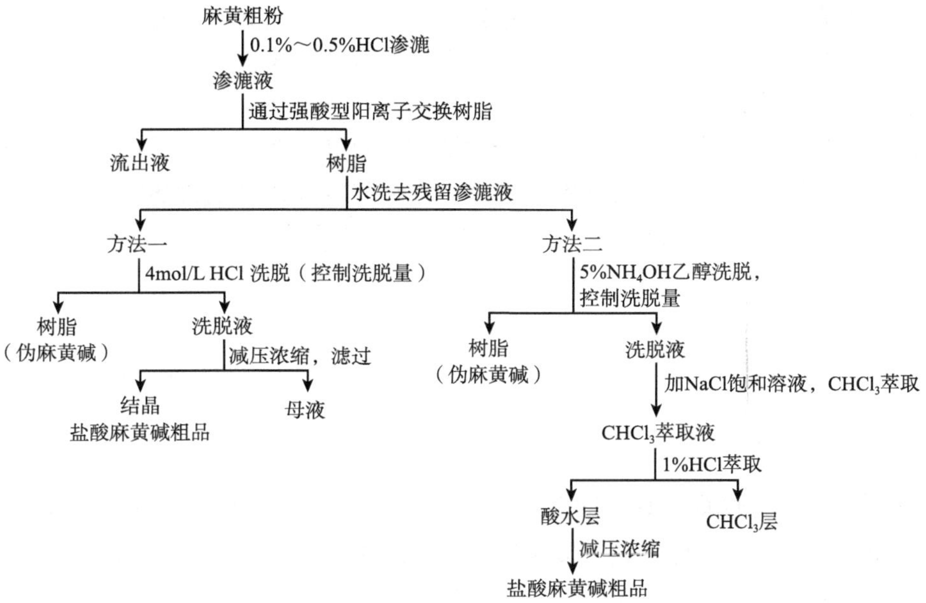

图12-5　离子交换树脂法提取麻黄碱

色谱柱：HP-5石英毛细管柱，5.25m×2mm，柱温90℃（1分钟）→梯度升温（3℃/min）→124℃（3分钟）→梯度升温（20℃/min）至250℃。

检测器：NPD。He（载气）1.4ml/min，H_2 3.2ml/min，空气90ml/min。检测器温度280℃，进样口220℃。可用二苯胺作为内标物。

二、颠茄生物碱的提取、分离和鉴定

颠茄生物碱主要包括莨菪碱、东莨菪碱、樟柳碱、山莨菪碱等，是存在于茄科植物颠茄、莨菪、曼陀罗、洋金花、山莨菪等药材中的生物碱。莨菪碱和阿托品有解痉、镇痛、解救有机磷中毒和散大瞳孔等作用。东莨菪碱的生物活性与莨菪碱相似，常作为防晕药和狂躁性精神病镇静药，并能产生全身性麻醉，用于全身麻醉前给药及镇痛。山莨菪碱和樟柳碱有明显的抗胆碱和改善微循环作用，但樟柳碱抑制唾液分泌及扩瞳作用弱于阿托品（为莨菪碱的消旋体）而比山莨菪碱强，毒性却比山莨菪碱及阿托品小得多，此外，樟柳碱在治疗眼科疾病方面具有良好的效果。

1. 结构与性质　莨菪碱是由莨菪醇与莨菪酸缩合成的酯类化合物。

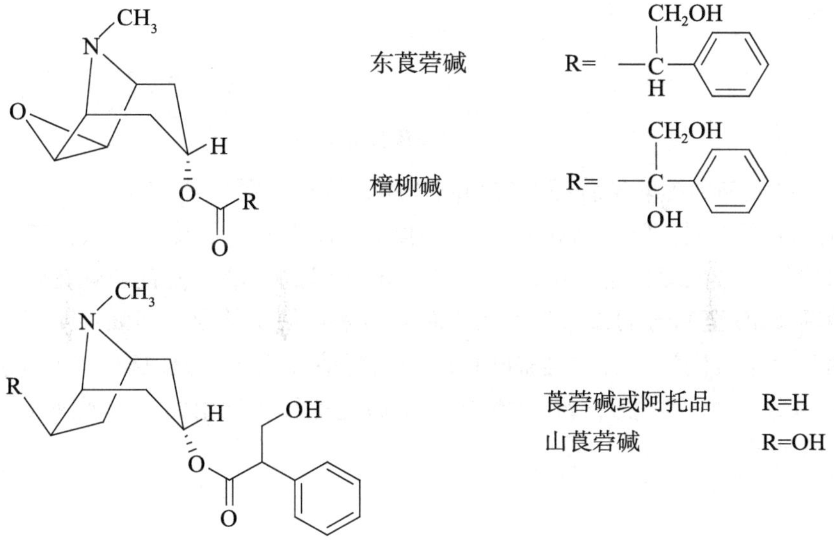

莨菪碱分子中虽有4个手性碳原子，但只有莨菪酸部分的手性碳原子能产生光学活性，莨菪醇部分的3个手性碳原子不能产生光学异构现象。东莨菪碱和樟柳碱与莨菪碱相似，但山莨菪碱由于6-位的羟基，破坏了莨菪烷原有的对称性，所以不仅多一个手性碳原子，而且使所有手性碳原子都有光学活性。山莨菪碱的左旋光性是几个手性碳原子光学活性的总和。莨菪碱分子中莨菪酸部分的手性碳原子上的氢位于羰基的α位，容易产生互变异构，当莨菪碱和碱液接触或受热时容易消旋化，转变为莨菪醇的消旋莨菪酸酯（阿托品），无旋光性，而东莨菪碱、山莨菪碱和樟柳碱都呈左旋光性。

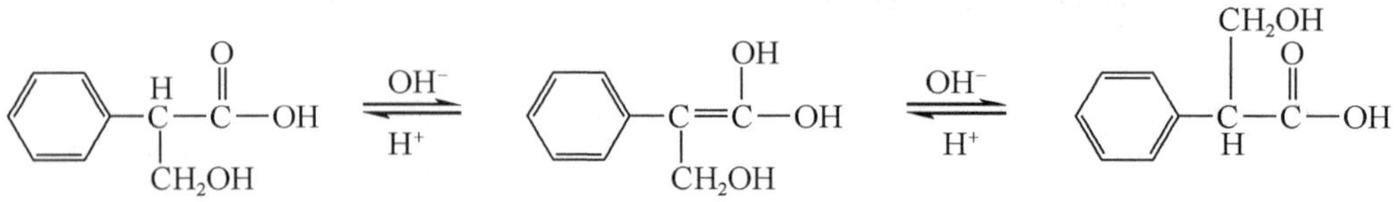

莨菪酸的互变异构

颠茄类生物碱分子中的叔胺氮原子结合在环内，呈碱性反应。比较此4种生物碱分子中氮原子的化学环境可以看出：东莨菪碱和樟柳碱的分子中6, 7-位有氧环，对氮原子的孤对电子产生显著的空间阻碍，使氮原子不易给出电子，所以碱性较弱。山莨菪碱分子6-位羟基对其氮原子也能产生立体阻碍，但不如东莨菪碱氧环影响大，所以山莨菪碱的碱性虽弱，但比东莨菪碱和樟柳碱强。莨菪碱和阿托品分子中不存在立体阻碍，所以它们的碱性在这几种生物碱中最强。

此类生物碱的分子中都是氨基醇的酯类，容易被水解，特别是在碱性水溶液中更容易水解生成莨菪醇和莨菪酸。因此，操作流程中应减少此类生物碱与碱液的接触时间。东莨菪碱具有较强的亲水性，可能与其分子中环氧醚键有关。樟柳碱的性质与东莨菪碱相似，也具较强的亲水性。

2. 检识反应

（1）氯化汞试剂反应　阿托品与氯化汞的乙醇溶液反应生成黄色沉淀，加热后转为红色。

$$2B + HgCl_2 + H_2O \xrightarrow{\text{加热}} HgO + 2BHCl$$

东莨菪碱碱性较阿托品弱，无此反应，与氯化汞反应只生成白色的分子复合物沉淀。

（2）硝基醌（Vitali）反应　莨菪碱、东莨菪碱和山莨菪碱用发烟硝酸处理，其分子中的莨菪酸部分硝基化，生成三硝基衍生物，再与碱性醇反应，导致分子内双键重排，生成醌样结构的衍生物而呈现颜色，先显深紫色，后转暗红色，最后颜色消失。

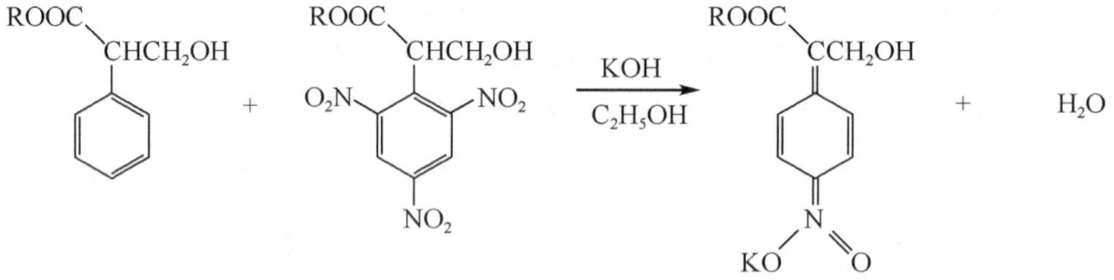

R代表莨菪醇部分

3. 提取与分离　自颠茄中提取莨菪碱并转为阿托品，流程见图12-6。

工艺流程分析及注意事项：原料药粉末用石灰水浸润，主要目的使生物碱游离出来，以便于用苯萃取；萃取时所用的稀硫酸浓度控制在0.5%左右以中和过量的碱液，使莨菪碱转化为盐，使之易溶解于水；用氢氧化钠调节pH至11～11.5时生物碱会游离出来，便于萃取，但碱性不能太强，否则酯键会发生水解反应；用三氯甲烷洗涤，目的是去除粗品中的脂溶性成分；提取得到的生物碱在115～120℃加热30分钟使莨菪碱分子中莨菪酸部分的手性碳原子通过稀醇化作用而消旋成阿托品，除加热外，也可通过酸碱催化进行消旋化。

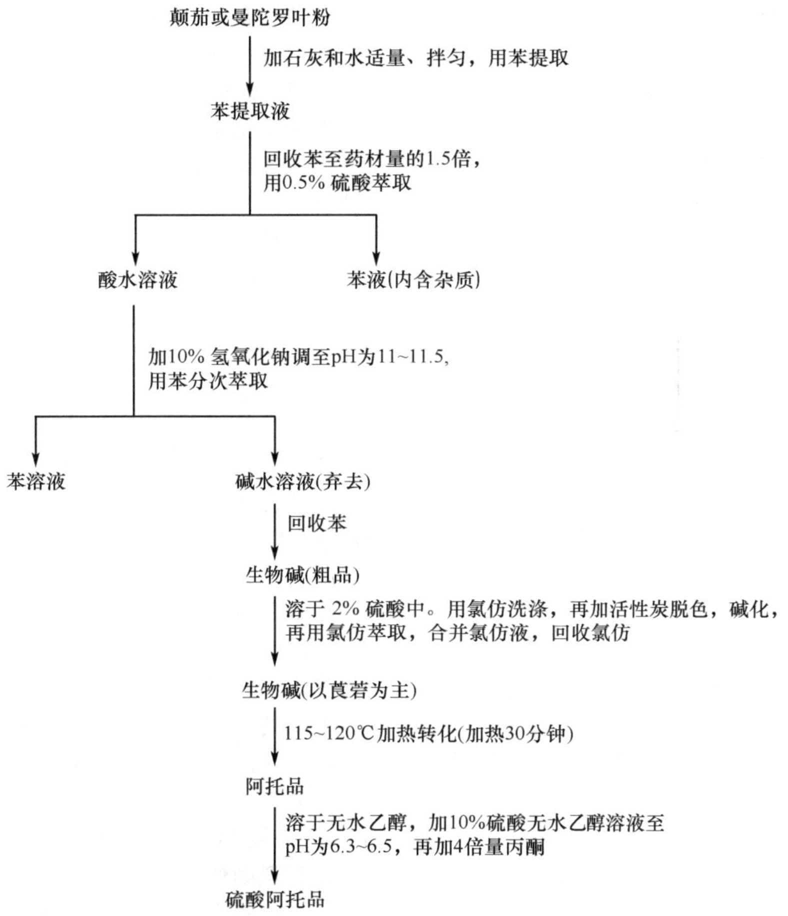

图12-6 颠茄中提取莨菪碱并转化成阿托品流程

目标检测

选择题

A型题

1. 鉴定生物碱的试剂是（ ）
   A. 三氯化铁 B. 异羟肟酸铁
   C. 碘化汞钾 D. 浓硫酸香草醛
   E. 四氢硼钠
2. 以下哪种植物含有的主要成分为生物碱（ ）
   A. 槐米 B. 防己
   C. 大黄 D. 秦皮
   E. 陈皮
3. 以下哪种类型生物碱碱性最强（ ）
   A. 叔胺 B. 苯胺
   C. 酰胺 D. 仲胺
   E. 季铵
4. pK_a=1.8 的生物碱属于（ ）
   A. 弱碱 B. 极弱碱
   C. 中强碱 D. 强碱
   E. 极强碱
5. 从水中萃取脂溶性生物碱常用的溶剂为（ ）
   A. 乙醚 B. 甲醇
   C. 乙醇 D. 正丁醇
   E. 三氯甲烷
6. 钩藤碱的碱性强于异钩藤碱的原因是（ ）
   A. 氮原子杂化方式 B. 诱导效应
   C. 共轭效应 D. 空间效应
   E. 氢键效应
7. 莨菪碱的碱性强于东莨菪碱的原因是（ ）
   A. 氮原子杂化方式 B. 诱导效应
   C. 共轭效应 D. 空间效应
   E. 氢键效应
8. 苯胺的碱性弱于环己胺的原因是（ ）
   A. 氮原子杂化方式 B. 诱导效应
   C. 共轭效应 D. 空间效应
   E. 氢键效应

9. 以下哪种生物碱有颜色（　　）

A. 麻黄碱　B. 吗啡　C. 罂粟碱　D. 莨菪碱　E. 小檗碱

10. 氮原子杂化后，碱性强弱顺序正确的是（　　）

A. $sp^3 > sp^2 > sp$　B. $sp^3 > sp > sp^2$　C. $sp > sp^2 > sp^3$　D. $sp^2 > sp^3 > sp$　E. $sp > sp^3 > sp^2$

11. 以下哪种生物碱不具有苦味（　　）

A. 小檗碱　B. 吗啡　C. 甜菜碱　D. 莨菪碱　E. 罂粟碱

12. 下列植物富含莨菪碱的是（　　）

A. 防己　B. 苦参　C. 三颗针　D. 金花　E. 川乌

13. 乌头中所含生物碱的结构类型是（　　）

A. 有机胺类　B. 吡啶类　C. 异喹啉类　D. 萜类　E. 莨菪烷类

14. 下列可用于区分吗啡和可待因的试剂为（　　）

A. Mayer 试剂
B. Dragendorff 试剂
C. Mandelin 试剂
D. Wagner 试剂
E. Marquis 试剂

15. 阿托品的结构类型属于（　　）

A. 有机胺类生物碱
B. 吗啡烷类生物碱
C. 莨菪烷类生物碱
D. 原小檗碱型生物碱
E. 双苄基异喹啉类生物碱

X型题

16. 以下哪种生物碱属于亲水性生物碱（　　）

A. 小檗碱　B. 吗啡　C. 氧化苦参碱　D. 莨菪碱　E. 罂粟碱

17. 影响生物碱的碱性强弱的因素有（　　）

A. 立体效应　B. 诱导效应　C. 共轭效应　D. 原子杂化方式　E. 氢键效应

18. 下列属于有机胺类生物碱的是（　　）

A. 苦参碱　B. 母草碱　C. 麻黄碱　D. 水仙碱　E. 小檗碱

19. 下列含有小檗碱的药材有（　　）

A. 黄连　B. 黄柏　C. 三颗针　D. 洋金花　E. 防己

20. 以下哪些试剂属于生物碱沉淀试剂（　　）

A. 四氢硼钠试剂　B. 碘化铋钾试剂　C. 苦味酸试剂　D. 费林试剂　E. 碘化汞钾试剂

（朱全飞）

第13章 其他类成分

学习目标

1. 知识目标： 掌握鞣质的结构特点、性质、提取分离方法。熟悉有机酸、氨基酸、蛋白质的一般性质、提取分离方法和鉴别方法。了解鞣质、有机酸、氨基酸、蛋白质的生物活性。

2. 能力目标： 能够根据天然药物中鞣质类化合物的性质，设计出合理的提取分离方案。

3. 素质目标： 培养学生养成良好的科学态度、团队合作的精神，以及提高实验操作能力和观察能力。

第1节 鞣　　质

一、概　　述

鞣质（tannin）又称单宁或鞣酸（tannic acid），因该类成分能与兽皮中的蛋白质结合生成致密而柔韧的皮革而得名，是一类分子较大、结构复杂的多元酚类化合物。

鞣质广泛分布于植物界，如在茜草科、蔷薇科、大戟科、蓼科等植物中最为常见，鞣质类化合物数量多，类型广，亦具有多方面的生物活性。现代研究表明，鞣质类化合物具有抗肿瘤、抗氧化、抗病毒、抗过敏、收敛止泻等作用。因此，研究鞣质类成分具有重要的临床意义和应用前景。

二、结构分类

根据鞣质的化学结构及水解特性，鞣质分为可水解鞣质、缩合鞣质和复合鞣质3种类型。

（一）可水解鞣质

可水解鞣质由于分子中含有酯键和苷键，因此在酸、碱或酶的作用下，可水解成小分子的简单化合物，进而失去鞣质的性质。根据水解的主要产物（酚酸及其多元醇）不同，可水解鞣质又分为没食子酸鞣质和逆没食子酸鞣质两类。

1. 没食子酸鞣质　水解后能生成没食子酸和糖（或多元醇），如五倍子和大黄中的鞣质。目前，在大黄鞣质中已分离出没食子酰-*β*-*D*-葡萄糖，水解后即生成没食子酸（gallic acid）和*D*-葡萄糖。

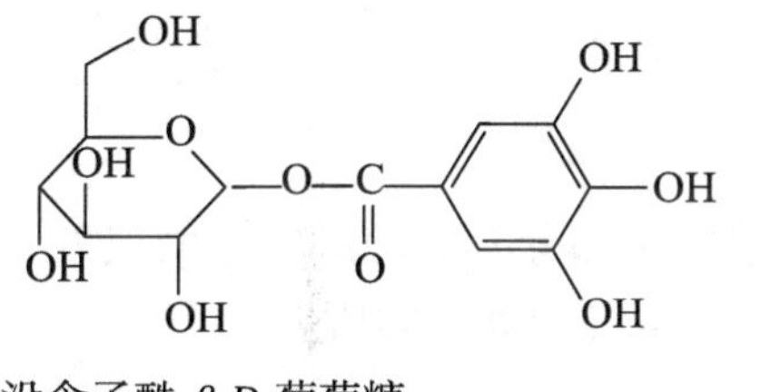

没食子酰-*β*-*D*-葡萄糖

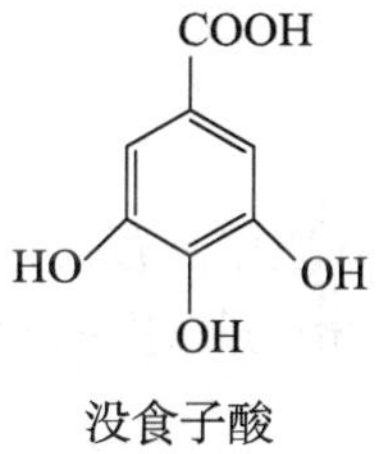

没食子酸

2. 逆没食子酸鞣质　又被称作鞣花鞣质，其化学结构组成较为特殊，由六羟基联苯二酸与其有生源关系的酚羧酸及多元醇（多以葡萄糖为主）结合形成酯，水解后能生成逆没食子酸和糖，或同时有黄没食子酸或其他酸产生，如诃子鞣质。

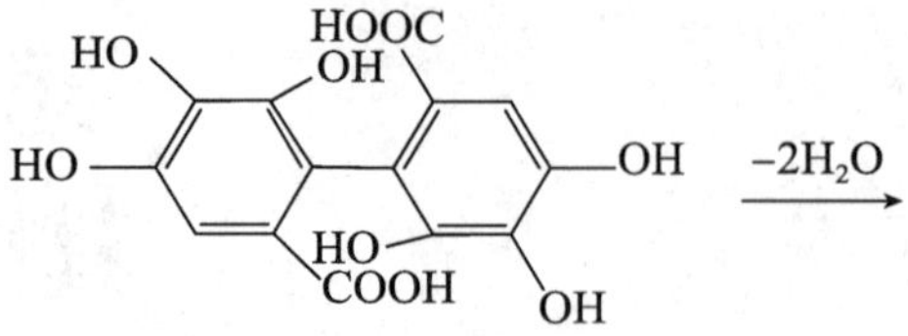

六羟基联苯二酸

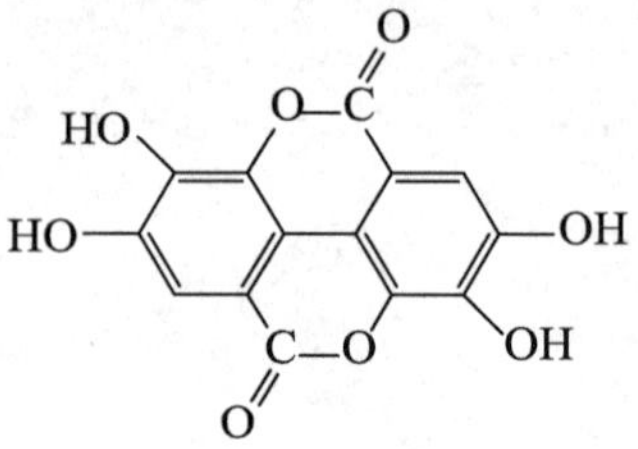

逆没食子酸

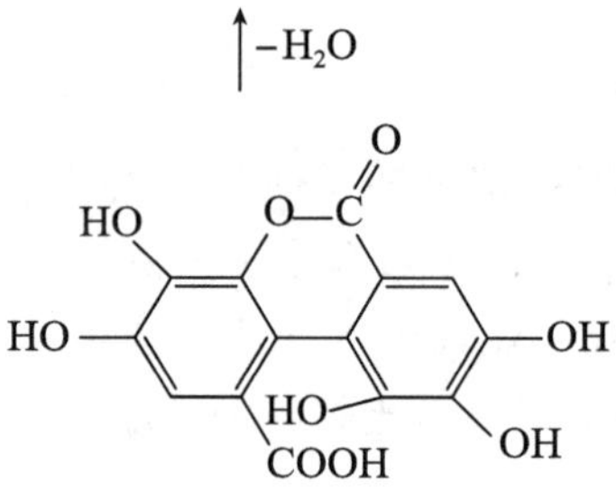

黄没食子酸

（二）缩合鞣质

缩合鞣质通常指缩合原花色素类，此类鞣质不含酯键和苷键，在酸、碱、酶的环境中均不能水解，但与空气接触，尤其在酶的影响下，易被氧化、脱水，能够缩合成不溶于水的高分子化合物，形成暗棕色或棕红色沉淀，故又名鞣红或鞣酐。在天然药物中分布广泛，天然鞣质大多属于此类，如茶叶、麻黄、虎杖、肉桂等都含有缩合鞣质。

缩合鞣质的化学结构较为复杂，目前多认为是由儿茶素（catechin）等黄烷-3-醇或黄烷-3, 4-二醇类以碳碳键缩合而成，因此又称为黄烷类鞣质。儿茶素不是鞣质，但作为鞣质的前体物发生聚合反应，逐渐显现出鞣质的性质，且随着聚合度的增加而增强。

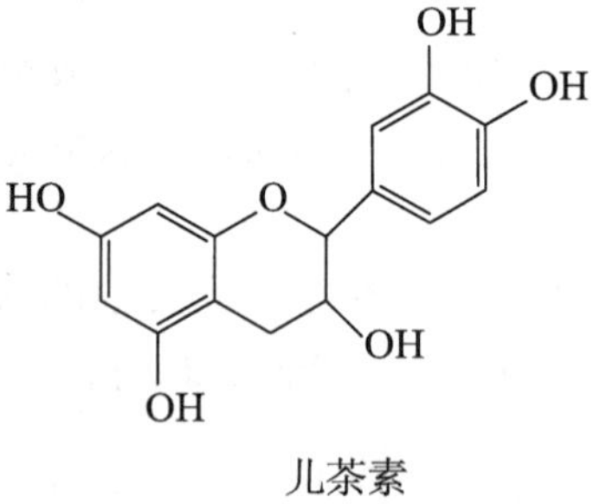

儿茶素

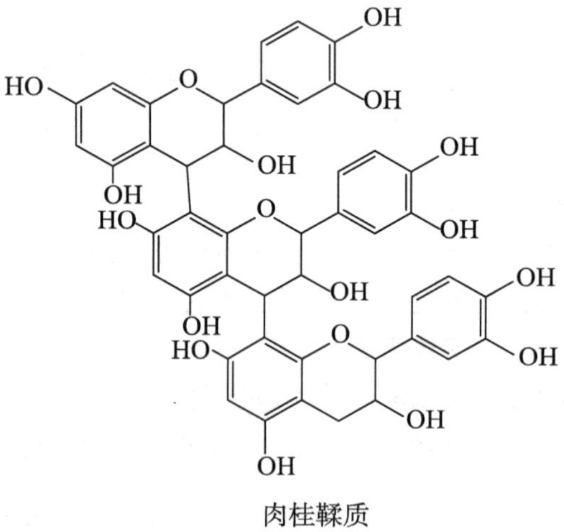

肉桂鞣质

（三）复合鞣质

复合鞣质是由可水解鞣质中逆没食子酸鞣质部分与黄烷醇缩合而成的，兼有可水解鞣质和缩合鞣质的性质。从番石榴属植物中分离出的番石榴素属于复合鞣质。

三、理化性质与鉴别反应

（一）物理性质

鞣质类大多为灰白色无定型粉末，味苦，具有吸湿性。极性较强，易溶于水、甲醇、乙醇、丙酮，可溶于乙酸乙酯、丙酮和乙醇的混合溶液，难溶于乙醚、苯、三氯甲烷、石油醚等亲脂性强的有机溶剂。

（二）化学性质

1. 还原反应 鞣质含有较多的酚羟基，还原性强，能发生费林反应和多伦反应，还可使高锰酸钾褪色。

2. 沉淀反应

（1）与蛋白质的作用 鞣质可与蛋白质结合形成不溶于水的沉淀。实验室中多用明胶沉淀鞣质，此法可作为溶液提纯、检识鞣质的常用方法。

（2）与重金属盐的作用 鞣质的水溶液能与重金属盐，如乙酸铅、醋酸铜或碱土金属的氢氧化物溶液生成沉淀，也可作为鞣质的提纯、分离及检识方法。

（3）与生物碱的作用 鞣质的水溶液可与生物碱生成难溶或不溶性的沉淀，可作为生物碱的沉淀试剂，也可作为鞣质的提纯方法。

3. 显色反应

（1）与三氯化铁试剂的作用 鞣质的水溶液可与$FeCl_3$试剂生成蓝黑色或绿黑色溶液或生成沉淀，可作为鞣质的检识方法。市场上蓝黑墨水的生产就是利用此性质。

（2）与铁氰化钾氨溶液的作用 鞣质可与铁氰化钾氨溶液反应，起初显示深红色，并很快变成棕色。

（三）鉴别反应

1. 三氯化铁反应 鞣质中含有多个酚羟基，利用其与三氯化铁的作用性质，可作为鉴别反应。通常情况下，可水解鞣质显蓝色或蓝黑色，缩合鞣质呈绿色或墨绿色。

2. 氯化钠-明胶反应 明胶是一种蛋白质，氯化钠-明胶试剂在水溶液中能与鞣质产生类白色的混浊或沉淀。明胶不溶于乙醇，因此本反应只能在水溶液中进行，所用试剂需新配制。

3. 松木片试验 以松木片浸蘸供试溶液后，晾干，再滴加或浸蘸少量浓盐酸，加热烤干，若出现红色或红紫色为缩合鞣质的反应。一般认为此反应是缩合鞣质中的间苯二酚或间苯三酚的反应，所以可水解鞣质无此反应。

四、提取与分离

（一）提取

鞣质为多元酚结构，在水分、氧气、光照和酶的作用下易发生变质，因此在提取鞣质时宜选取新鲜的植物原料，并尽快提取，干燥原料时也应快速完成。

在提取时应选择水、乙醇、丙酮等极性强的溶剂，提取温度不宜超过50℃，可采用浸渍法或渗漉法，提取液减压浓缩，即得鞣质的粗提物。

（二）分离

由于鞣质的粗提物成分复杂，需要多步分离、提纯。通常先用三氯甲烷、乙醚等溶剂对粗提取液进行萃取，以除去脂溶性杂质；然后用乙酸乙酯萃取，以除去水溶性大的杂质，得到较纯的鞣质。

目前，柱色谱法是制备鞣质的最主要方法。用羟丙基葡聚糖凝胶（Sephadex LH-20）为固定相，分别用水、水-醇、水-丙酮为洗脱剂，以得到不同组分的鞣质。

五、除去鞣质的方法

鞣质的结构不稳定，易发生变质，严重影响药物制剂的稳定性；同时由于鞣质具有收敛性，肌内注射能引起局部硬结和疼痛，因此在天然药物制剂的制备过程中，鞣质常常作为杂质必须除去。常用方法主要有以下几种。

1. 热处理法 鞣质的水溶液是胶体溶液，在高温下稳定性被破坏而引起胶粒聚集，放冷后会形成沉淀析出，过滤除去。

2. 明胶沉淀法 在含鞣质的水溶液中加入4%明胶溶液，两者会形成不溶于水的沉淀，滤除。滤液中加入适量乙醇，可使过量的明胶产生沉淀，最后回收乙醇即可。

3. 石灰法 利用碱土金属的氢氧化物溶液可使鞣质生成沉淀的性质，向含鞣质的水溶液中加入氢氧化钙，使鞣质沉淀除去。也可以在提取之前，将药物粉碎后加入石灰乳，使鞣质形成沉淀留于药材渣中，不被提取。

4. 铅盐沉淀法 在含鞣质的水溶液中加入饱和的乙酸铅溶液，使鞣质沉淀完全，过滤。滤液通入硫化氢气体，使铅转化成硫化铅沉淀，滤除沉淀。

5. 聚酰胺吸附法 在含醇溶液中，聚酰胺颗粒对鞣质的吸附力（多元酚，氢键吸附）明显大于对其他有效成分的吸附力，因此在天然药物的乙醇提取液中加入适量聚酰胺颗粒以吸附鞣质，加热回流后过滤，可较好地除去鞣质。聚酰胺颗粒经处理后可重复使用。

第2节 有 机 酸

有机酸（organic acid）是指分子式中含有羧基（不包括氨基酸）的一类酸性有机化合物，在植物体中广泛存在，具有良好的生物活性，多与钾、钠、钙等金属阳离子或生物碱结合成盐存在，也有以结合成酯的形式存在。常见成分如金银花中的绿原酸（chlorogenic acid），当归中的阿魏酸（ferulic acid）、香草酸（vanillic acid），丹参中的丹参素、丹参酚酸（salvianolic acid）。

一、结构分类

有机酸按照结构特点主要分为脂肪族有机酸、芳香族有机酸和萜类有机酸三大类。

（一）脂肪族有机酸

脂肪族有机酸根据分子中是否有双键，分为饱和脂肪酸和不饱和脂肪酸；根据分子中含有的羧基的数目不同分为一元酸、二元酸和多元酸；根据碳原子数进行分类，分子中少于10个碳的有机酸称为低级脂肪酸，分子中有10个碳原子以上的有机酸被称作高级脂肪酸。

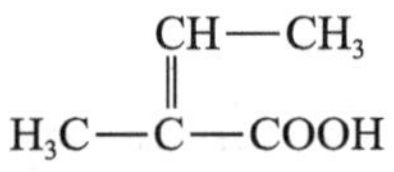

一元酸（当归酸）

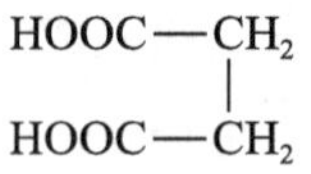

二元酸（琥珀酸）

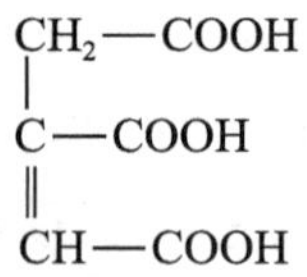

三元酸（乌头酸）

（二）芳香族有机酸

芳香族有机酸在自然界分布广泛，多为桂皮酸的衍生物，分子中含有芳香环结构，如咖啡酸（caffeic acid）、桂皮酸（cinnamic acid）、阿魏酸等。

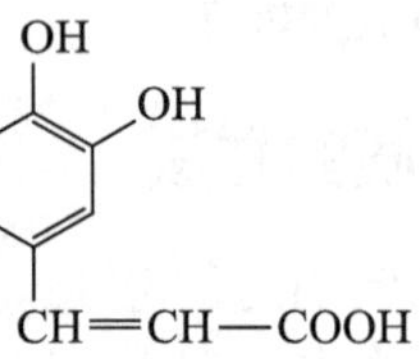

咖啡酸

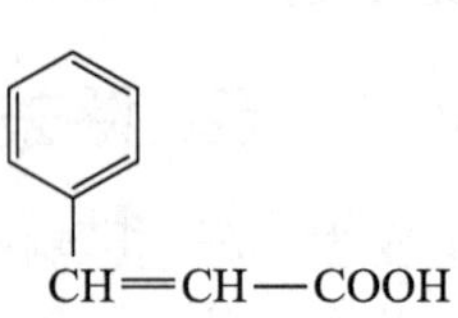

桂皮酸

（三）萜类有机酸

萜类化合物结构中含有羧基等酸性基团，属于萜类有机酸，如甘草次酸、齐墩果酸等。

二、理化性质

1. 性状 低级脂肪酸和不饱和脂肪酸在常温常压下多为液体，高级脂肪酸、饱和脂肪酸和芳香酸多为固体。

2. 溶解性 低分子脂肪酸和含极性基团较多的脂肪酸易溶于水和乙醇，难溶于亲脂性有机溶剂，高分子脂肪酸和芳香酸大多为亲脂性化合物，易溶于亲脂性有机溶剂而难溶于水。有机酸因含羧基，均易溶于碱水。

3. 酸性 有机酸含有羧基，具有一定的酸性，可与碱性物质结合成有机酸盐。

三、提取与分离

（一）提取

1. 有机溶剂提取法 大部分的有机酸极性较小，常用乙醚、石油醚等亲脂性溶剂进行提取，再回收有机溶剂，即得粗提的有机酸。由于有机酸多以盐的形式存在，因此在提取之前，可将药材进行酸处理，使有机酸游离。

2. 超临界流体萃取法 通常在压力0.1～0.5kPa，温度30～45℃的环境下提取总有机酸。

3. 水或碱水提取 有机酸在天然药物中一般以盐的形式存在，故可用水或稀碱液提取，提取液再经酸化后，得到游离的有机酸，若其水溶性较小即可析出。

（二）分离

有机酸的水提取液先通过强碱性阴离子交换树脂，使有机酸根离子交换在树脂上，而碱性和中性杂质则流经树脂而除去。将树脂用水洗净后，用稀酸洗脱即可得游离的总有机酸。上述方法得到的总有机酸的混合物，尚需采用分步结晶法或色谱法进行分离，才能获得单体的有机酸。

四、鉴　　别

1. pH试纸实验 有机酸溶液可使pH试纸呈酸性反应。

2. 溴酚蓝实验 在滤纸上滴加有机酸，再滴加0.1%溴酚蓝试剂，在蓝色的背景上立即可见黄色斑点。

3. 色谱检识 纸色谱和薄层色谱是有机酸常用的检识方法。为避免检识时出现斑点拖尾现象，可在展开剂中添加适量醋酸，抑制有机酸的解离。

第3节　氨　基　酸

一、概　　述

氨基酸是一类既含有氨基又含有羧基的化合物，广泛存在于动植物体内，是组成蛋白质分子的基本单位。其中人体不能合成或合成速度不能满足人体需要，必须从食物中摄取的氨基酸，称为必需氨基酸。对于成人而言，必需氨基酸有8种，均为α-氨基酸，存在于蛋白质水解物中。其余的为非必需氨基酸，此类氨基酸大部分已被应用于医药等方面，如精氨酸、谷氨酸作为肝性脑病抢救药之一；组氨酸用于治疗消化系统疾病等。

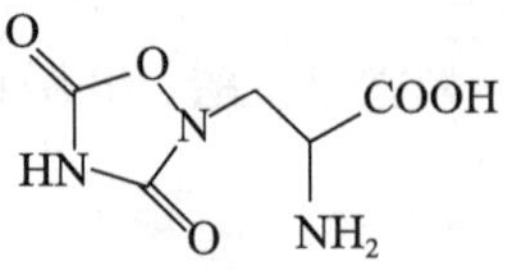

使君子氨酸

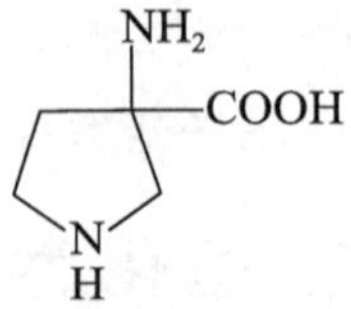

南瓜子氨酸

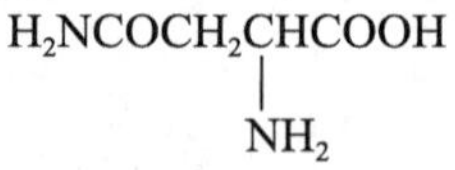

天门冬素

二、理化性质

1. 性状 氨基酸多为无色结晶，熔点高，多易溶于水，难溶于乙醚、三氯甲烷等有机溶剂。

2. 成盐性 氨基酸分子内既有氨基，又有羧基，是两性化合物。当调节至某一特定pH时（等电点），氨基电离和羧基电离程度恰好相等，分子以内盐的形式存在，此时溶解度最小，即可沉淀析出。

三、提取与分离

（一）提取

蛋白质氨基酸多是将蛋白质水解后，分离得到各种氨基酸。天然游离氨基酸的提取多采用水或乙醇回流提取法，减压浓缩后通过阳离子交换树脂处理，得到总氨基酸。

（二）分离

1. 溶剂法 利用各种氨基酸在水和乙醇等溶剂中溶解度的不同，将氨基酸分离，如胱氨酸在水中溶解度很小，酪氨酸在热水中溶解度大，两者可分离。

2. 成盐法 有的氨基酸可以和某些物质结合成不溶性盐，利用此性质得以分离，如过氯酸盐制备南瓜子氨酸。

3. 电泳法 通过控制氨基酸溶液的pH，使带电荷不同的氨基酸分别移向阴阳两极，且每种氨基酸移动的速度不同，进而达到分离的目的。

四、色谱鉴别

1. 纸色谱 常用的展开剂有正丁醇-乙醇-乙酸-水（4：1：1：2）、甲醇-水-吡啶（80：20：4）、水饱和的酚。

2. 薄层色谱 常用的展开剂有正丁醇-乙酸-水（65：15：20）、正丁醇-甲醇-水（75：15：10）、乙醇-氨水（4：1）等。

3. 显色剂

（1）茚三酮试剂 喷后110℃加热至显出颜色，氨基酸多显紫色，个别如脯氨酸显黄色。注意此反应有氨气的假阳性反应产生，在鉴别时应予以排除。

（2）吲哚醌试剂 喷后加热5分钟，不同氨基酸显示的颜色不同，但是灵敏度不如茚三酮试剂。

（3）Folin试剂（1, 2-萘醌-4-磺酸试剂） 喷后于室温干燥，不同氨基酸显示的颜色不同。

第4节 蛋 白 质

一、概 述

蛋白质是由氨基酸通过肽键聚合而成的一类大分子化合物，是生物体内最基本的生命物质基础。在天然药物中，蛋白质类成分普遍存在，有的蛋白质具有显著的生理活性，例如从天花粉中提得的天花粉蛋白（trichosanthin）可用于人工引产与治疗绒毛膜上皮癌，槲寄生蛋白（mistletoe protein）具有抗癌活性，从半夏鲜汁中分得的半夏蛋白（pinellin）具有抑制早期妊娠的作用。

二、理化性质

1. 溶解性 大多数蛋白质溶于水，不溶于有机溶剂，极少数蛋白质能溶于稀乙醇中。蛋白质的溶解度也受pH的影响。

2. 分子量 蛋白质相对分子量大，颗粒直径在1～100nm范围，因此蛋白质溶液具有亲水胶体性质，不能透过半透膜，利用此性质可进行蛋白质提纯。

3. 两性和等电点 蛋白质分子具有氨基和羧基，类似于氨基酸，具有两性和等电点，可用电泳法分离和鉴别蛋白质，也可以通过调节溶液pH沉淀蛋白质。

4. 盐析 在蛋白质溶液中加入大量的强电解质，如硫酸钠、氯化钠等，可使蛋白质沉淀析出，此性质可逆，加水后蛋白质又溶解，可用于蛋白质的提纯。

5. 变性 蛋白质在加热或强酸、强碱、乙醇、重金属盐等环境中，会引起蛋白质变性失活，沉淀析出。

6. 检识反应

（1）沉淀反应 蛋白质可与硫酸铜、氯化高汞等重金属盐，或鞣质、三氯醋酸、苦味酸等酸性物质产生沉淀。

（2）颜色反应 蛋白质可与碱性硫酸铜溶液产生紫红色反应，也可与氨基酸类似产生茚三酮颜色反应。

三、提取与分离

常用水提取蛋白质，然后向提取液中添加氯化钠至饱和，析出总蛋白质。提取时注意控制温度，不宜过高。沉淀出的总蛋白质，可以采用分级沉淀法、透析法、色谱法、电泳法等方法进行分离纯化，使各种蛋白质成分分离。

链接 酶

酶是活性蛋白质中最重要的一类物质，现在已经广泛应用于临床治疗，如木瓜酶（得自番木瓜的蛋白质水解酶），可作驱除肠内寄生虫药；麦芽中的淀粉酶可用于食积不消；苦杏仁苷可止咳平喘。酶的理化性质同蛋白质，提取分离方法也可参考蛋白质。

酶具有一些特殊的活性，如催化能力，具有专一性的特点。在大部分含有苷类主要成分的天然药物中，往往含有能够分解自身苷的酶，因此在药物保存过程中，要充分抑制酶的活性。

目标检测

选择题

A型题

1.鞣质是一类分子较大、结构复杂的（ ）类化合物。

A.多元醇 B.多元酚

C.多元酯 D.元酮

E.多元酸

2.缩合鞣质的化学结构较为复杂，目前多认为是由（ ）等黄烷-3-醇或黄烷-3, 4-二醇类以碳碳键缩合而成。

A. 大黄素 B. 芸香苷

C. 花色素 D.儿茶素

E. 甘露醇

3.鞣质含有较多的酚羟基，（ ）强，可使高锰酸钾褪色。

A. 还原性 B. 氧化性

C. 酸性 D. 极性

E. 碱性

4.鞣质可与蛋白质结合形成不溶于水的沉淀。实验室中多用（　　）沉淀鞣质，此法可作为溶液提纯、检识鞣质的常用方法。

A. 橡胶　　B. 硅胶

C. 明胶　　D. 氧化铝

E. 碘化铋钾

5. 有机酸是指分子式中含有（　　）的一类化合物，在植物体中广泛存在。

A. 羟基　　B. 羰基

C. 羧基　　D. 甲基

E. 酰基

6. 金银花中具有抑菌作用的成分为（　　）

A. 氨基酸　　B. 大黄酸

C. 齐墩果酸　　D. 黄原酸

E. 绿原酸

7. 以下哪种有机酸属于芳香有机酸（　　）

A. 当归酸　　B. 琥珀酸

C. 咖啡酸　　D. 乌头酸

E. 醋酸

8. 在提取时应选择水、乙醇、丙酮等极性强的溶剂，提取温度不宜超过（　　）

A. 25℃　　B. 80℃

C. 100℃　　D. 50℃

E. 18℃

X型题

9. 根据鞣质的化学结构水解特性，鞣质分为哪几大类（　　）

A. 可酯化鞣质　　B. 可水解鞣质

C. 复合鞣质　　D. 可分解鞣质

E. 缩合鞣质

10. 可水解鞣质由于分子中含有（　　）和（　　），因此在酸、碱或酶的作用下，可水解成小分子的简单化合物。

A. 双键　　B. 苷键

C. 氢键　　D. 酯键

E. 离子键

11. 鞣质多数为灰白色无定型粉末，多具有吸湿性。极性较强，溶于水、（　　）。

A. 甲醇　　B. 乙醇

C. 乙酸乙酯　　D. 丙酮

E. 三氯甲烷

12. 除去鞣质的方法有哪些（　　）

A. 热处理法　　B. 铅盐沉淀法

C. 明胶沉淀法　　D. 聚酰胺吸附法

E. 石灰法

13. 氨基酸多为无色结晶，熔点高，多易溶于水，难溶于（　　）等有机溶剂。

A. 石油醚　　B. 乙醚

C. 苯　　D. 二氯甲烷

E. 二氯甲烷

（朱全飞）

第14章 天然药物化学成分的研究方法

学习目标

1. 知识目标：掌握中药活性成分研究的基本途径和方法，中药活性成分筛选方法，化学成分预试验的基本操作。熟悉中药有效成分结构测定技术，中药标准提取物的概念、分类及制备技术。了解常见中药活性成分的结构测定方法以及中药活性成分研究的发展趋势。

2. 能力目标：能根据化学成分特性合理设计并进行预试验。

3. 素质目标：通过天然药物活性成分研究的学习，树立传播中药学的责任感，以及勇于创新的科学态度。

天然药物能防治疾病的物质基础是其所含有的活性成分。20世纪以来，随着现代分离技术、光谱技术和活性检测技术的飞速发展，紫杉醇、青蒿素、小檗碱、苦参碱等一大批来源于天然药物的活性单体化合物已广泛用于临床。近几十年被美国食品药品监督管理局（FDA）批准的药物中有超过45%的药物来源于天然产物及其衍生物，尤其是抗菌药物和抗肿瘤药物。由此可见，天然产物研究在新药研发领域具有举足轻重的地位。天然药物活性成分的研究是天然药物研究与开发的基础。

第1节　天然药物研究开发的一般程序

天然药物研究开发的方法多种多样，国内外药学前辈为我们积累了丰富的经验，但实际应用过程中我们不能生搬硬套，应根据具体情况拟定切实可行的途径。天然药物的研究分为临床前研究和临床研究两个阶段，获取有效成分的一般程序为：确定研究目标→文献调研→药材采集→药材鉴定→活性筛选→预试验→提取分离→结构鉴定→活性筛选→得到有效成分，天然药物的研究路线如图14-1所示。在实践研究过程中，无论采用何种方法和途径，都会涉及确定研究目标、文献调研、活性筛选及有效成分或有效部位的确定等几个关键环节。

一、确定研究目标

天然药物的研发首先需要确定治疗疾病的类型，这是新药研发的出发点，是进行活性筛选的基础。疾病类型的确定可以将当前疾病存在的治疗缺陷作为切入点，也可以根据疾病的危急程度和发病数量进行研究。在确定类型后，需要选择研究对象，即对某一种、某一类天然药物进行研究，选择的方法主要如下。

1. 充分收集和整理我国几千年来积累的中医药方面的临床经验　注重临床常用中药的功效、服用方法、配伍应用、加工炮制等。例如，对黄花蒿抗疟成分进行研究时，先期研究总是难以提取获得活性成分，后经查阅《肘后备急方》，进一步明确了青蒿的使用方法，这一古代用药经验使得研究人员受到启发，最终分离得到抗疟的有效单体青蒿素（artemisinin）。

2. 从民间医药中寻找研究对象　民间药用资源是我国天然药物的宝库之一，经过长期的用药积累，有些少数民族已形成其独特的理论体系，如苗药、藏药、蒙药等。一般而言，民族民间药物的疗效确

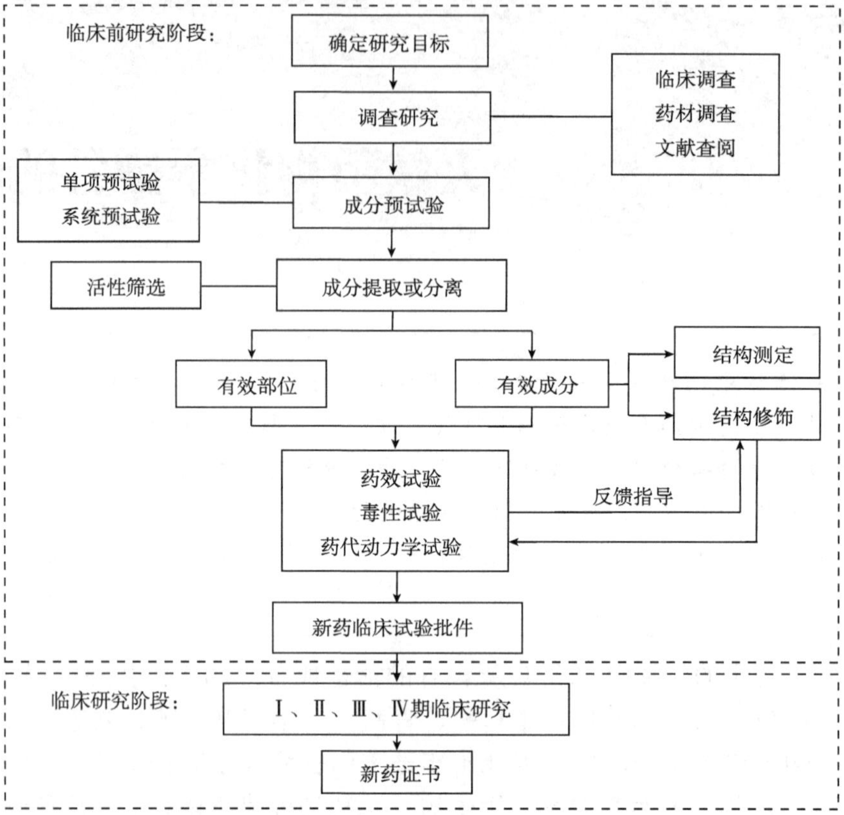

图14-1 天然药物活性成分的一般研究途径

切，从其中发现活性成分或活性部位的概率较高。例如，民间常用来清热、解毒、活血止痛的冬凌草，现代医学研究证明，冬凌草具有清热解毒、抗炎镇痛以及抗肿瘤的功效，可治疗食管癌，被认为是中药抗生素之王，从冬凌草中可分离出冬凌草甲素（oridonin）、冬凌草乙素（ponicidin）等有效抗癌成分。

3. 重视传统复方制剂的研究 复方制剂治病的依据是多靶点协同增效，但由于复方制剂由多味药材组成，成分复杂，并且成分之间是否存在相互作用尚不清楚，导致研究难度较大，这也是当前阻碍复方制剂国际化的瓶颈问题。因此，传统复方制剂的研究需要形成独特的研究路径，主要包括：①将复方作为一个整体，复方配伍后的化学成分并非单味药化学成分的简单加和，需要重视化学成分的相互影响，同时还可将药材提取后进行动物实验研究，比较服药前后的化学物质变化，从而进一步确定复方的药效物质基础；②在确定多指标活性评价的基础上，对组成复方的1～n种药材交叉组合后的药效进行对比，寻找主要组方、组方依据、作用原理与活性成分；③利用网络药理学（network pharmacology）技术，结合复方各单味药化学成分的研究报道，综合预测复方在治疗某种疾病时可能的作用机制或作用靶标，再采用蛋白质印迹法等相关技术验证这些可能的作用靶标。

4. 打破传统思维，开拓研究新领域 抛开传统陆生动植物的研究范畴，把研究对象拓展到海洋动植物、微生物等，这些生长环境不同的生物更有可能提供陆生动植物所没有的化合物结构与类型，近年有不少成功的案例。例如，作为一线抗癌药物使用的紫杉醇，起初来源于红豆杉的树皮，但由于其含量极低，人工合成紫杉醇又面临很大的困难。为此，通过微生物转化的方式，紫杉醇的产量得到了大幅提高。

二、文献调研

文献调研是贯穿于天然药物研发全过程的一项重要工作。进行全面而详细的文献调研，不仅有利于继承和借鉴前人的研究成果，避免重复或走弯路，还可以帮助研究人员明确研究内容的创新性、实用性与前瞻性，为制订研究工作方案提供依据。随着计算机技术的普及，充分利用互联网获取信息是现代研究工作的重要途径，是一种快速准确的方法之一。调研的文献资料应包括已出版的图书、期刊、学位论文、各国专利以及技术标准等。此外，与同行交流，向专家咨询及对市场前景进行调查和预测，都可能成为文献信息的来源。

1. 图书　我国古今中医药文献中记载了大量的科研成果、技术知识和生产经验。在浩如烟海的书籍中，需要根据研究内容有针对性地进行查阅，还可从参考文献栏有目的地查阅原始文献。

2. 期刊　期刊是反映最新科技动态和信息的出版物，具有更新迅速的特点，是文献调研过程中提供信息量最大的部分。与天然药物活性成分研究相关且常用的国际权威文献来源主要包括*Natural Product Reports*、*Journal of Natural Products*、*Planta Medica*、*Phytotherapy Research*等。

国内常用的权威期刊有《药学学报》《中草药》《中国药理学通报》《中国药学杂志》《中国中药杂志》《药物分析杂志》等。

3. 其他工具书和读物　应善于学习和利用《中国药典》《中国植物志》《中药大辞典》《全国中草药汇编》等著作及学位论文、专利、标准、报纸等。

三、活性筛选

活性筛选是一项细致而又复杂的工作，也是天然药物化学成分研究的中心工作，是确定天然药物具有防病治病作用的重要技术支撑，天然药物活性成分的研究需要活性筛选结果进行反馈。活性筛选的形式可分为体内筛选和体外筛选，体内筛选常以鼠、兔等动物或器官组织作为模型进行筛选，而体外筛选主要以离体的细胞作为模型进行筛选。

活性筛选模式主要有两种，一种是传统模式，即首先对天然药物进行化学成分的提取、分离、结构鉴定，在获得单体化合物后再进行活性筛选。这种方法的检测结果容易判断，但化学成分分离的盲目性较大，容易在分离过程中丢失活性成分，使分离获得的化学成分并不是实际需要的活性成分，还存在浪费大量人力、物力和财力的缺陷，目前已较少采用。另一种是现代研究模式，即选用简易、灵敏、可靠的活性检测方法作为指导，将提取分离的每一阶段的组分进行活性评估，追踪其活性最强的部分，再继续追踪，结合药理实验筛选获得活性单体化合物。该法发现活性成分的可能性远大于传统模式，在分离过程中可以发现活性成分可能发生的结构分解、氧化等变化过程，微量成分不易遗漏，但这种方法需要良好的实验工作条件。

在活性筛选过程中，传统模式和现代研究模式既可采用体内筛选形式，又可采用体外筛选形式，也可采用体内、体外筛选相结合的形式进行。为保证活性筛选结果的可靠性，目前天然药物的活性筛选以现代研究模式为主，并采用体内、体外筛选相结合的形式。

链接　高通量筛选

高通量筛选（high throughput screening，HTS）技术是20世纪80年代出现的技术体系，是应用先进的技术手段对大量样品就生物学活性或药理活性进行分析评价的大规模群集式微量活性筛选模式，结合了分子生物学、分子药理学、自动化检测等技术，利用分子、细胞水平的生物活性检测模型，同时借助高灵敏度的检测仪器对化合物的生物活性进行检测，日均筛选数可达数万样品，具有快速、高灵敏度、高特异性的特点。但其采用的主要是体外试验模型，并不能完全反映药物在体内的全面药理作用，也不能反映机体全部生理功能或药物对整个机体的作用。

四、有效成分或有效部位的确定

对天然药物而言，有效成分可体现为单一的化学成分，也可是某一类化学成分的集合（即提取部位）。有效成分的确定需要活性筛选、活性成分结构鉴定结果的支撑和反馈。一般而言，当来源于天然药物的某化学成分或某提取物在活性筛选中显示出良好活性，且该活性经另一种检测方法得以验证时，我们即把该化学成分或该提取物认为是来源天然药物的有效成分或有效部位。在分析确定天然药物活性成分时，不能仅根据一种活性指标就给出确定的结论。如果只有一种活性指标，只能初步认定该化学成分或提取部位可能为有效成分或有效部位，需要进一步采用其他活性指标综合验证后才能得到相对可靠的结论。

第2节 天然药物化学成分预试验

天然药物化学成分非常复杂，不同类型的成分具有不同的物理性质和化学性质。为便于进一步制定合理的提取分离流程，大致了解天然药物可能含有的化学成分类型，可采用单项预试验或系统预试验的方法进行。需要注意的是，两种试验均只能定性了解天然药物化学成分类型是否存在，不能进行定量。在研究天然药物有效成分时，首先通过预试验确定药材中有效成分的结构类型、性质，然后根据预试验获得的信息，筛选和建立合理的提取、分离及检查方法，为追踪活性成分作向导。

单项预试验是根据工作需要，有针对性地检查某类成分。例如，检测某天然药物中是否含有黄酮类成分，可先采用黄酮类成分的提取方法制备供试液，然后用黄酮类化合物的专属性试剂进行检测。系统预试验则是利用比较简单、灵敏、准确的定性试验方法，对天然药物中所含的各类化学成分进行比较全面的检查，最终达到了解药材所含化学成分类型的目的。

预试验往往只能提供初步线索，其准确性受多种因素影响，主要表现在：共存成分相互干扰；提取分离方案不够完善；提取液中杂质多，颜色深，影响定性反应的观察；定性检出试剂专属性差；成分含量低，与检出试剂反应灵敏度低；成分在植物体中的存在状态等。如用以检查生物碱的碘化铋钾试剂对香豆素、萜类内酯等中性化合物也能产生沉淀反应，但其反应速度较生物碱慢，当植物中中性内酯成分含量较高时，反应速度加快，很难以时间区别，则易把内酯化合物误认为生物碱。相反，麻黄碱是生物碱，但对大多数生物碱沉淀试剂呈阴性反应。又如植物中的酸性成分往往与钠、钾、钙、镁结合成盐存在，因此不能由于水和乙醇提出液不呈酸性而轻易否定酸性成分的存在。某些具强烈生物活性的化学成分在植物中含量很低，如美登素在原植物中仅含2‰，运用一般预试验的方法很难发现。为尽量克服以上影响因素，提高预试验检出的准确性，可从以下几个方面考虑。

1. 观察药材的性状特征 通过对药材性状的观察可初步判定药材中可能含有哪些化学成分。如黄色药材可能含有黄酮、蒽醌等；红色药材可能含有蒽醌或其他醌类、酮类化合物；具苦味的可能含生物碱、强心苷；具酸味的可能含有机酸；具甜味的常含糖类成分；具涩味的可能含鞣质等。

2. 供试液的制备 应尽量除去干扰成分，减少或消除成分间的干扰。如检查生物碱时，可利用生物碱溶于酸水和脂溶性有机溶剂的性质，采用溶剂萃取法将生物碱与蛋白质、鞣质等干扰成分分离，消除其对生物碱沉淀反应的干扰。

3. 提高化学反应选择性 在化学检识时，应选用专属性较强的化学反应进行检识。一般须选用3种以上的不同试剂同时检查，根据反应结果进行综合分析。如检识强心苷类化合物时，首选α-去氧糖反应，再配合乙酸酐-浓硫酸和苦味酸反应等，也可同时采用薄层色谱法或纸色谱法检识。

4. 对照试验和空白试验 反应颜色判断不准确时，可同时做对照试验和空白试验。

5. 配合其他测定方法 成分含量太低时，可配合生物测定方法。

预试验结果只能推测药材中可能含有哪些类型的化学成分，要完全确定某类化学成分的存在，则须进一步检识。

一、供试液的制备

（一）单项预试验溶液的制备

通常分别使用石油醚、95%乙醇和水对中药材进行提取，可以将绝大部分化学成分提取出来。

1. 水提取液　取药材粉末10g，加100ml蒸馏水，浸泡1小时，滤过，取少量滤液检查蛋白质、氨基酸，剩余滤液和滤渣水浴加热（55～60℃）1小时，滤过，滤液检查糖、皂苷、有机酸、鞣质、生物碱盐。流程图如图14-2所示。

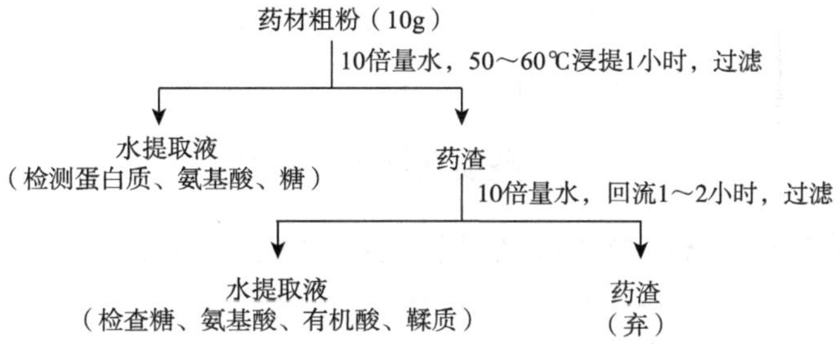

图14-2　单项预试验水提取液的制备流程

2. 乙醇提取液　制备流程图见图14-3。

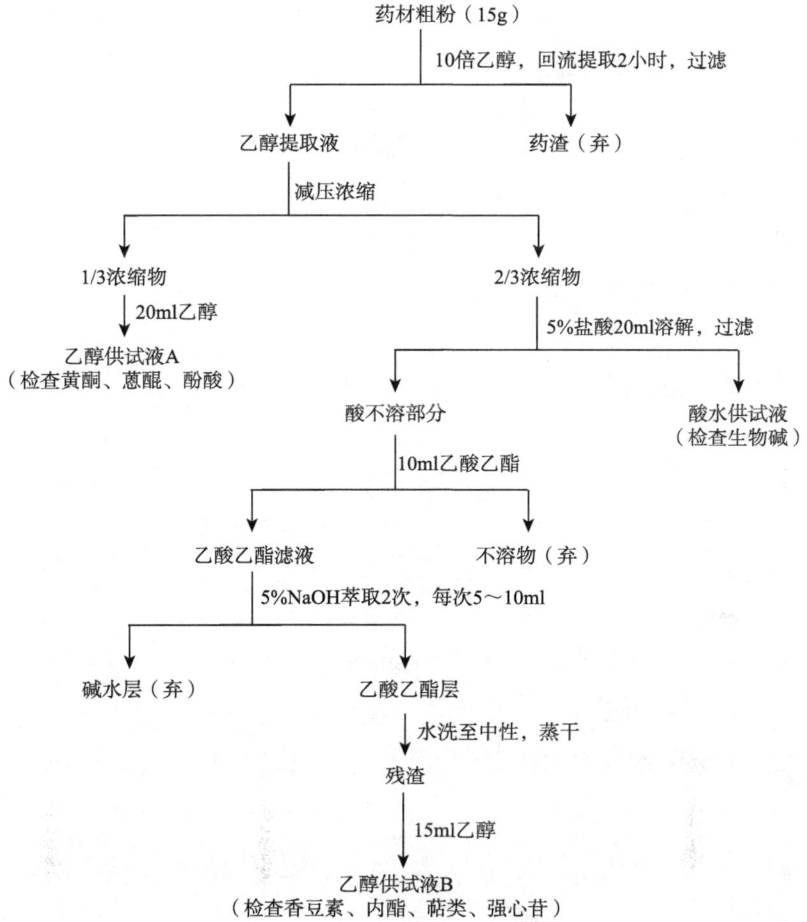

图14-3　单项预试验乙醇提取液的制备流程

3. 石油醚提取液　取药材粉末5g，加5～10倍石油醚（60～90℃），浸渍24小时，滤过，滤液进行萜类、挥发油、甾体、油脂等亲脂性成分检查。流程图见图14-4。

药材粗粉（5g）

↓ 5～10倍石油醚（60～90℃），回流提取2小时，过滤

石油醚提取液

（检查挥发油、萜类、脂肪类）

图14-4 系统预试验石油醚提取液的制备流程

（二）系统预试验供试液制备

利用各类成分极性大小的不同，用极性由小到大的溶剂依次提取，常用的溶剂梯度顺序为石油醚、甲苯、三氯甲烷、乙酸乙酯、正丁醇、丙酮、乙醇、水。每级提取液，可进一步根据化合物的酸碱性，采用酸、碱液处理，使其分为酸性、碱性和中性部分。

二、各类成分的检查

预试液制备后，应及时对所含成分进行检识，否则会由于某些提取液长期放置产生沉淀、霉变等现象，导致成分检查的结果受到影响。各类化学的检识反应一般在试管、滤纸片或薄层板上进行。检识时应尽量采用对寻查成分专属性强的反应，如蒽醌首选碱液反应；强心苷首选三氯化铁-冰醋酸反应；皂苷首选泡沫试验等。另外，还可结合仪器分析的方法，如利用甾体皂苷的特征红外光谱，可迅速准确地辨认甾体皂苷。常用化学成分的检识反应见表14-1。

表14-1 常见类型化学成分检识

试剂	检出成分	反应现象
碘化铋钾	生物碱	橘红色沉淀
碘化汞钾	生物碱	类白色或淡黄色沉淀
硅钨酸	生物碱	浅黄色沉淀或结晶
碘-碘化钾	生物碱	褐色沉淀
茚三酮	氨基酸、多肽、蛋白质	蓝（紫）色
吲哚醌	氨基酸、小分子肽	蓝、红、棕色斑点
双缩脲	肽类、蛋白质	紫红色
酸性蒽醌紫	蛋白质	紫色
溴酚蓝	有机酸	黄色斑点
三氯化铁	酚类、鞣质	绿、蓝绿、蓝黑、暗紫色
三氯化铁-铁氰化钾	鞣质	蓝色
明胶试验	鞣质	白色沉淀
咖啡因	鞣质	棕色沉淀
香草醛-盐酸	间苯二酚，间苯三酚	不同程度红色
4-氨基安替比林-铁氰化钾	酚（酚羟基对位无取代基）	橙（棕）红色
α-萘酚-浓硫酸	糖、苷类	两液交界面紫红色环
费林	还原糖	砖红色（黄色）沉淀
苯胺-邻苯二甲酸	还原糖	红棕色
碱液	蒽醌	红色
醋酸镁	邻二酚羟基蒽醌、黄酮	黄色、橙红色、紫色
盐酸镁粉	黄酮	红或紫色（少数蓝色）

续表

试剂	检出成分	反应现象
三氯化铝	邻二羟基或3-羟基、5-羟基黄酮	黄绿色荧光
浓氨水	黄酮	明显的黄色荧光
异羟肟酸铁	内酯、香豆素	红或紫色
开环-闭环试验	内酯、香豆素	加碱液后澄清，酸化后出现浑浊
重氮化试剂	酚（酚羟基对位无取代基）	红色或紫红色
醋酐-浓硫酸	三萜、甾体	甾体最后呈蓝绿色；三萜最后呈红或紫色，不出现绿色
三氯醋酸	三萜、甾体	红、紫、蓝紫、蓝、黄褐、黄
三氯甲烷-浓硫酸	三萜、甾体	三氯甲烷层有绿色荧光，硫酸层显血红色，伴有蓝色
溶血试验	皂苷	溶血现象
泡沫试验	皂苷	多量持续性泡沫，碱管泡沫比酸管高数倍（甾体皂苷），酸管与碱管泡沫高度相同（三萜皂苷）
三氯化铁-冰醋酸	强心苷（α-去氧糖）	上层蓝绿色，界面紫（红）色环
呫吨氢醇	强心苷（α-去氧糖）	红色
间二硝基苯	强心苷（活性次甲基）	紫红色
碱性3, 5-二硝基苯甲酸	强心苷（活性次甲基）	紫红色
碱性亚硝酰铁氰化钠	强心苷（活性次甲基）	深红色渐渐褪去
碱性苦味酸	强心苷（活性次甲基）	橙（红）色
香草醛-浓硫酸	挥发油	颜色变化
油斑试验	挥发油	挥发无迹
	脂肪油	显油斑
苦味酸钠	氰苷	试纸变为砖红色
普鲁士蓝	氰苷	试纸变为蓝色
硝酸铈	醇类	棕色
2, 4-二硝基苯肼	醛、酮	黄红色斑点

供试液中化学成分还可以选择色谱方法来检识，色谱预试不仅可以减少成分间的相互干扰，还可以根据展开剂和各成分的比移值，推断各成分的极性大小和溶解性能。如有寻查物的标准品作为对照，可以初步判断供试液中含有何种化合物。各类成分的常用色谱预试条件见表14-2。

表 14-2　各类成分色谱预试条件

成分类型	色谱种类	展开剂	显色剂
生物碱	氧化铝薄层色谱	氯仿-甲醇（9∶1）	改良碘化铋钾
糖	纸色谱	正丁醇∶乙酸∶水（4∶1∶5，上层）	苯胺-邻苯二甲酸
蒽醌	硅胶薄层色谱	环己烷-乙酸乙酯（7∶3）	氨水熏
黄酮	聚酰胺薄层色谱	甲醇-水（6∶4）	1%氯化铝乙醇液
香豆素	硅胶薄层色谱	石油醚-氯仿（1∶1）	观察荧光
强心苷	纸色谱	苯-氯仿-甲酰胺（6∶4∶饱和）	碱性3, 5-二硝基苯甲酸
三萜、甾体	硅胶薄层色谱	氯仿-丙酮（8∶2）	10%三氯化锑氯仿液

续表

成分类型	色谱种类	展开剂	显色剂
挥发油	硅胶薄层色谱	石油醚-乙酸乙酯（8∶2）	1%香草醛-浓硫酸
酚类、鞣质	纸色谱	正丁醇∶乙酸∶水（4∶1∶5，上层）	1%三氯化铁
有机酸	纸色谱	正丁醇∶乙酸∶水（4∶1∶5，上层）	0.05%溴酚蓝乙醇液
氨基酸	纸色谱	正丁醇∶乙酸∶水（4∶1∶5，上层）	茚三酮

第3节　天然药物有效成分提取分离的一般步骤

天然药物化学成分经药理实验及临床疗效的验证后，可查阅参考现有文献资料提供的方法，对其中所含有效成分进行提取和分离，但如果没有现成的文献资料，天然药物化学成分的提取和分离，一般需要经过系统提取与部位分离、有效部位的确定、组分分离和单体分离等几个阶段。

一、系统提取与部位分离

（一）提取

当天然药物有效成分的提取方法没有文献报道时，为保证有效成分被有效提取出来，常采用系统溶剂提取法进行提取。这种方法可以较全面地提取各种极性成分，再根据预试验的结果和各种成分的理化性质进行分离。但是，这种方法也存在操作复杂、时间长和溶剂消耗大、提取所得化学成分复杂等问题，给后续分离实验带来较大的困难。

一般而言，系统溶剂提取法采用极性从小到大的溶剂依次对天然药物进行提取，而采用的具体提取方式则可根据预试验优化的结果进行确定。结合溶剂特性及公安管制的要求，系统溶剂提取法常采用的溶剂主要有石油醚（沸程60～90℃）、二氯甲烷、乙酸乙酯、正丁醇、水等，每一种溶剂提取可获得相应极性的提取部位，常见的系统溶剂提取法操作流程如图14-5所示。需要注意的是，采用石油醚、二氯甲烷、乙酸乙酯、正丁醇等有机溶剂进行提取时常采用回流提取、连续回流提取、超声提取等方式，而采用水作溶剂时常采用煎煮法提取。

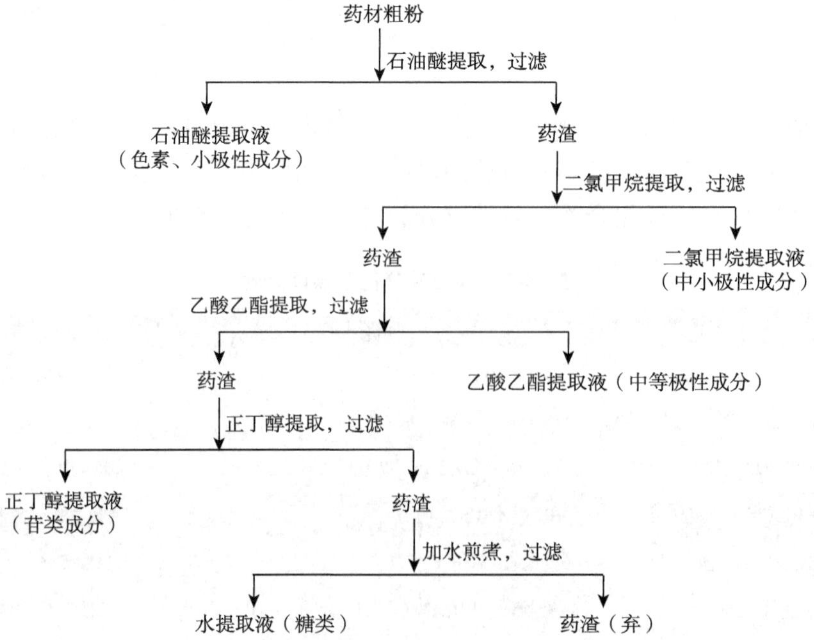

图14-5　系统溶剂提取法一般操作流程

（二）部位分离

为了弥补系统溶剂提取法存在的不足，近年来有学者归纳得出现代分离系统模式，将其称为部位分离法。这种方法是将药材先用甲醇或乙醇提取后，浓缩得到提取物，按提取物中成分的极性不同分成若干部位，通常有七部位法、五部位法、三部位法等。例如五部位法，即大致将提取物中所含成分的极性划成大、中大、中、中小、小五级不同极性类型。分别利用石油醚、三氯甲烷、乙酸乙酯、正丁醇和水将成分按极性由小到大提取出来，操作步骤可按图 14-6 的流程进行。

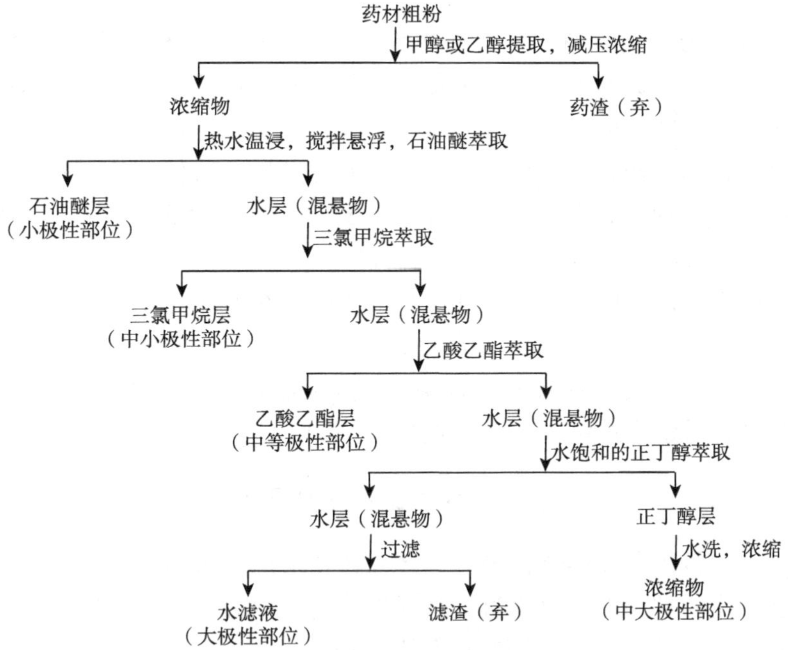

图 14-6 五部位分离法的一般流程

二、有效部位的确定

以系统溶剂提取法及部位分离法得到的提取部位作为研究对象，采用活性筛选的相关方法对得到的所有提取部位进行药理活性的筛选，根据药理活性的强弱，活性显著的提取部位即为药材的有效部位。值得关注的是，药材的有效部位有时不仅仅只有一个提取部位，可能存在多个提取部位都具有良好的药理活性。在此情况下，所有具有良好活性的提取部位都应作为后续组分分离和单体分离的研究对象。例如，民族药材猕猴桃根乙醇提取物的乙酸乙酯萃取部位、正丁醇萃取部位对 α-葡萄糖苷酶（糖尿病靶标之一）均具有良好的抑制作用。

三、组分分离与单体分离

将部位分离后的各部分分别再用适当的方法进一步细分称为组分分离。在同组分中各成分性质比较接近，甚至有的已经是单体物质，只不过是纯度大小不同，所以组分分离常与单体分离结合进行。常用的分离方法有酸碱法、离子交换法、大孔树脂吸附法、结晶法、色谱法等，其中以制备型高效液相色谱法最为常用。

极性小的组分可分为强亲脂性和亲脂性两个部位，可直接做柱色谱分离，如果提取物含有大量脂肪油，应先用碱水皂化脱脂，再进行单体化合物分离，避免脂肪油的干扰。

中极性部位主要包括极性强弱不同的苷类成分，一般可用柱色谱进一步分离。强心苷类常用分配柱色谱，如含水硅胶柱，以三氯甲烷-乙醇（2∶1）洗脱。乙酸乙酯提取部位中，可能含有黄酮苷或蒽醌苷，一般可采用聚酰胺柱色谱，用乙醇水溶液（醇浓度由低到高）分步洗脱。正丁醇部位常含有皂苷、黄酮苷，可利用丙酮将皂苷沉淀而黄酮苷溶于丙酮中加以分离，也可用聚酰胺柱色谱分离。

以水为溶剂的提取部位主要含有糖类、氨基酸、多肽、无机盐和某些大极性苷类，可以用水洗脱活性炭中的无机盐和单糖；用5%乙醇洗脱双糖；用10%以上浓度的乙醇洗脱苷类成分和多糖。

第4节　天然化合物的结构修饰

以天然药物有效成分为基础研制创新药物的研究工作，可分为发现先导化合物（lead compound）和先导化合物的结构修饰（structure modification）两个阶段。先导化合物是指结构独特且具有一定生物活性的化合物。先导化合物可能因为活性较弱、选择性不太强、药代动力学性质不够好、毒副作用较大等原因，不宜直接作为新药开发，但具有进一步研究开发的价值。从天然药物中发现先导化合物的实例很多，如黄花蒿中发现青蒿素、毛花洋地黄中发现的洋地黄毒苷、萝芙木中发现的利血平、喜树中发现的喜树碱、多种格木属植物中发现的咖萨因等。

先导化合物的结构修饰是用药物化学的理论和方法改造有效成分化学结构的一种研究方法。通常情况下，只对先导化合物进行取代基增加、减少或替换处理，且有效成分基本化学骨架不变的方法称为结构修饰。若需要改变中药有效成分基本骨架，使其化学结构产生较大改变的方法称为结构改造。结构修饰和结构改造没有明显的界限，本节统称为结构修饰。

一、结构修饰的目的意义

在全世界批准上市的新化学实体药物中，大部分药物来源于天然产物或与天然产物有关，天然产物因毒性小、活性强、生物利用度高可以直接从天然药物提取分离并制成制剂供临床使用，其他大部分单体药物都是对天然药物有效成分进行结构修饰后获得的。

对天然药物有效成分进行结构修饰，可以提高有效成分的活性、降低毒副作用，也可以改善它们在体内的吸收、分布、代谢和排泄，还能提高有效成分化学稳定性或溶解性、消除有效成分不良气味、减轻对机体产生的刺激性、简化有效成分结构便于合成等。例如，香菇中的香菇嘌呤（eritadenine）具有降低胆固醇的作用，若将分子中的羧基转变为甲酯的结构，其降低胆固醇作用的活性可提高10倍。

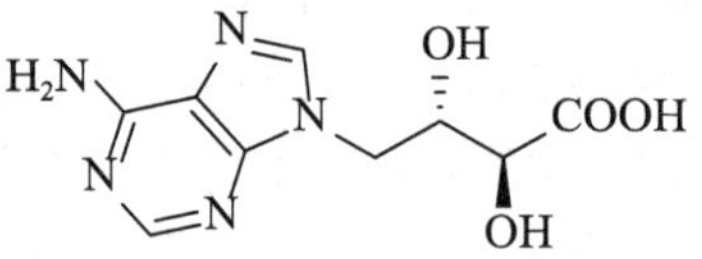

香菇嘌呤

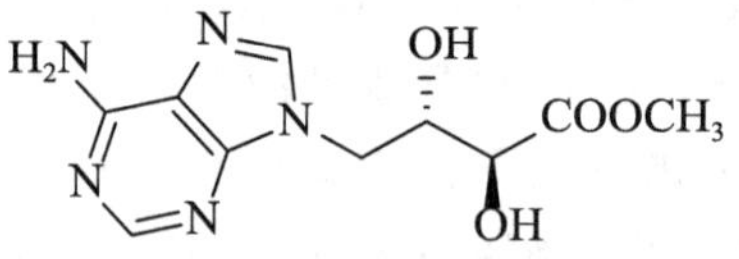

香菇嘌呤甲酯

二、结构修饰的原则和方法

目前，我国已经发现了很多天然药物有效成分，对它们也进行了大量的结构修饰研究。在从事结构修饰的研究工作中，药学工作者形成了一些共同的原则和方法。下面重点介绍一些结构修饰的原则和方法。

（一）原则

药物设计原则最初是由美国药物化学家利平斯基（C.A.Lipinski）提出的五倍率法。Lipinski指出一个具有更好药代动力学性质和更高生物利用度的小分子药物，需要具备5个条件：①化合物的分子量不大于500道尔顿（D）；②化合物结构中氢键供体（包括羟基、氨基等）的数量不大于5；③化合物中氢键受体的数量不大于10个；④化合物的脂水分配系数的对数值（log$P$）不大于5；⑤化合物中可旋转键的数量不大于10个。经过长期的实践后，众多药学工作者从大量有效成分结构修饰的工作中总结出不同于Lipinski规则的经验规律，这也是目前先导化合物结构修饰遵循的主要原则。值得注意的是，这些经验规律并非在结构修饰中都会涉及，需要根据实际情况进行考虑。

1. 最少修饰原则　采用最小修饰原则一般可起到改变先导化合物的生物活性、毒性和选择性的作用。具体方法：通过设计与先导化合物结构相近的类似物，采用一些简单的化学反应（如水解、氧化、还原、烷基化、乙酰化、外消旋体拆分、电子等排体变换），对先导化合物的化学结构仅作微小的变换。

2. 生物学逻辑原则　根据先导化合物生物活性的研究结果，分析结构与活性关系的实验数据，推测其可能的结构-疗效关系（通常称为构效关系），用于指导结构修饰的具体实施。目前可依靠计算机辅助药物设计（computer-aided drug design，CADD）技术来完成，也是新药研发更容易更有效的方式，可提高新药研发的效率。

3. 立体构型原则　化合物的手性中心、电荷间距、*E*或*Z*构型、直立键或平伏键取代基的构象等立体电性参数对生物活性具有重要的影响。在药物靶标蛋白结构已知时，可采用CADD进行模拟设计，根据设计结果直接指导结构修饰。若靶标蛋白结构未知，应将先导化合物与已知的活性化合物进行结构比较，初步分析先导化合物化学结构与活性或选择性相关的参数，并根据这些参数来指导结构修饰。

4. 易合成原则　在进行结构修饰时，一般优先采用最简单的合成路线进行结构修饰，并优先合成可以从市面直接采购的中间体原料。因合成方法简便易行，容易合成先导化合物的衍生物，结构修饰效率较高。若通过该原则成功获得理想化合物，则由于成本较低将更易被开发成新药。

5. 药理学逻辑原则　药理学研究必须遵循量效关系、最佳剂量、对照物参比试验、达峰时间等准则，并提供具有类似活性的对照药品作为先导化合物活性研究的参照，以证实先导化合物药效的可信度。在合成化合物的同时，至少要合成一种根据准则研究结果推测为无活性或低活性的化合物，与活性化合物进行对比试验。

链接　计算机辅助药物设计

计算机辅助药物设计始于20世纪80年代，是利用计算机的快速计算功能，与药物化学、生物学、计算机图形学和信息学等学科交叉融合，形成的一种强有力的药物设计工具，可用于结构修饰研究的各个环节。CADD主要是基于药物或受体的三维结构进行药物设计，一般可分为直接药物设计和间接药物设计。

1. 直接药物设计　是在受体靶蛋白三维结构已知的情况下，根据受体受点的形状和性质，研究药物与受体的相互作用，设计新药。

2. 间接药物设计　是在受体靶蛋白三维结构未知的情况下，以小分子的构效关系研究为基础，通过研究一类小分子的结构和生物活性数据，研究结构与活性之间的关系规律，发现或优化先导化合物。

（二）方法

先导化合物结构修饰的方法主要包括有机化学合成法、生物转化法和组合化学技术。在实际工作中，以有机化学合成法的应用最为广泛，但生物转化法、组合化学技术也有自身的优势。

1. 有机化学合成法

（1）取代基的变化　是最常见的结构修饰方法，主要包括取代基的增加、减少或变化、电子等排体等具体情况。值得一提的是，无论是取代基的增减，还是进行开环处理，应尽量采用计算机辅助药物设计作为指导进行，这样不仅可以提高效率，更容易获取高效低毒的候选化合物。

（2）环结构改造　对先导化合物进行扩环、缩环和开环。化合物结构中环的多少或环的大小有时对生物活性具有显著的影响。开环又称为环剖裂，先导化合物有时因结构复杂、环系较多，需要对其环结构进行简化，以便合成，这种结构修饰的方法称为剖裂。例如，对具有成瘾性的镇痛药吗啡进行结构优化时，将其经过开环最终得到成瘾性较低的镇痛药美沙酮（methadone）。

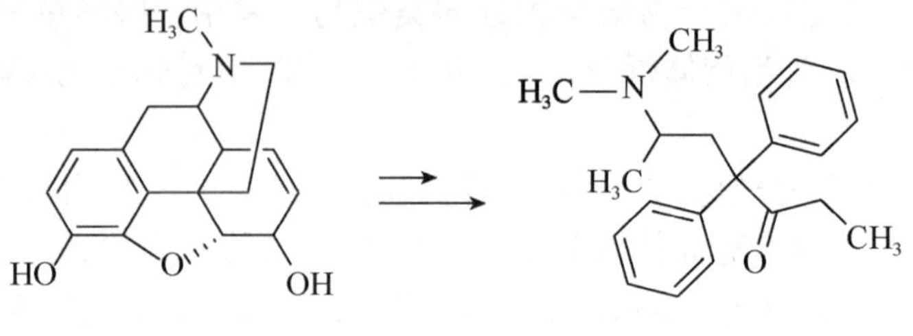

吗啡　　　　美沙酮

（3）药物立体构型对活性的影响　药物与靶蛋白的结合具有立体选择性，当药物与靶蛋白的三维结构能更好地互补匹配时，药物三维结构与靶蛋白三维结构则具有更好的契合性，药物表现出来的生物活性则越强。药物与靶蛋白的互补匹配性在很大程度上是受药物立体构型的影响。而药物立体构型主要体现为几何异构体、官能团间的距离、旋光异构体。

例如，顺式氯普噻吨（chlorprothixene）的构象比反式结构更接近于多巴胺的受体底物多巴胺，导致顺式结构用于精神分裂症的作用比反式结构强5～10倍。

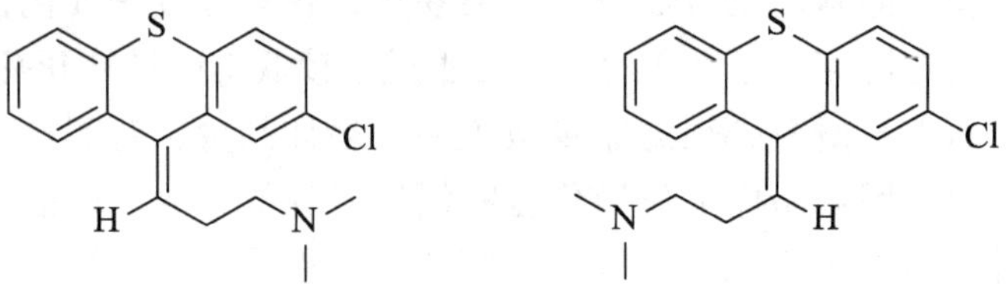

顺式氯普噻吨　　　　反式氯普噻吨

在旋光异构体中，影响生物活性类型的情况相对较少。最典型的例子是麻黄碱（ephedrine）与旋光异构体伪麻黄碱（pseudoephedrine），麻黄碱具有收缩血管的作用，常作为血管收缩药和平喘药使用，而伪麻黄碱几乎没有收缩血管的作用，只有支气管扩张作用，常用作支气管扩张药。

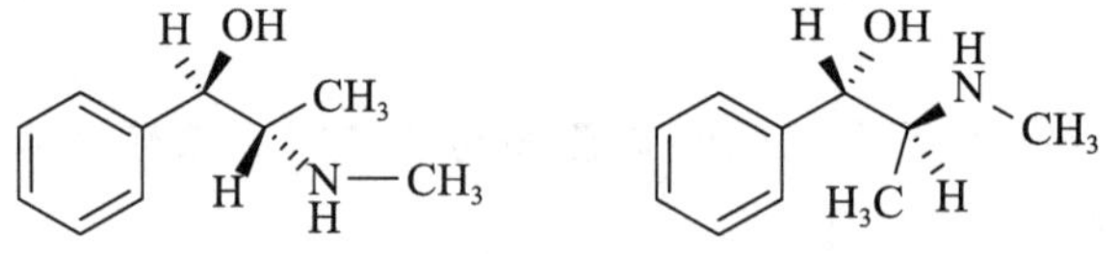

麻黄碱　　　　伪麻黄碱

（4）前体药物（prodrug）　是指一类体外无活性或活性较弱，在体内经酶或其他作用，释放出活性物质而产生药效的药物，通常简称为前药。将药物制备为前药主要是为了提高药物对靶部位作用的选择性、改善药物在体内的药代动力学过程、延长作用时间、提高生物利用度、降低毒副作用、提高化学稳定性等。

前药的制备需要根据原药和载体分子的结构而定。一般来说，前药设计中常将羟基修饰为酰化、缩醛或缩酮、醚的形式以达到延长药物半衰期，改善药物的溶解度及生物利用度的目的。具有羧基的药物常修饰形成羧酸酯、酰胺、亚胺、偶氮、氨甲基化等形式；羰基类则可通过席夫碱、肟、缩醛或缩酮等的形式来制备前药。例如，姜黄素具有水溶性差、结构不稳定、体内吸收少和生物利用度低等缺点，将其制备为前药后，其结构稳定性及水溶性均大幅提升。

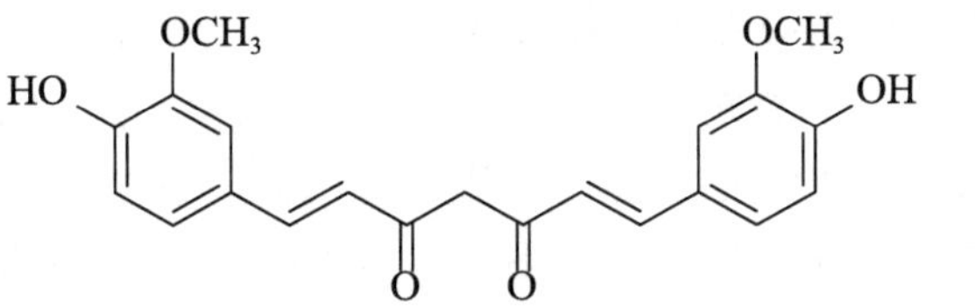

姜黄素

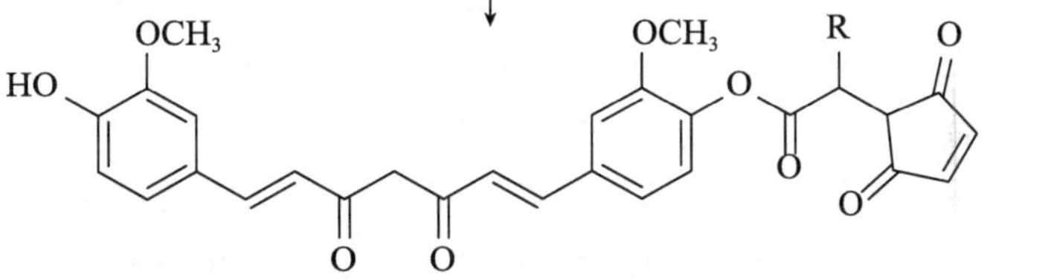

R：—H, —CH_3, —$CH(CH_3)_2$, —$CH_2CH(CH_3)_2$, —$CH(CH_3)CH_2CH_3$

姜黄素前体药物

（5）孪药（twin drug） 是指将两个药物经共价键连接合成的新药物，在体内代谢生成前两种药物而产生协同作用、增强活性、产生新的药理活性或者提高选择性。一般采用分子拼接原理进行孪药设计。

孪药的设计方法有两种，一种是将两个作用类型相同的药物或同一药物的两个分子拼合在一起，以产生更强的作用，或降低毒性、改善药代动力学性质等。例如，阿司匹林（aspirin）和对乙酰氨基酚（paracetamol）均具有解热镇痛作用，两者通过酯化反应合成的贝诺酯（benorilate）既解决了阿司匹林对胃酸的刺激，又增强了药效。另一种方法是将两个不同药效的药物拼合在一起，产生新的联合作用。例如，毒性较大的抗肿瘤药物苯丁酸氮芥（chlorambucil）与肾上腺皮质激素类药物泼尼松（prednisone）拼接形成新的抗肿瘤药物泼尼莫司汀（prednimustine），既增强了药物在肿瘤部位的亲和性，又降低了苯丁酸氮芥的毒性。

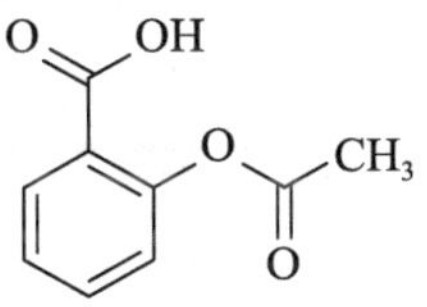

阿司匹林

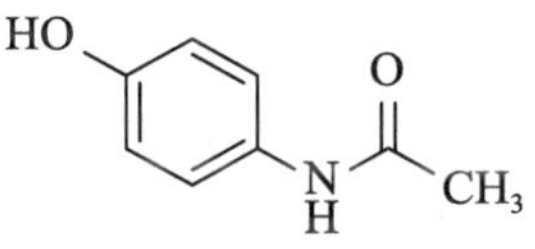

对乙酰氨基酚

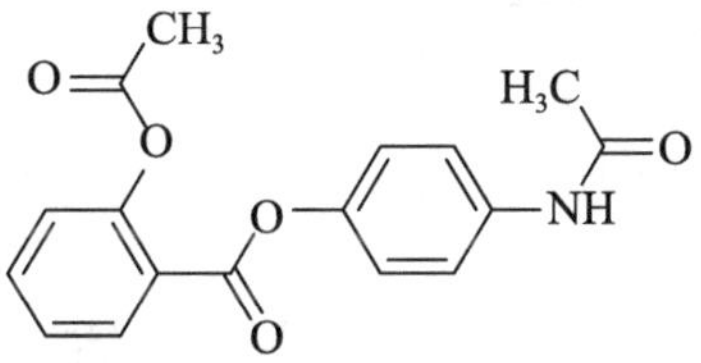

贝诺酯

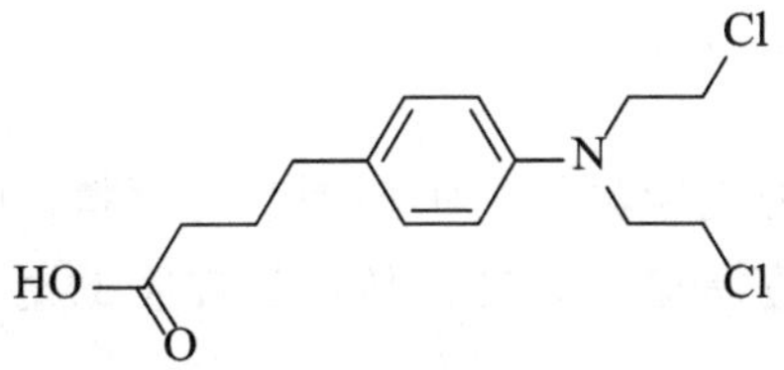

苯丁酸氮芥

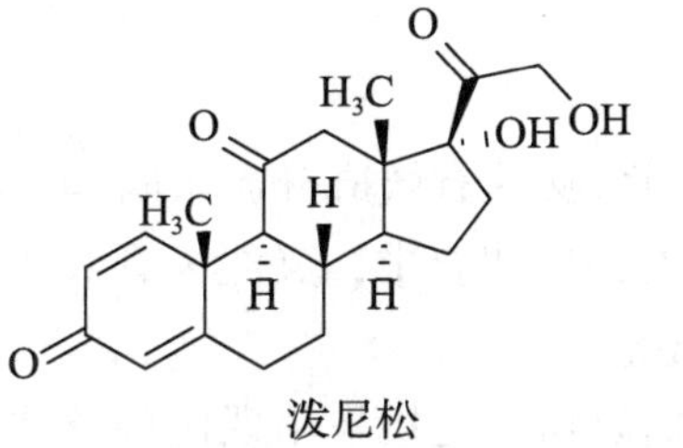

泼尼松

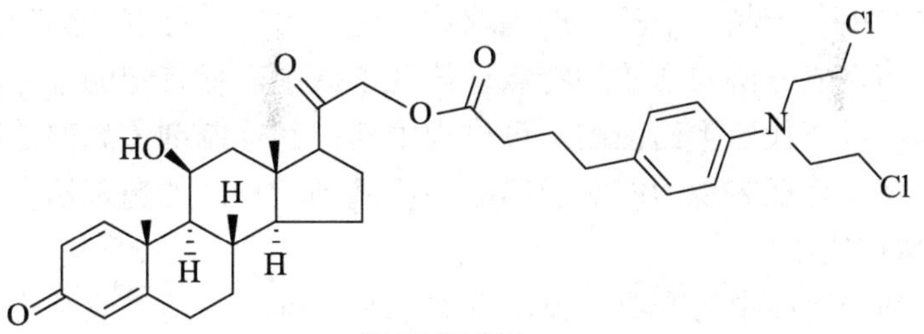

泼尼莫司汀

2. 生物转化法 是指应用生物反应器（如酶及多酶系统包括微生物、动植物细胞等）对先导化合物进行结构修饰和改造，合成新型的有机化合物。生物转化的核心是利用生物细胞中酶的催化反应，这些酶具有高度专一性，包括对底物的专一性、对化学键的专一性和对特定基团的专一性等，这是化学方法无法比拟的。采用生物转化进行结构修饰不仅可以保持或增强原药的药效，还可以克服原药的缺点，改善药物在体内的药物动力学过程，提高对靶部位的作用选择性，降低毒副作用，改善药物的稳定性等。

3. 组合化学技术 是20世纪80年代中期发展起来的一项新型化学合成技术，它将化学合成、组合理论、计算机辅助设计等结合于一体，并在短时间内将不同构建模块用巧妙构思，根据组合原理，系统反复连接，从而产生大批的分子多样性群体，形成化合物库，运用组合原理，以巧妙的手段对化合物库成分进行筛选优化，得到可能的有目标性能的化合物结构的科学。

与传统化学合成方法每次只能合成一个化合物相比，组合化学能在短时间内合成数目庞大的有机化合物库，并经活性筛选，发现一批具有活性的目标化合物。组合化学可大幅度提高新化合物的合成和筛选效率，减少时间和资金的消耗。目前，组合化学已应用于药物和农药研发、功能材料的开发、催化剂筛选等诸多领域，成为化学范畴最活跃的领域之一。

链接 探寻药用植物中结构新颖的活性化合物

发现天然产物中结构新颖的化合物，并有针对性地开展生物活性研究是天然产物化学的创新之一。以中国科学院上海药物研究所岳建民院士为代表的科研工作者提出了与20世纪80年代国际上开始普遍流行的生物活性导向的天然产物研究不同的研究策略，即基于药用植物，以结构为导向的天然活性化合物的发现策略。

该策略不仅提高了发现新颖结构化合物的效率，也保证了具有生物活性的化合物的比例。以该策略为指导原则的项目——“若干重要中草药的化学与生物活性成分的研究”，于2013年获国家自然科学奖二等奖。迄今为止，团队已对上百种药用植物进行了系统的化学研究，在国际上首次发现了千余个新化合物，并依托100多个筛选模型，对所发现的结构多样化的化合物开展了活性筛选，还对其中部分活性化合物进行了结构优化和构效关系研究。最终，获得了多个具有创新性的候选药物。

第5节 中药标准提取物简介

一、概 述

目前多数中药材的有效成分尚未明确，用中药标准提取物作为中药制剂的原料，既能适应当前中药产业技术发展的迫切要求，又能为有效成分组方建立基础。因此，从质量控制的角度提出了中药标准提取物的概念。

中药标准提取物，是指采用现代科学技术对传统中药材进行提取加工得到的一种药效物质相对明确并具有严格质量标准的中药产品。中药标准提取物的化学组成，是多种药理活性物质按特定比例组成的混合物，继承了中药多成分协同增效的特点，体现了原中药材特定的临床功效，无论作为单味药使用还是组成复方，都可以替代原生药使用。可作为中药或其他制剂（如保健品、功能性食品、化妆品等）的原料产品。其技术特征表现为相对明确的物质基础、特定的药理活性、科学合理的质量标准和产品质量的均一性和稳定性。

中药标准提取物有利于提高中药产业的技术发展水平，推动中药产业结构调整。中药现代化要求中药制剂从以传统的中药饮片或浸膏为原料向有效成分组方发展，使其化学性质、药理作用和质量控制都能明确表达。原料药生产的规范化和质量标准化是整个现代中药产业的基础和关键，但目前，因不能有效控制其生产条件的中药材和饮片难以当此重任，而标准可控、质量稳定、物质基础相对明确的中药标准提取物正是解决此问题的一种重要途径。中药标准提取物是中药现代化行之有效的手段。在中药制剂或相关产品的生产中，以中药标准化提取物投料生产，其产品的特点是剂量准确、单位剂量含量确定、服用量少。较之我国现阶段绝大部分中药产品以中药材（饮片）投料控制生产，具有规范化、标准化和产品质量稳定的优点。因此，利用中药标准化提取物直接制成中成药或其他相关制剂，是中药现代化行之有效的手段。

中药提取物产业在近十年中发展迅速，科学技术部、财政部、国家税务总局、海关总署联合发布《中国高新技术产品出口目录》，将银杏叶提取物、紫杉醇、鬼臼毒素、三尖杉酯碱、麻黄提取物、香豆素类、高三尖杉酯碱、芦丁、茶黄色素等400多味“药用植物提取物颗粒”列入目录中；2000年国家发展计划委员会启动了现代中药产业化重大专项，把中药标准提取物作为重点支持对象，鼓励包括中药标准提取物在内的创新中药的发展，这些举措极大地推动了中药提取物和中药产业的现代化发展。根据中国医药保健品进出口商会数据，2018～2022年，中国植物提取物进出口总额整体呈上升趋势。

二、分　　类

根据不同的目的或要求，中药标准提取物可分为以下不同的类别。

1. 按用途分类　包括药用提取物、食用提取物、日化用提取物等。

2. 按提取溶媒分类　包括水提取物、乙醇提取物等。

3. 按溶解性能分类　包括水溶性提取物、脂溶性提取物。

4. 按组方分类　包括单味药提取物、复方提取物。目前国际上普遍应用的是单味药提取物，但由于单一药材提取物临床效果的局限性，近年来复方提取物发展迅速。

5. 按形态分类　受提取物含水或溶媒量的影响，分为固体提取物、液体提取物、流浸膏或软提取物。

6. 按活性物质的纯化程度分类　包括粗提取物、有效部位（如多糖类、黄酮类、挥发油等）、有效部位群、有效成分等。

7. 按作用与功效分类　包括抗氧化剂、免疫调节剂、镇静剂、运动营养类、护肝类、改善心脑血管系统功能类、抗病原微生物类、男性保健类、抗肿瘤类等。

三、制备方式

中药标准提取物的质量受原材料、生产工艺、贮存和运输等因素的影响，其质量均一性难以得到保证。为此，对中药提取物生产的全过程进行标准化的质量监控是必要的。中药标准提取物的制备必须全过程实施标准化控制，要注意它是由药学数据和临床功效支持的、要控制中药材生产和提取物生产的每一个环节之后所得的提取物才能称为标准提取物。

（一）原药材

影响中药材质量的因素多而复杂，与植物基原、产地、生长时间、采收方法、药用部位、贮存方法和时间等密切相关。例如，贯叶连翘中金丝桃素以花中含量最高，叶其次，果实含量低，而茎的含量很少，根部不含金丝桃素。中药指纹图谱研究表明，不同产地的贯叶连翘不同部位中，黄酮类、金丝桃素类和贯叶金丝桃素类的含量不同。对不同原植物基原、产地、采收时间、贮存条件和时间的枳实进行系统的研究发现，其辛弗林、*N*-甲基酪胺、大麦芽碱、酪胺等数种生物碱的含量和组分有明显的差异，总生物碱含量最大相差20倍。由此可见，中药提取物质量控制必须首先加强原药材的质量控制，规范药材的质量是保证中药提取物质量的前提。欧洲生产标准化中药提取物时，要求把原药材纳入“第一车间”进行生产和管理，对种植地域、种籽选择、种植方法、采收时间和方法及田间管理等均建立规范化的程序，对药材建立了与提取物相应的标准，这体现了药物制剂的质量控制要求。

（二）生产工艺

研究中药提取物的生产工艺除了确定合理的工艺流程和参数等技术指标外，同时是规范和控制产品质量的重要环节。例如，贯叶连翘提取物的生产工艺有乙醇提取法、甲醇提取法、碱性甲醇提取法等，3种生产工艺所得产品都能符合质量指标要求，但碱性甲醇提取法金丝桃素含量较高，其他提取方法的金丝桃素衍生物含量较低，黄酮类化合物和有机酸类含量更少。

天然中药的提取对生产条件和技术要求较高，很多先进的提取、分离纯化及干燥设备和技术应用于提取物的生产中（表14-3），这些技术和设备的应用大大提高了中药提取物的制备和质量。

表14-3 先进技术在中药提取物生产中的应用

工艺技术	应用举例	工艺技术	应用举例
超声波提取技术	芸香苷、罗汉果皂苷	膜分离、膜浓缩技术	绿茶提取物
大孔吸附树脂分离技术	银杏叶提取物、大豆异黄酮	超临界萃取技术	芳香油类、天然维生素E
离子交换树脂分离技术	石杉碱甲、辛弗林	冷冻干燥技术	大蒜提取物
吸附色谱技术	紫杉醇、白果内酯	微囊化包合技术	当归提取物
高速逆流分配色谱技术	儿茶素	酶解技术	白藜芦醇

（三）包装贮存条件

中药活性成分性质多不稳定，如茶叶提取物中的儿茶素类衍生物、贯叶连翘提取物中的贯叶金丝桃素、葡萄籽提取物中的原花色素类等，随光照、温度、湿度、酸碱度和时间等因素而产生质量变化。因此，进行质量稳定性研究以确定包装方法和包装材料、贮藏方法和时间，是保证产品质量不可缺少的一个方面。

（四）质量控制标准化

中药提取物标准化不能仅理解为提取物质量的标准化，而是指对全过程实施标准化控制而制备出来的提取物。全过程质量控制包括中药材生产、提取物工业生产的过程控制和主要生产环节的物料的质量监测，以及提取物的质量标准。具体流程见图14-7。

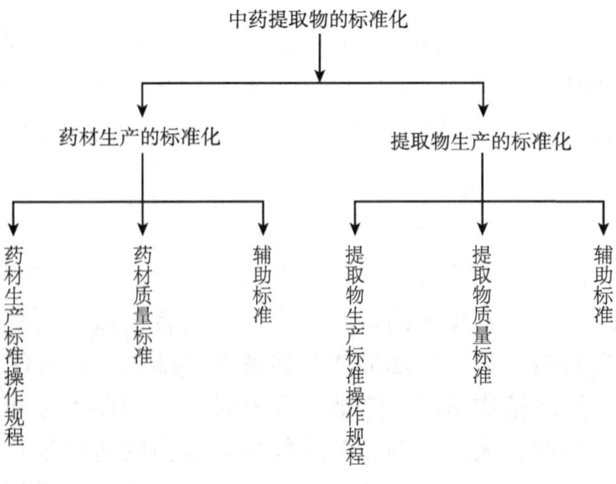

图14-7 中药提取物标准化控制的内容

在质量控制中，要求对有效成分和有害物质进行定性、定量分析，或与标准品进行对照，或采用指纹图谱进行鉴定，对原料、生产过程和成品均须进行严格检测。大部分中药提取检测采用了高效液相色谱法（HPLC），同时气相色谱（GC）、气相色谱-质谱（GC-MS）、高效液相色谱-质谱（HPLC-MS）、紫外光谱和原子分光等方法也常用。

目前，具有国家标准或行业标准的中药标准提取物还不多，企业多以合同中的质量条款作为产品交付的合格依据。为此，国家开展了对药材质量标准和提取物质量标准研究，根据药材种植规程、提取物生产工艺规程和检验操作规程提出了一套行之有效的质量标准。

目标检测

一、选择题

A型题

1. 体外筛选主要以什么作为模型进行筛选（　　）
   A. 离体的细胞　B. 组织
   C. 血液　D. 黏液
   E. 体液

2. 现代研究模式，即选用简易、灵敏、可靠的活性检测方法作为指导，将提取分离的每一阶段的组分进行活性评估，追踪其活性最（　　）的部分，再继续追踪，结合药理实验筛选，指导获得活性单体化合物。
   A. 弱　B. 强
   C. 少　D. 多
   E. 复杂

3. 预试验往往只能提供初步线索，其准确性受多种因素影响。下列不属于提高预试验检出准确性因素的是（　　）
   A. 观察药材的性状特征　B. 对照试验
   C. 空白试验　D. 供试液制备
   E. 阴性试验

4. 系统预试验供试液制备利用各类成分极性大小的不同，用极性由小到大的溶剂依次提取，常用的溶剂梯度顺序为（　　）
   A. 石油醚、苯、乙醚、三氯甲烷、正丁醇、乙酸乙酯、丙酮、乙醇、水
   B. 乙醚、石油醚、苯、三氯甲烷、正丁醇、乙酸乙酯、丙酮、乙醇、水
   C. 石油醚、苯、乙醚、三氯甲烷、乙酸乙酯、正丁醇、丙酮、乙醇、水
   D. 苯、石油醚、乙醚、三氯甲烷、乙酸乙酯、正丁醇、丙酮、乙醇、水
   E. 石油醚、三氯甲烷、苯、乙醚、乙酸乙酯、正丁醇、丙酮、乙醇、水

5. 内酯、香豆素类化学成分可以选用哪些试剂进行鉴别（　　）
   A. 泡沫试验　B. 盐酸镁粉
   C. 费林试剂　D. 异羟肟酸铁
   E. 香草醛-浓硫酸

6.（　　）是贯穿于天然药物研发全过程的一项重要工作。
   A. 研究对象　B. 研究方法
   C. 文献调研　D. 研究目标
   E. 预试验

X型题

7. 对有效成分进行结构修饰的原则有（　　）
   A. 最少修饰原则　B. 立体构型原则
   C. 生物学逻辑原则　D. 药理学逻辑原则
   E. 易合成原则

8. 文献调研的资料应包括（　　）
   A. 已出版图书　B. 期刊
   C. 学位论文　D. 专利
   E. 技术标准

9. 活性筛选模式主要有（　　）
   A. 传统模式　B. 计算机模式
   C. 现代模式　D. 猜测模式
   E. 生物模式

10. 先导化合物结构修饰的方法主要有（　　）
   A. 有机化学合成法　B. 生物转化法
   C. 组合化学　D. 分解化学
   E. 计算机模拟法

11. 中药标准提取物按作用与功效分类分为（　　）
   A. 抗氧化剂　B. 镇静剂
   C. 抗肿瘤类　D. 护肝类
   E. 运动营养类

12. 天然药物的研究分为（　　）
   A. 临床研究　B. 临床前研究
   C. 学研究　D. 活性筛选
   E. 结构鉴定

13. 各类化学的检识反应一般在（　　）中进行
   A. 试管　B. 滤纸片
   C. 薄层板　D. 烧杯
   E. 锥形瓶

14. 单项预试验溶液的分别用（　　）提取，便可以将绝大部分化学成分提取出来
   A. 石油醚　B. 乙醚
   C. 95%乙醇　D. 水
   E. 甲醇

二、问答题

1. 简述天然药物中有效成分研究的一般流程。
2. 简述天然化合物结构修饰的目的和方法。

（高晓慧）

实训指导

天然药物化学实训教学是本课程不可或缺的重要一环。通过实训，学生能够掌握天然药物有效成分的回流提取、水蒸气蒸馏、浓缩精制、萃取结晶、薄层色谱、纸色谱等基础技能；并能对任意天然药物中的成分熟练进行化学成分的预试验和成分鉴别等基本操作。实训教学帮助学生进一步了解和掌握在天然药物提取分离过程中的基本流程与基本方法，学会在成分检识和鉴别中常用的技巧，培养学生分析问题、解决问题以及能独立设计与实施实验的综合素质。

本教材从各章节精选天然药物的提取鉴别试验，共设10个实训项目。各学校可根据实训条件进行自主选择。

实训室守则

天然药物化学实训中，所用溶剂和试剂多具有挥发性、腐蚀性、毒性、刺激性和易燃易爆性等特点；实训操作过程中需要使用各种电器和加热装置等设备，操作不慎易造成火灾和触电等事故。所以每个实训操作者均应提高警惕，严格遵守操作规程。为了消除安全隐患，预防事故发生，特制订实训室守则如下。

1. 学生进入实验室，首先，熟悉实验室的环境，包括灭火器、急救药箱放置的位置与使用方法，以防有事故发生时能及时报告老师并做相应的处置。且应遵守实训室规章制度，不违章操作。严防火灾、爆炸、中毒、触电、漏水等事故发生。若发生事故，应立即报告指导教师。其次，所有人员进入实验室都不得穿拖鞋和背心服装，实验室内严禁吸烟与吃东西。

2. 切实做好实验前的相关工作，包括认真预习本次实验的相关内容，并查找相关资料，做到心中有数。实训时要认真倾听指导教师讲解实训内容，在完全明白实训原理和操作方法的基础上，方可进行实训。

3. 实验过程中，应认真观察与思考，并对实验现象与结果及时记录，中途不许离开。凡是观察到的现象及收集的数据，应立即如实记录。实训所得的最终产品，应仔细保存好，注明名称、数量、实训人姓名等，连同实训报告按时交给指导老师审查。

4. 实验过程中，不许喧哗与吵闹，应严格遵照老师的指导进行实验，不能随意更改实验指导上规定的实验步骤、所用试剂类型与用量。不得擅自离开自己的实训台或委托他人照看自己的实训。学生应时时注意爱护仪器、节约试剂，仪器和药品使用完后应随时放归原处，注意保持仪器、实验台面、实验室地面与水槽的洁净。仪器如有损坏应及时向老师汇报并登记。公用药品及仪器使用完毕后应及时放回原处，不可乱丢乱放，以免影响他人使用。

5. 应注意保持实验室仪器与试剂的摆放整齐，暂不使用的器材，不得摆在桌面上，以防损毁。污水、残渣、废纸等应该按规定放在特定的地方，切不可丢进水槽，废弃的酸或碱必须分别倒入特定的废液缸。有毒气或腐蚀性药品应妥善保管，产生毒气或腐蚀性气体的实验应在通风橱中进行操作，必要时可戴好防护用具；实训过程万一不慎着火，要沉着冷静积极抢救，立即切断室内电源和火源，用实训室备用的灭火器材迅速扑灭，对于易燃性溶剂，必须随时密封容器，不得存放于明火旁边。

6. 实训结束，必须整理仪器与台面，将实验台面打扫干净，完成清点工作，损坏的仪器由老师补发，并按规定赔偿。公用仪器、试剂与用具由值日生负责整理清点，值日生离开实验室之前应确定水龙头、电闸、燃气、门、窗关闭后方可离开。

实训项目

实训一　两种有效成分混合物的薄层色谱分离与鉴别

一、实训目的

1. 了解薄层色谱的原理。
2. 掌握薄层色谱法的基本操作。
3. 熟悉薄层色谱鉴别有效成分的方法。
4. 学会记录实验结果，撰写实验报告。

二、实训原理

薄层色谱法利用吸附剂对混合物中各种成分吸附能力差异来实现不同成分的分离，是一种微量、快速、简便、灵敏的分离鉴别方法。该方法是将吸附剂（硅胶或氧化铝）涂在玻璃板上形成薄层（0.25～1mm），将2～10μl试液用毛细管滴在薄层板的一端，放入盛有合适展开剂的层析缸中，通过毛细现象进行展开。不同物质因吸附常数有差异，移动距离也不同，从而达到分离的目的。层析斑点的位置可用R_f表示。

$$R_f(\text{比移值})=\frac{\text{原点到斑点中心的距离}}{\text{原点到溶剂前沿的距离}}$$

在相同条件下，物质的R_f是一定的，因此依据R_f可以进行定性鉴定。

复方磺胺甲噁唑片为复方制剂，每片含磺胺甲噁唑0.4g与甲氧苄啶80mg。应用薄层色谱法可实现复方制剂中磺胺甲噁唑与甲氧苄啶的分离，与磺胺甲噁唑、甲氧苄啶对照品进行标准对照可鉴别出两种有效成分。

三、实训器材

1. 仪器　玻璃板（13cm×7cm）、玻璃棒、层析缸、毛细管、量筒、天平、研钵、烧杯、干燥器、漏斗。

2. 材料与试剂　复方磺胺甲噁唑片、磺胺甲噁唑对照品、甲氧苄啶对照品、色谱用硅胶GF_{254}、0.5%羧甲基纤维素钠水溶液、甲醇、氯仿、*N*，*N*-二甲基甲酰胺。

四、实训内容

1. 薄层板的制备　称取3g色谱用硅胶GF_{254}，加9ml 0.5%羧甲基纤维素钠水溶液，在研钵中混合成糊状，去除表面气泡后，均匀涂布于洁净玻璃板上，置水桌面台上于室温下晾干，在110℃活化30分钟，取出放入干燥器内备用。

2. 供试品溶液和对照品溶液的制备

（1）供试品溶液的制备　复方磺胺甲噁唑片研磨成细粉，取细粉适量（约相当于磺胺甲噁唑

0.2g），加10ml甲醇，振摇，滤过，取滤液作为供试品溶液。

（2）对照品溶液的制备　分别取磺胺甲噁唑对照品0.2g与甲氧苄啶对照品40mg，加甲醇10ml溶解，作为对照品溶液。

3. 点样　用毛细管吸取上述3种溶液各5μl，分别点于制备好的硅胶GF_{254}薄层板上。点样基线距底边15～20mm，样点直径不超过3mm，两点间距离为1.0～1.5cm。点样后待干，放入层析缸中进行展开。

4. 展开　以氯仿-甲醇-*N*，*N*-二甲基甲酰胺（20∶2∶1）为展开剂，将点好样品的薄层板放入装有适量展开剂饱和后的层析缸中（请注意：千万不能使展开剂没过点样线），密封缸盖，用倾斜上行法展开，待展开剂前沿到达薄层板高度2/3处时，取出薄层板，在前沿处作好标记，晾干。

5. 显色　将薄层板置紫外线灯（254nm）下检视，将供试品溶液所显两种成分的主斑点的位置和颜色与对照品溶液的主斑点进行标记。

6. 计算　将板放平，量取溶剂前沿及各斑点中心与原点的距离，求出比移值（R_f）。按实训表1进行实验数据处理。

实训表1　记录薄层色谱结果

	复方磺胺甲噁唑片		对照品	
	磺胺甲噁唑	甲氧苄啶	磺胺甲噁唑	甲氧苄啶
斑点颜色				
溶剂移动距离（cm）				
斑点移动距离（cm）				
R_f				

五、注意事项

1. 制薄层板所用的玻璃板要求光滑、平整，洗净后不附水珠，晾干，否则涂布的硅胶易脱落。层析板要铺得均匀，不能有气泡，以免影响展开。

2. 硅胶GF_{254}和黏合剂的取量随玻璃板大小而异（一般比例为1∶3），薄层板厚度达到0.2～0.3mm即可，点样量不能太多，以免展开后斑点拖尾。

六、思考题

1. 薄层色谱的原理是什么？主要步骤如何？
2. 为什么预先要用展开剂蒸汽饱和层析缸？
3. 点样量为何不能太多？
4. 什么是比移值？影响因素有哪些？如何根据比移值进行定性鉴定？

（罗　兰）

实训二　槐米中芸香苷的提取、精制和鉴别

一、实训目的

1. 掌握碱溶酸沉法对槐米中的芸香苷进行提取。

2.掌握重结晶法精制芸香苷。

3.掌握酸水解法制备槲皮素的操作技术。

4.学会芸香苷和槲皮素的理化检识和色谱检识操作。

二、实训原理

槐花为豆科植物槐的干燥花及花蕾，后者习称槐米，具有凉血止血、清肝泻火的作用。《中国药典》规定：按干燥品计算，含芦丁（$C_{27}H_{30}O_{16}$）槐花不得少于6.0%；槐米不得少于15.0%。芦丁又名芸香苷，广泛存在于植物中，目前发现有多种植物中含有芦丁，如槐米、荞麦叶、蒲公英和烟叶等。药理实验证明芸香苷有调节毛细血管通透性，保持和恢复毛细血管正常弹性的作用，临床上用作毛细血管性止血药，并用于高血压的辅助治疗。芸香苷的结构式是槲皮素-3-*O*-芸香糖苷，槲皮素为其苷元，所以，以芸香苷为原料可制备槲皮素。芸香苷为浅黄色粉末或细针状结晶（水），熔点188～190℃（无水），熔点176～178℃（含三分子结晶水）。在冷、热水中溶解度不同，冷水（1∶10 000）、沸水（1∶200），可溶于丙酮、乙酸乙酯、吡啶及碱性溶剂中，几乎不溶于苯、乙醚、三氯甲烷及石油醚等溶剂。

槲皮素为黄色针状结晶（稀乙醇），熔点314℃（分解）。在热乙醇中的溶解度为（1∶23）、冷乙醇中为（1∶290），可溶于甲醇、丙酮、乙酸乙酯、冰醋酸及吡啶等溶剂，不溶于水、苯、乙醚、三氯甲烷及石油醚等溶剂。

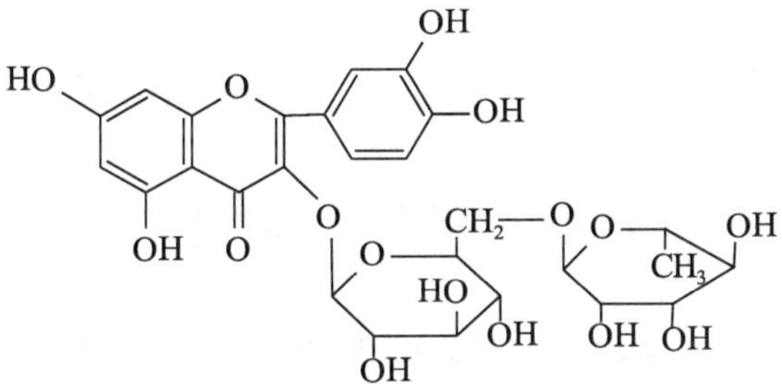

芸香苷

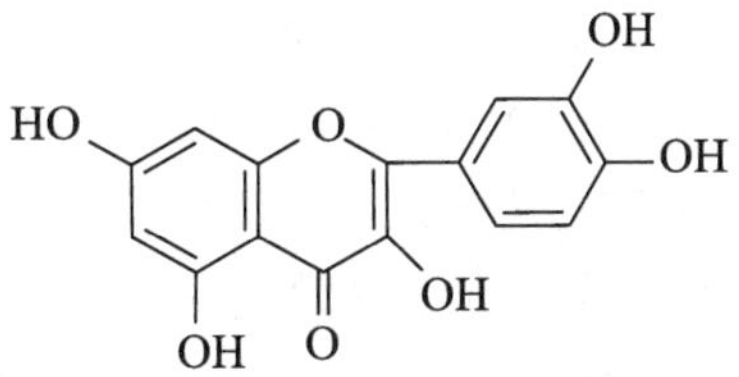

槲皮素

利用芸香苷分子结构中含有多个酚羟基，显弱酸性，能与碱作用生成盐而溶于碱水，加酸酸化后又能沉淀析出的性质，采用碱溶酸沉法进行提取。芦丁分子中的邻二酚羟基结构在空气中长时间放置容易氧化变色，在碱性溶液中更易氧化分解。加入少量硼砂，硼酸盐能与芦丁中邻二酚羟基结合，起保护作用。利用芸香苷在热水中溶解度大，在冷水中溶解度小的性质，用水作溶剂进行重结晶精制。

芸香苷结构中具有苷键，能被酸水解生成苷元槲皮素和葡萄糖、鼠李糖，因此，用2%稀硫酸作溶剂进行芸香苷水解。

三、实训器材

1. 仪器 紫外线分析仪、水泵、试管、烧杯、三角烧瓶、冷凝管、圆底烧瓶、抽滤瓶、玻璃漏斗、天平、紫外线灯、布氏漏斗、色谱缸、滤纸片、硅胶G-CMC-Na薄层板、新华中速色谱滤纸等。

2. 材料与试剂 槐米、石灰乳、0.4%硼砂水溶液、浓盐酸、正丁醇、乙酸、氨水、乙醇、1%乙酸镁乙醇溶液、1%氢氧化钠溶液、1%三氯化铝乙醇溶液、2%二氯氧锆甲醇溶液、2%枸橼酸甲醇溶液、10% α-萘酚乙醇溶液、2%三氯化铁溶液、浓硫酸、2%硫酸溶液、碳酸钡、镁粉、氨制硝酸银试液、1%葡萄糖标准品、1%鼠李糖标准品、1%芸香苷标准品、1%槲皮素标准品等。

四、实训内容

1. 芦丁的提取（碱溶酸沉法） 称取槐米20g（压碎）于烧杯中，加0.4%硼砂水溶液200ml，在搅拌下加石灰乳调节pH8～9，加热煮沸30分钟，随时补充失去的水分和保持pH8～9，倾出上清液，用四层纱布趁热过滤，滤渣加水150ml再提取一次，同法过滤，合并两次滤液，放冷，用浓盐酸调节pH3～4，放置析晶，待全部结晶析出后，抽滤，用少量蒸馏水洗涤结晶，抽干，室温干燥，得芸香苷粗品，称重，计算收率。

2. 芦丁的精制 称取芦丁粗品2g，充分研细后置于烧杯中，加纯化水400ml，煮沸至全部溶解，趁热抽滤，冷却析出结晶，抽滤，得芦丁精制品，置空气中晾干或于60～70℃下干燥，称重，计算收率。

3. 芦丁的水解 取精制芦丁1g，研细后置于250ml圆底烧瓶中，加入2%硫酸溶液80ml，加热回流（微沸）30分钟，待出现的鲜黄色沉淀不再增加为止。趁热抽滤，沉淀物用少量蒸馏水洗至中性，晾干，得粗制槲皮素。再用70%乙醇重结晶得黄色小针状槲皮素结晶，晾干，称重，计算收率。趁热抽滤后的滤液放冷，再次抽滤，弃去的滤饼为未水解的芸香苷，保存滤液用于制备糖的色谱鉴别的供试液。

4. 鉴别

（1）化学鉴别

1）盐酸-镁粉反应：分别取芦丁和槲皮素少许，分别用1～2ml乙醇水浴微热溶解，加入镁粉适量，浓盐酸数滴，观察并记录实验现象。

2）三氯化铝反应：将芦丁和槲皮素的乙醇溶液分别点在滤纸片上，滴加1%三氯化铝乙醇溶液1滴，于紫外线灯下观察荧光变化，并记录实验现象。

3）乙酸镁反应：将芦丁和槲皮素的乙醇溶液分别点在滤纸片上，滴加1%乙酸镁乙醇溶液1滴，于紫外线灯下观察荧光变化，并记录实验现象。

4）锆盐-枸橼酸反应：取芦丁和槲皮素少许，分别用1～2ml乙醇水浴加热溶解，加入2%二氯氧锆甲醇溶液3～4滴，观察现象，然后各加入2%枸橼酸甲醇溶液3～4滴，观察并记录实验现象。

5）Molisch反应（*α*-萘酚-浓硫酸试验）：取芦丁和槲皮素少许，分别用1～2ml乙醇溶解，加10% *α*-萘酚乙醇溶液1ml，振摇后倾斜试管，沿试管壁缓缓加入约1ml浓硫酸，静置，观察两液界面颜色变化，并记录实验现象。

6）三氯化铁反应：将样品溶液1ml，加入1～2滴2%三氯化铁溶液，观察并记录实验现象。

（2）色谱鉴别

1）芦丁和槲皮素的薄层色谱

色谱材料：硅胶G-CMC-Na薄层板。

展开剂：乙酸乙酯-甲酸-水（8∶1∶1）。

供试品：实验产品1%芸香苷乙醇溶液与实验产品1%槲皮素乙醇溶液。

对照品：1%芸香苷标准品乙醇溶液与1%槲皮素标准品乙醇溶液。

显色剂：喷洒1%三氯化铝乙醇溶液后，置日光及紫外线（365nm）灯下观察斑点的颜色。

观察记录：记录图谱及斑点颜色，分别计算各斑点的比移值。

2）糖的纸色谱鉴别

色谱材料：新华中速色谱滤纸（15cm×4cm）。

展开剂：正丁醇-乙酸-水（4∶5∶1上层，BAW）。

供试品：取水解芸香苷之后的滤液，置水浴上加热，在搅拌下加适量碳酸钡细粉中和至中性（pH=7），过滤，滤除沉淀物，滤液浓缩至1ml左右，放冷后供纸色谱点样用。

对照品：1%葡萄糖标准品溶液与1%鼠李糖标准品溶液。

显色剂：喷氨制硝酸银试液后，用电吹风热风吹，直至出现棕褐色斑点。观察记录：记录图谱及斑点颜色，分别计算各斑点比移值。

五、注意事项

1. 提取液加入硼砂的目的是保护结构中的邻二酚羟基不被氧化，又避免邻二酚羟基与钙离子络合（因钙盐络合物不溶于水），使芦丁不受损失，提高收率。

2. 加入石灰乳既可以调节提取液的pH，使提取过程在碱性条件下进行，又可以与槐花中共存的多糖类成分（黏液汁、果胶等）生成钙盐沉淀而使之除去。实验过程中应严格控制溶液的pH和加热煮沸的时间，以保证收率。

3. 用浓盐酸酸化时，调节溶液pH不能过低（一般为pH3～4），否则会使析出的芦丁沉淀与酸生成鲜盐而重新溶解，使收率下降。

4. 芦丁、槲皮素和糖的纸色谱，也可用圆形滤纸，用径向展开，一次就能完成。展开后，将滤纸剪开，芦丁、槲皮素用三氯化铝显色，糖用氨制硝酸银试液显色。

5. 槲皮素以乙醇重结晶时，如所用的乙醇浓度过高（90%以上），一般不易析出结晶。此时可在乙醇溶液中滴加适量纯化水，使其呈微浊状态，放置，槲皮素即可析出。

六、思考题

1. 试述从槐花中提取、精制芦丁的方法及原理。

2. 以碱溶酸沉法提取芦丁为什么用石灰乳而不用氢氧化钠调节溶液的pH?

（罗　兰）

实训三　大黄中羟基蒽醌的提取与鉴别

一、实训目的

1. 掌握连续回流法提取大黄中游离羟基蒽醌。

2. 掌握pH梯度萃取法分离大黄中游离羟基蒽醌。

3. 熟悉结晶法纯化各种羟基蒽醌。

4. 掌握显色反应和色谱法鉴定大黄中各类游离羟基蒽醌。

二、实训原理

大黄为蓼科植物掌叶大黄、唐古特大黄或药用大黄的干燥根和根茎。味苦性寒，具有泻下攻积、清热泻火、凉血解毒、逐瘀通经、利湿退黄的功效。内服用于实热积滞便秘，目赤咽痛，肠痈腹痛，跌打损伤，湿热痢疾等，外用治疗烧烫伤。

大黄的化学成分复杂，新鲜大黄中含有蒽酚和蒽酮，贮存2年以上基本可全部被氧化成蒽醌。饮片大黄主要含有游离蒽醌及其苷类，游离蒽醌苷元成分主要有大黄酸、大黄素、芦荟大黄素、大黄酚和大黄素甲醚等。苷类物质有大黄酸葡萄糖苷、大黄素葡萄糖苷、芦荟大黄素葡萄糖苷、大黄酚葡萄糖苷、大黄素甲醚葡萄糖苷、番泻苷等。此外，大黄中的二蒽酮苷主要有番泻苷A、B、C、D、E、F，其中番泻苷A含量最高。《中国药典》规定，大黄药材中含大黄酸、大黄素、芦荟大黄素、大黄酚和大黄素甲醚的总量不得少于1.5%。

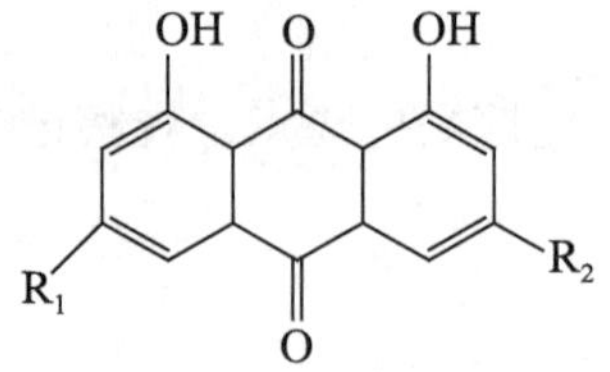

大黄酸	R_1=H	R_2=COOH
大黄素	R_1=CH_3	R_2=OH
芦荟大黄素	R_1=H	R_2=CH_2OH
大黄素甲醚	R_1=CH_3	R_2=OCH_3
大黄酚	R_1=CH_3	R_2=H

大黄中羟基蒽醌苷经酸水解成游离蒽醌苷元，苷元可溶于三氯甲烷，再利用各酚羟基蒽醌类化合物酸性不同，用pH梯度萃取法分离可得到各单体苷元。具有羧基或多个β-酚羟基的蒽醌可溶于5%$NaHCO_3$溶液；具有一个β-酚羟基的蒽醌可溶于5%Na_2CO_3溶液；只具有α-酚羟基的蒽醌，酸性弱，只溶于不同浓度的NaOH溶液。

三、实训器材

1. 仪器 天平、连续回流装置（250ml圆底烧瓶、索氏提取器、滤纸套筒、冷凝管）、铁架台、电炉、水浴锅、250ml分液漏斗、250ml烧杯、玻璃棒、pH试纸、试管、薄层色谱玻璃板、色谱缸、喷雾瓶、布氏漏斗、抽滤瓶、真空泵、紫外线灯、滤纸等。

2. 材料与试剂 大黄粗粉、20% H_2SO_4溶液、三氯甲烷、5%碳酸氢钠溶液、5%碳酸钠溶液、0.5%氢氧化钠溶液、冰醋酸、吡啶、浓盐酸、乙酸镁-甲醇溶液、乙酸乙酯、硅胶G-CMC-Na、羧甲基纤维素钠（CMC-Na）、1%大黄酸对照品、1%大黄素对照品、1%芦荟大黄素对照品、0.5%乙酸镁、氨水、硅胺、石油醚-苯等。

四、实训内容

1. 游离羟基蒽醌苷元的提取 取大黄粗粉20g，置250ml烧杯中，加20%H_2SO_4约50ml，充分润湿药材20～30分钟，然后装入滤纸袋，置索氏提取器中，以三氯甲烷为溶剂（约100ml），在水浴上连续回流1小时，过滤，收集烧瓶中的滤液，药渣同法再提取一次，合并两次滤液。回收三氯甲烷，至三氯甲烷剩余约100ml，得游离羟基蒽醌苷元三氯甲烷提取液。

2. pH梯度萃取法分离游离羟基蒽醌苷元

（1）大黄酸的分离 将游离羟基蒽醌苷元三氯甲烷提取液置分液漏斗中，加5%碳酸氢钠溶液40ml萃取，静置，使其充分分层，分出碱水溶液于烧杯中，保留三氯甲烷液，碱液在搅拌下缓缓滴加浓盐酸调pH至2，观察颜色变化，稍放置即可析出黄色沉淀，抽滤，用水洗沉淀至中性，将沉淀70℃干燥，再用冰醋酸重结晶，即得大黄酸黄色针晶。

（2）大黄素的分离 分离大黄酸后的三氯甲烷溶液，加入5%碳酸钠溶液40ml萃取，静置，使其充分分层，分出碱水溶液于烧杯中，保留三氯甲烷液，碱液在搅拌下缓缓滴加浓盐酸调pH至3，观察颜色变化，稍放置即可析出橙色沉淀，抽滤，用水洗沉淀至中性，将沉淀70℃干燥，再用吡啶重结晶，即得大黄素橙色结晶。

（3）芦荟大黄素的分离 分离大黄素后的三氯甲烷溶液，加入0.5%氢氧化钠溶液40ml萃取，静置，使其充分分层，分出碱水溶液于烧杯中，保留三氯甲烷液，碱液在搅拌下缓缓滴加浓盐酸调pH至3，观察颜色变化，稍放置即可析出黄色沉淀，抽滤，用水洗沉淀至中性，将沉淀70℃干燥，再用乙酸乙酯重结晶，即得芦荟大黄素棕黄色结晶。

（4）大黄酚和大黄素甲醚的分离 分离了芦荟大黄素的三氯甲烷提取液，采用硅胶柱色谱，用石油醚-苯进行洗脱，大黄酚极性小于大黄素甲醚，先流出色谱柱。

3. 检识鉴定

（1）化学检识 分别取蒽醌化合物少许，置试管中，加2ml乙醇溶解，得供试液。

1）碱液试验　取供试液1ml，加10%NaOH溶液数滴，振摇，溶液呈红色。

2）乙酸镁反应　取供试液1ml，加乙酸镁-甲醇溶液数滴，产生橙、红、紫等颜色。

（2）薄层鉴定

吸附剂：硅胶G-CMC-Na。

样品：自制大黄酸1%三氯甲烷溶液；自制大黄素1%三氯甲烷溶液；自制芦荟大黄素1%三氯甲烷溶液。

对照品：1%大黄酸对照品三氯甲烷溶液；1%大黄素对照品三氯甲烷溶液；1%芦荟大黄素对照品三氯甲烷溶液。

展开剂：三氯甲烷-乙酸乙酯-乙酸（4∶1∶0.2）。

显色剂：在可见光下观察色斑，在紫外线灯下观察荧光斑点，或氨蒸气熏或5%KOH溶液喷雾。

五、注意事项

1.大黄中蒽醌的存在形式以苷为主，游离状态的苷元仅占小部分，为了提高游离蒽醌的得率，在提取过程中采取酸水解和萃取相结合的方法。

2.两相萃取时，不可猛力振摇，只能轻轻旋转摇动，时间可长一些，以免造成严重乳化现象而影响分层，三氯甲烷液用水洗时，尤其易乳化，可酌情加入氯化钠盐析，使两层分离。

六、思　考　题

1.在使用碱液萃取时如何选择pH？碱液的pH是逐渐升高还是逐渐降低？

2.说出大黄中5种游离羟基蒽醌化合物的极性与结构的关系。薄层鉴别时，比移值顺序如何？

（罗　兰）

实训四　秦皮中香豆素类化学成分的提取分离与检识

一、实训目的

1.掌握溶剂法提取分离香豆素类成分七叶苷和七叶内酯的技术。

2.掌握香豆素类成分的荧光检识、化学检识等常用检识方法。

二、实训原理

秦皮为木犀科植物苦枥白蜡树、白蜡树、尖叶白蜡树或宿柱白蜡树的干燥枝皮或干皮。味苦、涩，性寒。具有清热燥湿、收涩止痢、止带、明目的功效，主要用于湿热泻痢、赤白带下、目赤肿痛等症。秦皮中主要含有香豆素类成分，包括七叶苷（秦皮甲素）及其苷元七叶内酯（秦皮乙素）、白蜡树苷（秦皮苷）、白蜡树内酯（秦皮素）、紫丁香苷等。

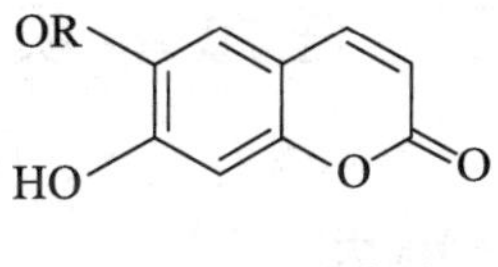

R=H 七叶内酯
R=glc 七叶苷

七叶素为黄色针状结晶，熔点268～270℃；易溶于热乙醇及氢氧化钠溶液，可溶于乙酸乙酯，稍溶于沸水，几乎不溶于乙醚、三氯甲烷。七叶苷为白色或淡黄色结晶，熔点为204～206℃，易溶于热水（1∶15），可溶于乙醇（1∶24），微溶于冷水（1∶610），难溶于乙酸乙酯，不溶于乙醚、三氯甲烷，在稀酸中可水解。利用两者均能溶于沸乙醇中，可用沸乙醇将两者提取出来，再利用两者在乙酸乙酯中溶解度的差异可以将其分离。

三、实训器材

1. 仪器 回流提取装置、旋转蒸发仪、紫外线灯、纱布、500ml或1000ml圆底烧瓶、500ml分液漏斗、量筒、真空泵、滤纸、布氏漏斗、色谱槽、硅胶-G板、烧杯、蒸发皿、硅胶-G板、滤纸等。

2. 材料与试剂 秦皮粗粉（过二号筛）、95%乙醇、蒸馏水、三氯甲烷、乙酸乙酯、无水硫酸钠、甲醇、NaOH溶液、盐酸羟胺溶液、1%NaOH甲醇溶液、1% $FeCl_3$试液、盐酸、七叶苷对照品、七叶内酯对照品、甲苯、甲酸乙酯、甲酸、硅胶-G板等。

四、实训内容

1. 秦皮中香豆素类化学成分的提取分离

（1）提取　称取秦皮粗粉150g，加95%乙醇200ml回流提取1小时，过滤，药渣再加95%乙醇200ml，回流提取1小时，再重复两次，合并3次滤液，回收乙醇至小体积时转入蒸发皿中，置水浴上挥去溶剂形成浸膏状。

（2）分离　取上述秦皮总香豆素化合物浸膏，加蒸馏水100ml使其分散，加热溶解，过滤，待滤液冷却后，用三氯甲烷洗涤2次。经三氯甲烷洗涤过的水溶液，于水浴上加热去除残留的三氯甲烷，待水溶液冷却后，转至500ml分液漏斗中，用乙酸乙酯萃取，每次50ml，共萃取3次，合并乙酸乙酯萃取液，加无水硫酸钠适量，放置，加压回收乙酸乙酯至干，残留物溶于甲醇中，再经适当浓缩后放置过夜，析出黄色结晶，滤出结晶，用甲醇重结晶，既得七叶素，测定熔点。

将乙酸乙酯萃取过的水溶液，置于水浴上浓缩至适当体积，放置，析出微黄色结晶，滤过，用甲醇重结晶，即得七叶苷白色结晶，测定熔点。

2. 秦皮中香豆素类化学成分的检识

（1）观察荧光　取七叶苷和七叶内酯的甲醇溶液分别滴于滤纸上，于254nm的紫外线灯下观察荧光的颜色，然后在原斑点上滴加NaOH溶液，观察荧光有何变化。

（2）异羟肟酸铁反应　取七叶苷和七叶内酯的乙醇试液分别置于试管内，加10%盐酸羟胺溶液2～3滴，再加1% NaOH甲醇溶液2～3滴，于水浴上加热数分钟，至反应完全，冷却，再加5%HCl调至pH 3～4，加1% $FeCl_3$试液1～2滴，溶液呈红色至紫红色。

（3）薄层色谱法（TLC）鉴定

样品：七叶苷、七叶内酯及其对照品。

吸附剂：硅胶-G板。

展开剂：甲苯-甲酸乙酯-甲酸（5∶4∶1）。

显色剂：重氮化对硝基苯胺；三氯化铁溶液；紫外线灯254nm下观察荧光。

五、注意事项

1. 商品秦皮混杂品种较多，有些伪品中并不含香豆素，应注意选择原植物品种。秦皮由于品种和产地的差异，含七叶内酯和七叶苷的量差别很大。

2. 在提取液浓缩至小体积时转入蒸发皿的操作中，应使用相同溶剂少量多次洗涤仪器并转入蒸发皿中，以减少产品的损失。

3. 萃取振摇时，注意防止乳化，以轻轻旋转式萃取为宜。

六、思 考 题

1. 香豆素类化合物具有哪些理化性质?
2. 简述薄层色谱中展开剂的pH对弱酸性香豆素比移值的影响。

（林艺华）

实训五　水蒸气蒸馏法提取丹皮酚

一、实训目的

1. 掌握用水蒸气蒸馏法从牡丹皮中提取分离丹皮酚的原理及操作方法。
2. 掌握丹皮酚的色谱鉴别和定性鉴定方法。
3. 熟悉水蒸气蒸馏法基本操作技术及注意事项。

二、实训原理

牡丹皮为毛茛科植物牡丹（*Paeonia suffruticosa* Andr.）的干燥根皮，含挥发油类丰富，主要成分为丹皮酚。丹皮酚为白色或微黄色有光泽的针状结晶，无色针状结晶（乙醇），熔点49～51℃，气味特殊，味微辣，易溶于乙醇和甲醇中，溶于乙醚、丙酮、苯、三氯甲烷及二硫化碳中，稍溶于水，在热水中溶解，不溶于冷水，能随水蒸气挥发。在紫外线区有强烈吸收。

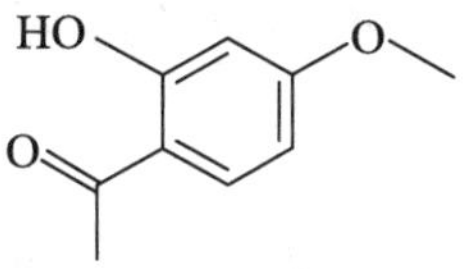

丹皮酚

水蒸气蒸馏法是利用挥发油与水不相混合，当受热后，两者形成的蒸气压总和与大气压相等时，溶液即开始沸腾，继续加热，则挥发油可随水蒸气蒸馏出来。本实训用水蒸气蒸馏法提取牡丹皮中的挥发油。由于牡丹皮挥发油具有挥发性，可随水蒸气蒸馏，又因其在冷水中难溶，故放冷后会析出丹皮酚晶体。利用丹皮酚具有酚羟基特性，可与三氯化铁反应并显一定颜色，可用于鉴别。

三、实训器材

1. 仪器　直形冷凝管、蒸馏弯头、研钵、500ml或1000ml圆底烧瓶、量筒、真空泵、滤纸、硅胶GF-254薄层板、布氏漏斗、色谱缸、锥形瓶、紫外线灯、点样毛细管等。

2. 材料与试剂　氯化钠、5%三氯化铁乙醇溶液、盐酸、乙醇、环己烷、乙酸乙酯、丹皮酚标准品等。

四、实训内容

1. 丹皮酚的提取　称取牡丹皮药材50g，用研钵研碎成粉末，置500ml圆底烧瓶中，加300ml水、5ml乙醇和20g氯化钠，振摇混合后浸润10分钟，连接水蒸气蒸馏装置，收集蒸馏液，将蒸馏液放冷，静置过夜，有白色针状结晶析出，滤取结晶（抽滤），即得（若采用1000ml圆底烧瓶，药材与各试剂量同时加倍）。若结晶纯度欠佳，可采用95%乙醇全部溶解（95%乙醇加入量约为粗结晶的15倍），真空泵抽滤，滤液中加入4倍量蒸馏水，使溶液呈乳白色，静置一定时间，白色结晶析出。

2. 丹皮酚的鉴定

（1）三氯化铁反应：取产品结晶少许于试管中，滴加5%三氯化铁乙醇溶液，显红褐色。

（2）薄层色谱鉴定

吸附剂：硅胶GF254薄层板。

对照品溶液：取适量丹皮酚标准品，用适量乙醇溶解，制得丹皮酚对照品乙醇溶液。

供试品溶液：取自制丹皮酚样品适量，加适量乙醇，溶解，即得。

展开剂：环已烷-乙酸乙酯（3∶1）。

点样：用2根点样毛细管分别吸取对照品溶液、供试品溶液，在同一硅胶薄层板上点样，晾干或吹干。

荧光观察：在三用紫外线灯254nm波长下观察荧光，拍照留存。

显色：观察荧光后的薄层板，喷三氯化铁乙醇溶液或盐酸酸化的三氯化铁乙醇溶液，样品颜色变深，热风会显清晰红褐色斑点，拍照留存。

五、注意事项

提取过程中，加热时先选择大功率，待达到微沸前，减小加热设备功率，避免冲液，提取液气泡稳定后，适量加大加热功率，直至提取结束。

六、思考题

1.采用本法提取时，为什么在水中加入乙醇和氯化钠？

2.水蒸气蒸馏法选用冷凝管时，为什么选用直形冷凝管而非蛇形或球形冷凝管？

（林艺华）

实训六　八角茴香中挥发油的提取与鉴别

一、实训目的

1. 掌握挥发油测定法提取分离八角茴香中挥发油成分。

2. 熟悉化学法、薄层色谱法鉴别挥发油。

3. 熟悉基本操作过程及注意事项。

二、实训原理

八角茴香为木兰科植物八角茴香（*Illicium verum* Hook.f.）干燥成熟的果实，含挥发油约5%，主要成分是茴香醚，又称为茴香脑，为总挥发油的80%～90%。此外，尚有少量甲基胡椒酚、茴香醛、茴香酸等。八角茴香油比重为0.928～0.988，折光率为1.5530～1.5600（20℃），旋光度为–2°～+10°。在20℃以下为白色结晶状物，从油中析出称为“脑”，23℃以上熔化成油状液体。几乎不溶于水，溶于苯、乙酸乙酯、丙酮、二硫化碳及石油醚。

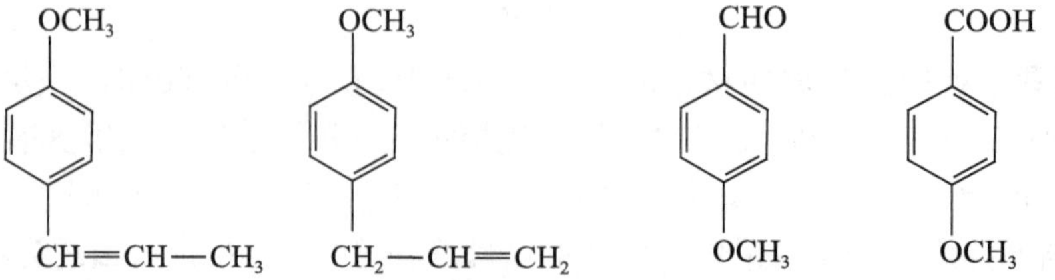

茴香脑　　甲基胡椒酚　　茴香醛　　茴香酸

依据挥发油具有挥发性，能随水蒸气蒸馏的性质，利用水蒸气蒸馏法提取挥发油，实验时可采用挥发油测定器或一般水蒸气蒸馏装置提取八角茴香中挥发油成分。

挥发油的组成成分复杂，常含有烷烃、烯烃、醇、酚、醛、酮、酸等官能团。因此，可选择适宜的鉴别试剂在薄层板上进行点滴试验，从而了解组成挥发油的结构类型；挥发油中各类成分的极性不相同，一般不含氧的烃类和萜类化合物极性小，在薄层板上可被石油醚较好地展开；而含氧的烃类和萜类化合物极性较大，可被石油醚与乙酸乙酯的混合溶剂较好地展开，为了使挥发油中各成分能在同一块薄层板上进行分离，可采用单向二次色谱法展开。

三、实训器材

1. 仪器 挥发油测定器、回流冷凝管、烧瓶、烧杯、色谱展开缸、毛细管、硅胶G薄层板、试管、电热套、滤纸、铅笔、沸石等。

2. 材料与试剂 八角茴香、石油醚、乙酸乙酯、乙醇、三氯化铁、2, 4-二硝基苯肼试剂、高锰酸钾、1%香草醛-浓硫酸试剂、溴酚蓝、硝酸铈铵、薄荷油、桉叶油、丁香油、荧光素-溴试剂、0.05%溴甲酚绿-乙醇试剂等。

四、实验内容

1. 挥发油的提取 取八角茴香50g，捣碎，置挥发油测定器烧瓶中，加数粒沸石，连接挥发油测定器与回流冷凝管，自冷凝管上端加蒸馏水300ml以充满挥发油测定器的刻度部分，并使其溢流入烧瓶，缓缓加热至沸，至测定器中油量不再增加，停止加热，放冷，分取油层计算得率。也可将八角茴香粗粉置烧杯中加适量水润湿浸泡，按一般水蒸气蒸馏法提取。

2.挥发油的鉴定

（1）油斑试验 取适量八角茴香油，滴于滤纸片上，常温（或加热烘烤）观察油斑是否消失。

（2）色谱点滴反应 取硅胶G薄层板（8cm×20cm）1块，将八角茴香挥发油、薄荷油、桉叶油、丁香油等各种挥发油用95%乙醇稀释成5～10倍溶液，点样，然后，将各种试剂分别滴加于各挥发油样品斑点上，观察颜色变化，初步推测每种挥发油可能含有化学成分的类型。

（3）挥发油单向二次展开薄层色谱 取硅胶G薄层板（8cm×20cm）一块，在距底边1.5cm、9cm及17cm处分别用铅笔画出起始线、中线及前沿。将八角茴香挥发油及其他挥发油点在起始线上，先在石油醚-乙酸乙酯（85∶15）展开剂中展开，展开至薄板中线时取出，挥去展开剂，再放入石油醚中展开，至薄层板前沿时取出，挥去展开剂，分别用下列几种显色剂喷雾显色：

1）1%香草醛-浓硫酸试剂：可与挥发油产生紫色、红色等。

2）2, 4-二硝基苯肼试剂：如产生黄色斑点，表明含有醛或酮类化合物。

3）荧光素-溴试剂：如产生黄色斑点，表明含有不饱和化合物。

4）0.05%溴甲酚绿-乙醇试剂：如产生黄色斑点，表明含有酸性化合物。

观察斑点的数量、位置及颜色，推测每种挥发油中可能含有化学成分的种类及数量。

五、注意事项

1.挥发油测定器一般分为两种。一种适用于测定相对密度大于1.0的挥发油；另一种适用于测定相对密度小于1.0的挥发油。

2.提取完毕，须待油水完全分层后，再将油放出。

3.挥发油易挥发逸失，因此进行层析鉴别时，操作应及时，不宜久放。

4.喷香草醛-浓硫酸试剂时，应于通风橱内进行。

5.进行单向二次展开时，在第一次展开后，应将展开剂完全挥去后，再进行第二次展开，否则将改变第二次展开剂的极性，从而影响分离效果。

六、思考题

1.用挥发油测定器提取挥发油应注意什么问题?

2.挥发油的提取除了水蒸气蒸馏法提取之外，还可以用哪些方法提取?

3.挥发油的单向二次展开时，为什么先用石油醚与乙酸乙酯的混合溶剂进行第一次展开，再用石油醚进行第二次展开?

（林艺华）

实训七 粉防己中生物碱类成分的提取分离与鉴别

一、实训目的

1.掌握粉防己中生物碱类成分提取、分离与鉴别的操作技术。

2.熟悉粉防己中生物碱类成分提取、分离的原理。

3.正确书写实训记录及实训报告。

二、实训原理

粉防己又称汉防己，为防己科植物粉防己（*Stephania tetrandra* S.Moore）的干燥根。味苦，性寒，具有解热镇痛、祛风止痛、利水消肿作用，用于风湿痹痛，水肿脚气，小便不利，湿疹疮毒。其有效成分为生物碱。粉防己中总生物碱含量高达1.5%～2.3%，主要为粉防己碱（又称汉防己甲素、汉防己碱，含量约为1%），防己诺林碱（又称汉防己乙素、去甲粉防己碱，含量约为0.5%）；轮环藤酚碱（又称汉防己丙素，含量为0.2%）；以及其他多种微量生物碱。

粉防己碱和防己诺林碱均为白色结晶，粉防己碱的熔点为217～218℃（丙酮），防己诺林碱的熔点为237～238℃（丙酮）。轮环藤酚碱的氯化物为无色结晶，熔点为214℃。粉防己碱和防己诺林碱分子中均有两个叔胺氮原子，碱性较强。轮环藤酚碱属于原小檗碱型季铵碱，具强碱性。粉防己碱和防己诺林碱化学结构相似，亲脂性较强，属于脂溶性生物碱，但防己诺林碱7位具有酚羟基取代，极性较大，难溶于冷苯，粉防己碱7位甲氧基取代，极性较小，可溶于冷苯，利用这一性质差异可将两者分离。

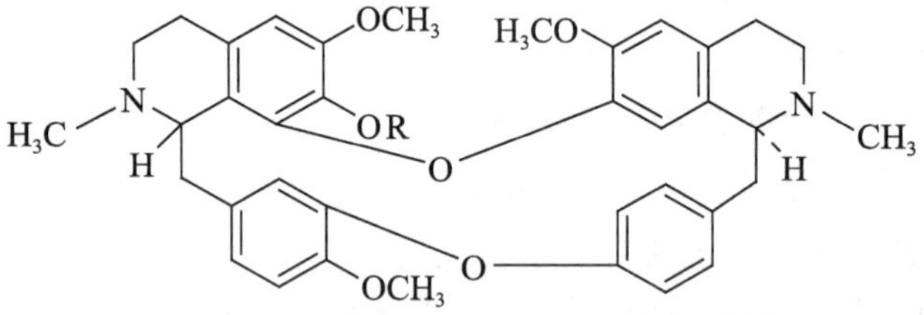

R=CH_3 粉防己碱

R=H 防己诺林碱

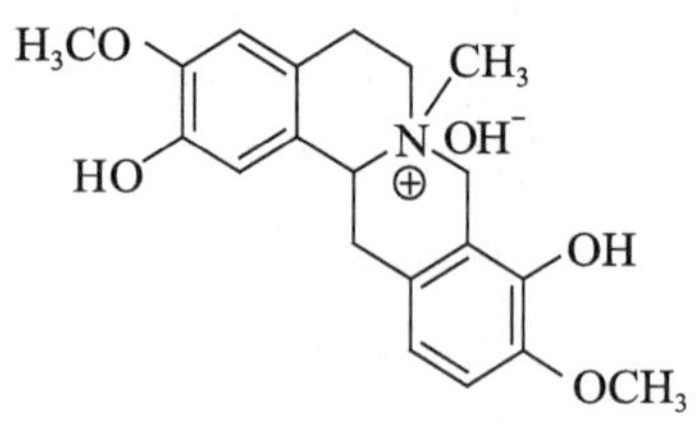

轮环藤酚碱

由于大多数生物碱或生物碱盐能溶于乙醇，可采用乙醇回流提取法提取粉防己总生物碱；根据季铵型生物碱（如轮环藤酚碱）为水溶性生物碱、不溶于亲脂性有机溶剂的性质，用有机溶剂萃取法分离脂溶性生物碱和水溶性生物碱；利用粉防己碱和防己诺林碱结构上的差异，用吸附柱色谱分离两种成分，也可利用粉防己碱和防己诺林碱的极性差异，用冷苯加以分离；利用季铵型生物碱可与雷氏铵盐产生沉淀的性质，使季铵型生物碱与其他水溶性成分分离。

三、实训器材

1. 仪器 回流提取装置、熔点测定仪、硅胶G薄层板、抽滤装置、色谱柱、旋转蒸发仪、锥形瓶、圆底烧瓶、分液漏斗、滤纸等。

2. 材料与试剂 粉防己（粗粉）、柱色谱用硅胶（100～200目）、乙醇、5%盐酸、20%盐酸、0.4%氢氧化钠、10%氢氧化钠、1%硫酸银、10%氯化钡、碘化铋钾、苦味酸、硅钨酸、碘-碘化钾、浓氨水、甲醇、丙酮、苯、无水硫酸钠、14%雷氏铵盐水溶液、三氯甲烷溶液、粉防己碱和防己诺林碱对照品等。

四、实训内容

1. 总生物碱的提取 称取粉防己粗粉100g，置于500ml圆底烧瓶中，加入95%乙醇浸没药材（约需300ml），水浴上加热回流1小时后，抽滤，滤液置于锥形瓶中，药渣再用95%的乙醇200ml同法提取2次，每次30分钟，合并3次滤液。如有絮状物析出，再抽滤一次，澄清溶液用旋转蒸发仪浓缩至无醇味，呈糖浆状，得到总生物碱浓缩物。

2. 脂溶性生物碱和水溶性生物碱的分离 将上述浓缩物置于锥形瓶中，逐渐加入5%盐酸100ml左右，同时充分搅拌，促使生物碱溶解，不溶物呈树脂状析出下沉。静置，滤出酸水滤液，再用5%盐酸少量多次洗涤不溶物，直至洗液对生物碱沉淀试剂反应微弱为止（取洗液在滤纸上喷碘化铋钾试剂显色不明显）。将酸水滤液置于分液漏斗中，用三氯甲烷萃取3次，每次用量为酸水滤液的1/3量，合并三氯甲烷洗液，再用5%盐酸洗1～2次。将洗涤三氯甲烷的酸液和酸水滤液合并，留取10ml作沉淀反应，其余的移至分液漏斗中，加入75ml三氯甲烷，并滴加浓氨水调pH至9～10，振摇萃取，静置分层后分离三氯甲烷层和碱水层。

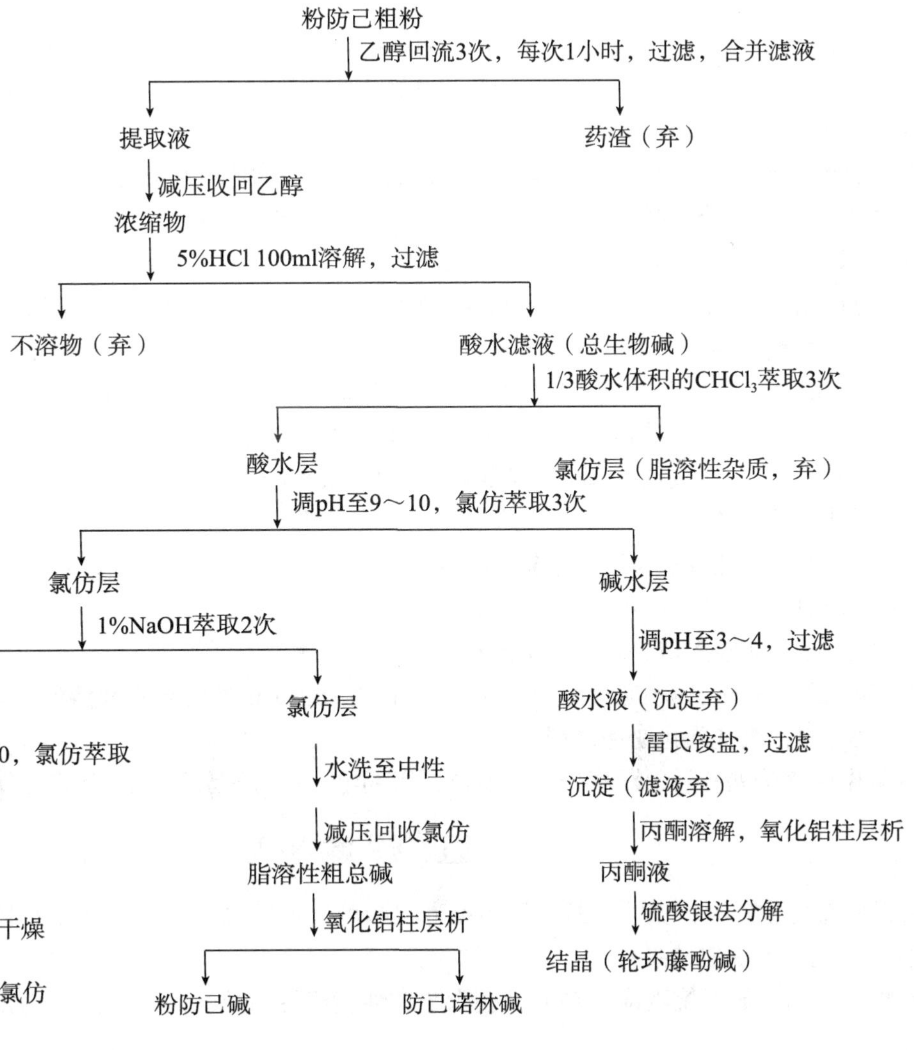

3. 粉防己碱和防己诺林碱的分离 可以用碱性硅胶柱色谱分离，也可以利用两者极性不同，加冷苯进行分离。以下主要介绍碱性硅胶柱色谱分离。

（1）碱性硅胶的制备 称取色谱用硅胶（100～200目）20g，加入0.4%氢氧化钠75ml，轻轻搅拌，抽滤至干，放置于搪瓷盘中，自然干燥，待用。

（2）装柱 将碱性硅胶干法装柱后，打开下口，轻轻加入三氯甲烷至下口有三氯甲烷液流出，并在柱头上端保留三氯甲烷与柱头相切，将0.15g脂溶性生物总碱三氯甲烷溶液（1～3ml）湿法上样。

（3）洗脱及收集 先加50ml三氯甲烷洗脱，然后用三氯甲烷-甲醇（99∶1）50ml或（98∶2）50ml进行洗脱，至浅黄色到达底端时开始收集洗脱液，每份约10ml，至无生物碱反应停止洗脱，TLC鉴别，相同成分合并，回收溶剂至干，用丙酮重结晶，可得粉防己碱和防己诺林碱精品。

4. 季铵型生物碱的分离纯化 取三氯甲烷萃取后的碱水液，加20%盐酸调pH至3～4，过滤，然后在水浴上把滤液加热至60℃，滴加温度为60℃的14%雷氏铵盐饱和水溶液至不再产生沉淀为止（10～15ml），滤取沉淀，用少量水洗，在空气中晾干。加40ml丙酮溶解沉淀，过滤，用少量丙酮洗不溶物，然后在丙酮溶液中加入1%硫酸银溶液至沉淀完全，溶液由红变黄，记录硫酸银溶液用量。抽滤，用少量丙酮洗涤沉淀。减压回收滤液中的丙酮，放冷，在浓缩液中加入与硫酸银等量的10%氯化钡水溶液至不再生成白色沉淀为止。过滤，滤液转入蒸发皿中，在水浴上浓缩至5ml，趁热转移到小三角瓶中，放置，待结晶析出后，抽滤得结晶，用热水重结晶，所得固体为季铵型轮环藤酚碱盐酸盐，照《中国药典》测定其熔点，并进行色谱鉴别。

5. 鉴别

（1）衍生物的制备

1）粉防己碱盐酸盐的制备：取粉防己碱0.2g，悬浮在2ml水中，滴加5%盐酸，使结晶全部溶解，此时pH约为3，然后在水浴上蒸干，残留物用丙酮洗，抽滤干燥，得粉防己碱盐酸盐，用熔点测定仪测定熔点，并与文献值对比。

2）粉防己碱苦味酸盐的制备：取粉防己碱0.2g，加丙酮2ml使之溶解，滴加苦味酸饱和水溶液至不再产生黄色沉淀为止，抽滤，收集沉淀，顺次以少量水、乙醇、丙酮、乙醚洗涤，再经乙醇重结晶，得黄色的粉防己碱苦味酸盐，用熔点测定仪测定熔点，并与文献值对比。

3）防己诺林碱碘甲烷盐（汉肌松）的制备：取防己诺林碱0.2g，加10ml乙醇使之溶解，用10%氢氧化钾溶液调pH至11，再加新蒸的碘甲烷1ml，回流15分钟，回收甲醇至干，残渣用乙醇重结晶，得到白色结晶，为防己诺林碱碘甲烷盐，用熔点测定仪测定熔点，并与文献值对比。

（2）沉淀反应 取留作沉淀反应用的酸水液，置于4支小试管中，分别滴加苦味酸试剂（先将酸水液调至中性，再滴加试剂）、碘-碘化钾试剂、硅钨酸试剂、碘化铋钾试剂1～3滴，观察反应现象。

（3）薄层色谱鉴定

1）色谱材料：硅胶G薄层板（5cm×15cm）。

2）展开剂：三氯甲烷-丙酮-甲醇（6∶1∶1）。

3）供试品：实验提取分离的粉防己碱、防己诺林碱的乙醇溶液。

4）对照品：粉防己碱和防己诺林碱的浓度各为1mg/1ml的混合乙醇溶液。

5）显色剂：改良碘化铋钾试剂。

按薄层色谱法展开后，观察记录图谱及斑点颜色，并分别计算各斑点的比移值。

五、注意事项

1. 提取总生物碱时，回收乙醇至呈稀浸膏状即可，若回收过干，后续加入1%盐酸会使物料结成胶状团块，进而影响提取效果。

2. 酸水液用三氯甲烷洗涤，是为了去除非碱性脂溶性杂质。pH=2时，生物碱基本全部成盐，一般不被三氯甲烷提取。

3. 用5%氢氧化钠溶液洗三氯甲烷液的目的是分出酚性生物碱。防己诺林碱结构中的酚羟基由于空间效应和氢键的形成，呈隐性酚羟基性质，酸性减弱，不溶于强碱溶液中，在此步骤中仍留在三氯甲烷液中。

4. 也可用氧化铝柱色谱法分离粉防己碱和防己诺林碱。氧化铝柱可选用1cm×20cm，氧化铝用量约5g，采用干法装柱。干法装柱要均匀，装柱后要用一定的洗脱剂排除柱内气泡，气泡排除后要保持柱面溶液不干，防止气泡又重新进入柱内，湿法上样时，样品溶液不宜过稀。

5. 检查生物碱是否萃取完全的方法，通常采用纸上斑点试验方法比较方便，即取最后一次三氯甲烷萃取液1～2滴，滴在滤纸上，待三氯甲烷挥尽后，喷洒改良碘化铋钾试剂，观察有无红棕色斑点出现，若无红棕色斑点时，表示已萃取完全。

六、思 考 题

1. 粉防己碱和防己诺林碱在结构与性质上有何异同点？在实验过程中，我们应怎样利用它们间的共性与差异，采用什么方法进行提取？

2. 两相溶剂萃取操作中如果出现乳化现象应用什么方法破乳？

3. 雷氏铵盐纯化季铵碱有何优缺点？解释雷氏铵盐分离水溶性生物碱的原理。

4. 分离水溶性生物碱与脂溶性生物碱的常用方法有哪些？

（林艺华）

实训八　黄连中小檗碱的提取、分离与检识

一、实训目的

1. 掌握小檗碱的结构特点和理化性质。

2. 能够熟练运用煎煮法、盐析法和结晶法操作技术对黄连中小檗碱进行提取分离。

3. 学会运用薄层色谱法和化学方法鉴定小檗碱，并熟练运用于其他生物碱类的鉴别。

4. 全面熟悉整个实验基本操作过程及注意事项。

二、实训原理

黄连为毛茛科植物黄连（*Coptis chinensis* Franch.）、三角叶黄连（*Coptis deltoidea* C.Y.CHeng et Hsiao）或云连（*Coptis teeta* Wall.）的干燥根茎。以上3种分别习称味连、雅连、云连。味苦，性寒。具有清热燥湿、泻火解毒的功效。其有效成分为生物碱类，已分离出的主要生物碱有小檗碱（berberine）、掌叶防己碱、黄连碱等。

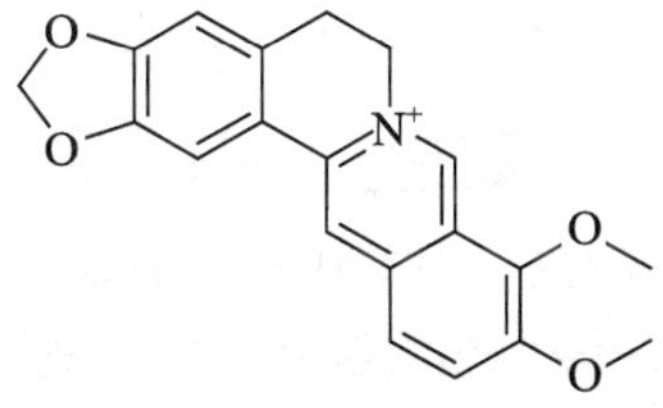

小檗碱

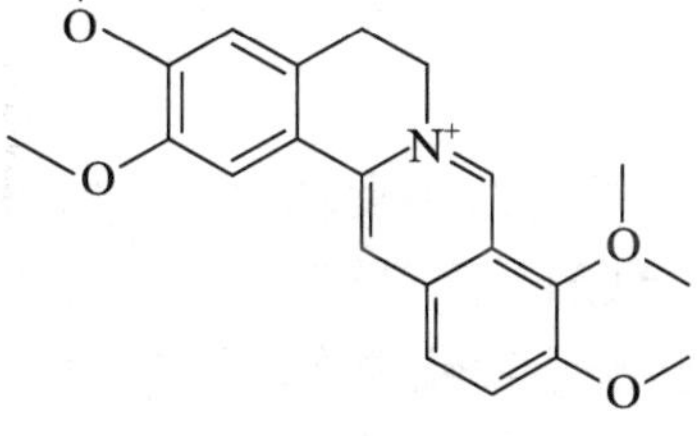

掌叶防己碱

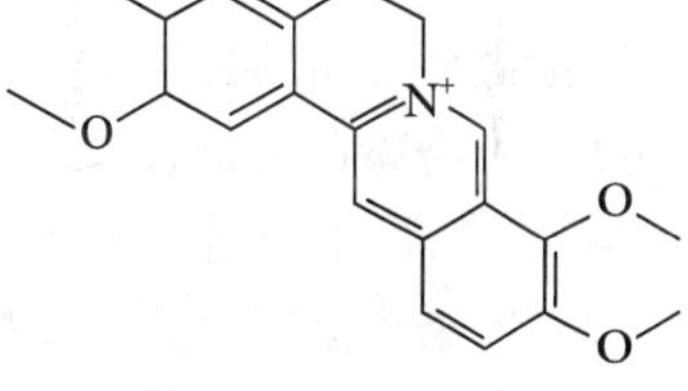

黄连碱

小檗碱又称黄连素，属异喹啉类生物碱，自水或稀乙醇中结晶得到的小檗碱为黄色针状结晶，

含5.5个结晶水，在100℃干燥时失去结晶水，转为棕黄色，加热至110℃时，颜色加深变暗，熔点145℃。小檗碱能缓慢溶于冷水，易溶于热水和热乙醇，难溶于丙酮、三氯甲烷和苯。盐酸小檗碱微溶于冷水，易溶于热水，不溶于冷乙醇、三氯甲烷、乙醚。

小檗碱的盐类除中性硫酸盐、磷酸盐外，一般在水中的溶解度均较小。小檗碱及其盐类在水、乙醇中的溶解度见实训表2。

实训表2　小檗碱及其盐类在水、乙醇中的溶解度

名称	水	乙醇
小檗碱	1：20	1：100
盐酸小檗碱（B.Cl）	1：500	几乎不溶
酸性硫酸小檗碱（$B.HSO_4$）	1：100	微溶
中性硫酸小檗碱（$B_2.SO_4$）	1：30	可溶
中性磷酸小檗碱（$B_3.PO_4$）	1：15	可溶

本实验利用小檗碱的盐酸盐在水中溶解度小，而硫酸盐在水中溶解度较大，将药材中的小檗碱先转变为硫酸盐用水提取，然后用浓盐酸把硫酸小檗碱转化为盐酸小檗碱沉淀析出，再结合盐析法降低其在水中的溶解度，且利用小檗碱在冷水中的溶解性差异较大，用水重结晶制得盐酸小檗碱。

三、实训器材

1. 仪器　电炉、烧杯、玻璃漏斗、布氏漏斗、抽滤瓶、真空泵、量筒、纱布、研钵、玻璃棒、500ml圆底烧瓶、冷凝管、pH试纸、紫外线灯、色谱缸、试管、试管架、薄层色谱板。

2. 材料与试剂　黄连粗粉、0.3%硫酸溶液、石灰乳、氯化钠、浓盐酸、浓硝酸、改良碘化铋钾试剂、中性氧化铝、三氯甲烷-乙醇（9：1）、甲醇-丙酮-乙酸（4：5：1）、对照品（盐酸小檗碱标准品甲醇液）、碘试液、5%氢氧化钠试液、新配制氯水、丙酮、浓硝酸、漂白粉［主要化学成分是次氯酸钙$Ca(ClO)_2$］、碘化汞钾试剂、硅钨酸试剂、5%没食子酸、硅胺、0.3%～0.5%羧甲纤维素钠等。

四、实训内容

1. 盐酸小檗碱的提取　称取黄连粗粉20g，加入0.3%硫酸水200ml，加热微沸50分钟，用四层纱布滤过，滤渣再用0.3%硫酸150ml加热微沸30分钟，四层纱布过滤，合并两次的滤液，再用石灰乳调pH至11～12，静置10分钟，再用四层纱布滤过，滤液用浓盐酸调pH至2～3，加入滤液5%的氯化钠溶解，搅拌均匀，静置结晶，抽滤，抽滤后所得为盐酸小檗碱粗品。

2. 盐酸小檗碱的精制　取盐酸小檗碱粗品，加到15倍量（约150ml）的沸水中，加热15分钟，搅拌使其溶解。然后加入石灰乳调pH至8～9，趁热抽滤，滤液于65℃左右加浓盐酸调pH至1～2，放置冷却，即析出大量黄色沉淀，滤过，沉淀用蒸馏水洗至pH 4，抽干，置80℃以下干燥，即得精制盐酸小檗碱。

3. 盐酸小檗碱的检识

（1）生物碱的沉淀反应　取精制的盐酸小檗碱少许，加入稀硫酸12ml，搅拌溶解，分置3支试管中，向3支试管中分别加入碘化汞钾试剂、碘化铋钾试剂、硅钨酸试剂，观察3支试管中产生的现象。

（2）丙酮小檗碱试验　取精制盐酸小檗碱少许，加5ml蒸馏水，水浴缓缓加热溶解后，加入5%氢氧化钠试液2～5滴显橙红色，放冷，再加丙酮5～10滴，即产生浑浊，放置一段时间，生成黄色沉淀，即为丙酮小檗碱结晶，然后取上清液，滴加丙酮1～2滴，如果仍然有浑浊现象，再滴加适量丙酮使沉淀完全；滤过，取滤液2ml，加10%稀硝酸1ml，摇匀，再滴加0.1mol硝酸银试液2滴，即有白色沉淀产生。

（3）没食子酸显色反应　取精制盐酸小檗碱约2mg，置蒸发皿中，加入浓硫酸1ml使其溶解，滴加5%没食子酸乙醇溶液5滴，于水浴上加热，即显翠绿色。

（4）浓硝酸或漂白粉显色反应　取精制盐酸小檗碱少许，加入稀硫酸8ml，搅拌均匀溶解，分装于两支试管中，向其中一只再加漂白粉少量，即显樱红色；另一只加3滴浓硝酸，也显樱红色。

（5）薄层色谱检识

1）氧化铝薄层色谱法

吸附剂：中性氧化铝（Ⅱ级，过160目筛），干法铺板（软板）。

样品：①自制精制盐酸小檗碱乙醇溶液；②盐酸小檗碱标准品乙醇溶液。

展开剂：①三氯甲烷-乙醇（9∶1）；②甲醇-丙酮-乙酸（4∶5∶1）。

显色剂：改良碘化铋钾试剂。

先置于紫外线灯（365nm）下检视，再喷雾改良碘化铋钾试剂并观察斑点颜色，且与标准品对照。

2）硅胶薄层色谱法

制板：取层析用硅胶8g，加0.3%～0.5%羧甲纤维素钠（CMC-Na）20～25ml，用研钵制成稀糨糊状，然后均匀倒在两块清洁的玻璃板上，铺成一均匀薄层，室温晾干，105℃活化30分钟备用（可以直接买硅胶G薄层板，规格是610cm）。

样品：①取精制盐酸小檗碱少许，加1ml乙醇溶解；②盐酸小檗碱乙醇对照品溶液。

展开剂：甲醇-丙酮-乙酸（4∶5∶1）。

显色剂：改良碘化铋钾试剂。

先置于紫外线灯（365nm）下检视，再喷雾改良碘化铋钾试剂并观察斑点颜色，且与标准品对照。

五、注意事项

1.提取用的稀硫酸浓度一般应控制在0.2%～0.3%为宜，方能使黄连中的小檗碱全部转化为硫酸盐而溶解。若硫酸溶液的浓度过高，使小檗碱转化成硫酸氢盐，其溶解度（1∶150）明显较硫酸小檗碱（1∶30）小，从而降低其溶解度，影响其提取效率。

2.用石灰乳调pH，能使硫酸小檗碱游离成小檗碱，且可沉淀果胶、黏液质等多糖类杂质。

3.盐析时，加入氯化钠的量应不超过提取液量的10%（质量体积比）计算，即可达到析出盐酸小檗碱的目的。如果氯化钠的用量过多，则溶液的相对密度增大，造成析出的盐酸小檗碱结晶呈悬浮状态难以下沉，滤过困难。盐析用的食盐应选用杂质较少、纯度较高的食盐。

4.在精制盐酸小檗碱时，因盐酸小檗碱几乎不溶于冷水，放冷易析出结晶。所以水浴加热溶解后，要趁热抽滤，防止盐酸小檗碱在滤过时析出结晶，使滤过困难，产量降低。

5.本实验流程也适用于以三颗针、黄柏为原料提取小檗碱，但因其小檗碱含量较低，应加大药材量，以150g以上为宜。

六、思　考　题

1.简述从黄连中提取分离盐酸小檗碱的原理。

2.试分析在提取分离过程中的每一步骤中小檗碱的存在形式。

3. 试述小檗碱的检识方法。

4.简述在提取过程中所用到的试剂的作用。

5.用薄层色谱法检识小檗碱时，为什么常选用氧化铝为吸附剂；如果选用硅胶作吸附剂，怎样操作才能得到较好的结果。

6.写出盐酸小檗碱的基本结构。

（林艺华）

实训九　苦参中苦参碱的高效液相色谱法测定

一、实训目的

1.掌握高效液相色谱法利用保留时间进行定性鉴别的方法。

2.掌握高效液相色谱仪的基本构造及操作方法。

3.了解高效液相色谱仪基本结构，加深对色谱分离原理的理解。

二、实训原理

中药苦参为豆科植物苦参（*Sophora flavescens* Ait.）的干燥根，性寒，味苦，具有清热燥湿、杀虫利尿等功效，主要用于湿热泻痢，便血，黄疸；湿热带下，阴肿阴痒，疥癣；湿热小便不利。苦参中含有20多种生物碱，主要为苦参碱、氧化苦参碱，由于苦参药材中主要含有生物碱和黄酮两大类化学成分，其中生物碱中以苦参碱的含量较高，多作为控制质量的有效成分。

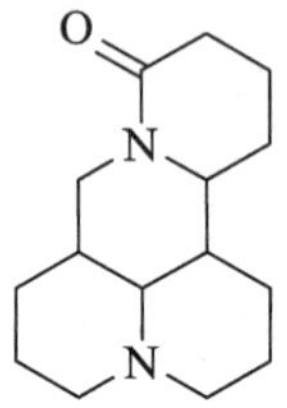

苦参碱

采用高效液相色谱法（HPLC）进行鉴别，主要是采用保留时间比较法，即在同一色谱条件下，供试品应呈现与对照品保留时间相同的色谱峰，对样品进行鉴别。保留时间（t_R）系指从进样开始，到该组分色谱峰顶点的时间间隔。HPLC不受样品挥发性、热稳定性等的限制，流动相、固定相可选择的种类多，检测手段多样，具有高效快速、微量、自动化程度高等优点。

三、实训器材

1. 仪器　高效液相色谱仪、十八烷基硅烷键合硅胶色谱柱（C_{18}）、微量注射器、微孔滤膜（0.45μm）、托盘天平、量筒、漏斗、容量瓶等。

2. 材料与试剂　苦参粗粉（过三号筛）、苦参碱对照品、甲醇、三氯甲烷、氨水溶液、0.01mol/L乙酸胺溶液、乙腈-0.01mol/L乙酸胺溶液等。

四、实训内容

1. 对照品溶液的制备　取经五氧化二磷减压干燥至恒重的苦参碱对照品，精密称定，置10ml容量瓶中，加甲醇溶解并稀释到刻度，摇匀，得到浓度约为0.5024mg/ml的苦参碱对照品溶液，然后精密吸取1ml对照品溶液至100ml容量瓶中，加甲醇溶解并稀释到刻度，摇匀，最终得到浓度约为5.024μg/ml的苦参碱对照品溶液。

2. 供试品溶液的制备　称取苦参粗粉约0.3g，精密称定，置具塞锥形瓶中，加浓氨试液0.4ml，精密加入三氯甲烷溶液25ml，密塞，称定重量，超声（功率250W，频率330kHz）处理40分钟，放冷，再称定重量，用三氯甲烷补足减失的重量，摇匀，滤过，精密量取续滤液10ml，回收溶剂至干，残渣加无水乙醇适量使溶解，转移至10ml量瓶中，加无水乙醇至刻度，摇匀，作为供试品溶液。

3. 测定 照高效液相色谱法（《中国药典》）测定。

（1）色谱条件与系统适用性试验 以十八烷基硅烷键合硅胶为填充相；乙腈-[0.01mol/L乙酸铵溶液（浓氨试液调pH8.1）]为流动相A，0.01mol/L乙酸铵溶液（浓氨试液调pH8.1）为流动相B，按实训表3中的规定进行梯度洗脱；检测波长为225nm；流速1.0ml/min；理论塔板数按苦参碱峰计算不低于4000。

实训表3 苦参碱高效液相色谱梯度洗脱条件

时间（分钟）	流动相A（%）	流动相B（%）
0～20	10→30	90→70
20～40	30→40	70→60
40～50	40→60	60→40

（2）测定 分别吸取苦参碱对照品溶液5μl，苦参碱供试品溶液5～10μl，注入色谱仪，测定并记录其色谱图及峰面积。

4. 结果判断 比较供试品和对照品色谱图，若供试品色谱中呈现与苦参碱对照品色谱峰保留时间一致的色谱峰，说明供试品中含有苦参碱。可根据峰面积计算供试品中苦参碱的含量。

五、注意事项

1.进样前，色谱柱应用流动相充分冲洗平衡，待压力基线稳定后方可进样。

2.流动相需经脱气并用微孔滤膜（0.45μm）滤过方可使用。

3.测试溶液需用微孔滤膜（0.45μm）滤过。

4.使用键合硅胶柱，流动相的pH应控制在2～8，否则色谱柱易损坏。

5.操作完毕，应先后用水和甲醇充分冲洗液路系统，尤其是使用了含盐的流动相，更应充分冲洗。

六、思考题

1.高效液相色谱定性分析的基本原理是什么？

2.高效液相色谱法为什么要进行系统适用性试验？

（林艺华）

实训十 天然药物化学成分预试验

一、实训目的

1.掌握天然药物化学预试验操作基本方法。

2.熟悉预试验化学成分鉴别结果的判断方法。

3.正确书写预试验记录及试验报告。

二、实训原理

利用天然药物各类化学成分的溶解度不同，分别用不同极性的溶剂对药材进行提取以制备预试验供试液，再选用简便、快速的化学鉴别试剂对供试液进行化学成分类型鉴别，达到大致了解药材中所含成分类型的目的，为进一步选择适当的提取和分离方法提供依据。

三、实训器材

1. 仪器 烧杯、锥形瓶、回流装置、抽滤装置、分液漏斗、蒸发皿、试管、试管架、紫外线灯、水浴锅、点滴板、滤纸、天平等。

2. 材料与试剂 蒸馏水、乙醇、甲醇、乙酸乙酯、石油醚、滤纸、pH试纸、碘化铋钾、碘、碘化钾、碘化汞钾、硅钨酸、苦味酸、雷氏铵盐、5%盐酸、浓硫酸、50%氢氧化钠、10%氢氧化钾、三氢化铝、三氯化铁、氨水、乙酸酐、氨基安替比林、冰醋酸、铁氰化钾、7%盐酸羟胺、溴甲酚绿、3,5-二硝基苯甲酸、α-萘酚、镁粉、1%乙酸镁、硫酸铜、酒石酸钾钠、茚三酮、明胶、磷钼酸等。

四、实训内容

1. 供试液的制备 根据各类成分对不同极性溶剂的溶解度不同划分为水溶性、醇溶性和石油醚溶性几部分，分别用水、乙醇和石油醚提取制得供试液。

（1）水供试液的制备 取药材粗粉5g，加水50ml，室温浸泡24小时或于50～60℃水浴上温浸1小时，过滤，得水供试液。

（2）醇供试液的制备 取药材粗粉10g，加100ml乙醇，沸水浴上回流提取1小时，过滤，滤液回收乙醇得浸膏，取1/3量，加入20ml乙醇溶解，作甲项醇供试液。剩余2/3量加入5%盐酸20ml溶解，充分搅拌，过滤，滤液作乙项醇供试液。酸水不溶部分，加10ml乙酸乙酯溶解，用50%氢氧化钠萃取2次，每次2～3ml，取乙酸乙酯层，用蒸馏水洗涤至中性，将乙酸乙酯溶液置蒸发皿中，蒸干乙酸乙酯，残留物用15ml乙醇溶解，作丙项醇供试液。

（3）石油醚供试液的制备 取供试品粗粉2g，加石油醚10ml，浸渍2～3小时，过滤，滤液分置于白瓷反应板中，自然挥去溶剂后作Ⅰ项石油醚供试液、剩余滤液作Ⅱ项中的石油醚供试液使用。

2. 各类成分的鉴别反应

（1）水供试液的鉴别 用于检测糖和苷、氨基酸、蛋白质、多肽、酚类、鞣质、有机酸和皂苷的鉴别。

1）糖类、苷类

α-萘酚-浓硫酸反应（Molisch反应）：取试液1ml，加α-萘酚乙醇试剂1～2滴，摇匀，稍倾试管沿试管壁滴加浓硫酸0.5ml（勿摇），竖立试管，若两液交界面呈紫红色环，则供试液中含有糖类或苷类。

费林反应（Fehling反应）：取试液1ml，加新配费林试剂5滴，沸水浴加热5分钟，若有砖红色沉淀说明具有还原糖，多糖和苷类可比较水解前后的现象。

2）氨基酸、多肽和蛋白质

茚三酮反应：取试液1ml，加茚三酮试剂5～8滴，如果含有氨基酸、肽类和蛋白质则显蓝紫色。

双缩脲反应：取试液1ml，加新配双缩脲试剂2ml，摇匀，多肽和蛋白质成分呈紫红色阳性反应。

3）酚类和鞣质

三氯化铁反应：取试液1ml，用乙酸酸化，加三氯化铁试剂3～5滴后，酚类成分显紫、蓝、绿、黑等颜色。

明胶-氯化钠反应：取试液1ml，加试剂5～8滴，鞣质能与之反应生成白色沉淀。

4）有机酸：利用pH试纸检查可得。

5）皂苷类

泡沫反应：取试液2ml，置试管中，剧烈振摇1分钟后，产生大量持久性泡沫，经加热后泡沫无明显减少。

溶血试验：取试液滴于滤纸片上，干燥后，喷洒红细胞混悬液，数分钟后红色背景出现淡黄色斑点。

乙酸酐-浓硫酸试验：取试液1ml置蒸发皿蒸干，加入冰醋酸1ml，加乙酸酐-浓硫酸（20∶1）2～3滴，可产生黄、红、蓝、紫、绿等颜色变化（三萜皂苷颜色变化较慢，且不出现污绿色）。

（2）醇供试液的鉴别

1）甲项醇供试液鉴别

蒽醌类 碱液试验：取试液1ml，加入10%的氢氧化钠溶液2滴，溶液呈红色，加稀盐酸使呈酸性，红色褪去。

乙酸镁试验：取试液1ml，加1%乙酸镁试液数滴，溶液呈橙红色、紫色等。

黄酮类 盐酸-镁粉：取试液1ml，镁粉少量与浓盐酸2～3滴，必要时水浴加热数分钟，溶液变成红色至紫红色。

三氯化铝试验：取试液滴于滤纸片上，晾干，喷洒1%三氯化铝试液，可显黄色斑点，于紫外线灯下观察，显黄绿色荧光。

氨熏试验：取试液滴于滤纸片上，置氨气中熏片刻，呈亮黄或深黄色，置紫外线灯下观察呈黄色荧光。该反应可逆。

酚类和鞣质 同水供试液中的酚类和鞣质鉴别。

有机酸 同水供试液中的有机酸鉴别。

2）乙项醇供试液鉴别

生物碱 碘化铋钾试验：取试液1ml，加碘化铋钾试液1～2滴，立即产生红棕色沉淀。

碘-碘化钾试验：取试液1ml，加碘-碘化钾试液1～2滴，立即产生棕色或褐色沉淀。

硅钨酸试验：取试液1ml，加硅钨酸试液2～3滴，立即产生浅黄色或灰白色沉淀。

碘化汞钾试验：取试液1ml，加碘化汞钾试液2～3滴，立即产生类白色沉淀。

3）丙项醇供试液鉴别

香豆素和内酯类 异羟肟酸铁试验：取试液1ml，加7%盐酸羟胺试液2～3滴与10%氢氧化钠甲醇试液2～3滴，沸水浴加热数分钟，放冷，加稀盐酸调至pH3～4，继续加1%三氯化铁乙醇试液1～2滴，溶液呈橙红或紫红色。

荧光试验：取试液1滴于滤纸片上，晾干，在日光或紫外线灯下观察，显天蓝色荧光。再喷雾1%氢氧化钾试液，荧光加强。

强心苷类 碱性3, 5-二硝基苯甲酸试验：取试液1ml，加新配制的碱性3, 5-二硝基苯甲酸试液数滴，产生紫红色。

乙酸酐-浓硫酸试验：试验步骤同上，最后可产生黄、红、蓝、紫、绿等颜色变化。最后褪色。

三氯化铁-冰醋酸试验：取试液1ml，水浴上蒸干，残留物用0.5ml含三氯化铁的冰醋酸试液溶解，沿管壁加1ml的浓硫酸，两液层的交界面呈红棕色或其他颜色（随苷元不同而异），冰醋酸层呈蓝色或绿色。

（3）石油醚供试液的鉴别

1）甾体和三萜类：同水供试液中的皂苷鉴别。

2）挥发油和脂肪油

一般检查：取试液1滴于滤纸片上，挥去溶剂后观察有无油迹和嗅之有无气味。

显色反应：取试液数滴，滴加香草醛-浓硫酸试液后观察，若是挥发油则呈现不同颜色。

五、注意事项

1. 鉴别反应时，如反应液颜色较深难以判断，可将反应液用适当溶剂稀释后再观察，或将反应液滴于滤纸上观察。

2.成分的鉴别，最好做3种以上的检出反应。分析判断可能含有的化学类型成分时，不能仅凭一个方面的反应下结论，应结合提取分离方法等多方面进行综合分析。

3.若因成分间相互干扰，难以正确判断检出反应结果时，可进一步处理供试液，使各成分尽量分离。如反应液中成分含量太低时，可加大供试液用量，并适当浓缩，再做鉴别反应，必要时可做色谱鉴别。

4.试验结果只能作为参考，因为有些反应是几类成分共有的，有时由于成分间的相互干扰结果不显著或不正确。这可通过该成分的溶解度及色谱行为给予综合判断。

5.要注意鉴别反应的假阳性或假阴性现象，必要时做对照实验。

六、思 考 题

1.预试验供试液制备的原理是什么？

2.药材化学成分预试验有何意义？

3.在判断预试验结果时应注意哪些问题？

4.在预试验过程中，如何避免一些假阳性反应？

（林艺华）

参考文献

陈娇，2015. 青蒿素二聚体的合成及生物活性研究进展. 化工中间体，(2)：31-32.

丁林生，孟正木，2005. 中药化学. 南京：东南大学出版社.

董建勇，2011. 天然药物化学. 杭州：浙江大学出版社.

甘柯林，徐玉琳，2015. 天然药物化学基础. 北京：人民卫生出版社.

国家药典委员会，2020. 中华人民共和国药典. 北京：中国医药科技出版社.

韩冰，李静娜，吕西雨，等，2023. 肠道菌群代谢转化中药皂苷类成分研究进展. 中草药，54(20)：6922-6932.

黄静，袁叶飞，2018. 天然药物化学. 北京：科学出版社.

匡海学，2017. 中药化学. 3 版. 北京：中国中医药出版社.

李端，陈斌，2014. 中药化学技术. 3 版. 北京：人民卫生出版社.

吕华瑛，王英，2018. 中药化学技术. 4 版. 北京：人民卫生出版社.

裴月湖，娄红祥，2016. 天然药物化学. 7 版. 北京：人民卫生出版社.

石任兵，邱峰，2016. 中药化学. 2 版. 北京：人民卫生出版社.

陶春，刘浩，陈刚，等，2017. 水溶性紫杉醇衍生物的合成. 精细化工，34(5)：544-549.

汪亚楠，李思齐，岳一强，等，2019. 基于网络药理学的苓桂术甘汤治疗阿尔茨海默病的潜在作用机制研究. 中草药，50(23)：5812-5822.

王晓琪，孟爱国，孙泽林，等，2017. 姜黄素前体药物的制备及抗肿瘤活性评价. 中国煤炭工业医学杂志，20(7)：815-817.

魏红，2021. 天然药物化学. 3 版. 北京：科学出版社.

魏红，王宁，孙兆华，2007. 复方丹参片中丹参酮ⅡA 的胶束 RP-HPLC 法测定. 中国医药工业杂志，38(6)：438-439.

吴剑峰，2018. 天然药物化学. 3 版. 北京：人民卫生出版社.

吴剑峰，胡延波，2015. 天然药物化学. 2 版. 北京：高等教育出版社.

吴立军，2011. 天然药物化学. 6 版. 北京：人民卫生出版社.

向晓龙，杨文，刘惠芳，等，2019. 香茅醇不同旋光异构体对抑制茶炭疽病病菌活性的比较及其协同作用. 茶叶科学，39(4)：425-430.

杨宏健，徐一新，2015. 天然药物化学. 2 版. 北京：科学出版社.

张桂秋，李丹，杨异卉，2017. 胡椒碱衍生物的化学合成及生物活性研究进展. 中国临床药理学杂志，33(14)：1374-1378.

张鹏伟，唐红进，田海妍，等，2014. Synthesis, Crystal Structure and Na^+/K^+-ATPase Inhibitory Activity of $\Delta^{14,15}$-anhydro-24-thiocarbonylbufalin. 结构化学，33(8)：1123-1128.

张首国，王林，朱晓伟，等，2008. 葛根素衍生物的合成及抗缺氧活性研究. 中国药物化学杂志，18(2)：90-95.

De Munari S, Cerri A, Gobbini M, et al, 2003. Structure-based design and synthesis of novel potent Na^+/K^+-ATPase inhibitors derived from a 5α, 14α-androstane scaffold as positive inotropic compounds. Journal of Medicinal Chemistry, 46(17): 3644-3654.

Nie C P, Yang J, Wu D, et al, 2019. Inhibitory activities on α-glucosidase and composition analysis of different fractions of ethanol extracts from Actinidia chinensis Radix. Chemical Research in Chinese Universities, 35(5): 823-829.

Yuan X F, Tian H Y, Li J, et al, 2014. Synthesis of bufalin derivatives with inhibitory activity against prostate cancer cells. Natural Product Research, 28(11): 843-847.

附录

常用检识试剂的配制和应用

一、糖　　类

（一）α-萘酚-浓硫酸（Molisch）试剂

检查糖结构。

【配制】 试剂Ⅰ：10% α-萘酚乙醇溶液。试剂Ⅱ：浓硫酸。

【应用】 取1ml样品的稀乙醇溶液或水溶液，加入试剂Ⅰ 2～3滴，混匀，沿试管壁缓缓加入少量试剂Ⅱ，两液面交界处产生紫红色环为阳性反应。

（二）费林（Fehling）试剂

检查还原糖。

【配制】 试剂Ⅰ：6.3g结晶硫酸铜溶于100ml水中。

试剂Ⅱ：34.6g酒石酸钾钠、10g氢氧化钠溶于100ml水中。

【应用】 取1ml样品热水提取液，加入4～5滴临用时配制的溶液Ⅰ、Ⅱ等量混合液，在沸水浴中加热数分钟，产生砖红色沉淀为阳性反应。如检查多糖和苷，取1ml样品水提液，加入1ml 10%盐酸溶液，在沸水浴上加热10分钟，过滤，再用10%氢氧化钠溶液调至中性，按上述方法检查还原糖。

（三）托伦（Tollen）试剂

检查还原糖。

【配制】 硝酸银1g加水20ml溶解，小心滴加适量氨水，边加边搅拌，至开始产生的沉淀将近全部溶解为止，过滤。

【应用】 取1ml样品的水溶液，加1ml试剂，混匀后，40℃微热数分钟，管壁析出银镜或产生黑色沉淀为阳性反应。本试剂也可作为色谱显色剂，喷洒后于110℃加热数分钟，显棕黑色斑点为阳性反应。还原性物质如醛类、邻二酚类等有干扰。

（四）苯胺-邻苯二甲酸（aniline-phthalic acid）试剂

检查糖类化合物。

【配制】 苯胺0.93g和邻苯二甲酸1.66g溶于100ml水饱和的正丁醇中。

【应用】 作色谱显色剂用，喷后于105℃烤5分钟。显红棕色斑点。

（五）茴香醛-硫酸试剂

检查糖类化合物。

【配制】 0.5ml茴香醛加入50ml乙酸溶液中，混合后加入1ml硫酸，需临用前配制。

【应用】 喷洒于薄层板上，105℃加热至显示色斑，不同糖显不同颜色。

（六）1, 3-二羟基萘酚-磷酸试剂

检查酮糖、醛糖。

【配制】 0.2% 1, 3-二羟基萘酚乙醇溶液50ml与85%磷酸50ml混合均匀后使用。

【应用】 喷后105℃烤5～10分钟，酮糖呈红色，醛糖显淡黄色。

（七）苯胺 - 二苯胺 - 磷酸试剂

检查糖类化合物。

【配制】 苯胺4ml，二苯胺4g及85%磷酸20ml溶于200ml丙酮中。

【应用】 喷洒于薄层板上，85℃加热10分钟，不同糖显不同颜色。

（八）2, 3, 5- 三苯基氯化四氮唑（TTC）试剂

检查还原糖。

【配制】 试剂Ⅰ：4%TTC甲醇溶液。试剂Ⅱ：4%氢氧化钠溶液。

【应用】 临用时将试剂Ⅰ和试剂Ⅱ等体积混合。喷洒后，100℃加热5～10分钟，显红色斑点为阳性反应（醛类无干扰）。

（九）三氯化铁 - 冰醋酸（Keller-Killiani）试剂

检查α-去氧糖，常用于强心苷。

【配制】 试剂Ⅰ：1%三氯化铁溶液0.5ml，加冰醋酸至100ml。试剂Ⅱ：浓硫酸。

【应用】 取样品乙醇提取液1ml，置试管中，水浴上蒸去乙醇，残渣用0.5ml试剂Ⅰ溶解，沿试管壁缓缓加入试剂Ⅱ 1ml，静置分层，上层渐显蓝色，下层显红色或棕色为阳性反应（其颜色随苷元羟基和双键的位置及个数不同而不同）。

（十）呫吨氢醇（xanthydrol）试剂

检查α-去氧糖，常用于强心苷。

【配制】 10mg呫吨氢醇溶于100ml冰醋酸中，再加入1ml硫酸混合。

【应用】 取1ml样品，加入试剂1ml，置水浴上加热30分钟，显红色为阳性反应。

（十一）Gregg-Gisvold 试剂

检查2, 6-二去氧糖。

【配制】 试剂Ⅰ：10%三氯化铁溶液。试剂Ⅱ：1%盐酸甲醇溶液（97.2ml甲醇中含2.8ml盐酸）。

【应用】 0.5ml试剂Ⅰ与100ml试剂Ⅱ混合。将样品的乙醇溶液点于滤纸片上，晾干后，喷洒上述混合试剂，110℃加热5分钟，显蓝色为阳性反应。

（十二）3, 5- 二氨基苯甲酸 - 磷酸试剂

检查2-去氧糖。

【配制】 3, 5-二氨基苯甲酸二盐酸盐1g溶于25ml 80%磷酸，加水稀释至60ml。

【应用】 喷洒后，100℃加热15分钟，2-去氧糖在日光下显棕色，在紫外线灯下显黄绿色荧光。

（十三）对硝基苯胺 - 过碘酸试剂

检查去氧糖。

【配制】 试剂Ⅰ：饱和偏高碘酸溶液1份加水2份混匀。试剂Ⅱ：1%对硝基苯胺乙醇溶液4份与盐酸1份混合。

【应用】 先喷试剂Ⅰ，放置10分钟，再喷试剂Ⅱ，去氧糖显黄色，紫外线灯下显强荧光，再喷5%氢氧化钠甲醇溶液，颜色转绿，乙二醇同样显色。

二、黄　酮　类

（一）盐酸 - 镁粉试剂

检查黄酮（醇）、二氢黄酮（醇）类化合物。

【配制】 浓盐酸、镁粉。

【应用】 取1ml样品的乙醇溶液，加入数毫克镁粉，滴加数滴浓盐酸，必要时水浴上微热，显红-紫色为阳性反应。

（二）盐酸-锌粉试剂

检查黄酮类化合物。

【配制】 浓盐酸、锌粉。

【应用】 操作同盐酸-镁粉试剂，此反应对黄酮类化合物呈橙黄色至红色，但对3-羟基黄酮不呈色。

（三）三氯化铝试剂

检查具有邻二酚羟基或3-羟基、4-酮基或5-羟基、4-酮基的黄酮类化合物。

【配制】 1%三氯化铝乙醇溶液或5%三氯化铝乙醇溶液。

【应用】 喷洒前、后将薄层板置日光下和紫外线灯下观察，呈黄色或黄绿色荧光为阳性反应。也可在滤纸上和试管中进行。

（四）中性乙酸铅或碱式乙酸铅试剂

检查具有邻二酚羟基或酚羟基的黄酮类化合物。

【配制】 饱和中性乙酸铅或碱式乙酸铅溶液。

【应用】 取1ml样品的乙醇溶液，加1～2滴试剂，产生黄色沉淀。

（五）锆盐-枸橼酸试剂

检查具有3-羟基或5-羟基的黄酮类化合物。

【配制】 试剂Ⅰ：2%二氯氧锆甲醇溶液。试剂Ⅱ：2%枸橼酸甲醇溶液。

【应用】 取1mg样品，用甲醇溶解，加入试剂Ⅰ 1ml，呈鲜黄色示有3-羟基或5-羟基；再加入试剂Ⅱ 1ml，黄色不褪，示有3-羟基；黄色褪去，加水稀释后变为无色，示无3-羟基，但有5-羟基。也可在滤纸上进行，得到的锆盐络合物多呈黄绿色，并具荧光。

（六）氨性氯化锶试剂

检查具有邻二酚羟基结构的黄酮类化合物。

【配制】 试剂Ⅰ：1%氯化锶甲醇溶液。试剂Ⅱ：氨蒸气饱和的甲醇溶液。

【应用】 取1mg样品的甲醇溶液，加入3滴试剂Ⅰ，再加入3滴试剂Ⅱ，产生绿—棕—黑色沉淀为阳性反应。

（七）乙酸镁试剂

检查黄酮类、二氢黄酮类化合物及羟基蒽醌类衍生物。

【配制】 1%乙酸镁甲醇溶液。

【应用】 在滤纸或薄层板上，点1滴样品醇溶液，挥去醇后，点1滴1%乙酸镁试剂于样品斑点边缘，加热干燥，于紫外线灯下观察，黄酮类显黄色荧光，二氢黄酮类呈天蓝色荧光。显橙红色为大黄素型蒽醌，显紫色为茜草型蒽醌。

（八）硼氢化钾试剂

检查二氢黄酮类化合物。

【配制】 2%四氢硼钾的甲醇溶液。

【应用】 取样品1～2mg溶于甲醇中，加等量试剂1分钟后，加数滴盐酸，呈红色至紫红色为阳性反应。薄层色谱上喷试剂，5分钟后放入盐酸蒸气槽内呈色。

三、醌类化合物

（一）Bornträger 试剂

检查羟基蒽醌衍生物。

【配制】 2%氢氧化钠或2%碳酸钠溶液（或甲醇溶液）。

【应用】 取1ml样品的乙醇溶液，加1ml试剂，呈红色为阳性反应。在薄层色谱上喷洒试剂，显橙黄或红色斑点。黄酮类化合物遇碱也能发生呈色反应，显黄色、橙色、红色等。

（二）菲格尔（Feigl）试剂

检查醌类衍生物。

【配制】 试剂Ⅰ：25%碳酸钠溶液。试剂Ⅱ：4%甲醛的苯溶液。试剂Ⅲ：5%邻二硝基苯的苯溶液。

【应用】 取1滴样品的苯溶液，加入上述3种试剂各一滴，混匀，置水浴上加热1～4分钟，呈显著的紫色为阳性反应。

（三）硼氢化钠 - 二甲基甲酰胺试剂

检查蒽醌及其衍生物。

【配制】 20g硼氢化钠溶于100ml二甲基甲酰胺中。

【应用】 作色谱显色剂用。喷洒试剂后，于紫外线灯下观察，显强的黄色、绿色或蓝色荧光为阳性反应。

（四）硼酸试剂

检查羟基蒽醌类化合物。

【配制】 1%硼酸试剂。

【应用】 作色谱显色剂用，喷洒后，置紫外线灯下观察，呈黄色、橙色、红色荧光为阳性反应。

（五）对亚硝基二甲基苯胺试剂

检查蒽酮类衍生物。

【配制】 0.1%对亚硝基二甲基苯胺的吡啶溶液。

【应用】 取1ml样品的乙醇溶液，置水浴上蒸干，残渣用吡啶溶解，再滴试剂数滴，显紫色或绿色为阳性反应。

（六）活性次甲基试剂

检查苯醌及萘醌类衍生物。

【配制】 1g活性次甲基试剂（如丙二酸酯、乙酰乙酸酯等）溶于30ml氨与乙醇的等体积混合溶液中。

【应用】 取5ml样品的乙醇溶液，加入3ml试剂，显蓝色、紫色或红色为阳性反应，萘醌分子中具羟基，可使反应减慢或不起反应。

（七）缓冲溶液

大黄中羟基蒽醌的提取与鉴别中的缓冲溶液。

【配制】 pH8缓冲溶液：取0.2mol/L磷酸氢二钠溶液194.5ml与0.1mol/L枸橼酸溶液5.5ml混合，即得。

【配制】 pH9.9缓冲溶液：取0.1mol/L碳酸钠溶液50ml与0.1mol/L碳酸氢钠溶液50ml混合，即得。

四、酚　　类

（一）三氯化铁（ferric chloride）试剂

检查酚类化合物、鞣质。

【配制】 1%～5%三氯化铁水溶液或乙醇溶液，加盐酸酸化。

【应用】 取1ml样品的乙醇溶液，加入上述试剂1～2滴，显绿色、蓝绿色或暗紫色为阳性反应。作色谱显色剂用，喷洒后，显绿色或蓝色斑点为阳性反应。

（二）4-氨基安替比林-铁氰化钾（Emerson）试剂

检查酚羟基对位无取代基的化合物。

【配制】 试剂Ⅰ：2% 4-氨基安替比林乙醇溶液。试剂Ⅱ：8%铁氰化钾水溶液。

或用0.9% 4-氨基安替比林和5.4%铁氰化钾水溶液。

【应用】 作色谱显色剂用，先喷洒试剂Ⅰ，再喷洒试剂Ⅱ，用氨气熏，显橙红或深红色斑点为阳性反应。

（三）Gibbs 试剂

检查酚羟基对位无取代基的化合物。

【配制】 试剂Ⅰ：0.5% 2, 6-二溴（氯）苯醌氯亚胺的乙醇溶液。试剂Ⅱ：1%氢氧化钾乙醇溶液。

【应用】 取1ml样品的乙醇溶液，滴加试剂Ⅱ，使pH至9～10，再加入1～2滴试剂Ⅰ，显深蓝色为阳性反应。

（四）铁氰化钾-三氯化铁试剂

检查酚类、芳香胺类及还原性物质。

【配制】 试剂Ⅰ：1%铁氰化钾溶液。试剂Ⅱ：2%三氯化铁溶液。

临用前等体积混合。

【应用】 喷洒试剂后酚性成分呈蓝色斑点，再喷20%盐酸，能使颜色加深。纸色谱可用稀盐酸洗去喷洒液。

（五）重氮化（Pauly）试剂

检查酚羟基对位无取代基的化合物。

【配制】 试剂Ⅰ：0.35g对硝基苯胺溶于5ml盐酸中，加水稀释至50ml。试剂Ⅱ：5g亚硝酸钠溶于70ml水中。

【应用】 取1ml样品的乙醇溶液，加入1ml 3%碳酸钠溶液，在沸水浴中加热3分钟，再在冰水浴中冷却后，加入1～2滴试剂Ⅰ与试剂Ⅱ的混合液（临用时，在冰水浴中等量混合），显红色为阳性反应。作色谱显色剂用，将试剂Ⅰ与试剂Ⅱ各10ml混合，再加20ml1%碳酸钠溶液（均临用时在冰水浴中混合），喷洒后，显黄、红、紫等色斑点为阳性反应。

（六）牢固蓝 B 盐试剂

检查酚类化合物。

【配制】 试剂Ⅰ：新配的0.5%牢固蓝B盐的溶液。试剂Ⅱ：0.5%氢氧化钠溶液。

【应用】 先喷洒试剂Ⅰ，再喷洒试剂Ⅱ，呈棕色、紫色或绿色者为阳性反应。能偶合的芳香胺类有干扰。

五、内酯、香豆素类

（一）开环-闭环试剂

检查内酯环。

【配制】 试剂Ⅰ：1%氢氧化钠溶液。试剂Ⅱ：2%盐酸溶液。

【应用】 取1ml样品的乙醇溶液，加2ml试剂Ⅰ，置水浴上加热3～4分钟，溶液比未加热时澄清。再加试剂Ⅱ酸化（pH2），放置，溶液又变为浑浊。酚性化合物和有机酸有干扰，但可用下法予以区别。取样品乙醇溶液数毫升，置水浴上蒸干溶剂，用乙酸乙酯溶解后置分液漏斗内，用5%氢氧化钠溶液萃取酚性及有机酸成分，乙酸乙酯溶液用水洗至中性后按上法检测。

（二）异羟肟酸铁试剂

检查内酯环。

【配制】 试剂Ⅰ：7%盐酸羟胺甲醇溶液（新鲜配制）。试剂Ⅱ：10%氢氧化钾甲醇溶液。试剂Ⅲ：1%三氯化铁甲醇溶液。

【应用】 取1ml样品的甲醇溶液，加入试剂Ⅰ、Ⅱ各5滴，置沸水浴上加热3～4分钟，冷却后，用稀盐酸调pH至3～4，再加入试剂Ⅲ 1～2滴，显橙红或紫红色为阳性反应。作色谱显色用时，将试剂Ⅰ、Ⅱ等量混合，喷洒后空气中干燥10分钟，再喷洒于1%盐酸中的三氯化铁溶液，显橙红或紫红色斑点。

（三）稀氢氧化钠溶液

检查香豆素荧光变化。

【配制】 稀氢氧化钠溶液

【应用】 将检样点于滤纸片或薄层上，试样边缘点上碱液，晾干，置紫外线灯下观察，多数羟基香豆素有强的荧光。

配合酚类鉴定试剂检查，以确定游离酚羟基的存在及取代位置。

六、强心苷鉴定试剂

（一）碱性3, 5-二硝基苯甲酸（Kedde）试剂

检查强心苷的α，β-不饱和内酯环。

【配制】 试剂Ⅰ：2% 3, 5-二硝基苯甲酸甲醇溶液。试剂Ⅱ：5%氢氧化钾溶液。

临用时按1∶1混合。

【应用】 取1ml样品的甲醇溶液，加入3～4滴试剂，显紫红色为阳性反应，几分钟后褪色，也适用于薄层色谱。

（二）碱性苦味酸（baljet）试剂

检查强心苷的α、β-不饱和内酯环。

【配制】 试剂Ⅰ：1%苦味酸乙醇溶液。试剂Ⅱ：10%氢氧化钠溶液。

临用时，9ml试剂Ⅰ与1ml试剂Ⅱ混合。

【应用】 用1ml样品的乙醇溶液，加入1滴试剂，放置15分钟左右，显橙红色或红色为阳性反应。

（三）碱性亚硝酰铁氰化钠（Legal）试剂

检查不饱和内酯、甲基酮或活性亚甲基（常用于强心苷）。

【配制】 试剂Ⅰ：0.5%亚硝酰铁氰化钠乙醇溶液。试剂Ⅱ：10%氢氧化钠溶液。

【应用】 取1ml样品的甲醇溶液，置水浴上蒸干，冷却后加1ml吡啶溶解残渣，加入4～5滴试剂Ⅰ和1～2滴试剂Ⅱ，溶液显红色并逐渐消失为阳性反应。用于薄层色谱检查，将1g亚硝酰铁氰化钠溶于10%氢氧化钠-乙醇（1∶1）的溶液中，喷洒后，显红色或紫色斑点。

（四）磷酸-溴试剂

检查强心苷。

【配制】 试剂Ⅰ：10%磷酸乙醇溶液。试剂Ⅱ：溴化钾的饱和水溶液。试剂Ⅲ：溴酸钾的饱和水溶液。试剂Ⅳ：25%盐酸水溶液。

用时将Ⅱ、Ⅲ、Ⅳ按（1∶1∶1）混合。

【应用】 先喷试剂Ⅰ，125℃加热12分钟（薄层太湿时，加热时间可适当延长），紫外线灯下观察，再将薄层烤热，趁热喷洒混合液，不同的强心苷显出不同的颜色斑点。

（五）氯胺T-三氯乙酸试剂

检查强心苷。

【配制】 试剂Ⅰ：3%氯胺T水溶液（临用时配制）。试剂Ⅱ：25%三氯乙酸乙醇溶液。

【应用】 显色剂，临用前试剂Ⅰ与Ⅱ以1∶4混合，喷洒后在100℃加热数分钟，于紫外线灯下观察，显蓝色或黄色荧光为阳性反应。

七、萜类、甾体类

（一）香草醛-浓硫酸试剂

检查挥发油。

【配制】 5%香草醛-浓硫酸液[或0.5g香草醛溶于100ml硫酸-乙醇（4∶1）中]。

【应用】 喷洒后120℃加热，挥发油各成分可呈现各种颜色。

（二）五氯化锑试剂

检查甾体、萜类、皂苷。

【配制】 五氯化锑-氯仿（或四氯化碳）（1∶4），临用前新鲜配制。

【应用】 显色剂，喷洒上述试剂，120℃加热至斑点出现，于紫外线灯下观察，呈黄色或紫蓝色荧光为阳性反应（甾体化合物显黄色荧光，三萜化合物显紫蓝色荧光）。

（三）醋酐-浓硫酸试剂

检查甾体、甾体皂苷、三萜类及强心苷。

【配制】 试剂Ⅰ：醋酐。试剂Ⅱ：浓硫酸。

【应用】

（1）取试样0.1～0.2mg，置于白色反应瓷板上，加醋酐0.3ml，再在其旁边加入浓硫酸数滴（用毛细管），先在两界面出现红色，渐渐变为紫→蓝→绿色，最后褪色为阳性反应。

（2）取试样0.1～0.2mg，溶于少量氯仿中，加醋酐-浓硫酸（1∶20）混合液数滴，呈色同上。此反应的颜色变化随分子中的双键数目及位置而定。甾体、甾体皂苷、三萜类及强心苷，此反应都能呈色。

（四）间二硝基苯试剂

检查甾体化合物。

【配制】 试剂Ⅰ：2%间二硝基苯乙醇液。试剂Ⅱ：14%氢氧化钾甲醇液。

临用前，试剂Ⅰ与试剂Ⅱ等体积混合。

【应用】 显色剂，喷洒后80℃加热1分钟，17-甾酮类可产生紫色斑点。

（五）三氯化锑（Carr-Price）试剂

检查甾体、萜类及皂苷。

【配制】 25g三氯化锑溶于15g氯仿中（亦可用氯仿或四氯化碳的饱和溶液）。

【应用】 显色剂，喷洒上述试剂，100℃加热5分钟，于紫外线灯下观察，呈黄色或紫蓝色荧光为阳性反应（甾体化合物显黄色荧光，三萜化合物显紫蓝色荧光）。

八、氨基酸、多肽、蛋白质

（一）双缩脲（biuret）试剂

检查多肽、蛋白质。

【配制】 试剂Ⅰ：1%硫酸铜水溶液。试剂Ⅱ：10%氢氧化钠水溶液。

【应用】 取样品试液0.5ml，加入2ml试剂Ⅰ和试剂Ⅱ的等体积混合液（临用时配制），摇匀后呈紫红色为阳性反应。

（二）茚三酮试剂

检查氨基酸、多肽、蛋白质。

【配制】 0.3g茚三酮溶于100ml正丁醇中，加乙酸3ml（或0.2g茚三酮溶于100ml乙醇或丙酮中）。

【应用】 取样品试液0.5ml，加上述试剂1～2滴，摇匀后在沸水浴上加热数分钟，呈现蓝色、紫色或红紫色为阳性反应。或将样品试液1～2滴点在滤纸上，于100℃左右烘干后，喷洒上述试剂，再在相同温度下加热2～5分钟，即呈上述颜色。

注：进行此反应时，应避免氨气存在。

九、有机酸类

（一）吖啶试剂

检查有机酸类。

【配制】 0.005%吖啶乙醇液。

【应用】 显色剂，喷洒上述试剂后，于紫外线灯下观察，显黄色荧光为阳性反应。

（二）芳香胺-还原糖试剂

检查有机酸类。

【配制】 苯胺5g，水糖5g溶于50%乙醇溶液中。

【应用】 显色剂，喷洒后，125～130℃加热数分钟，显棕色斑点为阳性反应。

（三）溴甲酚绿-溴酚蓝-高锰酸钾试剂

检查有机酸类。

【配制】 试剂Ⅰ：0.075g溴甲酚绿和0.025g溴酚蓝溶于100ml无水乙醇中。试剂Ⅱ：0.25g高锰酸钾和0.5g碳酸钠溶于100ml水中。

【应用】 显色剂，临用时将试剂Ⅰ和试剂Ⅱ以9：1体积混合后，立即喷洒（本试剂仅能保持5～10分钟），显紫、紫红色等不同颜色斑点为阳性反应。

十、生　物　碱

（一）碘化铋钾（Dragendorff）试剂

检查生物碱。

【配制】 取碱式硝酸铋3g溶于30%硝酸（相对密度1.18）17ml中，在搅拌下慢慢加碘化钾浓水溶液（27g碘化钾溶于20ml水），静置一夜，取上层清液，加蒸馏水稀释至100ml。

改良的碘化铋钾试剂：

【配制】 试剂Ⅰ：0.85g碱式硝酸铋溶于10ml冰醋酸，加水40ml。试剂Ⅱ：8g碘化钾溶于20ml水中。目前市场上碘化铋钾试剂可直接供配制：7.3g碘化铋钾，冰醋酸10ml，加蒸馏水60ml。

【应用】 取1ml样品的稀水液，加入1～2滴试剂Ⅰ与试剂Ⅱ的等体积混合液，产生橘红色浑浊或沉淀为阳性反应；显色剂：取试剂Ⅰ与试剂Ⅱ的等体积混合液1ml与乙酸2ml、10ml水混合后喷洒，显橘红色斑点为阳性反应。

（二）碘-碘化钾（Wagner）试剂

检查生物碱。

【配制】 1.5g碘化钾溶于25ml水，加入0.5g碘，搅拌溶解，加2ml乙酸，再用水稀释至100ml。

【应用】 取1ml样品的稀水液，加入1～2滴上述试剂，产生棕色或褐色沉淀为阳性反应。

（三）碘化汞钾（Mayer）试剂

检查生物碱。

【配制】 取氯化汞1.36g和碘化钾5g溶于20ml水中，混合后加水稀释至100ml（混合时将氯化汞慢慢倒入碘化钾溶液中）。

【应用】 取1ml样品的稀酸水液，加入1～2滴上述试剂，产生白色沉淀为阳性反应。

（四）硅钨酸试剂

检查生物碱。

【配制】 5g硅钨酸溶于100ml水中，加盐酸少量调pH至2左右。

【应用】 取1ml样品的稀酸水液，加入1～2滴上述试剂，产生白色至褐色沉淀为阳性反应。

（五）苦味酸试剂

检查生物碱。

【配制】 1g苦味酸溶于100ml水中。

【应用】 取1ml样品的稀酸水液，加入1～2滴上述试剂，产生黄棕色沉淀为阳性反应。

注：此试剂在中性溶液及稀酸溶液中与生物碱生成黄色沉淀，如果酸性较强时，苦味酸本身亦会析出。

（六）鞣酸试剂

检查生物碱。

【配制】 鞣酸1g加乙醇1ml溶解后再加水至10ml。

【应用】 取1ml样品的稀酸水液，加入1～2滴上述试剂，产生黄棕色沉淀为阳性反应。

（七）硫酸铈-硫酸试剂

检查生物碱及含碘化合物。

【配制】 0.1g硫酸铈混悬于4ml水中，加入1g三氯乙酸，加热至沸，逐滴加入浓硫酸至澄清。

【应用】 110℃加热数分钟至斑点出现为阳性反应（不同生物碱显不同颜色）。

十一、通用试剂

（一）碘试剂

检查一般有机化合物。

【配制】

（1）碘蒸气：预先将盛有碘结晶的小杯置于密闭的玻璃容器内，使容器空间被碘蒸气饱和，将薄层板置于容器内数分钟即可显棕色斑点。于容器中加放一小杯水，增加容器内的湿度，可提高显色的灵敏度。

（2）0.5%碘的氯仿溶液：喷洒试剂，置空气中待过量的碘挥发后，喷1%淀粉溶液，斑点由棕色转为蓝色。

（二）硫酸试剂

检查一般有机化合物。

【配制】 5%硫酸乙醇溶液。

【应用】 喷洒后，置空气中干燥15分钟，100℃烤至斑点呈色（不同化合物呈不同颜色）。

（三）重铬酸钾-硫酸试剂

检查一般有机化合物。

【配制】 5g重铬酸钾溶于100ml 40%硫酸中。

【应用】 喷该试剂后，150℃加热至斑点出现（不同化合物呈不同颜色）。

（四）磷钼酸试剂

检查还原性成分。

【配制】 5%磷钼酸乙醇溶液。

【应用】 喷洒后，120℃加热至呈蓝色斑点。

（五）磷钨酸试剂

检查还原性成分。

【配制】 20%磷钨酸乙醇溶液。

【应用】 喷洒后，120℃烤，至还原性物质呈蓝色斑点。

（六）硝酸银-氢氧化铵试剂

检查还原性成分。

【配制】 试剂Ⅰ：0.1mol/L硝酸银溶液。试剂Ⅱ：10%氢氧化铵溶液。

临用前试剂Ⅰ和试剂Ⅱ以1∶5混合。

【应用】 喷洒后105℃加热5～10分钟，至深黑色斑点出现。

（七）中性高锰酸钾试剂

检查易还原成分。

【配制】 0.05%高锰酸钾溶液。

【应用】 喷洒后粉红色背景上显黄色斑点。

（八）碱性高锰酸钾试剂

检查还原性成分。

【配制】 试剂Ⅰ：1%高锰酸钾溶液。试剂Ⅱ：5%碳酸钠溶液。

试剂Ⅰ和试剂Ⅱ等量混合使用。

【应用】 喷洒后，粉红背景上显黄色斑点。

（九）四唑蓝试剂

检查还原性成分。

【配制】 试剂Ⅰ：0.5%四唑蓝甲醇溶液。试剂Ⅱ：25%氢氧化钠溶液。

临用前两液等量混合。

【应用】 喷洒后，微热或室温放置显紫色斑点。

（十）荧光素-溴试剂

检查不饱和化合物。

【配制】 试剂Ⅰ：0.1g荧光素溶于100ml乙醇中。试剂Ⅱ：5g溴溶于100ml四氯化碳中。

【应用】 先喷洒试剂Ⅰ，然后将薄层板放入盛有试剂Ⅱ的缸内，黄色斑点出现后，于紫外线灯下检视，红色底板上显黄色荧光斑点。

（十一）荧光显色试剂

检查一般有机化合物。

【配制】 1.0.2% 2, 7-二氯荧光素乙醇溶液。

2. 0.01%荧光素乙醇溶液。

3. 0.1%桑色素乙醇溶液。

4. 0.05%罗丹明B乙醇溶液。

【应用】 喷洒任一溶液，不同的化合物在荧光背景上可显黑色或其他荧光斑点。

目标检测选择题参考答案

第 1 章　绪论

1. D　2. B　3. B　4. E　5. D　6. A　7. C　8. ABCDE　9. ABCDE　10. ABDE　11. ACDE　12. ABCD　13. ABCE

第 2 章　天然药物化学成分提取方法

1. B　2. C　3. D　4. D　5. E　6. D　7. C　8. D　9. C　10. E　11. BDE　12. BCDE　13. ABCDE　14. BE　15. BDE

第 3 章　分离与精制的一般方法

1. B　2. B　3. D　4. D　5. A　6. ACD　7. ABCE

第 4 章　色谱分离法与结构鉴定

1. A　2. A　3. D　4. E　5. D　6. D　7. B　8. C　9. C　10. E　11. D　12. B　13. B　14. ABC　15. AD　16. ABCDE

第 5 章　糖和苷类

1. C　2. E　3. E　4. E　5. E　6. D　7. C　8. B　9. ABD　10. ABDE　11. ACD　12. AD　13. AD

第 6 章　黄酮类

1. C　2. A　3. C　4. E　5. E　6. E　7. D　8. B　9. C　10. D　11. E　12. A　13. C　14. E　15. C　16. A　17. E　18. A　19. B　20. D　21. A　22. A　23. C　24. B　25. ABC　26. ABCDE　27. BE　28. BCD　29. BCD　30. BCD　31. ABCDE　32. DE　33. AC　34. ACD　35. BE　36. BC　37. ABCD　38. ABDE　39. BCDE

第 7 章　醌类化合物

1. B　2. B　3. D　4. C　5. C　6. B　7. D　8. D　9. D　10. A　11. C　12. B　13. B　14. E　15. B　16. C　17. C　18. B　19. C　20. E　21. AD　22. ABC　23.ACD　24. BCDE　25. ACDE

第 8 章　苯丙素类

1. D　2. A　3. A　4. C　5. B　6. C　7. A　8. D　9. D　10. B　11. C　12. E　13. AC　14. BCD　15. ABCD　16. ACDE　17. ACD　18. AE

第 9 章　萜类和挥发油

1. C　2. B　3. A　4. A　5. D　6. D　7. D　8. C　9. B　10. A　11. D　12. C　13. B　14. A　15. C　16. BCD　17. ABDE　18. ABD　19. ABCD　20. ABCDE　21. ABD　22. CE　23. ABD

第 10 章　皂苷类

1. A　2. D　3. E　4. B　5. C　6. A　7.B　8. C　9. E　10. A　11. D　12. BCDE　13. ABCDE　14. ABCE　15. AD　16. ABD

第 11 章　强心苷类

1. D　2. D　3. C　4. B　5. A　6. B　7. E　8. A　9. B　10. C　11. ABCD　12. BCDE　13. AD

14. BCD 15. ABE

第 12 章 生物碱类

1. C 2. B 3. E 4. B 5. E 6. E 7. D 8. C 9. E 10. A 11. C 12. D 13. D 14. E 15. C 16. AC 17. ABCDE 18. BCD 19. ABC 20. BCE

第 13 章 其他类成分

1. B 2. D 3. A 4. C 5. C 6. E 7. C 8. D 9. BCE 10. BD 11. ABD 12. ABCDE 13. ABCDE

第 14 章 天然药物化学成分的研究方法

1. A 2. B 3. E 4. C 5. D 6. C 7. ABCDE 8. ABCDE 9. AC 10. ABC 11. ABCDE 12. AB 13. ABC 14. ACD